GRANITZKA / SIEBERT
Plastische Operationen an der weiblichen Brust
2., überarbeitete und ergänzte Auflage

Plastische Operationen an der weiblichen Brust

Herausgegeben von

SIEGFRIED GRANITZKA, Frankenthal, und
WOLFGANG SIEBERT, Eggenfelden

Unter Mitarbeit von

L. BAUER, Mannheim; J. BLAZEK, Rheinfelden; K. BRUNNERT, Osnabrück;
H. DIETERICH, Rheinfelden; A. FARIDI, Köln; V. HEYL, Wiesbaden;
M. HÖTZELDT, Goslar; J. HÜTER, Hildesheim; S. HÜTER-LÖLIGER, Hildesheim;
M. KAUFMANN, Frankfurt/M.; H. KLINGEMANN, Goslar;
T. KÜHN, Gifhorn; C. NESTLE-KRÄMLING, Düsseldorf; M. REZAI, Düsseldorf;
A. RODY, Frankfurt/M.; K. ROTERBERG, Gifhorn;
M. WIESMANN, Wiesbaden

2., überarbeitete und ergänzte Auflage

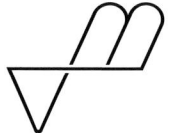

Hans Marseille Verlag GmbH München

Prof. Dr. SIEGFRIED GRANITZKA
Weinbietring 44
67227 Frankenthal

SGranitzka@aol.com

Dr. WOLFGANG SIEBERT
Lichtenberg 66
84307 Eggenfelden

dr.wolfgang.siebert@gmx.de

509 Abbildungen, davon 454 farbig, und 16 Tabellen

© 2007 by Hans Marseille Verlag GmbH, München
Inhaberin: Christine Marseille, Verlegerin, München
Herstellungsbüro Wien: Karl Binder, Robert Cipps,
Wolfgang Habesohn, Johannes Krumpel, Michael Miedler,
Dr. Günther Samitz, Heinrich Spilka, Hermine Spilka,
Heinrich Traindl
Papier: BVS-Plus chlorfrei matt der Papierfabrik Scheufelen
Druck und Bindung: Ebner & Spiegel GmbH, 89075 Ulm

INHALTSVERZEICHNIS

Vorwort zur 2. Auflage   7
S. Granitzka, Frankenthal, und W. Siebert, Eggenfelden

Stadiengerechte Operation des Mammakarzinoms

Gewebsentnahme bei Brusterkrankungen   9
W. Siebert, Eggenfelden

Modifizierte radikale und hautsparende Mastektomie   17
A. Faridi, Köln

Brusterhaltende Operationsverfahren beim Mammakarzinom   29
A. Rody und M. Kaufmann, Frankfurt am Main

Die subkutanen Mastektomien   47
J. Hüter und S. Hüter-Löliger, Hildesheim

Sentinel-Node-Biopsie beim Mammakarzinom   67
T. Kühn und K. Roterberg, Gifhorn

Rekonstruktion der weiblichen Brust

Brustrekonstruktion mit alloplastischem Material   79
S. Granitzka, Frankenthal

Brustrekonstruktion mit Eigengewebe
Teil 1:
Latissimus-dorsi-Hautmuskelinsellappen   105
H. Dieterich und J. Blazek, Rheinfelden

Teil 2:
Autolog-heterologe Brustrekonstruktion mit dem Latissimus-dorsi-Lappen   123
L. Bauer, Mannheim

Rekonstruktion mit Bauchdeckengewebe   131
K. Brunnert, Osnabrück

Rekonstruktion des Mamillen-Areola-Komplexes   171
K. Brunnert, Osnabrück

Mammareduktionsplastiken

Allgemeine Hinweise zu Reduktionsplastiken 185
S. Granitzka, Frankenthal

Reduktionsplastik nach Strömbeck 189
H. Klingemann und M. Hötzeldt, Goslar

Reduktionsplastik mit kaudalem und zentralem Stiel 201
S. Granitzka, Frankenthal

Reduktionsplastik mit »innerem Büstenhalter«
und »zentraler« Unterpolsterung bei kaudaler Stielung der Brustwarze 223
V. Heyl und M. Wiesmann, Wiesbaden

Reduktionsplastik mit freier Transplantation von Brustwarze und Areola 231
S. Granitzka, Frankenthal

Reduktionsplastik mit vertikaler Narbe (nach Lejour) 247
C. Nestle-Krämling, Düsseldorf

Reduktionsplastik mit modifizierter inferiorer Technik 267
M. Rezai, Düsseldorf

Augmentationsplastik 281
K. Brunnert, Osnabrück

Autorenverzeichnis 313

Sachverzeichnis 315

Vorwort zur 2. Auflage

S. Granitzka, Frankenthal
W. Siebert, Eggenfelden

Nachdem die erste Auflage vergriffen war und wir von interessierten Kollegen nach einer Neuauflage gefragt wurden, haben wir uns entschlossen, das Buch nach neuen Aspekten zu überarbeiten, aber das Grundkonzept und das unserer Auffassung nach Bewährte beizubehalten. Hinzugekommen sind neben den Überarbeitungen der einzelnen Kapitel der Beitrag von Herrn Kühn und Herrn Rotenberg über die »Sentinel-Node-Biopsie«. Außerdem hat Frau Nestle-Krämling die »Reduktionsplastik mit vertikaler Narbe« (nach Lejour) dargestellt und Herr Heyl eine Modifikation der »Reduktionsplastik mit unterem und zentralem Stiel« verfasst. Herrn Rezai konnten wir überzeugen, die von ihm sehr häufig angewendete Reduktionsplastik mit modifizierter inferiorer Technik darzustellen.

Wir danken den Kollegen, die uns – meist während unserer Frankenthaler Operationswochen – neue Aspekte vermittelt und auf Verbesserungen hingewiesen haben.

Gewebsentnahme bei Brusterkrankungen

W. SIEBERT, Eggenfelden

Heilungschancen und Lebenserwartung von Frauen, die an einem Mammakarzinom erkranken, hängen von histomorphologischen und biochemischen Veränderungen des Tumors zum Zeitpunkt der Primärdiagnostik ab (1). Das Mammakarzinom als systemische Erkrankung ist somit durch radikalere, lokale Operationen nicht beeinflussbar, vor allem, wenn es bereits vor der Operation zu einer Generalisierung der Erkrankung gekommen ist.

Die Entfernung des Tumors im Gesunden ist ebenso anzustreben wie Operationsverfahren mit dem Ziel der Brusterhaltung zur Vermeidung funktioneller und kosmetischer Probleme. Eine Verbesserung der Heilung wird nur durch frühere Erkennung von Karzinomen <1 cm möglich. Damit steigen die Chancen für eine brusthaltende Therapie und für plastisch-rekonstruktive Maßnahmen.

Methoden zur Gewebsentnahme

Nach komplementärer Mammadiagnostik mit klinischer Untersuchung, Sonographie, Mammographie und gegebenenfalls MRT stehen neben der offenen, operativen Gewebsentnahme mehrere transkutane Biopsiemöglichkeiten zur Verfügung. Voraussetzung für eine geplante Biopsie ist die klare Diagnose nach den Richtlinien des American College of Radiology und der mammographischen Klassifikation nach BI-RADS IV und V.

Die Richtlinien der Eusoma (European Society of Mastology) (2) verlangen eine minimal-invasive Untersuchung durch

Stanzbiopsie, um bei histologisch gesicherten, gutartigen Veränderungen offene chirurgische Exzisionen zu vermeiden. Nach diesen Empfehlungen ist vor jeder offenen Biopsie bzw. operativen Therapie von Brusterkrankungen eine Stanzbiopsie erforderlich.

Die verschiedenen Möglichkeiten einer Biopsie zeigt Tab. 1. Details für den Einsatz dieser Methoden sind der weiterführenden Literatur zu entnehmen (3–6).

Die Punktionszytologie (Feinnadelaspirationszytologie) zur transkutanen Biopsie bei Brusterkrankungen bildete bis zur Einführung der stanzbioptischen Methoden einen entscheidenden Teil der »Triplediagnostik«. In der Hand des erfahrenen Punkteurs und in Verbindung mit einem ausgezeichneten Zytologen sind die Ergebnisse sehr gut – mit positivpräditiven Werten von 89–97% und einer Rate falsch-positiver Ergebnisse von 0,04–4,4% (2). Die Beurteilung ist allerdings bei szirrhösen Karzinomen schwierig, sodass grundsätzlich ein negativer zytologischer Befund, d. h. ohne Nachweis von Tumorzellen, keine Aussage über die Benignität zulässt und weitere diagnostische Verfahren folgen müssen.

Ähnliches gilt für die Sekretzytologie, die zwar einfach durchzuführen, aber nur bei positivem Ergebnis, d. h. Nachweis von Tumorzellen, auch positiv zu werten ist, was zudem selten vorkommt.

Alle transkutanen Biopsieverfahren haben somit ihre Grenzen, vor allem erlauben sie derzeit nur eine Diagnose und keine Therapie. Ob kleine intraduktale Karzinome (DCIS <5 mm) oder kleine Karzinome (<10 mm) möglicherweise durch die stereotaktische Vakuumbiopsie oder Exzisionsbiopsie mit großen Biopsiekanülen therapeutisch behandelt werden können, bleibt offen (9).

Bei vielen Patientinnen ist weiterhin die offene Biopsie erforderlich. Sie kann für das onko-plastische Ergebnis von großer Bedeutung sein.

Indikationen für die offene Biopsie

Sofern transkutane Maßnahmen, welche grundsätzlich vor der offenen Biopsie erfolgen sollten, nicht zur ausreichenden Klärung der vermuteten Veränderung führen, ist die offene operative Biopsie indiziert (Tab. 2):

○ Als Indikation gilt der palpable Tumor, der klinisch, mammographisch und sonographisch auffällig ist. Zystische Veränderungen mit eventuellen intrazystischen Proliferationen lassen sich am besten sonographisch erkennen und von soliden Tumoren differenzieren.

○ Problematisch für die Gewebsentnahme sind nicht-palpable Veränderungen und Mikrokalzifikationen, die eine präoperative Markierung (radiologische Markierung mit Metalldraht, stereotaktische Stanzbiopsien; schlechter: Injektion von Farbstoff) sowie eine intraoperative Präparatradiographie zum sicheren Nachweis der Entfernung erforderlich machen.

○ Suspekte Hautveränderungen: Ekzematöse Veränderungen der Mamille sind suspekt auf einen M. PAGET. Retraktion der Mamille bzw. Einziehungen der Haut und Strukturveränderungen (Peau d'orange) erfordern ebenfalls eine histologische Klärung (Exzision der betroffenen Haut mit konusförmiger Ausschneidung des darunterliegenden Gewebes).

○ Pathologische Mamillensekretion: Sekretzytologie und Galaktographie erleichtern die präoperative Diagnose, vor allem bei Sekretionen mit Blutbeimengung, müssen aber nicht positiv ausfallen, sodass kurzfristige Kontrollen bzw. ebenfalls Gewebsentnahmen notwendig werden.

○ Pathologische Lymphknoten: Auffällig vergrößerte Lymphknoten in der Axilla sind möglicherweise palpabel, meistens aber sonographisch relativ gut erkennbar. Durch sorgfältige Beachtung

- Stanzbiopsie (Core-cut-Biopsie)
  - Hochgeschwindigkeitsbiopsie (z. B. *BIP, BARD, Pflugbeil*)
  - Vakuumstanzbiopsie (z. B. *Mammatome, VakuFlash*)
  - Exzisionsbiopsie *(ABBI)*
- Punktionszytologie
- Sekretzytologie
- Offene Biopsie

Tab. 1
Methoden zur Gewebsentnahme

- Palpabler Tumor
- Nicht-palpabler Tumor/Mikrokalk
- Pathologische Mamillen-/Hautveränderung
- Persistierende Mamillensekretion
- Pathologische Axillalymphknoten
- Positive Zytologie/Stanzbiopsie
- Unklare/verdächtige Befunde

Tab. 2
Mammatumoren: Indikation für die operative Biopsie

---

sonographischer Malignitätskriterien ist bereits eine Erkennung von Metastasen möglich. Vereinzelt können Lymphknotenmetastasen auf ein röntgenologisch noch nicht erkennbares Mammakarzinom hinweisen. Hier hilft unter Umständen eine Kernspintomographie zur weiteren Diagnostik.

○ Die positive Zytologie mit Nachweis von Tumorzellen in Sekretabstrichen bzw. Punktionspräparaten ist eine anerkannte Indikation und erlaubt eine frühzeitige Therapieplanung. Die negative Punktionszytologie kann allerdings den Verdacht auf ein malignes Geschehen nicht entkräften. Positive Stanzbiopsien sind selbstverständlich ebenfalls eine klare Indikation für die Biopsie, um Größe und Ausdehnung der malignen Veränderung beurteilen zu können.

○ Unklare oder verdächtige Befunde: Ist die präklinische Diagnostik unklar oder ist ein Fibroadenom >1,5 cm, in der Größe gleichbleibend oder zunehmend (2) bzw. passt die zytologische oder stanzbioptische Untersuchung nicht zur vermuteten Diagnose, wird ebenfalls eine Gewebsentnahme zur Sicherung der Diagnose erforderlich.

Präoperative Vorbereitung

Die präoperative Vorbereitung umfasst die Aufklärung der Patientin, Wahl des Anästhesieverfahrens, Festlegung der Schnittführung nach Lokalisation des Tumors unter Berücksichtigung der zu erwartenden Histologie und Möglichkeit zur brusterhaltenden Operation bzw. zu anschließenden onkoplastischen Eingriffen zum Wiederaufbau der Brust.

Aufklärung

Bei positiver Triplediagnostik (Klinik, Mammographie bzw. Sonographie und Zytologie) sowie positiver Stanzbiopsie kann bereits präoperativ die grundsätzliche Therapie mit der Patientin besprochen werden. Es geht um die Möglichkeit der primären Mastektomie, die Schnellschnittuntersuchung mit anschließender Mastektomie in gleicher Narkose oder die Möglichkeit einer brusterhaltenden Behandlung bei entsprechenden Voraussetzungen.

Neben der modifizierten radikalen Mastektomie und der brusterhaltenden Therapie ist auf die Möglichkeit eines simultanen oder sekundären Brustaufbaus mit Prothesen bzw. Eigengewebe hinzuweisen.

Bei einer geplanten intraoperativen, histologischen Schnellschnittdiagnostik sollten auch die Grenzen dieser Methode erwähnt werden. Der Gefrierschnitt eignet sich nur bedingt für die brusterhaltende Therapie, da eine zuverlässige Aussage über Ausdehnung und vollständige Entfernung des Tumors im Gesunden erst nach Paraffineinbettung möglich ist (7).

Kann sich die Patientin aufgrund der verständlichen Angst und Stresssituation nicht eindeutig für ein endgültiges Vorgehen entscheiden, ist ein zweizeitiges Vorgehen vorzuziehen.

Die ausschließliche Gewebsentnahme – ohne weiterführende Operation – ist dann geplant, wenn keine Schnellschnittuntersuchung möglich ist oder diese keine sichere Diagnose erlaubt. Dies trifft vor allem bei Mikroverkalkungen zu oder wenn bei ausgedehnten Befunden, z. B. bei einem inflammatorischen Karzinom, eine primäre neoadjuvante Chemotherapie sinnvoll erscheint.

Anästhesie

Eine lokale Anästhesie hat ihre Berechtigung bei sehr kleinen, oberflächlich lokalisierten Veränderungen und eventuell klinisch nicht malignitätsverdächtigen Tumoren bzw. bei Kontraindikationen für eine Allgemeinanästhesie.

Die Vollnarkose ist bei allen anderen Befunden vorzuziehen und hat folgende Vorteile:

○ An die Gewebeexcision mit Schnellschnittdiagnostik kann meist unmittelbar die endgültige Therapie (brusterhaltende Operation mit Lymphonodektomie, Sentinellymphonodektomie, gegebenenfalls Nachresektionen, Mastektomie, Sofortrekonstruktion) angeschlossen werden.

○ Bei sehr kleinen und schlecht tastbaren Tumoren ist das Auffinden des Tumors nach Infiltration des Lokalanästhetikums unter Umständen erschwert. Der verdächtige Bezirk wird dann entweder nicht gefunden oder der Tumor angeschnitten und nicht im Gesunden entfernt bzw. der zu entfernende Gewebsanteil ist unnötig groß.

○ Entfernung des Tumors im Gesunden mit ausreichendem Sicherheitsabstand, exakte Blutstillung und Defektdeckung durch Parenchymverschiebelappen bzw. Mobilisierung des umliegenden Drüsenfettkörpers werden erleichtert. Damit lassen sich bessere kosmetische Ergebnisse erzielen.

Operationsmethode

Vor dem Eingriff sollten folgende Befunde und Ergebnisse vorliegen: Mammographiebilder, Sonographiebefunde, zytologische bzw. histologische Ergebnisse, Gerinnungsstatus, Röntgenbild des Thorax bei älteren Patienten bzw. weitere radiologische und sonographische Untersuchungen bei Verdacht auf Metastasierung, in diesem Fall auch Lebersonogramm, spezifische Blutwerte, gegebenenfalls Knochenszintigramm.

Die vollständige Entfernung des auffälligen Gewebes im Gesunden ist grundsätzliches Ziel, soweit technisch möglich und kosmetisch vertretbar. Bei suspekten, malignitätsverdächtigen Befunden hat Sicherheit immer Vorrang vor kosmetischen Aspekten.

Die früher verwendeten Begriffe wie »Quadrantektomie« (VERONESI 1973), »partielle Mastektomie«, »Segmentresektion«, »Lumpektomie«, »Tylektomie« oder »Tumorektomie« haben für das weitere Vorgehen keine Bedeutung. Für die Prognose entscheidend sind Größe, Lage, Infiltration von Haut bzw. Pektoralisfaszie oder Muskulatur sowie Multifokalität und Multizentrizität.

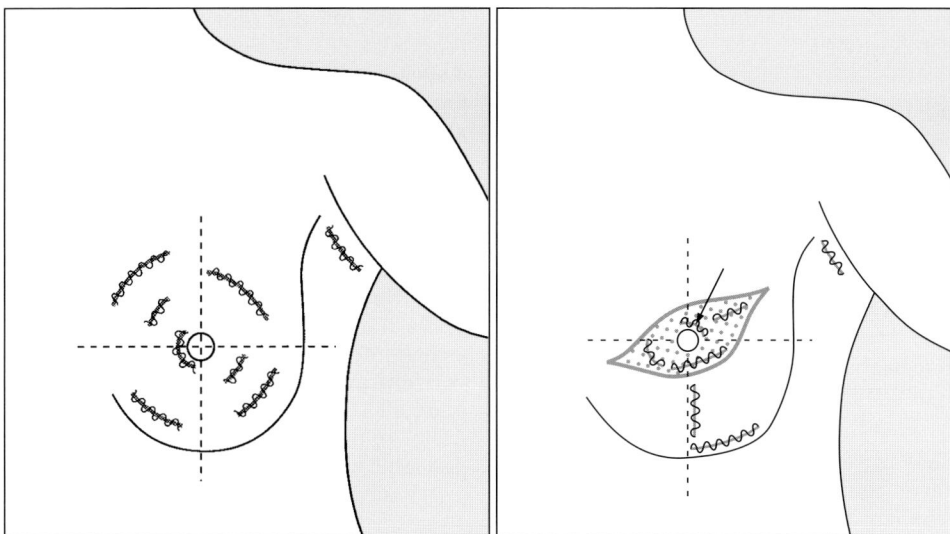

Abb. 1
Schnittführung nach FISHER (8)

Abb. 2
Eigene Schnittführung. Schnittlinien liegen innerhalb einer Mastektomieschnittführung (Pfeil), falls von Seiten der Tumorlokalisation vertretbar und brusterhaltende Therapie nicht möglich; sie sind kosmetisch und onkologisch meist vertretbar

Schnittführung

Unabhängig vom Tumorsitz werden bogenförmige Hautinzisionen (Abb. 1) empfohlen (1). Die früher häufig durchgeführten radiären Inzisionen sind wegen der schlechteren kosmetischen Ergebnisse nicht ratsam.

Falls eine Brusterhaltung aus onkologischen bzw. kosmetischen Gründen (ungünstiges Verhältnis zwischen Tumorgröße und Brustgröße) nicht möglich sein sollte, ist oben außen und unten innen eine radiäre Schnittführung kosmetisch günstiger, sofern diese Schnitte innerhalb der querovalen späteren Umschneidungsfigur liegen (Abb. 2).

Grundsätzlich sollte der Schnitt direkt über dem Tumor liegen. Bei hautnahem Sitz wird immer eine elliptische Hautspindel und bei fasziennahem Sitz die darunter liegende Pektoralisfaszie zur histologischen Untersuchung mit entfernt. Der kürzeste Weg zum Tumor sollte gesucht und eine Tunnelbildung vermieden werden. Die perimamilläre Schnittführung ist nur bei Veränderungen in der Nähe der Areola indiziert.

Auch wenn der Brustkrebs kein Hautkrebs ist, sollten diese grundlegenden Richtlinien eingehalten werden. Sicherheit hat immer Vorrang vor Kosmetik.

Bei einer geplanten Mastektomie eignet sich eine leicht schräg verlaufende, ovaläre, hautsparende Umschneidung der Mamille (unten innen beginnend in Richtung Axilla) am besten für einen späteren Aufbau der Brust, da diese Narbe auch bei größerem Kleidungsausschnitt kaum sichtbar wird.

Die Inzision der Haut muss ausreichend groß sein, um eine Tumorentfernung mit umgebendem gesundem Gewebe ohne Verletzung des Tumors zu gewährleisten. Das Anhaken mit scharfen Instrumenten und damit Eröffnen des malignen Tumors ist unbedingt zu vermeiden. Die Exzision gelingt am besten mit der Schere (mit dem Messer bei Drahtmarkierung, um den Draht nicht zu durchschneiden) über dem tastenden Finger des Operateurs.

Eine ungenügende Tumorexzision und dadurch bedingte spätere Nachresektionen erhöhen die Rezidivrate und verschlechtern das kosmetische Ergebnis.

Das exzidierte Gewebe wird zur Orientierung für den Pathologen mit 3 unterschiedlich langen Fäden markiert (Abb. 3). Diese Markierung erleichtert die Lokalisation für eventuelle Nachresektionen. Zur Markierung der Resektionsränder ist in Absprache mit dem Pathologen u. U. auch eine Anfärbung der Oberfläche des Gewebes mit Tusche zu überlegen.

Falls eine Präparatradiographie (obligatorisch bei nicht tastbaren Veränderungen und Mikrokalk bzw. bei suspektem grobscholligem Kalk in der Mammographie) indiziert ist, markieren wir die Plastiktüte des Präparates im Bereich der Fadenmarkierungen zusätzlich mit Bleikügelchen, um Fehler bei der Lokalisation zu vermeiden und bei einer notwendig werdenden Nachresektion die richtige Orientierung zu haben (Abb. 4).

Die Wunde wird erst verschlossen, wenn das Ergebnis der Präparatradiographie vorliegt.

Intraoperative Nachresektionen sind in Zweifelsfällen günstiger und sicherer, als das Risiko sekundärer Nachresektionen einzugehen.

Über die Art der Markierung, der Kühlung oder der Formalinfixierung des Gewebes sowie des Transportes sollte sich der Operateur mit dem Pathologen genau absprechen.

Bis auf wenige Ausnahmen (bei sehr weichem, fettreichem und mobilem Drüsenfettkörper) ist eine Deckung des entstandenen Defekts erforderlich. Nach sorgfältiger Blutstillung im Bereich der Wundhöhle wird das umgebende Gewebe vorsichtig mobilisiert. Dies gelingt teilweise vorsichtig stumpf, teilweise scharf oder auch elektrisch. In jedem Fall ist eine zu nahe, subkutane Präparation zu vermeiden und wieder eine exakte Blutstillung durchzuführen.

Bei sehr großen Defekten reicht ein Parenchymverschiebelappen nicht aus. Hier ist bereits präoperativ mit der Patientin zu überlegen, ob das kosmetische Ergebnis bei sehr kleiner Brust und bei Brusterhaltung unbefriedigend wird und eine Ablatio mit primärer Augmentation als Alternative infrage kommt.

Bei sehr großer Brust und großen Defekten sowie ausgeprägter Ptosis können auch Methoden der Reduktionsplastik oder B-Plastiken in die präoperativen Überlegungen einbezogen werden (siehe die speziellen Beiträge im Kapitel »Mammareduktionsplastiken«, Seiten 185–280).

Ein M. PAGET ist häufig mit einem DCIS oder mit einem kleinen Karzinom unterhalb der Mamille vergesellschaftet. Deshalb ist bei diesen Patientinnen – auch bei nicht tastbarem subareolärem Tumor – eine ausreichende zentrale, retroareoläre Resektion zur exakten Diagnostik erforderlich.

Komplikationen

Hämatome, Nachblutungen, Infektionen, Verziehungen der Haut und der Mamille sowie breite Narbenbildungen sind die häufigsten Komplikationen nach Gewebsentnahme. Durch die beschriebene Ope-

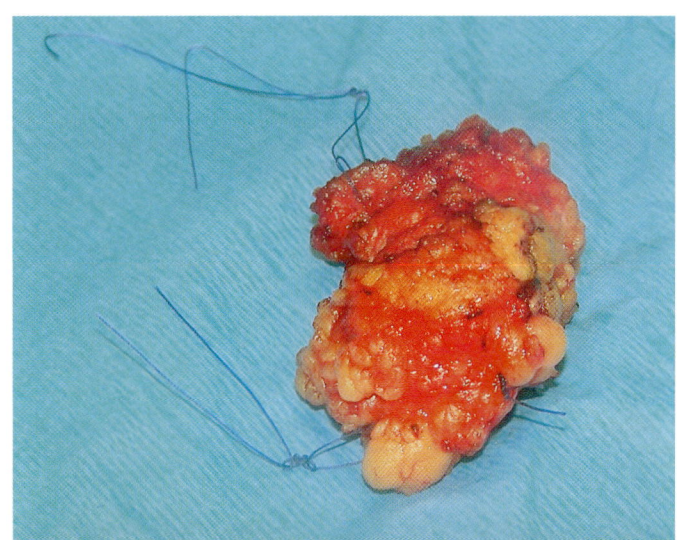

Abb. 3
Präparat mit 3 unterschiedlich langen Fäden markiert

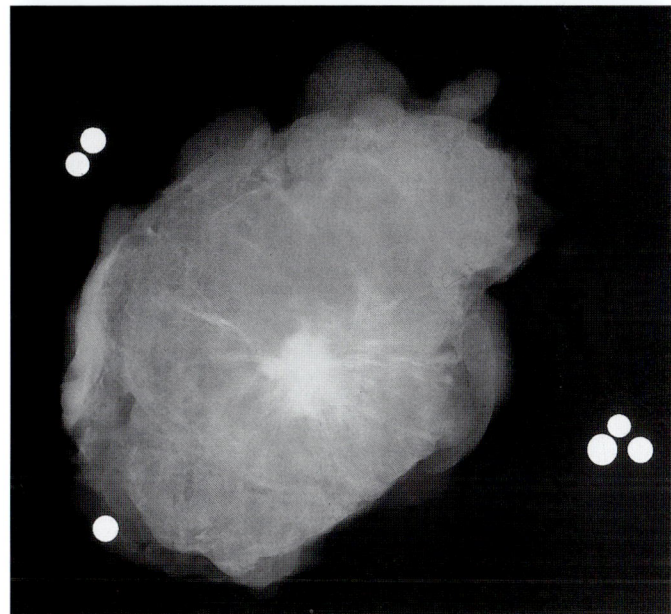

Abb. 4
Präparatradiographie: Der Tumor ist im Zentrum hyperdens mit strahligen Ausläufern dargestellt, das Präparat zur Lokalisierung mit Bleikugeln markiert

rationstechnik und die exakte Blutstillung mit großzügiger Drainage lassen sie sich weitgehend vermeiden.

Nähte im Bereich der Wundhöhle führen häufiger zu Verziehungen und sind deshalb zur Formgebung der Brust nur selten indiziert. Bei einzelnen Patientinnen können allerdings fixierende Nähte, u. U. auch Fixierung des Gewebes an die Brustmuskulatur, die Form der Brust verbessern.

Eine exakte Adaptierung der Hautränder mit subdermalen Nähten (Stärke 3–4×0 resorbierbar) erleichtert eine spannungsfreie Intrakutannaht. Meist genügt als Verband ein Steristrip. Druckverbände sind nur bei ungenügender Blutstillung erforderlich und somit obsolet. Eine eventuell in gleicher Sitzung geplante Lymphonodektomie bzw. Sentinellymphonodektomie sollte immer über einen separaten Hautschnitt erfolgen.

Die Gewebsentnahme bei Verdacht auf Brustkrebs ist zwar keine schwierige Operation, hat aber wesentlichen Einfluss auf die Prognose der Erkrankung und das kosmetische Ergebnis.

Somit ist dieser Eingriff keine Anfängeroperation, da er weitreichende Folgen für die Patientin haben kann. Nur eine ausreichende Entfernung des erkrankten Gewebes im Gesunden und ein postoperativ gutes kosmetisches Ergebnis können dazu beitragen, dass die Zahl brusterhaltender Operationen steigt und sowohl Lebenserwartung als auch Lebensqualität verbessert werden.

Literatur

1. Hellriegel KP. Brusterhaltende Therapie beim Mammakarzinom – Indikationen und Konsequenzen. Konsensustagung 1989. Gynäkol Geburtsh 1990; 12: 15–18.
2. Schmidt-Matthiesen H, Bastert G. Gynäkologische Onkologie 7. Aufl. Stuttgart: Schattauer; 2002. S. 116–121.
3. Heywang-Köbrunner SH. Bildgebende Mammadiagnostik. Stuttgart: Thieme; 2003. S. 162–185.
4. Schulz-Wendtland R, et al. Interventionelle Methoden in der Mammadiagnostik. gynäkol prax 2002; 26: 63–78.
5. Watermann D, et al. Erfahrungen mit dem ABBI-System. gynäkol prax 2002; 26: 677–684.
6. Watermann D, Stickeler E. Ultraschalldiagnostik der Mamma. Ein praxisorientiertes Lehrbuch. München: Marseille; 2004. S. 97–110.
7. Lebeau A, et al. Pathomorphologie des Mammakarzinoms. In: Manual Mammakarzinom, Tumorzentrum München. 10. Aufl. München: Zuckschwerdt; 2005. S. 48–72.
8. Fisher B. Entwicklung, Technik und Ergebnisse der brusterhaltenden Therapie. In: Bohmert H, Hrsg. Brustkrebs. Stuttgart: Thieme; 1989. S. 42–63.
9. Perry NM. Quality assurance in the diagnosis of breast disease. Eur J Cancer 2001; 37: 159–172.

STADIENGERECHTE OPERATION DES MAMMAKARZINOMS

Modifizierte radikale und hautsparende Mastektomie

A. FARIDI, Köln

Die radikale Mastektomie nach ROTTER und HALSTED war lange Zeit die Standardoperation bei Patientinnen mit Brustkrebs und umfasste die Entfernung der gesamten Brustdrüse, der Mm. pectoralis major und minor sowie die radikale Ausräumung der Axilla. Die überzeugenden Daten der randomisierten Studien von VERONESI (1–3; Milan I/II) und FISHER (4–8; NSABP trial B 04/B 06) haben entscheidend dazu beigetragen, dass heute die brusterhaltende Therapie das Ziel der operativen Strategie ist, wenn aus onkologischer Sicht die Voraussetzungen gegeben sind.

Auch wenn der Anteil der brusterhaltenden Operationen kontinuierlich zunimmt (70%), gehört die modifizierte radikale Mastektomie weiterhin in das Konzept der Behandlung des Mammakarzinoms. Ist ein brusterhaltendes Vorgehen nicht möglich, ist die modifizierte radikale Mastektomie die Operationsmethode der Wahl.

Indikationen

In der Interdisziplinären S3-Leitlinie für die Diagnostik und Therapie des Mammakarzinoms der Frau der Deutschen Krebsgesellschaft (9) wurden folgende Indikationen zur modifizierten radikalen Mastektomie formuliert:

○ Diffuse ausgedehnte Kalzifikation vom malignen Typ.
○ Ausgedehntes assoziiertes intraduktales Karzinom (DCIS) >4–5 cm.
○ Multizentrizität.

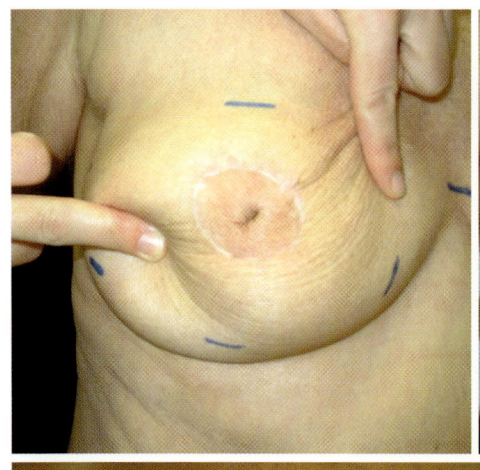
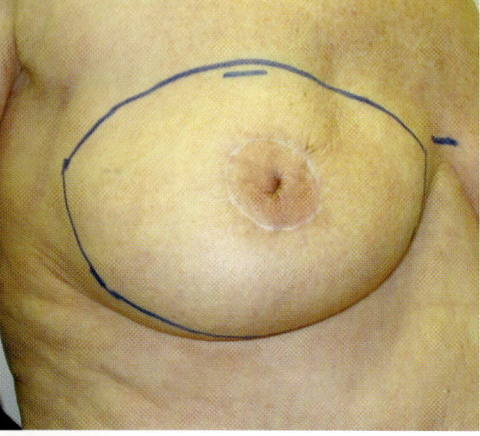

Abb. 1 und 2
Modifiziert radikale Mastektomie: Strichmarkierung der Resektionsgrenzen und Verbindung der Punkte zu einer Umschneidungsfigur

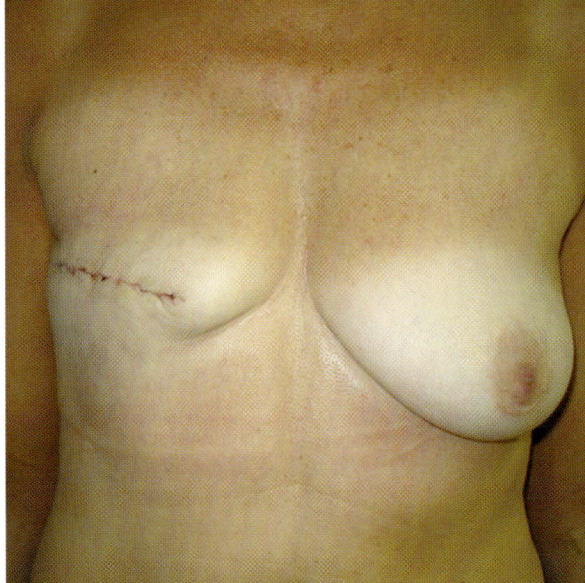

Abb. 3
Modifizierte radikale Mastektomie: Erhalt der Submammarfalte und Modellierung des Dekolletés

- Inkomplette Tumorentfernung, auch nach Nachexzision.
- Inflammatorisches Mammakarzinom, gegebenenfalls nach Vorbehandlung.
- Duktales Carcinoma in situ (DCIS) >4 cm oder DCIS mit mehreren Nachresektionen nicht im Gesunden entfernt.
- Fehlende technische Möglichkeit zur Nachbestrahlung nach brusterhaltender operativer Therapie.
- Ablehnung einer Nachbestrahlung von Seiten der Patientin.
- Wunsch der Patientin.

Modifizierte radikale Mastektomie

Bei der modifizierten radikalen Mastektomie wird der gesamte Brustdrüsenkörper mit einer entsprechend großen Hautinsel und dem Mamillen- bzw. Nippel-Areola-Komplex (MAK/NAK) und der Faszie des

Abb. 4 und 5
Superfiziale Faszie zwischen Brustdrüsenkörper und subkutaner Fettschicht (Pfeile)

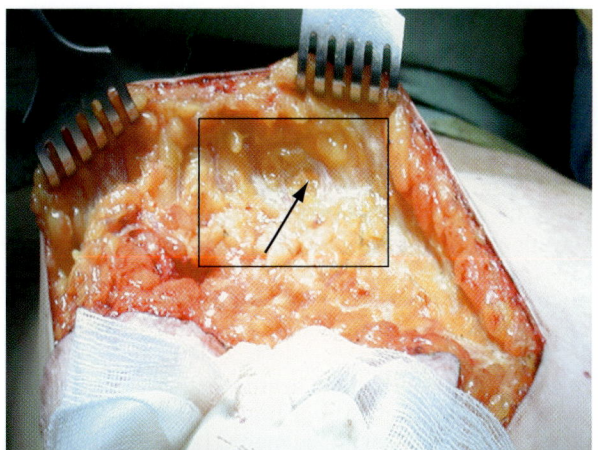

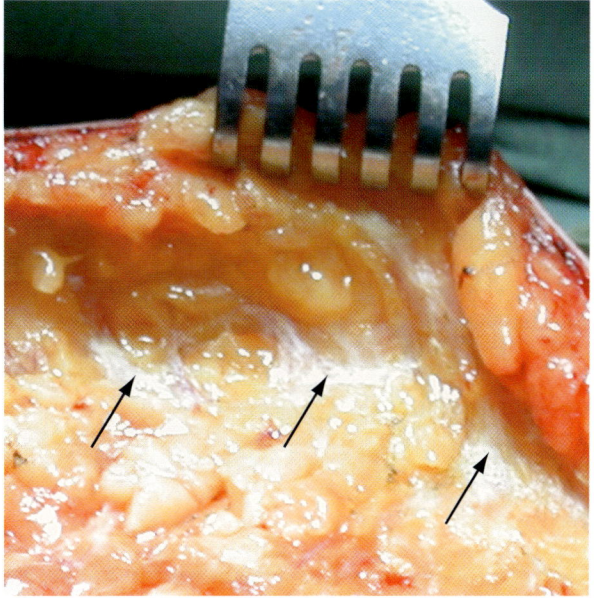

M. pectoralis major entfernt; der Muskel selbst bleibt dabei erhalten. Es schließt sich die Entfernung der Lymphknoten der Achselhöhle an.

Anzeichnung

Die Anzeichnung kann entweder am Vorabend der Operation oder auf dem Operationstisch erfolgen. Die Ausrichtung der Schnittführung ist individuell anzupassen, sollte aber wegen einer möglicherweise späteren (sekundären) Brustrekonstruktion quer- oder schräggestellt (STEWART) gewählt werden. Aus dem gleichen Grund empfiehlt sich auch der Erhalt der Submammarfalte, wenn dabei die onkologische Sicherheit gewahrt bleibt.

Wird die Indikation zur Mastektomie von einer intraoperativen Schnellschnittuntersuchung abhängig gemacht, sollte die lokale Schnittführung im Areal der Hautinsel liegen, die bei einer möglichen Mastektomie reseziert werden würde. Um das Ausmaß der Hautresektion festzulegen, wird auf Höhe der Mamillen im Bereich des Sternums eine Markierung angebracht und dann die Brust zunächst nach kaudal gezogen; auf einer gedachten horizontalen Linie zwischen der sternalen Markierung und der Brusthaut werden mehrere Markierungen gesetzt und so die untere Resektionslinie festgelegt.

In gleicher Weise wird die kraniale Resektionslinie bestimmt (Abb. 1 und 2). Dabei ist zu beachten, dass lateral mehr Haut reseziert werden muss, um störende Wulstbildungen zu vermeiden. Im Bereich des Dekolletés lassen wir b e w u s s t einen Haut(!)wulst entstehen, um einerseits optimale Voraussetzungen für eine eventuelle spätere Brustrekonstruktion zu schaffen, andererseits bildet ein Büstenhalterinlay oder eine aufklebbare Epithese durch die leichte Kompression ein kosmetisch ansprechendes Dekolleté (Abb. 3). Schmerzhafte Druckgeschwüre in diesem Bereich werden ebenfalls vermieden.

Operationstechnik

Nach üblicher Desinfektion und Überprüfung der Lagerung, vorzugsweise mit rechtwinklig abduziertem Arm, wird die Haut mit dem Skalpell inzidiert und zur Vermeidung störender Hautblutungen das gefäßführende Korium mit dem Elektromesser durchtrennnt. Der äußere Hautrand wir dann mit scharfen Haken oder mit scharfen Klemmen im Korium gefasst und unter leichtem Zug senkrecht nach oben gezogen.

Auf diese Weise kommt es fast automatisch zur Darstellung der superfizialen Faszie, die den Brustdrüsenkörper vom subkutanen Fettgewebe abgrenzt. In dieser spinnennetzartigen Faserschicht lässt sich der Brustdrüsenkörper problemlos mit dem Elektromesser oder dem Argon-Plasma-Koagulationsgerät vom subkutanen Fett lösen (extrafasziale Präparation) (Abb. 4 und 5).

Bei diesem Vorgehen ist gewährleistet, dass die verbleibende subkutane Fettgewebsschicht etwa 5–10 mm stark und die Blutversorgung ausreichend ist. Ein Vorteil der Präparation mit dem Argon-Plasma-Koagulationsgerät ist die unmittelbare Verschorfung der zahlreichen Gefäße, denn jede neue Blutung erschwert die Visualisierung der Präparationsschicht und verlängert unnötig die Operationszeit.

Die Präparation muss selbstverständlich den gesamten Brustdrüsenkörper mit dem axillären Ausläufer erfassen. Ist die Brustdrüse zirkulär freigelegt, wird sie unter Zug von kranial nach kaudal, einschließlich der Faszie des M. pectoralis major, abgesetzt (Abb. 6). Diese Präparation sollte aus den genannten Gründen ebenso elektrisch erfolgen. Der resezierte Brustdrüsenkörper muss dann örtlich unverwechselbar markiert und mit einem klar formulierten Begleitschein zur Pathologie weitergeleitet werden (Abb. 7).

Nach einer subtilen Blutstillung kann von dieser Schnittführung die axilläre Lymphonodektomie erfolgen. Eine Drainage ist bei einer Mastektomie obligat, für die Axilla sollte eine weitere Drainage eingelegt werden.

Die provisorische Adaptation der Hautränder kann zur Formung einer ansprechenden Narbe mit Klammern, Haltenähten oder Klemmen vorgenommen werden. Bei einzelnen Patientinnen ist eine weitere Mobilisierung der Hautränder notwendig, um einen spannungsfreien Verschluss zu erreichen. Auch eine Resektion überschüssiger Haut ist zu diesem Zeitpunkt problemlos möglich.

In unserer Klinik wird die Haut mit interkorealen monofilen Einzelknopfnähten der Stärke 3×0 oder 4×0 (z. B. *Monocryl*) und einer fortlaufenden Intrakutannaht mit einem monofilen Faden der Stärke 4×0

Abb. 6 und 7
Tennis-Racquet-Mastektomie: Brustdrüsenkörper mit axillärem Ausläufer und Pektoralisfaszie entfernt. Mm. pectoralis major ①, serratus anterior ② und obliquus externus ③ sind dargestellt

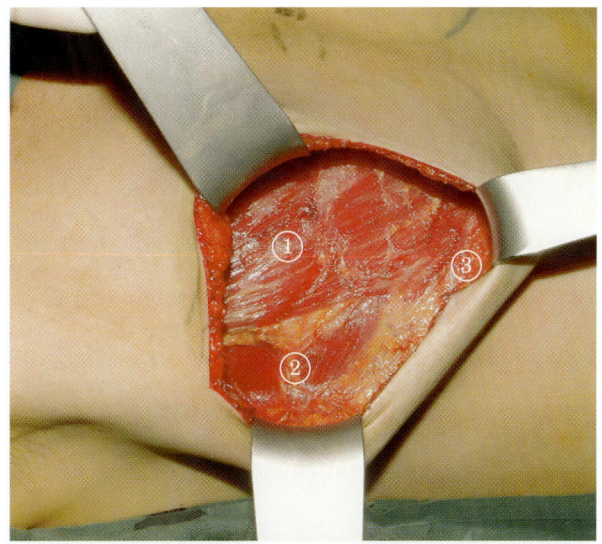

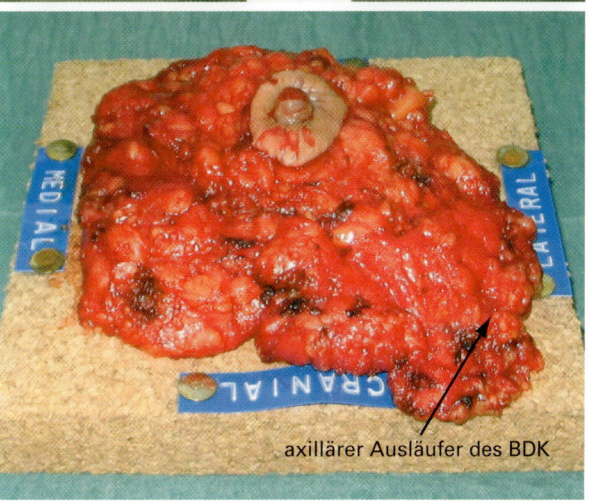

axillärer Ausläufer des BDK

oder 5×0 (z. B. *Monocryl)* verschlossen. Für den mechanischen Schutz der Haut empfiehlt sich ein transparenter Wundverband (z. B. *Comfeel plus),* der mehrere Tage belassen werden kann und eine Beurteilung der Wundverhältnisse erlaubt. Auch die Verwendung eines geeigneten Hautklebers ist möglich (z.B. *Dermabond).* Abschließend legen wir einen zirkulären Verband für mindestens 24 Stunden an, der dann täglich, für die Dauer des stationären Aufenthaltes, gewechselt wird.

Nachsorge

Die Drainagen können gezogen werden, wenn weniger als 50 ml pro 24 Stunden ablaufen; länger als 5 bis maximal 7 Tage sollten die Drainagen nicht verbleiben.

Postoperative Serome sind allerdings auch über diesen Zeitraum hinaus keine Seltenheit. Eine Punktion (auch mehrfach) ist aber nur dann notwenig, wenn die Patientin Symptome zeigt (Schmerzen, Bewegungseinschränkung u. ä.).

Hautsparende Mastektomie

Die hautsparende Mastektomie haben TOTH und LAPPERT (10) erstmals beschrieben, mit dem Ziel, eine Sofortrekonstruktion der Brust durchzuführen. Das zu resezierende Hautareal sollte möglichst klein sein, aber den Mamillen-Areola-Komplex und die Hautinzision für den Indextumor umfassen sowie den Zugang zur Axilla ermöglichen. Der Erhalt des Mamillen-Areola-Komplexes ist aber bei manchen ausgesuchten Patientinnen eine durchaus mögliche Option. Neben der R0-Resektion hängt die Infiltration des Mamillen-Areola-Komplexes entscheidend von der Distanz zum Tumor ab, die mindestens 2 cm betragen sollte (11). Auch das Ausmaß der intraduktalen Komponente (>25%) ist von Bedeutung.

Die hautsparende Mastektomie mit Sofortrekonstruktion ist eine onkologisch sichere Operationsmethode. Die Lokalrezidivraten sind vergleichbar mit denen der modifizierten radikalen Mastektomie (Tab. 1).

Tab. 1
Lokalrezidivraten nach hautsparender und nach modifizierter radikaler Mastektomie

* Lokalrezidivrate (Jahre)

SSM = hautsparende Mastektomie (skin-sparing mastectomy)
MRM = modifizierte radikale Mastektomie (modified radical mastectomy)

Literatur	**Jahr**	**n**	**Stadium**	**Follow-up (Mon.)**	**Rezidivrate***
GERBER et al. (11)	(2003)	112 SSM 134 MRM	T1, T2, T3	59	5,4 8,2
MEDINA-FRANCO et al. (12)	(2002)	173 SSM	T1, T2	73	4,5
RIVADENEIRA et al. (13)	(2000)	71 SSM 127 MRM	Tis, T1, T2	49	5,6 3,9
KROLL et al. (14)	(1999)	114 SSM 40 MRM	T1, T2	72	7,0 7,5
SIMMONS et al. (15)	(1999)	77 SSM 154 MRM	T1, T2, T3	60	3,9 3,25
NEWMAN et al. (16)	(1998)	372 SSM	T1, T2	50	6,2
SLAVIN et al. (17)	(1998)	51 SSM	Tis, T1, T2	45	2,0
CARLSON et al. (18)	(1997)	327 SSM 188 MRM	T1, T2	42	4,8 9,5

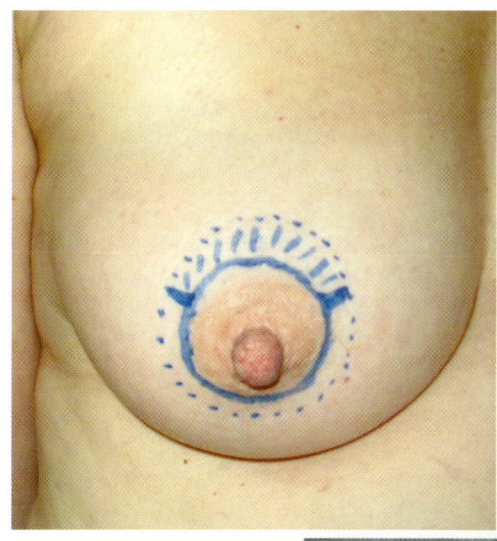
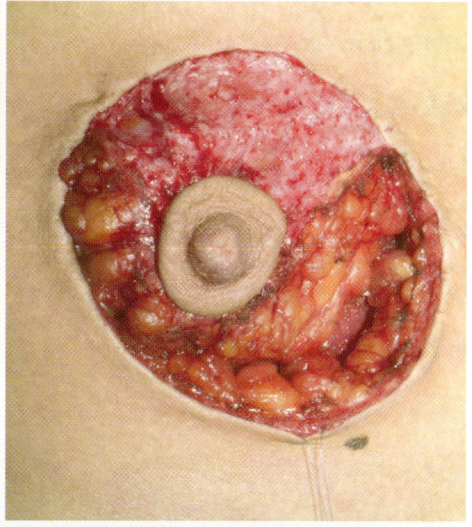

Abb. 8 und 9
Hautsparende Mastektomie:
Periareoläre Mastektomie
mit Erhalt des Mamillen-
Areola-Komplexes

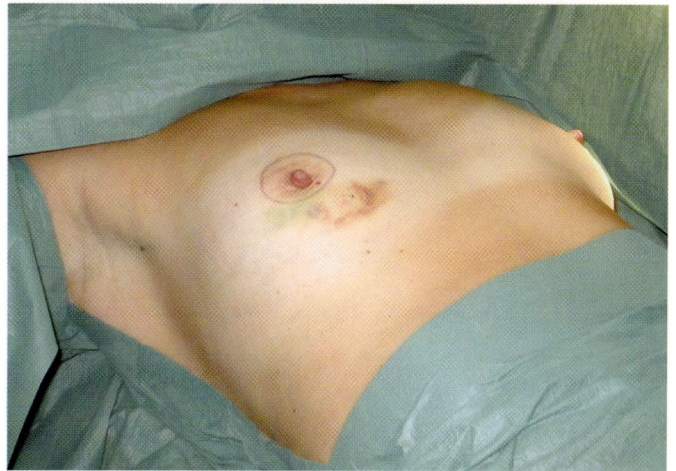

Abb. 10
Hautsparende Mastektomie:
periareoläre (purse-string)
Mastektomie mit
Entfernung des Mamillen-
Areola-Komplexes

Ergibt sich die Notwendigkeit für eine Mastektomie, sollten die betroffenen Frauen über die Möglichkeit der hautsparenden Mastektomie mit primärer Rekonstruktion, aber auch die der modifizierten radikalen Mastektomie mit sekundärer Rekonstruktion aufgeklärt werden.

Die hautsparende Mastektomie unter Erhalt der Submammarfalte bietet ideale Voraussetzungen für eine Sofortrekonstruktion der Brust, die mit autologem Gewebe oder mit Implantaten durchgeführt werden kann. Besteht bereits zum Zeitpunkt der Operationsplanung eine Indikation für eine Nachbestrahlung, sollte vorzugsweise Eigengewebe zur Rekonstruktion gewählt werden. Das kosmetische Ergebnis nach hautsparender Mastektomie wird im Wesentlichen beeinflusst durch die Ausrichtung und Form der Umschneidungsfigur, die Größe und Ausdehnung des zu resezierenden Hautareals und den Erhalt der Submammarfalte (den Erhalt des Mamillen-Areola-Komplexes).

Anzeichnung

Die Anzeichnung erfolgt entweder am Vorabend der Operation oder auf dem Operationstisch. Die Schnittführung ist individuell zu planen und hängt ab von den Gegebenheiten der Brust, der angestrebten Form, den Wünschen der Patientin und der gewählten Rekonstruktionsmethode (körpereigenes Gewebe oder Implantat).

Es bieten sich folgende Schnittführungen an:

- Periareolär (purse-string) (Abb. 8–12).
- Periareolär mit lateraler (tennis-racquet) und gegebenenfalls medialer Erweiterung (Abb. 13 und 14).
- Elliptisch (Abb. 15).

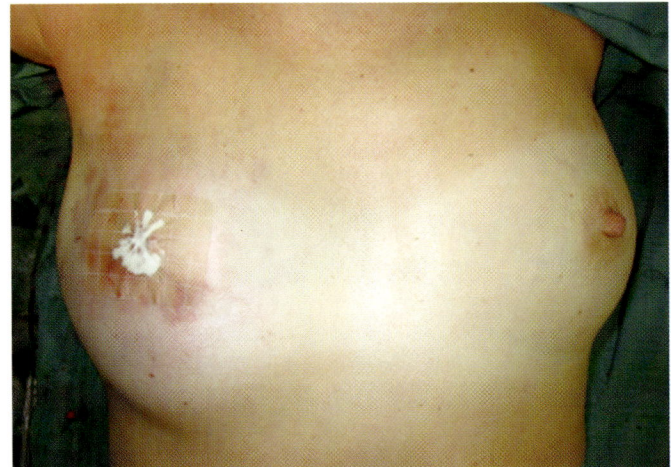

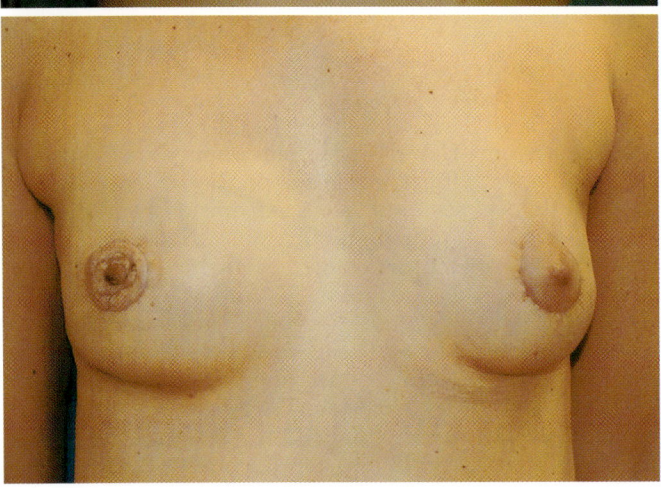

Abb. 11 und 12
Purse-string Mastektomie mit subpektoraler Expandereinlage (Abb. 11), endgültiges Implantat, MAK-Rekonstruktion durch Teilung der Gegenseite und angleichende Mastopexie links (Abb. 12)

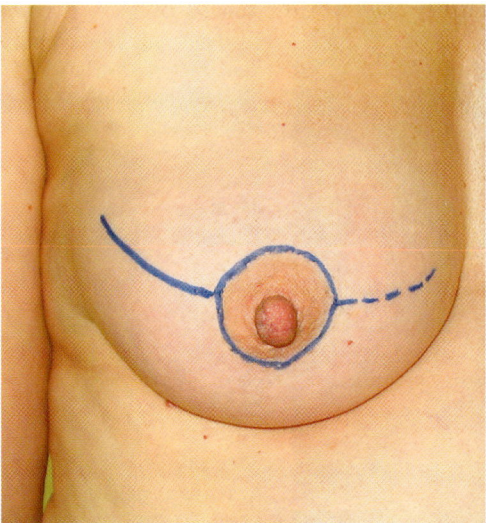
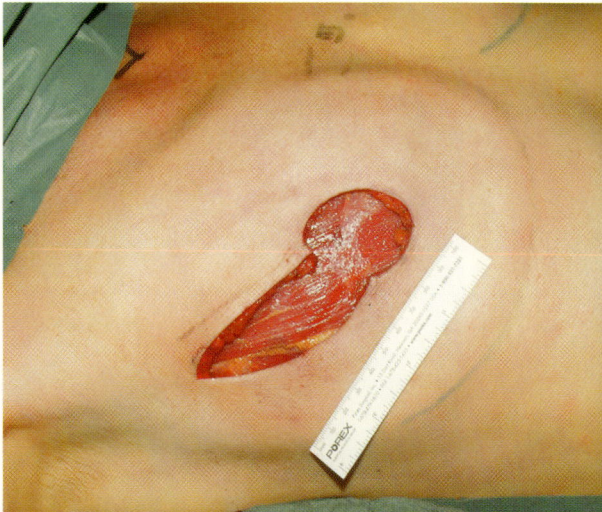

Abb. 13 und 14
Hautsparende Mastektomie: Tennis-Racquet-Mastektomie mit der Möglichkeit der Erweiterung nach medial

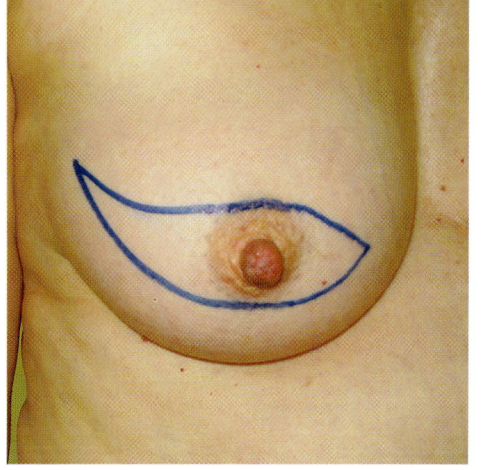

Abb. 15
Hautsparende Mastektomie: elliptische Mastektomie

○ Umgekehrt T-förmig – Double-plane-Prothesentasche (wise pattern/keyhole) (Abb. 16–19).

Die periareoläre (purse-string) hautsparende Mastektomie bietet sich vor allem für kleine, wenig ptotische Mammae an (19). Auch bei dieser Technik kann der Mamillen-Areola-Komplex durch eine kraniale Stielung erhalten werden (Abb. 8 und 9). Alle anderen Schnittführungen sind universell anzuwenden.

Operationstechnik

Sie unterscheidet sich grundsätzlich nicht von der Technik der modifiziert radikalen Mastektomie. Bei der Operation muss

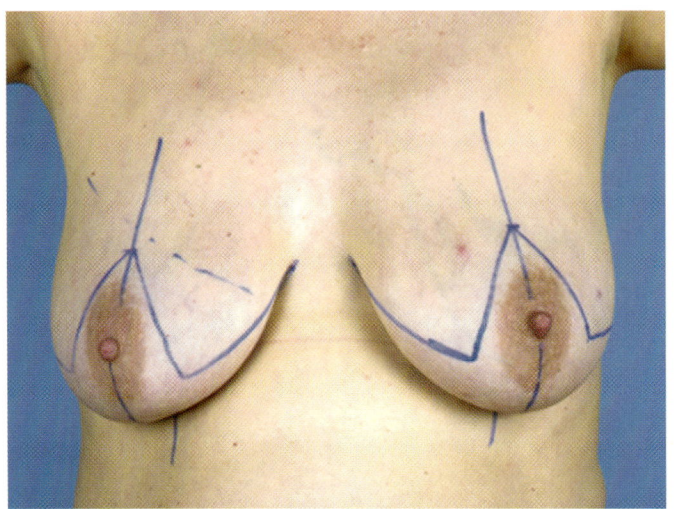

Abb. 16–19
Hautsparende Mastektomie: Wise-Pattern-/Keyhole-Mastektomie beidseits mit Double-plane-Implantat-Sofortrekonstruktion und sekundärer Rekonstruktion der Mamillen-Areola-Komplexe

Abb. 16
Anzeichnungsfigur

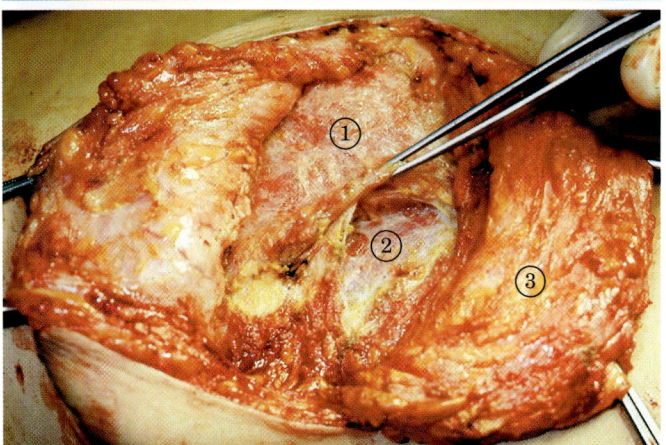

Abb. 17
Mobilisierter M. pectoralis major ①, Thoraxwand ② und deepithelialisierter unterer Haut-Fett-Lappen (umgeklappt) ③

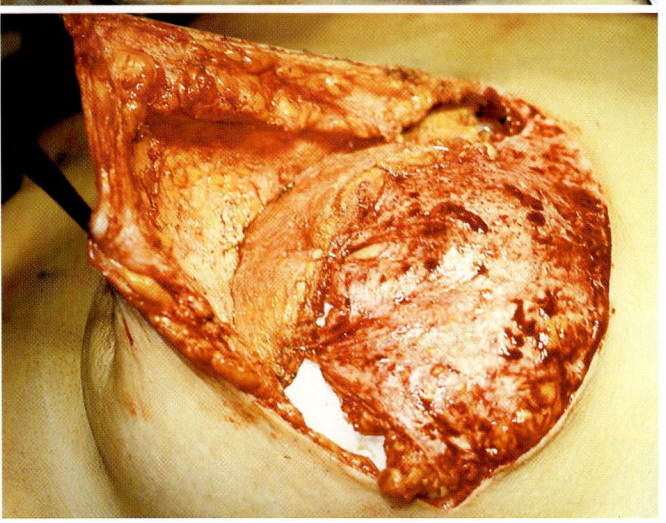

Abb. 18
Muskulokutane Implantattasche

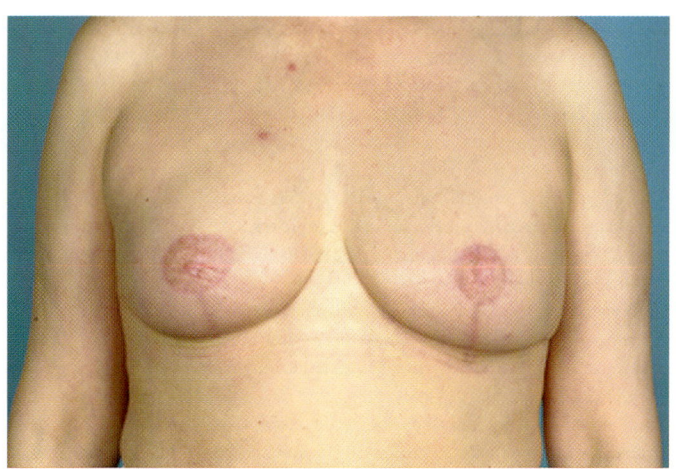

Abb. 19
2 Jahre postoperativ

sehr genau auf die extrafasziale Präparation geachtet werden, um den Brustdrüsenkörper möglichst vollständig entfernen zu können und eine gleichmäßige subkutane Fettschicht zur Blutversorgung der Haut zu belassen.

Literatur

1. Veronesi U, et al. Conservative treatment of breast cancer. A trial in progress at the Cancer Institute of Milan. Cancer 1977; 39: 2822.
2. Veronesi U, et al. Comparing radical mastectomy with quadrantectomy, axillary dissection, and radiotherapy in patients with small cancers of the breast. N Engl J Med 1981, 305: 6.
3. Veronesi U, et al. Twenty-year follow-up of a randomized study comparing breast-conserving surgery with radical mastectomy for early breast cancer. N Engl J Med 2002; 347: 1227.
4. Fisher B, et al. Ten-year results of a randomized clinical trial comparing radical mastectomy and total mastectomy with or without radiation. N Engl J Med 1985; 312: 674.
5. Fisher B, et al. Five-year results of a randomized clinical trial comparing total mastectomy and segmental mastectomy with or without radiation in the treatment of breast cancer. N Engl J Med 1985; 312: 665.
6. Fisher B, et al. Reanalysis and results after 12 years of follow-up in a randomized clinical trial comparing total mastectomy with lumpectomy with or without irradiation in the treatment of breast cancer. N Engl J Med 1995; 333: 1456.
7. Fisher B, et al. Twenty-year follow-up of a randomized trial comparing total mastectomy, lumpectomy, and lumpectomy plus irradiation for the treatment of invasive breast cancer. N Engl J Med 2002; 347: 1233.
8. Fisher B, et al. Twenty-five-year follow-up of a randomized trial comparing radical mastectomy, total mastectomy, and total mastectomy followed by irradiation. N Engl J Med 2002; 347: 567.
9. Deutsche Krebsgesellschaft. Informationszentrum für Standards in der Onkologie (ISTO). Interdisziplinäre S 3-Leitlinie für die Diagnostik und Therapie des Mammakarzinoms der Frau. München: Zuckschwerdt; 2004.
10. Toth BA, Lappert P. Modified skin incisions for mastectomy: the need for plastic surgical input in preoperative planning. Plast Reconstr Surg 1991; 87: 1048.
11. Gerber B, et al. Skin-sparing mastectomy with conservation of the nipple-areola complex and autologous reconstruction is an oncologically safe procedure. Ann Surg 2003; 238: 120.
12. Medina-Franco H, et al. Factors associated with local recurrence after skin-sparing mastectomy and immediate breast reconstruction for invasive breast cancer. Ann Surg 2002; 235: 814.

13. Rivadeneira DE, et al. Skin-sparing mastectomy with immediate breast reconstruction: a critical analysis of local recurrence. Cancer J 2000; 6: 331.
14. Kroll SS, et al. Local recurrence risk after skin-sparing and conventional mastectomy: a 6-year follow-up. Plast Reconstr Surg 1999; 104: 104.
15. Simmons RM, et al. Local and distant recurrence rates in skin-sparing mastectomies compared with non-skin-sparing mastectomies. Ann Surg Oncol 1999; 6: 676.
16. Newman LA, et al. Presentation, treatment, and outcome of local recurrence afterskin-sparing mastectomy and immediate breast reconstruction. Ann Surg Oncol 1998; 5: 620.
17. Slavin SA, et al. Skin-sparing mastectomy and immediate reconstruction: oncologic risks and aesthetic results in patients with early-stage breast cancer. Plast Reconstr Surg 1998; 102: 49.
18. Carlson GW, et al. Skin-sparing mastectomy. Oncologic and reconstructive considerations. Ann Surg 1997; 225: 570, Diskussion 575.
19. Toth BA, Daane SP. Purse-string mastectomy with immediate prosthetic reconstruction: an improved skin-sparing technique for small breasts. Plast Reconstr Surg 2003; 111: 2333.
20. Benelli L. A new periareolar mammaplasty: Round block technique. Aesthetic Plast Surg 1990; 14: 93.
21. Bleicher RJ, Hansen NM, Giuliano AE. Skin-sparing mastectomy. Specialty bias and worldwide lack of consensus. Cancer 2003; 98: 2316.
22. Buchholz TA, Kronowitz SJ, Kuerer HM. Immediate breast reconstruction after skin-sparing mastectomy for the treatment of advanced breast cancer: radiation oncology considerations. Ann Surg Oncol 2002; 9: 820.
23. Carlson GW, et al. Local recurrence after skin-sparing mastectomy: tumor biology or surgical conservatism? Ann Surg Oncol 2003; 10: 108.
24. Halstedt WS. A clinical and histological study of certain adenocarcinomata of the breast: and a brief consideration of the supraclavicular operation and of the results of operations for cancer of the breast from 1889 to 1898 at the Johns Hopkins Hospital. Ann Surg 1898; 28: 557.
25. Hultman CS, Daiza S. Skin-sparing mastectomy flap complications after breast reconstruction: review of incidence, management, and outcome. Ann Plast Surg 2003; 50: 249.
26. Jensen RA, Page DL. Ductal carcinoma in situ of the breast: impact of pathology on therapeutic decisions. Am J Surg Pathol 2003; 27: 828.
27. Lumachi F, et al. Usefulness of ultrasound scissors in reducing serous drainage after axillary dissection for breast cancer: a prospective randomized clinical study. Am Surg 2004; 70: 80.
28. Malata CM, et al. An application of the LeJour vertical mammaplasty pattern for skin-sparing mastectomy: a preliminary report. Ann Plast Surg 2003; 51: 345.
29. Newman LA. Current issues in the surgical management of breast cancer: a review of abstracts from the 2002 san antonio breast cancer symposium, the 2003 society of surgical oncology annual meeting, and the 2003 american society of clinical oncology meeting. Breast J 2004; 10: 22.
30. Petit JY, et al. The nipple-sparing mastectomy: early results of a feasibility study of a new application of perioperative radiotherapy (ELIOT) in the treatment of breast cancer when mastectomy is indicated. Tumori 2003; 89: 288.
31. Schöndorf NK. The technique of B-, S-, or W-reduction mammaplasty in the conservative therapy of breast carcinomas: experiences with a new surgical technique. Breast 2001; 10: 501.
32. Singletary SE, Robb GL. Oncologic safety of skin-sparing mastectomy. Ann Surg Oncol 2003; 10: 95.
33. Simmons RM, Adamovich TL. Skin-sparing mastectomy. Surg Clin North Am 2003; 83: 885.
34. Skoll PJ, Hudson DA. Skin-sparing mastectomy using a modified Wise pattern. Plast Reconstr Surg 2002; 110: 214.
35. Spiegel AJ, Butler CE. Recurrence following treatment of ductal carcinoma in situ with skin-sparing mastectomy and immediate breast reconstruction. Plast Reconstr Surg 2003; 111: 706.
36. Stanec Z, et al. Skin-sparing mastectomy with nipple-areola conservation. Plast Reconstr Surg 2003; 111: 496.

STADIENGERECHTE OPERATION DES MAMMAKARZINOMS

Brusterhaltende Operationsverfahren beim Mammakarzinom

A. RODY und M. KAUFMANN,
Frankfurt am Main

Die operative Therapie des Mammakarzinoms ist die lokale Therapiekomponente, die meist den Beginn einer interdisziplinären Therapie einer Systemerkrankung darstellt. Erst 1979 wurde in einer Consensus Development Conference (1) die radikale HALSTED-Mastektomie (2) durch die modifizierte radikale Mastektomie als Standardverfahren des operablen Mammakarzinoms abgelöst. In den darauf folgenden Jahren hat die chirurgische Therapie einen tiefgründigen Paradigmenwandel erfahren: weg von radikalen operativen Verfahren, hin zu brusterhaltenden, minimal-invasiven Techniken (3).

Das Tor zu dieser Entwicklung wurde zu Beginn der 80er-Jahre des vergangenen Jahrhunderts von VERONESI (4) aufgestoßen, der zeigen konnte, dass eine Brusterhaltung mittels Quadrantektomie im Vergleich zur radikalen Mastektomie nach HALSTED keine Unterschiede hinsichtlich der Lokalrezidivrate sowie des krankheitsfreien Überlebens und Gesamtüberlebens aufwies. Ergänzend zu dieser Studie wiesen FISHER et al. (5) 1989 darauf hin, dass auch eine weitere Modifikation der Radikalität, nämlich die Lumpektomie mit nachfolgender Radiatio, im Vergleich zur Mastektomie, ebenfalls nicht mit einer erhöhten Mortalität einhergeht.

Somit kann heute ohne Zweifel die brusterhaltende chirurgische Tumorsanierung als Standard bezeichnet werden. Ergänzend zur Einschränkung der Radikalität am primär erkrankten Organ hat sich durch die Einführung der Sentinel-Node-Biopsie eine Methode etabliert, die zusätzlich noch die mit der Operation assoziierte Morbidität von Brustkrebspatientinnen weiter deutlich reduziert, ohne die onkologische Sicherheit zu kompromittieren.

Qualitätsmerkmale einer optimalen Mammachirurgie

Die brusterhaltende Operationstechnik ist prinzipiell an verschiedene personelle und strukturelle Voraussetzungen gebunden, deren Einhaltung zu einem hohen Maß an Sicherheit für die Patientin führt.

In Bezug auf die Empfehlungen der European Society of Mastology (EUSOMA) (6, 7), der Arbeitsgemeinschaft Gynäkologische Onkologie (AGO) – Organkommission »Mamma« (8) und den S3-Richtlinien zur Brustkrebsfrüherkennung in Deutschland (9) können folgende Kriterien aufgestellt werden:

○ Bei mehr als 90% aller Patientinnen mit klinisch manifesten und bei über 70% aller Patientinnen mit einem okkulten Mammakarzinom sollte präoperativ eine Diagnosesicherung in Form einer Feinnadelaspiration (cave: keine Histologie, erfordert erfahrenen Mammazytologen) oder besser einer Nadelbiopsie erfolgen.

○ Eine offene Biopsie ist nur dann angezeigt, wenn eine interventionelle Diagnostik nicht möglich ist oder das Ergebnis einer interventionellen Diagnostik dies erfordert.

○ Bei offener Tumorexstirpation sollte das Verhältnis benigne zu maligne 3:1 betragen.

○ Mehr als 90% aller Patientinnen sollten mit weniger als 3 Eingriffen auskommen, um ein tumorfreies und kosmetisch ansprechendes Ergebnis zu erreichen

○ Die Lokalrezidivrate nach brusterhaltendem Vorgehen sollte weniger als 1–2% pro Jahr betragen (<15% in 10 Jahren).

○ Kontrovers wird nach wie vor der optimale Resektionsrand diskutiert (obligate prämaligne Läsionen eingeschlossen). Nach den EUSOMA-Richtlinien sollte er >1 cm sein, die AGO hingegen empfiehlt, basierend auf den Daten von BLICHERT-TOFT et al. (10), einen Mindestsicherheitsabstand von >1 mm. Wir halten ebenfalls einen Sicherheitsabstand von >1 mm für ausreichend. Für das DCIS kann ein Sicherheitsabstand von 5 mm für ausreichend erachtet werden.

○ Bei der Planung des operativen Vorgehens sollte der Zugang immer auch im Hinblick auf eine möglicherweise anstehende sekundäre Mastektomie gewählt werden.

○ Eine Schnellschnittuntersuchung bei non-palpablen Befunden ist nicht indiziert, sie ist allerdings möglich bei palpablen Befunden >1 cm und bei intraoperativen Konsequenzen.

Definition der brusterhaltenden Therapie

Bei der Definition unterschiedlicher brusterhaltender Vorgehensweisen sollten folgende Begriffe angewendet werden:

○ Inzisionsbiopsie: Ein kleiner Teil des Tumors wird entfernt, es verbleibt ein makroskopisches Residuum (z. B. zur Diagnosesicherung vor einer primär systemischen Therapie; dabei sollten nicht mehr als 25% des Tumorvolumens reseziert werden).

○ Exzisionsbiopsie: Tumorentfernung im Gesunden nach makroskopischen bzw. palpatorischen Kriterien.

○ Lumpektomie (»local excision«): Tumorexstirpation mit einem makroskopisch geschätzten Sicherheitsabstand von etwa 1 cm. Beträgt der Abstand zum Muskel <1 cm, sollte die Faszie mitentfernt werden und eine Clipmarkierung in diesem Bereich in Erwägung gezogen werden.

○ **Segmentektomie** (»wide excision«): Resektion des Tumors mit einem Sicherheitsabstand von 0,1–2 cm entlang des Segmentverlaufs. Ist der Abstand zum Muskel <1 cm, sollte die Faszie mitentfernt werden.

○ **Quadrantektomie**: Resektion des Tumors mit dem betroffenen Quadranten und der darüber liegenden Haut (gegebenenfalls mit Quadrant der Areola).

○ **Partielle Mastektomie**: Teilentfernung der Brust (mehr als ein Quadrant) einschließlich der darüber liegenden Haut.

Grundsätzlich ist eine brusterhaltende Therapie definiert als die komplette Entfernung des Tumors im Gesunden mit einem Sicherheitsabstand von >1 mm und einer begleitenden axillären Lymphonodektomie in Level I und II (bei palpatorisch vergrößerten Lymphknoten auch Level III) bzw. einer Sentinel-Node-Biopsie. Eine postoperative Bestrahlung der Restbrust ist obligat, ein Verzicht ist derzeit nur in Studien möglich.

Kontraindikationen einer brusterhaltenden Therapie

Die Indikationen bzw. Kontraindikationen für ein brusterhaltendes Vorgehen haben sich über die Jahre nur in wenigen Bereichen entscheidend verändert. Dabei wird grundsätzlich eine BET-Rate von etwa 75% als wesentliches Qualitätsmerkmal eines Brustzentrums erachtet.

Die Kontraindikationen sind:

○ Multizentrisches Mammakarzinom.
○ Inflammatorisches Mammakarzinom.
○ Non-in-sano-Resektion trotz mehrmaliger Nachresektionen (auch DCIS, nicht CLIS).
○ Ausgedehnte malignomsuspekte Mikroverkalkungen.
○ Wunsch der Patientin nach Mastektomie.
○ Kontraindikationen gegen eine Strahlentherapie (z. B. Schwangerschaft, Kollagenosen mit Gefäßbeteiligung).
○ Ungünstige Brust-Tumor-Relation, ungünstige Kosmetik.
○ Nichtansprechen auf eine primär systemische Therapie bei initial nicht für eine BET geeigneter Patientin.

Der retroareoläre bzw. zentrale Tumorsitz ist nicht zwangsläufig eine Kontraindikation, da eine Brusterhaltung unter Mitnahme des Mamillen-Areola-Komplexes prinzipiell möglich ist (sequenzielle Rekonstruktion). Der Mamillen-Areola-Komplex kann auch unter der Voraussetzung belassen werden, dass eine ausreichend große retroareoläre Gewebepartie vom Pathologen als tumorfrei gewertet wird.

Patientenaufklärung und Planung

Präoperativ findet ein ausführliches Aufklärungsgespräch des Operateurs mit der Patientin statt. Dabei sollen die verschiedenen operativen Möglichkeiten sowie die Möglichkeit einer primär systemischen Therapie erörtert werden. Die Patientin ist bei einem geplanten brusterhaltenden Vorgehen darauf aufmerksam zu machen, dass das Risiko für ein Lokalrezidiv etwa 1–2% pro Jahr beträgt (ohne Verschlechterung der Prognose), eine Strahlentherapie obligat ist und das Risiko für eine Re-Operation bei Non-in-sano-Resektion besteht. Über alternative Methoden, wie Mastektomie mit oder ohne heterologem bzw. autologem Aufbau, muss ebenfalls gesprochen werden. Bei Vorliegen einer Anisomastie bzw. Makromastie sollte immer auch an eine Angleichung der kontralateralen Seite gedacht werden.

Ergänzend zum brusterhaltenden operativen Vorgehen hat die Sentinel-Node-Biopsie zu einer weiteren Einschränkung der Radikalität des operativen Vorgehens beigetragen. Die Deutsche Gesellschaft für Senologie (11) hat aufgrund der raschen Verbreitung dieser Technologie ein interdisziplinäres Konsensuspapier verabschie-

Anerkannte Indikation

Unifokales Mammakarzinom bis 2 cm
- Primäre Operation
- Sekundäre Operation bei Zustand nach Lumpektomie möglich

Mögliche Indikation nach individueller Abwägung

- Ausgedehntes DCIS und vermutete okkulte Invasion
- Bifokale Tumoren
- Tumoren 2–3 cm (unter Berücksichtigung des individuellen Risikos, wie institutsinterne Falsch-Negativ-Rate, axilläre Metastasierungswahrscheinlichkeit unter Einschluss von Tumorgröße, Grading und Lymphgefäßsituation)

Keine Routineindikation in Studienprotokollen möglich

Primär systemische Therapie
- Vor Therapie
- Nach Therapie

Kontraindikationen

- Schwangerschaft
- Bekannte Tracerunverträglichkeit
- Inflammatorisches Mammakarzinom
- Zweitkarzinom
- Ausgedehnte Voroperation in der Brust
- Voroperation in der Axilla
- Klinischer Verdacht auf fortgeschrittene Lymphknotenbeteiligung (empfohlen: Sonographie, wenn Lymphknotenarchitektur erhalten, Sentinel-Node-Biopsie möglich)

Tab. 1
Indikationen und Kontraindikationen der Sentinel-Node-Biopsie, modifiziert nach den Konsensusempfehlungen der Deutschen Gesellschaft für Senologie (11)

det, in dem die Indikationen für dieses Vorgehen und die strukturellen Voraussetzungen klar umrissen sind (Tab. 1).

In einem weiteren Schritt wird dann am Vortag der Operation die Schnittfigur an der stehenden Patientin eingezeichnet. Bei non-palpablen Läsionen erfolgt vorher eine sonographisch bzw. röntgenologisch gesteuerte Nadelmarkierung. Die Nadeleintrittsstelle sollte in der Schnittfigur enthalten sein, um diese mit exzidieren zu können. Prinzipiell wird der kürzeste Zugangsweg zum Tumor gewählt. Liegt er nahe zur Haut, muss die Exzision einer Hautspindel erfolgen. Nach der Einzeichnung der Schnittfigur kann eine Bilddokumentation hilfreich sein.

Die operative Technik nach vorangegangener primärer Chemotherapie unterscheidet sich nicht wesentlich vom beschriebenen Vorgehen. Wichtig ist hierbei, dass in den neuen Tumorgrenzen reseziert werden kann. Angestrebt wird ein Sicherheitsabstand >1 mm (12). Allerdings sind eine präoperativ vorliegende exakte Tumorlokalisation von entscheidender Bedeutung sowie eine vor und während der Chemotherapie durchgeführte Bilddokumentation (Abb. 1) hilfreich. Die Tumorlokalisation erfolgt dann bei non-palpablen Befunden über eine bildgebend gesteuerte Nadelmarkierung (MRT, Mammographie oder Sonographie).

Wegen der nicht vorhersagbaren Schrumpfungstendenz der Tumoren (konzentrisch oder diskontinuierlich) ist die Rate an Re-Operationen nach primärer Chemotherapie deutlich erhöht. Die Patientin ist vor Beginn der Therapie darüber aufzuklären. Onkoplastische Eingriffe sind aufgrund der erhöhten Re-Operationsrate als experimentell anzusehen.

Operatives Vorgehen

Jedem mammachirurgischen Eingriff sollte eine Antibiotikaprophylaxe vorausgehen, wahlweise mit einem Cephalosporin der 3. Generation. Nach Hautinzision und

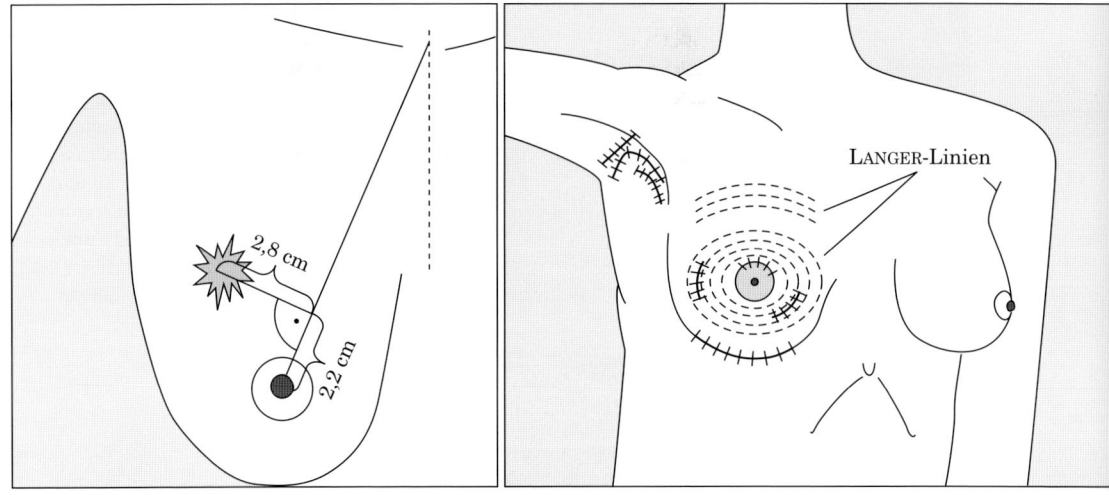

Abb. 1
Dokumentation des Tumorsitzes
bei primärer Chemotherapie

Abb. 2
Schnittführung
bei brusterhaltender Therapie

gegebenenfalls Entfernung einer Hautspindel wird der Tumor mit dem angrenzenden Parenchym im segmentalen Verlauf präpariert. Dabei ist eine Gewebsuntertunnelung zu vermeiden.

Der Hautschnitt erfolgt prinzipiell semizirkulär, entsprechend der in Abb. 2 dargestellten LANGER-Hautspaltlinien, die Exzision des Gewebes hingegen in radiärer Weise nach Anordnung der Milchgänge (Abb. 3–5).

Ist präoperativ eine Nadelmarkierung durchgeführt worden, muss intraoperativ eine Präparateradiographie bzw. -sonographie angefertigt werden, um zu verifizieren, ob der suspekte Herdbefund in dem Präparat enthalten ist, und um aus forensischen Gründen zu dokumentieren, dass die Nadel vollständig entfernt worden ist. Das Resektat wird gemessen, gewogen und markiert, sodass eine eindeutige Zuordnung des Präparates durch den Pathologen möglich ist. Dabei sollte ein Anschneiden des Tumors vermieden werden, um eine standardisierte Aufarbeitung des Präparates durch den Pathologen nicht zu erschweren.

Nach ausgiebiger Blutstillung kann eine Drainage, die ohne Sog sein sollte, eingelegt werden. Diese wird in kosmetisch günstigen Bereichen aus der Brust ausgeleitet, vornehmlich in der Submammarfalte. Die Haut wird mit resorbierbaren, monofilen Nahtmaterialien verschlossen (z. B. *Monocryl* 4-0 oder *Biosyn* 4-0). Dabei erfolgt zunächst eine Adaptation der Wundränder mittels subkoreal inklinierender Einzelknopfnähte und anschließender fortlaufender Intrakutannaht. Anschließend wird die Wunde mit *Steristrips* abgedeckt. Wahlweise kann ein Stützverband angelegt werden, um die Spannung auf die Wunde zu reduzieren. Die Patientin sollte auch angehalten werden, die nächsten 4–6 Wochen Tag und Nacht einen straff sitzenden Sport-Büstenhalter zu tragen.

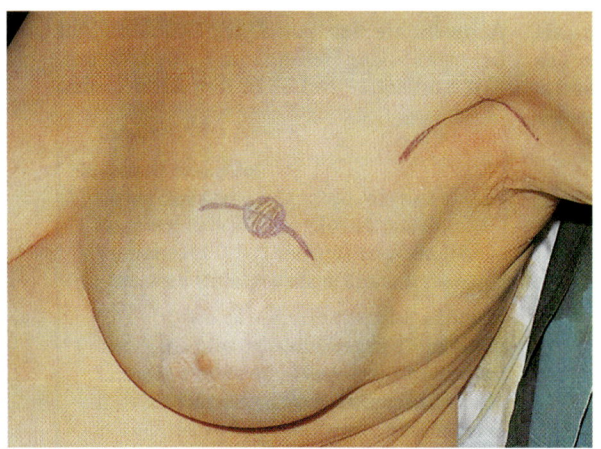

Abb. 3
Präoperativ eingezeichneter Tumorsitz am Übergang vom oberen äußeren zum inneren Quadranten der linken Brust (mammographisch ausgemessener Tumordurchmesser 1,6 cm). Lokalisation des Tumors durch den Operateur im Liegen und Sitzen. Angezeichnet sind Tumorgröße und Semizirkulärschnitt an der Brust sowie die separate axilläre Inzisionslinie

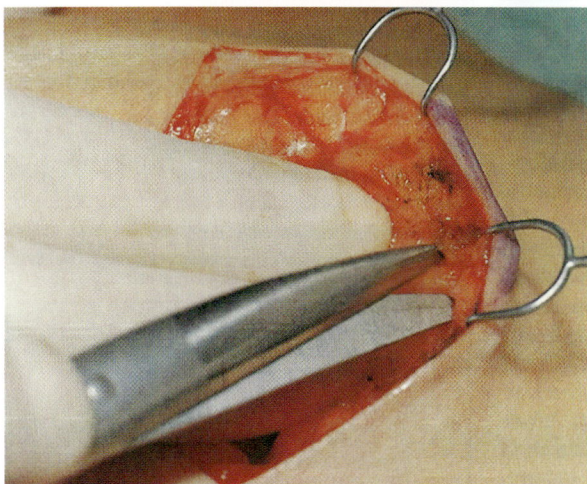

Abb. 4
Nach Hautinzision wird durch den palpierenden Zeige- und Mittelfinger des Operateurs der Tumor mit einer Manschette gesunden Gewebes in toto entfernt

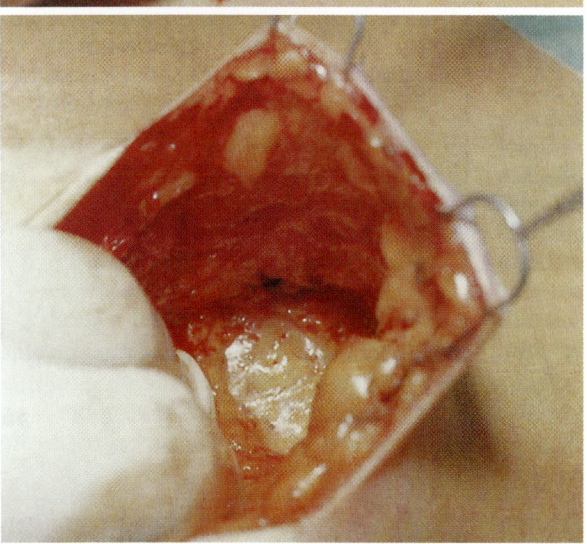

Abb. 5
Da der Primärtumor nahe der Pectoralis-major-Faszie aufsitzt, wird diese primär mitentfernt

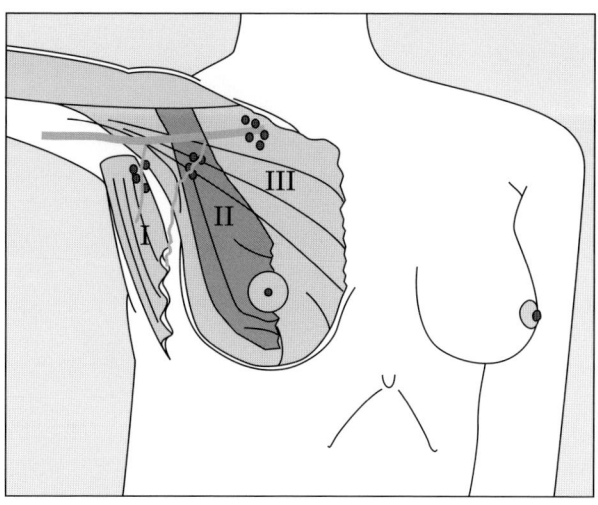

Abb. 6
Klinische Einteilung der axillären Lymphknotenstationen

Axilläre Lymphonodektomie

Die axilläre Lymphonodektomie wird prinzipiell über einen gesonderten Zugang durchgeführt, um eine Kommunikation der Wundhöhlen und eine Serombildung im Bereich der mammären Wundhöhle zu vermeiden. Eine Ausnahme ist der radiäre Zugang. Hier kann die Lymphonodektomie vom gleichen Schnitt aus durchgeführt werden. Der Hautschnitt verläuft wahlweise entsprechend der Hautspaltlinien in senkrechter Richtung zum lateralen Rand des M. pectoralis major, hufeisenförmig oder in paralleler Richtung (Abb. 2). Die klinische Einteilung der Lymphknotenstationen (Abb. 6) ist folgendermaßen definiert:

Level I: Alle Lymphknoten lateral des M. pectoralis minor.
Level II: Alle Lymphknoten zwischen dem lateralen und medialen Rand des M. pectoralis minor.
Level III: Alle Lymphknoten vom medialen Rand des M. pectoralis minor bis unter die Klavikula.

Das operative Vorgehen zeigen die Abb. 7–12. Nach Durchtrennung des subkorialen Bindegewebes wird die Fascia axillaris scharf eröffnet und danach digital das Lymphknotenfettgewebe in kranio-medialer Richtung unterhalb des M. pectoralis major in Richtung der V. axillaris mobilisiert. Ist diese lokalisiert, können die Leitstrukturen, wie das thorakodorsale Gefäßbündel und der N. thoracicus longus, dargestellt werden. Dabei sind andere Strukturen, wie die V. thoracoepigastrica, die V. thoracica lateralis und die Nn. intercostobrachiales, zu beachten und nach Möglichkeit zu schonen.

Um eine leichtere Darstellung des N. thoracicus longus und des N. thoracodorsalis zu ermöglichen, kann die V. axillaris zur Thoraxwand hin freipräpariert und dabei im thoraxwandnahen Bereich auf der Unterseite der Vene der gemeinsame Abgang beider Nerven aus dem Plexus brachialis aufgesucht und beide Strukturen ohne größere Schwierigkeiten isoliert werden (Abb. 13). Danach wird von kranial das Lymphknotenfettgewebe von Level I und II en bloc (oder auch nach Level getrennt) nach kaudal reseziert. Insgesamt sollten mindestens 10 Lymphknoten reseziert werden.

Eine Lymphonodektomie in Level III ist nur bei palpatorisch vergrößerten Lymph-

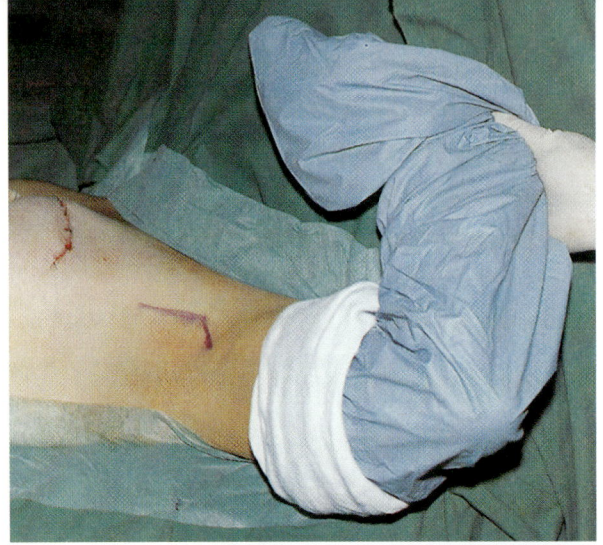

Abb. 7
Nach Einzeichnen der axillären Inzisionslinie in der Achselhöhle beginnt die axilläre Dissektion, wobei der Arm frei schwebt und durch die Operateure frei bewegt werden kann. Je nach Lagerung kann der Zugang zu Level II und III erleichtert bzw. der Rand des M. latissimus dorsi besser dargestellt werden

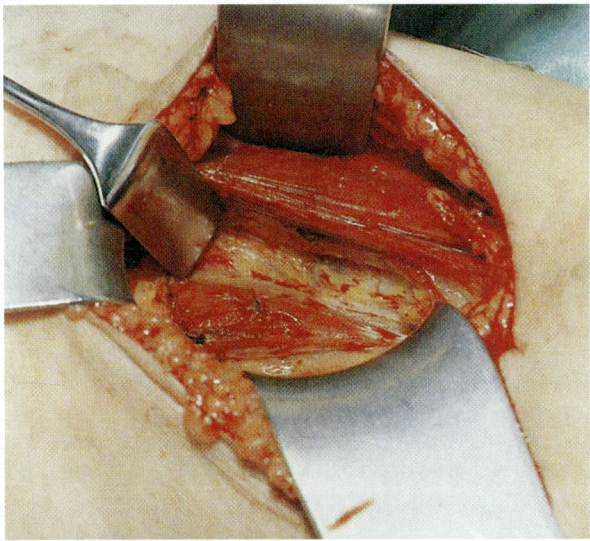

Abb. 8
Nach Darstellen des M. pectoralis minor Entfernung der interpektoralen Lymphknotengruppe

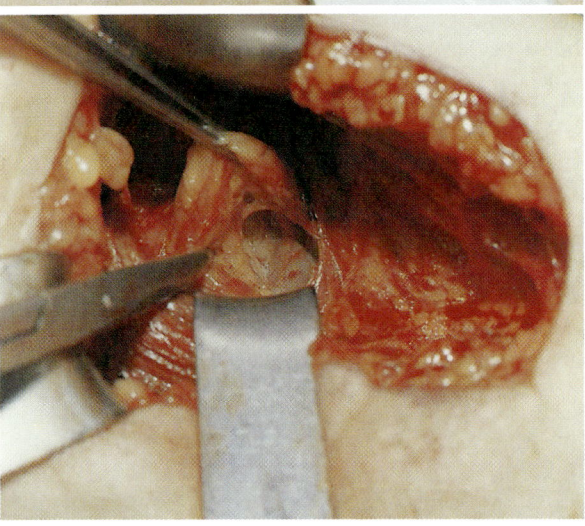

Abb. 9
Nach Anheben des M. pectoralis major und Luxieren des M. pectoralis minor kann mühelos die Lymphknotengruppe III entfernt werden, falls der Verdacht auf einen Befall in diesem Bereich vorliegt; sichtbar wird die V. axillaris bis zum Eintritt in die Thoraxwand

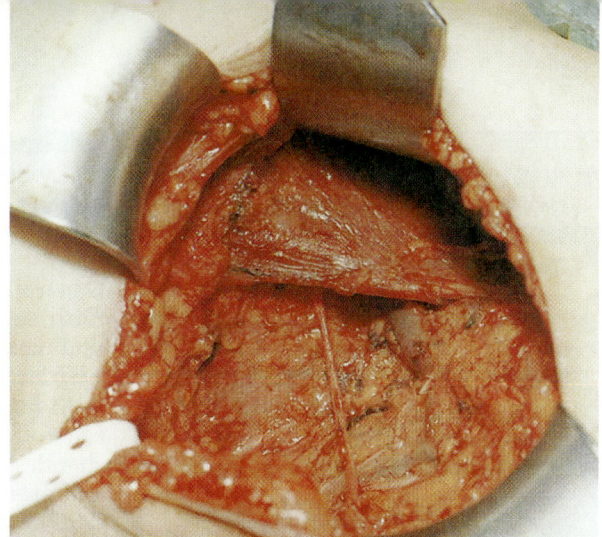

Abb. 10
Nach Entfernen der Lymphknotengruppe Level III und II (= unterhalb des M. pectoralis minor) ist nun die Lymphknotengruppe Level I entfernt. Da makroskopisch kein Lymphknotenbefall vorliegt, wurde der untere Anteil des N. intercostobrachialis erhalten, welcher quer durch die Achselhöhle zieht. Zur Drainage wird eine JACKSON-PRATT-Drainage eingelegt

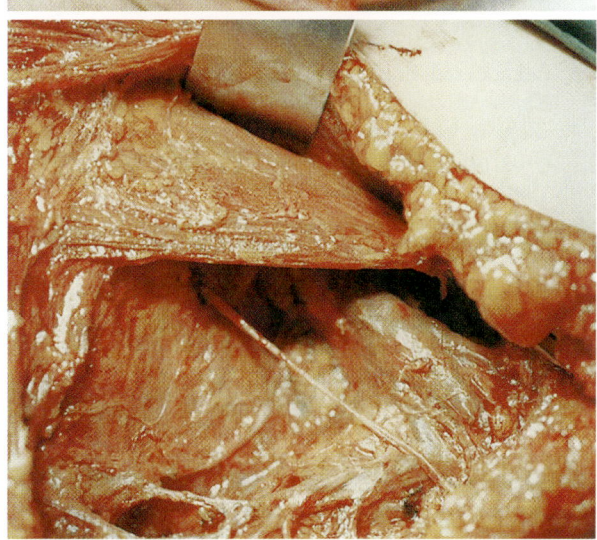

Abb. 11
Zustand nach beendeter axillärer Lymphonodektomie (sichtbar Level I)

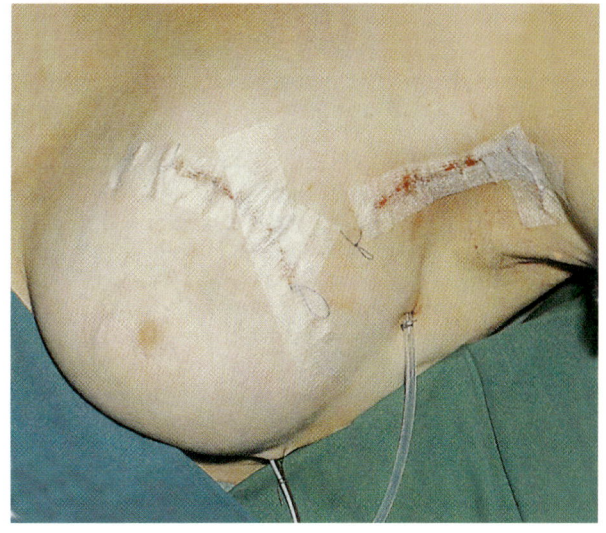

Abb. 12
Postoperatives Schlussbild nach brusterhaltender Operation an der linken Mamma und Axilladissektion

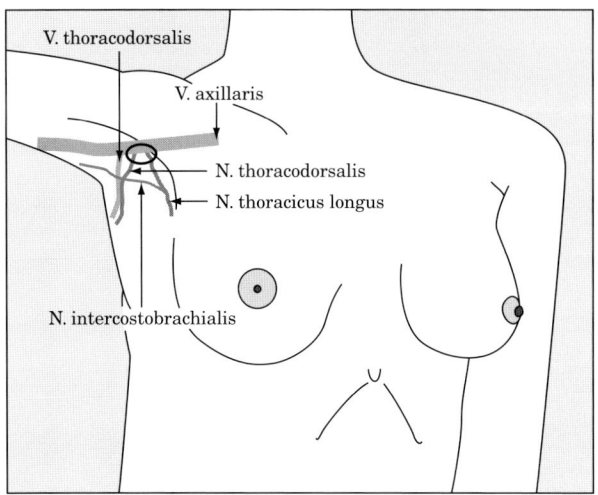

Abb. 13
Anatomische Landmarken der axillären Lymphonodektomie

knoten indiziert. Eine Austastung von Level III ist allerdings obligater Bestandteil jeder Axilladissektion. Nach einer subtilen Blutstillung wird eine 12 Charrière-REDON-Drainage eingelegt und in der mittleren Axillarlinie ausgeleitet. Sie wird, im Gegensatz zur Brust, unter Sog belassen und erst entfernt, wenn die Fördermenge <40 ml/d beträgt.

»Wächterlymphknotenbiopsie« (Sentinel-Node-Biopsie)

Alternativ zu einer konventionellen Axilladissektion ist bei entsprechender Indikationsstellung (Tab. 1) eine Sentinel-Node-Biopsie durchführbar. Eine bis heute kontrovers geführte Diskussion betrifft die optimale Markierungstechnik des Sentinel-Node. In der internationalen Literatur wird die Markierung mittels eines radioaktiv markierten Tracers (0,2–1 ml ^{99m}Tc-Nanokoll) als Standard definiert. Hiermit konnten die besten Detektionsraten erzielt werden. Nach den Empfehlungen der Deutschen Gesellschaft für Senologie sollten Tracer und Farbstoff peritumoral injiziert werden.

Nach Applikation des Radiokolloids, üblicherweise am Nachmittag des präoperativen Tages, wird zunächst eine Frühaufnahme gemacht, die das Verteilungs- und Abflussverhalten des Tracers überprüft. Am Operationstag selbst folgt eine Spätaufnahme. Dabei wird nach Abschirmung der Injektionsstelle versucht, den sich demarkierenden Sentinel-Node zu lokalisieren (eigene Lymphbahn ja/nein; axilläre oder extraaxilläre Lage; Anzahl der Sentinel-Nodes). Anschließend wird die Lokalisation des bzw. der Sentinel-Nodes auf der Haut eingezeichnet.

Nach Lagerung im Operationssaal kann gegebenenfalls eine peritumorale Farbstoffinjektion verabreicht werden; mit dem Abfluss des Farbstoffes ist nach 5–10 Minuten zu rechnen. Über dem markierten Hautareal wird dann ein 1,5–2 cm langer Hautschnitt gezogen. Es sollte vornehmlich eine stumpfe Präparationstechnik

Anwendung finden, um dadurch eine bessere Darstellung der Lymphbahnen zu ermöglichen, vor allem bei der Farbstoffmethode. Problematisch kann hierbei der Austritt des Farbstoffes in die Wundhöhle sein, sodass eine weitere Detektion deutlich erschwert wird und es zu einer lang anhaltenden Tätowierung der Haut kommt. Mithilfe eines Handgammacounters mit einer Nachweisempfindlichkeit von >5 cps/kBq können radioaktiv markierte Sentinel-Nodes lokalisiert und reseziert werden.

Nach Exstirpation muss ein Aktivitätsvergleich zwischen Resektat und Wundhöhle stattfinden. Ist die Aktivität in der Wundhöhle noch deutlich höher, muss an einen weiteren Sentinel-Node bzw. an einen als fälschlich resezierten Sentinel-Node gedacht werden und ein Nachresektat erfolgen. Die gewonnenen Lymphknoten werden anschließend getrennt einer Schnellschnittdiagnostik zugeführt und die Aktivitäten dokumentiert. Wird dabei ein Tumorbefall festgestellt, muss in gleicher Sitzung eine konventionelle axilläre Lymphonodektomie erfolgen. Wird im Schnellschnitt kein Tumorbefall festgestellt, so wird der Eingriff mit der tumoradaptierten Sanierung der Brust fortgesetzt und der Lymphknoten dann einer Stufenaufarbeitung zugeführt.

Sollte in der nachfolgenden Paraffineinbettung eine Makro- oder eine Mikrometastasierung nachweisbar sein, muss eine sekundäre konventionelle Lymphonodektomie durchgeführt werden. Die Patientin ist im präoperativen Aufklärungsgespräch über diese Möglichkeit zu informieren. Alternativ kann bei Vorliegen einer Mikrometastasierung eine Radiatio der Lymphabflussgebiete als 2. Präferenz in Erwägung gezogen werden. Bei Nachweis isolierter Tumorzellen bzw. extraaxillärer Sentinel-Nodes kommt es zu keiner Axilladissektion. Die routinemäßige Entnahme extraaxillärer Sentinel-Nodes wird nicht empfohlen. Die adjuvante Systemtherapie erfolgt entsprechend einem N0-Status.

Spezielle Techniken der Brusterhaltung

Eine optimale Brusterhaltung mit ausreichender onkologischer Sicherheit und guten kosmetischen Ergebnissen erfordert eine große operative Erfahrung, vor allem dann, wenn sich intraoperativ die Defektdeckung als schwierig erweist. Aber auch bei der Planung eines brusterhaltenden Vorgehens sollten der Patientin alle Möglichkeiten der onkoplastischen Wiederherstellung dargelegt werden.

Nachstehend eine A u s w a h l der wichtigsten Techniken:

Quadrantektomie bzw. Segmentektomie mit radiärem Zugang

Diese Technik bietet sich an bei großen Tumoren im oberen, äußeren Quadranten (Abb. 14 und 15), sowie bei Tumoren am Übergang vom unteren, äußeren zum inneren Quadranten und günstiger Brust-Tumor-Relation (Abb. 16 und 17). Dabei wird ein radiärer Zugang gewählt, um eine Resektion des Quadranten bzw. des Segmentes technisch zu ermöglichen. Nach der Hautinzision erfolgt eine epiglanduläre Dissektion nach medial und lateral, der tumortragende Quadrant wird mit einem entsprechend großen Sicherheitsabstand bis auf die Faszie präpariert und anschließend das Resektat mit der Faszie vom Muskel abgelöst, gefolgt von der Mobilisation des benachbarten Parenchyms von der Faszie im Sinne eines intramammären Verschiebelappens. Die beiden Lappen können dann über Vicryl-Einzelknopfnähte nach Einlage einer REDON-Drainage adaptiert und somit der Defekt gedeckt werden. Falls onkologisch notwendig, kann auch ein Hautareal mitreseziert werden. Vom lateralen Zugang aus kann auch, bevor der Verschiebelappen adaptiert wird, die Axilladissektion erfolgen. Beim Tumorsitz am Übergang der beiden unteren Quadranten muss nach radiärer Inzision im Bereich

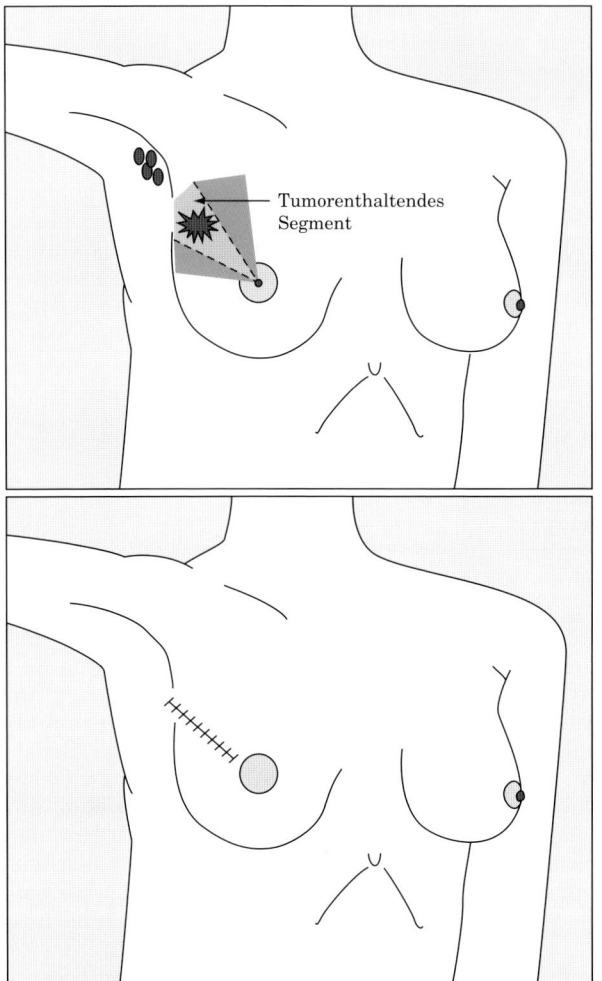

Abb. 14 und 15
Quadrantektomie bzw. Segmentektomie mit radiärem Zugang

der Submammarfalte eine ausgleichende BARDENHEUER-Inzision erfolgen, um ein optimales Ergebnis zu erreichen.

DUFOUR-Mantel

In Analogie zum geschilderten einfachen radiären Zugang kann bei Tumorsitz im oberen, äußeren Quadranten der »DUFOUR-Mantel« Anwendung finden (Abb. 18). Dabei wird das tumortragende Segment ebenfalls über einen radiären Zugang reseziert. Um eine Verziehung der Mamille zu korrigieren, kann perimamillär die Haut deepithelialisiert werden, um die Burstwarze anschließend in die epiglandulär mobilisierte Haut einzuschwenken. Auch über diesen Zugang kann ausnahmsweise die Axilladissektion durchgeführt werden.

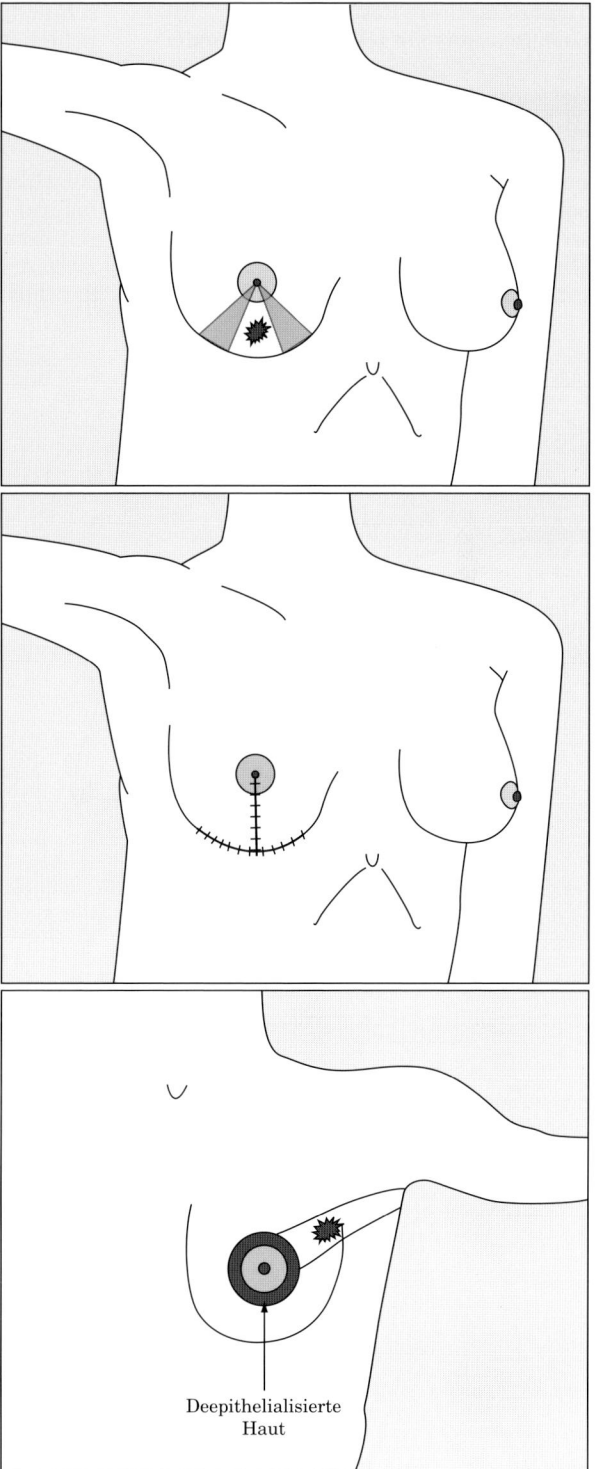

Abb. 16 und 17
Radiäre Schnittführung mit lokaler Verschiebeplastik bei Tumorsitz am Übergang der unteren Quadranten

Abb. 18
»Dufour-Mantel«

Deepithelialisierte Haut

**Tumoradaptierte Resektion
nach REGNAULT bei zentralem Tumorsitz**

Bei zentralem, retroareolärem Tumorsitz (B-Plastik klassisch) (Abb. 19 und 20) ist prinzipiell ein brusterhaltendes Vorgehen – wie bereits dargestellt – möglich, sofern die Areola keinen Tumorbefall aufweist. Hierbei wird dann im Bereich des Übergangs vom unteren äußeren zum inneren Quadranten eine S-förmige Umschneidungsfigur mit einer der ursprünglichen Areola entsprechenden Hautinsel eingezeichnet (Abb. 21–23). Nach Hautinzision erfolgt eine Deepithelialisierung. Die Hautinsel bleibt jedoch bestehen.

Anschließend wird im medialen Bereich bis auf die Faszie präpariert, die Areola mit dem dahinter liegenden Tumor reseziert, das S-förmige Areal nach lateral auf der Faszie mobilisiert und der kaudal-

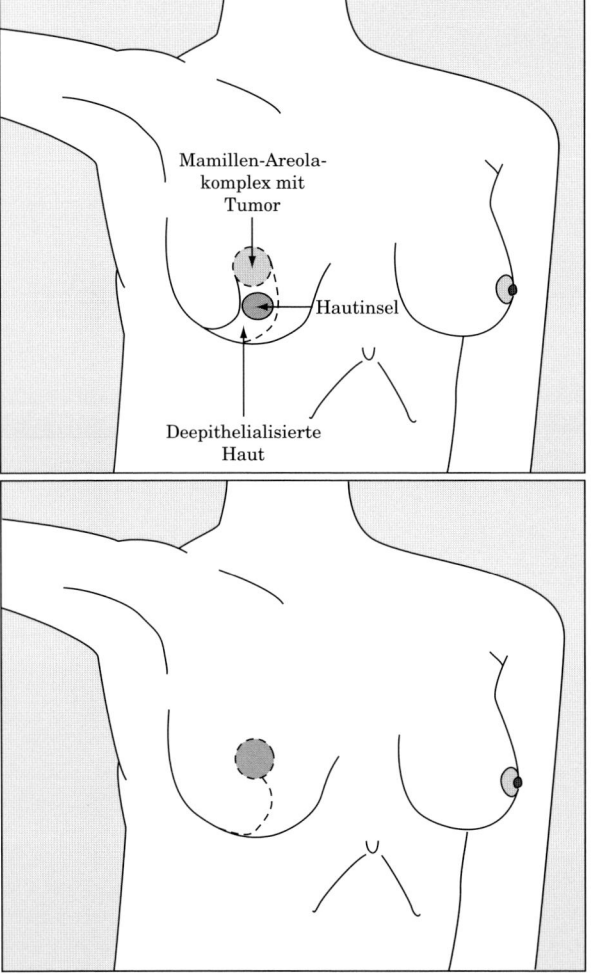

Abb. 19 und 20
Tumoradaptierte Resektion nach REGNAULT bei zentralem Tumorsitz

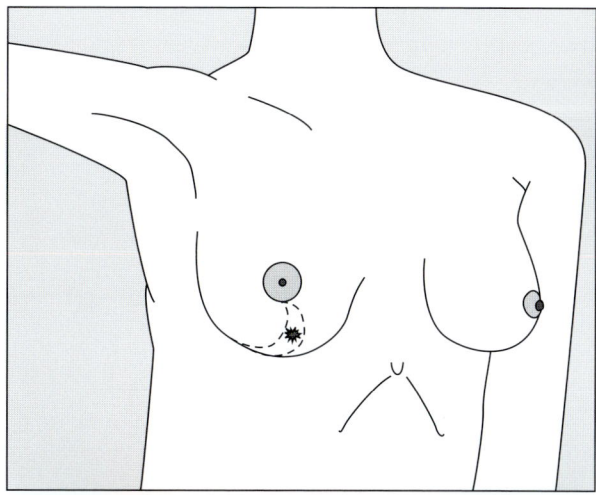

Abb. 21 und 22
Modifizierte B-Plastik
bei Tumorsitz am Übergang
der unteren Quadranten

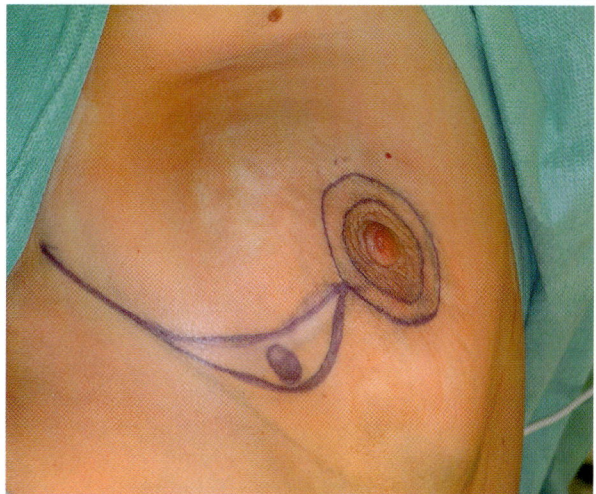

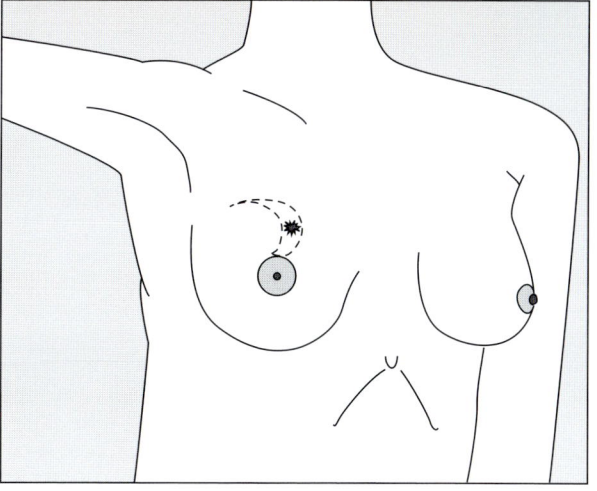

Abb. 23
Umgekehrte B-Plastik
bei Tumorsitz am Übergang
der oberen Quadranten

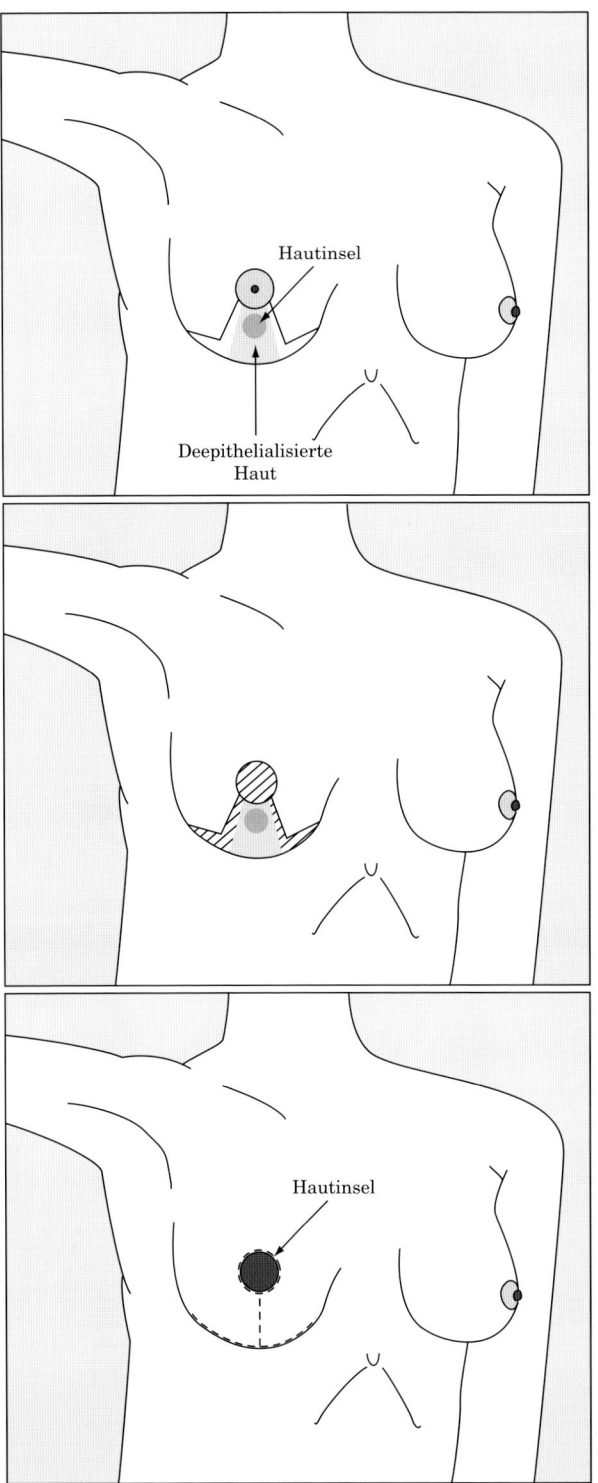

Abb. 24–26
Zentrale Defektdeckung durch kaudale Stielung

44

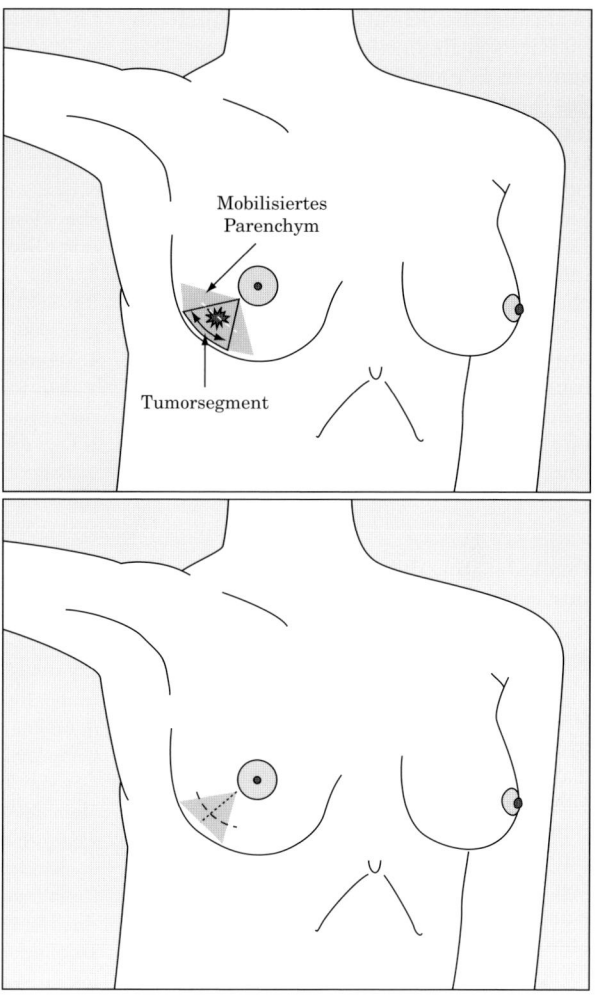

Abb. 27 und 28
Defektdeckung durch lokale
Verschiebelappentechnik

lateral gestielte Lappen in den Defekt eingeschwenkt. Somit kann dann sekundär eine Mamillenrekonstruktion durchgeführt werden. Durch Modifikation der B-Technik kann man auch tumortragende Segmente am Übergang vom unteren äußeren zum inneren Quadranten (Abb. 21 und 22) bzw. vom oberen äußeren zum inneren Quadranten (Abb. 23) resezieren. Dabei kann es zu einer Verziehung des Mamillen-Areola-Komplexes kommen, die dann durch eine periareoläre Mobilisation augeglichen werden kann.

Zentrale Defektdeckung durch kaudale Stielung

Eine weitere Möglichkeit der brusterhaltenden Therapie bei retromamillärem Tumorsitz ist die Defektdeckung mittels kaudal gestieltem Lappen (Abb. 24–26). Dabei erfolgt die Schnittführung ähnlich der McKissock-Reduktionsmastektomie. Das zentrale Segment wird unter Mitnahme des Mamillen-Areola-Komplexes bis auf die Faszie des M. pectoralis major reseziert und jeweils lateral des kaudalen Steges ebenfalls Drüsenparenchym entfernt, um ein späteres Einschwenken des Lappens zu ermöglichen. Auf dem kaudalen Stiel wird ein Hautareal entsprechend des späteren Mamillenareals eingezeichnet und das restliche Hautareal auf dem Stiel deepithelialisiert. Danach muss der Lappen von der Pektoralisfaszie mobilisiert und kann dann in den Defekt eingeschwenkt und mit Einzelknopfnähten adaptiert werden.

Defektdeckung durch intramammäre Verschiebelappentechnik

Eine einfache Möglichkeit der Defektdeckung bietet die lokale Verschiebelappentechnik (Abb. 27 und 28). Dabei wird das angrenzende Drüsenparenchym epiglandulär und auf der Thoraxwand mobilisiert. Die dabei entstehenden Lappen können dann spannungsfrei in den Defekt eingeschwenkt und mit Einzelknopfnähten adaptiert werden. Dies sollte spannungsfrei möglich sein, um eine ausreichende Perfusion zu gewährleisten. Allerdings kann eine zu ausgedehnte Mobilisation ebenfalls die Perfusion verschlechtern.

Durch die Rücknahme der operativen Radikalität in der Therapie des Mammakarzinoms kann ein entscheidender Beitrag für psychisches und physisches Wohlbefinden der betroffenen Frauen geleistet werden. Dies gilt vor allem auch für zentrale Tumorlokalisationen und ungünstige Brust-Tumor-Relationen, die durch den Einsatz einer primär systemischen Therapie (12, 13) bei vielen Patientinnen einer Brusterhaltung zugeführt werden können.

Literatur

1. Moxley J (Chairman, Consensus Development Panel). Special Report Treatment of Primary Breast Cancer. N Engl J Med 1979; 301: 340.
2. Halsted WS. The results of operations for the cure of cancer of the breast performed at the Johns Hopkins Hospital from June, 1889 to January 1894. Johns Hopkins Hosp Bull 1894/95; 4: 297.
3. Jatoi I, Kaufmann M, Petit JY (Hrsg.). Atlas of Breast Surgery. Berlin-Heidelberg-New York: Springer; 2006.
4. Veronesi U, et al. Comparing radical mastectomy with quadrantectomy, axillary dissection, and radiotherapy in patients with small cancers of the breast. N Engl J Med 1981; 305: 6–11.
5. Fisher B, et al. Eight-year results of a randomized clinical trial comparing total mastectomy and lumpectomy with or without irradiation in the treatment of breast cancer. N Engl J Med 1989; 320: 822–828.
6. EUSOMA guidelines on the requirements of a specialist breast unit. Eur J Cancer 2000; 36: 2288–2293.
7. Rutgers EJ and EUSOMA Consensus Group. Quality control in the locoregional treatment of breast cancer. Eur J Cancer 2001; 37: 447–453.
8. Arbeitsgemeinschaft Gynäkologische Onkologie – Organkommission »Mamma«. Aktuelle Empfehlungen zur Therapie primärer und fortgeschrittener Mammakarzinome. State of the Art Meeting. Gravenbruch 2004.
9. Schulz KD, Albert US, Hrsg. Stufe-3-Leitlinie Brustkrebs-Früherkennung in Deutschland. München: Zuckschwerdt; 2003.
10. Blichert-Toft M, et al. Principles and guidelines for surgeons – management of symptomatic breast cancer. European Society of Surgical Oncology. Eur J Surg Oncol 1997; 23: 101–109.
11. Kühn T, et al. Sentinel-Node-Biopsie beim Mammakarzinom – interdisziplinär abgestimmter Konsensus für eine qualitätsgesicherte Anwendung in der klinischen Routine. Der Frauenarzt 2003; 44; 1311–1317.
12. Kaufmann M, et al. International Expert Panel on the use of primary (preoperative) systemic treatment of operable breast cancer: review and recommendation. J Clin Oncol 2003; 21: 2600–2608.
13. Kaufmann M, et al. Recommendations from an international expert panel on the use of neoadjuvant (primary) systemic treatment of operable breast cancer: An update. J Clin Oncol 2006; 24: 1940–1949.

Die subkutanen Mastektomien

J. Hüter und S. Hüter-Löliger, Hildesheim

Bei der einfachen (bilateralen) subkutanen Mastektomie wird beidseitig der Brustdrüsenkörper, die Glandula mammaria, entfernt und durch eine Prothese ersetzt (Austauschmastektomie). Die einfache (bilaterale) subkutane Mastektomie empfiehlt sich bei gegebener Indikation für die normalgroße (Eumastie) und nicht hängende Brust (Fehlen einer Ptose).

Kommt eine Makromastie hinzu, muss neben der Brustdrüsenausschälung gleichzeitig noch der Brusthautsack (Envelope) verkleinert werden. Gelegentlich erübrigt sich dann bei dieser Technik eine Prothesenunterfütterung, und man kommt mit einem sog. Eigenaufbau aus (kleine »Haut-Fettgewebsbrust«), besonders bei gut ausgeprägtem subkutanem Fettgewebe. Dieser Eingriff wird subkutane Reduktionsmastektomie (»inferior pedicle«) genannt.

Operative Sonderformen sind die normal große, aber leicht ptotische Brust, bei der sich neben der subkutanen Mastektomie noch eine Mastopexie (Lifting) empfiehlt, die Gynäkomastie des Mannes, die eine andere Schnittführung nötig macht, und die Rechts-Links-Asymmetrie (Anisomastie).

Indikationen

In den letzten 15 Jahren ist es zu einem starken Auffassungswandel bei den Indikationen gekommen: Das Carcinoma lobulare in situ (CLIS = LCIS) wird nur noch sehr selten operiert, wenn es

»sehr groß« ist und mehrere Quadranten befällt. Wir gehen beim CLIS von einer 50%igen Multizentrizität und von einer 25%igen Bilateralität aus (Tab. 1).

Das Carcinoma ductale in situ (CDIS = DCIS oder intra-duktales Karzinom) wird nach VAN NUYS in 3 Schweregrade eingeteilt (Tab. 2), von denen nur noch die schwerste Gruppe (CDIS VAN NUYS III) operiert wird.

Bei allen 3 CDIS-Schweregraden muss aber eine R0-Situation angestrebt werden.

Von prognostischer Bedeutung ist dabei die Unterscheidung zwischen sog. Komedokarzinomen und Non-Komedokarzinomen. Die Komedokarzinome zeigen ein schlechtes Grading, zahlreiche Mitosen und zentrale Nekrosen. Sie haben ein aggressiveres Wachstum mit höherer Rezidivwahrscheinlichkeit.

Beim CDIS (VAN NUYS I, II, III) gehen wir von einer Multizentrizität von 30% und einer Bilateralität von 15% (Tab. 1) aus.

Das Carcinoma ductale in situ darf nur dann mit einer subkutanen Mastektomie operiert werden, wenn »am Ort und in den OP hinein« eine enge Zusammenarbeit von Pathologe und Operateur gewährleistet ist und man sicherstellen kann, dass die Zona retroareolaris nicht befallen ist (durch histologische Untersuchung der sog. »isolierten retroareolären Portionen« beidseits), sonst muss eine PATEY-Ablatio-mammae durchgeführt werden. Bei einer Größe des Carcinoma ductale in situ von über 25 mm führen wir zusätzlich eine Level-I-Lymphknotenausräumung der homolateralen Achsel durch, weil man trotz enger Stufenserienschnitte nicht absolut sicher sein kann, dass nicht doch eine Mikroinfiltration irgendwo vorhanden ist. Hier wäre auch der Einsatz der Sentinel-Lymphknoten-Technik denkbar.

Tab. 1
Mathematische Risikofaktoren und Latenzzeiten der Mammakarzinome und ihrer Vorstadien

Läsion	Multizentrizität (%)	Bilateralität (%)	Latenz (Jahre bis Invasivität)	Faktor	Risiko (%)	Betroffenheit
Mastopathie PRECHTEL III	30	30	10	4	28	Jede 4. Frau
Carcinoma ductale in situ	30	15	10	10	70	Jede 2. Frau
Carcinoma lobulare in situ	50	25	20	5	35	Jede 3. Frau
Bundesrepublik: Basisrisiko für invasives Karzinom					10	Jede 10. Frau

Dies leitet schon zu den extrem seltenen Indikationen über (Tab. 3), bei denen man sich bei restriktiver Grundhaltung die Indikation zur subkutanen Mastektomie sehr lange überlegen und fragen muss, ob die Patientin nicht mit einem anderen Eingriff besser bedient wäre: Beim »minimal invasive breast cancer« (bis maximal 5 mm, T1a), den man gelegentlich im Präparat sekundär findet, wenn man wegen einer In-situ-Form bereits operiert hat, gehen wir, wenn die sog. »isolierte retroareoläre Portion« frei ist, so vor, dass wir die Brust wie bereits operiert belassen und zusätzlich die homolaterale Achselhöhle über einen in der Achselhöhle querstehenden und somit kaschierten Zugang ausräumen und dann die Brust selbst mit 50 Gy nachbestrahlen.

Bei der geplanten sog. »onkoplastischen (tumoradaptierten) einfachen (bilateralen) subkutanen Mastektomie« weiß man durch die vorausgegangene Biopsie (im Gesunden, mit Sicherheitsmantel um den Karzinomkern!), dass es sich um einen »minimal invasive breast cancer« handelt. Zuerst wird die gesunde Seite fertig operiert, dann die befallene Seite mit ihrer Axilla über den Mastektomiezugang (kein zusätzlicher Hautschnitt in der Axilla nötig!). Nach abgeschlossener Wundheilung erhält die Brust bei liegender Prothese noch eine Bestrahlung von 50 Gy.

Die Knoten-Narben-Risiko-Brüste, die schwere Mastopathie PRECHTEL III, die schwere Mastodynie und die schwere Karzinophobie werden nur sehr selten operiert (nur dann, wenn noch weitere Risikofaktoren hinzukommen!).

Kontraindikationen

Die Indikationen (Tab. 3) zur Operation und damit auch die Kontraindikationen (Tab. 4) sollten mit dem Ehepaar oder mit der Patientin und ihrem Partner nach längerem Aufklärungsgespräch gemeinsam gefunden werden. Die Dokumentationen des Aufklärungsgespräches, der

Gruppe I

Gut differenziert (nukleares Grading I oder II, ohne Nekrosen – Non-Komedo-Typ, DFS 93%)

Gruppe II

Gut differenziert (nukleares Grading I oder II, mit Nekrosen – Komedo-Typ, DFS 84%)

Gruppe III

Schlecht differenziert (nukleares Grading III, DFS 61%)

Tab. 2
VAN NUYS-Klassifikation

DFS = Disease Free Survival (rezidivfreie Zeit, bezogen auf intramammäre Rezidive)

Tab. 3
Indikationen zu subkutanen (bilateralen) Mastektomien

Häufiger:
- Carcinoma ductale in situ, VAN NUYS III

Extrem selten:
- T1a-Karzinom
- Carcinoma ductale in situ, VAN NUYS I, II
- Carcinoma lobulare in situ
- Knoten-Narben-Risiko-Brüste (mit Mastodynie und/oder Karzinophobie)

präoperativen Überlegenszeit, der mündlichen und schriftlichen Aufklärung über Indikation, Operationsverlauf und eventuelle Komplikationen sind forensisch extrem wichtig. Dasselbe gilt für die prä- und postoperative Polaroid-Fotodokumentation (heute oft auch per Digitalkamera).

Bei hohem Alter (über 70 Jahre, unter Berücksichtigung des biologischen Alters!) sollte man sich eher zum exspektativen Verhalten oder zum wundflächenärmeren, operativ schnelleren und dann einseitigen ablativen Verfahren entschließen.

Dasselbe gilt wegen der doch relativ großen Wundflächen für Gerinnungsstörungen.

Infektiöse Hauterkrankungen sind nur eine relative Kontraindikation. Sie sollten vor der Operation zur Abheilung gebracht werden, zumal ja im Allgemeinen auch kein Zeitdruck besteht (Prothesen und Hautinfektionen vertragen sich schlecht!).

Bei fehlender Histopathologie am Ort sollte beim Carcinoma ductale in situ eine PATEY-Ablatio erwogen werden (mit Axilla-Level I, wenn der Herd 25 mm überschreitet!). Bei schwankenden Patientinnen, die sich zu nichts durchringen können, ist auch eher ein exspektatives Vorgehen ratsam. Dabei ist folgende Approximativrechnung aufzumachen (Tab. 1), die auf einer mittleren Lebenserwartung von 80 Jahren und einem Basisrisiko (an Brustkrebs zu erkranken) für die Bundesrepublik von 10% basiert:

Bei der schweren Mastopathie wird ungefähr jede 4. Frau, beim Carcinoma ductale in situ jede 2. Frau und beim Carcinoma lobulare in situ jede 3. Frau an Brustkrebs erkranken, im Vergleich zum Normalkollekliv (Basisrisiko 10%), in dem jede 10. Frau erkrankt.

Bei Ablehnung des bilateralen Operationsverfahrens durch die Patientin ist bei nur unilateraler Operation kein gutes kosmetisches Ergebnis zu erwarten, da gegen eines der Grundprinzipien der Mammachirurgie, »beide Brüste nach Möglichkeit demselben Operationsverfahren unterwerfen!«, gehandelt wurde.

Operationstechnik der einfachen bilateralen subkutanen Mastektomie

Schnittfigur und Operationsablauf

Da es sich um eher kleine, nicht ptotische Brüste handelt, reicht ein Zugang von 7–8 cm (gemessen und mit Farbstift am Vorabend an der sitzenden Patientin angezeichnet!) (Abb. 1), der dekolletéfern und verborgen in die Submammarfalte unter Beachtung der Rechts-Links-Symmetrie gelegt und bis zur Faszie des M. pectoralis major geführt wird (Abb. 2). Teils scharf (mit dem Skalpell!), teils stumpf (mit den Fingern!) wird die Brustdrüsenhinterwand von der Faszie gelöst und dann eine Elektroblutstillung der Perforatoren durchgeführt (passager ein warmes Tuch einlegen!) (Abb. 3).

Tab. 4
Kontraindikationen zu (bilateralen) subkutanen Mastektomien

* = ablatives Verfahren erwägen

- Hohes Alter*
- Gerinnungsstörungen*
- Infektiöse Hautefloreszenzen
- Schwankende Patientin (fehlender informed consent)
- Ablehnung des bilateralen Vorgehens (fakultativ)

Abb. 1
Die wache, sitzende Patientin hebt mit ihrer linken Hand die linke Brust an. Die rote Filzstiftmarkierung liegt genau in der Submammarfalte und lässt das Dekolleté frei

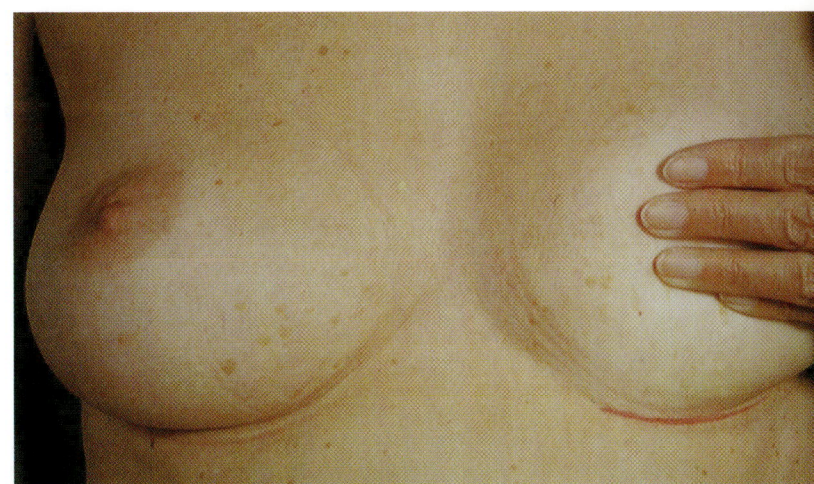

Abb. 2
An der intubierten Patientin ist beidseitig und symmetrisch zur Sternummitte bei »narbenfreiem« Dekolleté ein 7 cm inframammärer Zugang ausgemessen und aufgezeichnet worden

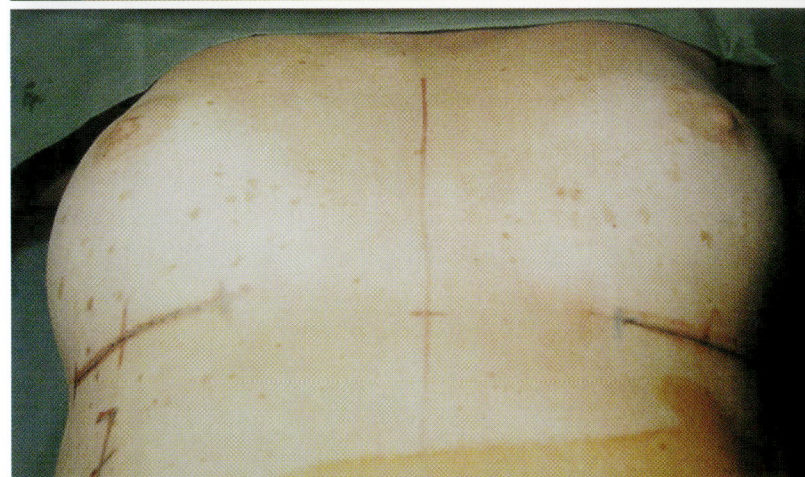

Abb. 3
Linksseitig ist die einfache subkutane Mastektomie bereits ausgeführt. Man schaut auf die Faszie des M. pectoralis major, die Elektrokoagulationspunkte trägt

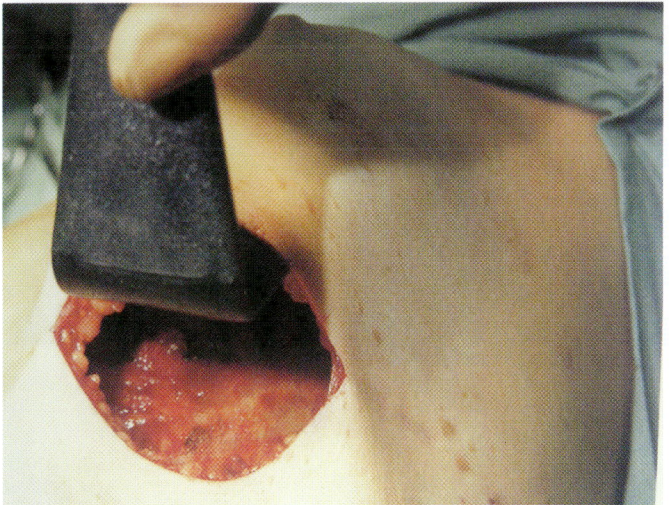

Betrachtet man die Brustdrüse als einen Diskus mit Henkel (Processus axillaris SPENCE), so bietet sich als nächster operativer Schritt mit dem überlangen 10er-Skalpell die zirkuläre Umschneidung (Durchtrennung) des Diskusrandes von »innen« bis auf das »gelbe« subkutane Fettgewebe an, wobei die Brustdrüse selbst mit einem Leberhaken hochgehalten und angespannt wird. Erneute Elektroblutstillung und Einlage eines warmen Bauchtuches, das auch während des nächsten operativen Schrittes dort verbleibt.

Jetzt erfolgt die scharfe Trennung der Brustdrüse von der Haut, wobei die Brustdrüse am kaudalen Rand mit 2 Backhausklemmen gefasst und nach unten gezogen wird, während die ersten kaudalen Zentimeter mit dem Skalpell, die späteren mit einer kräftigen »doppelschneidigen« Schere gelöst werden. Die Scherenspitze versucht, das untergepackte Tuch durch den mit einem überlangen Skalpell geschnittenen Sulkus zu erreichen.

Als letztes wird noch der Processus axillaris in toto mit der Schere aus der Axilla gelöst, wobei die mit der linken Hand gefasste und bereits völlig losgelöste Brustdrüse nach unten gezogen wird. Mit je einem Faden werden die Zona retroareolaris und der Processus axillaris für den Pathologen markiert (Abb. 4).

Jetzt erfolgt noch routinemäßig die scharfe Gewinnung einer hauchdünnen retroareolären Gewebsscheibe, die als sog. »isolierte retroareoläre Portion« (Abb. 5) bezeichnet und die auch zur intraoperativen Schnellschnittuntersuchung gegeben wird, um sicherzustellen, dass retroareolär kei-

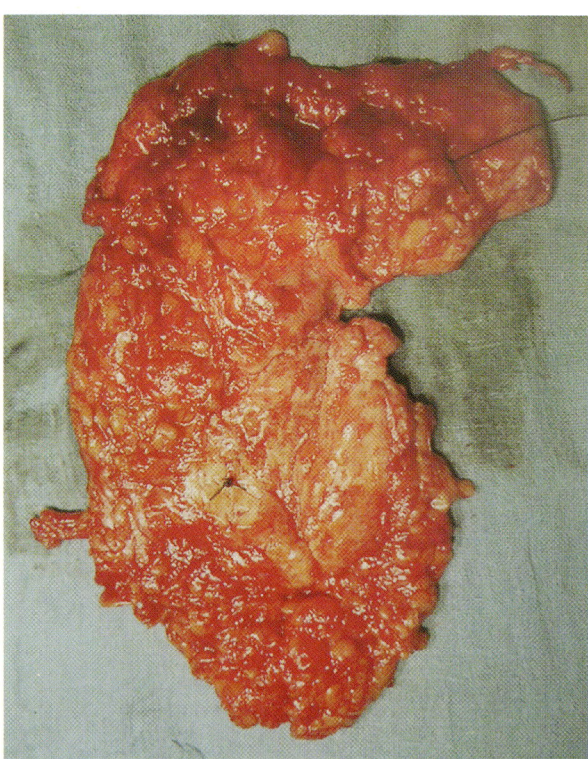

Abb. 4
Die subkutan resezierte linke Brustdrüse trägt als Markierung für den Pathologen im Bereich der Zona retroareolaris einen kurzen Doppelfaden und im Bereich des Processus axillaris einen langen Einzelfaden

◁

▽

Abb. 5
Sog. isolierte retroareoläre Portion

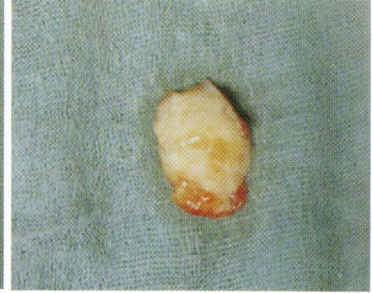

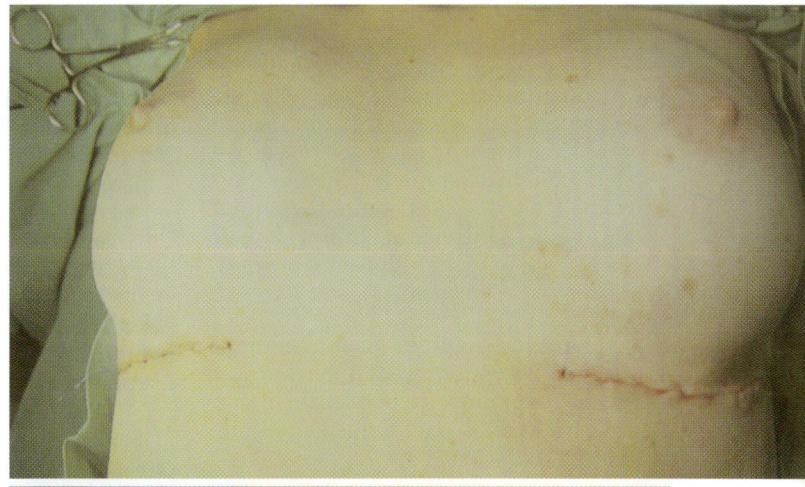

Abb. 6
Die subkutan mastektomierten und prothesenaugmentierten Brüste sind über einer subkutanen 4/0 Vicrylnahtreihe (umgekehrte Einzelknopfstiche) fortlaufend mit einer 4/0 Monofilintrakutannaht verschlossen worden

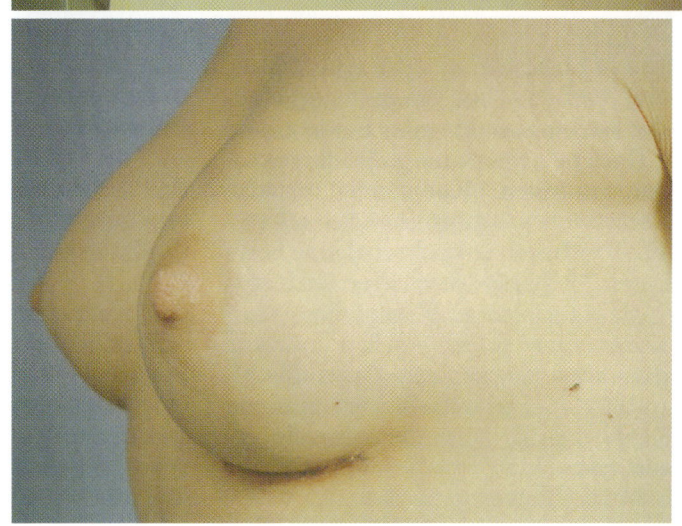

Abb. 7
An der sitzenden, wachen Patientin (3. postoperativer Tag) sieht man die Intrakutannaht im Bereich der Submammarfalte der linken Brust und 2 Redonausstichstellen. Das Dekolleté ist narbenfrei, und der Narbenanfang auf der rechten Seite ist nicht zu sehen

ne Pathologie mehr vorliegt und folglich dort im Gesunden exzidiert worden ist.

Erneute sehr intensive Blutstillung und Einlage zweier REDON-Drainagen (pro Seite!). Einlage der Prothese (siehe nachfolgend) und Hautnaht (Abb. 6) (siehe nachfolgend). Lose Kompressen unter das Netzhemd als Verband (kein Pflaster, kein Steristrip, kein Kleben!).

Abb. 7 zeigt das Endergebnis des 3. postoperativen Tages.

Operationstechnik der subkutanen (bilateralen) Reduktionsmastektomie (inferior pedicle)

Schnittfigur und Operationsablauf

Kommt zu den Indikationen, die eine subkutane Mastektomie ratsam erscheinen lassen, noch eine Makromastie mit Ptose hinzu, so ist in Form der subkutanen Reduktionsmastektomie (inferior pedicle), bei der zusätzlich noch der Brusthautsack (envelope) verkleinert wird, zu operieren.

Die Radikalität der subkutanen Reduktionsmastektomie kann durch die »Schärfe« der Resektion je nach zugrunde liegendem Indikationstyp verschieden stark eingestellt werden. Oft kann sogar eine Prothesenunterfütterung unterbleiben, weil eine akzeptabel große sog. »Hautfettgewebsbrust« resultiert.

Die subkutane Reduktionsmastektomie eignet sich besonders wegen der starken »Brustaufklappung« (Übersichtlichkeit!) und der je nach Bedarf verschieden einstellbaren Radikalität zur sog. »onkoplastischen (tumoradaptierten) subkutanen Reduktionsmastektomie«. Eine umsichtige präoperative Operationsplanung ist dabei vonnöten, wobei der Tumor samt großem Sicherheitsmantel durch die später wegfallenden Hautpartien von der Innenseite der aufgeklappten Brust zu operieren ist, um zusätzliche Narben zu vermeiden.

Der obere äußere Quadrant mit Processus axillaris (trägt über 50% aller Karzinome!) und das retroareolär-zentrale Brustdrüsengewebe (enthält etwa 20% aller Karzinome!) lassen sich bei der »Offenheit« dieser Technik besonders gut entfernen.

Am Vorabend der Operation wird an der sitzenden Patientin, die bereits zu Dokumentationszwecken fotografiert ist, die Umschneidungsfigur auf die Brüste aufgezeichnet und der Operationsablauf in Abhängigkeit vom Operationstyp noch einmal durchdacht.

Aufzeichnen der Umschneidungsfigur

An der sitzenden Patientin werden die Fossa jugularis und dann nach beiden Seiten die Mitten der Klavikulä (meistens 7 cm) markiert (Abb. 8).

In Höhe der »hängenden« Mamillen wird durch einen senkrechten Strich die Sternummitte gekennzeichnet und dann durch Linealmessung geprüft, ob beide Mamillen zur Körpermitte symmetrisch stehen (Ausschluss Mamillenlateralstand bzw. -medialstand). Etwaige Asymmetrien wären durch Verlagerung der Mamillenverschiebelinie zu korrigieren.

Die Mamillenverschiebelinie wird mit dem Filzschreiber beidseitig aufgezeichnet, indem man auf jeder Seite die Klavikulamitte und die Mamille mit einem Strich verbindet (Abb. 8).

Bei Mamillenmedialstand wird die Mamillenverschiebelinie lateral an der Mamille vorbeigeführt, bei Mamillenlateralstand medial (auf ein genaues Messen ist hier besonderes Augenmerk zu legen!).

Das neue Mamillenzentrum wird doppelt bestimmt: klinisch durch die senkrechte Projektion der Zeigefingerspitze, die unter der hängenden Brust in der Submammarfalte liegt, in die Mamillenverschiebelinie; und messend durch den Schnittpunkt aus dem Abstand Fossa jugularis zur Mamillenverschiebelinie von 18–24 cm. Hier beginnt die Individualisierung! Das klinisch und messend bestimmte neue Mamillenzentrum sollte noch die Körpergröße der Patientin berücksichtigen: Bei kleiner Patientin ausnahmsweise bei 18–19 cm, bei sehr großer Patientin ausnahmsweise bei 24 cm (im Mittel 22–23 cm!).

Geht man von einem mittleren Areoladurchmesser von 4,5 cm aus, so liegt der obere Auflagepunkt für die STRÖMBECK-Schablone (Abb. 9), das heißt 12 Uhr der späteren Areolazirkumferenz, noch 2,25 cm höher (kranialer) auf der Mamillenverschiebelinie (Abb. 10).

Kurz vor der Operation sind an der bereits intubierten Patientin der laterale und der mediale STRÖMBECK-Schablonen-Hautschenkel, die später im Steg aufeinander treffen und dort durch die Naht vereinigt werden, mit der Länge der Submammarfalte zentimetermäßig in Harmonie zu bringen; das heißt, sie sind oft zu

Abb. 8
Die Skizze zeigt je einen schwarzen Markierungspunkt in der Fossa jugularis, der rechten und linken Klavikulamitte und einen grauen Markierungsstrich über der Sternummitte. Die Mamillenverschiebelinien sind die strichlierten jeweiligen Verbindungslinien von Klavikulamitte und Mamille (konvergenter Verlauf nach kranial!)

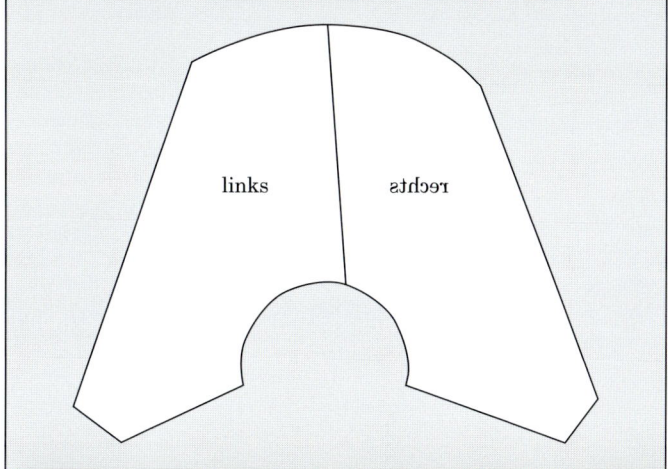

Abb. 9
In Verkleinerung ist die »asymmetrische« STRÖMBECK-Schablone wiedergegeben (vor dem Auflegen umdrehen: Beim Aufzeichnen muss jeweils die »richtige« Seitenbezeichnung zu lesen sein!)

Abb. 10
An der liegenden, intubierten Patientin ist die Sternummitte markiert, die Desepithelisierungsflächen (innerhalb der Farbstiftzeichnung!) beidseits sind zu sehen. Die Areolamamille wird von der Desepithelisierung ausgespart

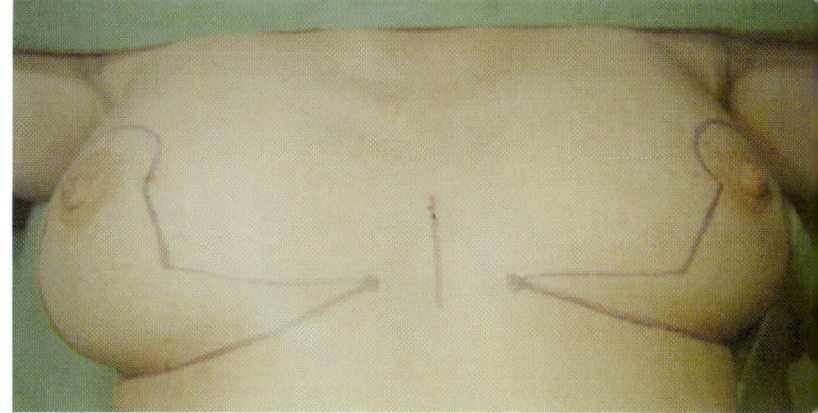

verlängern. Die addierten Schenkellängen dürfen 2–3 cm kürzer sein als die Gesamtlänge der aufzuschneidenden Submammarfalte (dies wird später durch »Smoken« oder »Plissieren« ausgeglichen!).

Die im Operationssaal definitiv aufgezeichnete Umschneidungsfigur wird ganz vorsichtig mit einem umgekehrten Skalpell in die Haut eingeritzt; die Farbstiftreste werden mit Sterillium entfernt.

Desepithelisierungsphase

Bei der Lagerung der Patientin ist auf bilaterale Symmetrie zu achten, das heißt, dass beide Arme symmetrisch seitlich ausgelagert sind, was für den späteren »optischen Abgleich« auf Rechts-Links-Symmetrie wichtig ist. Zur Erleichterung der Desepithelisierung selbst werden die Brüste aufgebunden (Abb. 11), um eine für die Präparation günstige Turgeszierung der Brüste zu erreichen.

Die Gesamtdesepithelisierungsfläche ist schlüssellochförmig (Abb. 12). Man präpariert 2–3 cm breite Streifen, die an den Enden mit Moskitos gefasst werden, immer auf sich zu, indem man die verwerfbare Spalthaut vom verbleibenden Korium trennt.

Die Grenzen sind o b e n die »rund-offene« Zirkumferenz der Neoareola, m i t t i g der sternale und der laterale Schenkel des »Stegs« (spätere senkrechte Verbindung 6 Uhr Neoareola zur Submammarfalte) und u n t e n die Submammarfalte (Abb. 13 und 14).

Kleine Blutungen im desepithelisierten Gebiet werden elektrokoaguliert.

Resektive Phase

Unter ständigem Komprimieren und Elektrokoagulieren von blutenden Gefäßen wird die Haut (mit ihrem subkutanen Fettgewebe von etwa 1–1,5 cm Dicke) nach kranial, medial und lateral von der Brustdrüse scharf mit dem Skalpell getrennt, bis auf die Faszie des M. pectoralis major.

Danach wird die gesamte Brusthinterwand noch scharf von der Pektoralisfaszie nach kaudal gelöst, bis »etwas« oberhalb der Submammarfalte (auf Perforatoren achten und nicht zu tief präparieren! Die Blutversorgung des in der Submammarfalte gestielten Lappens kommt von kaudal!).

Jetzt erst erfolgt die eigentliche Resektion der Glandula mammaria, indem mit

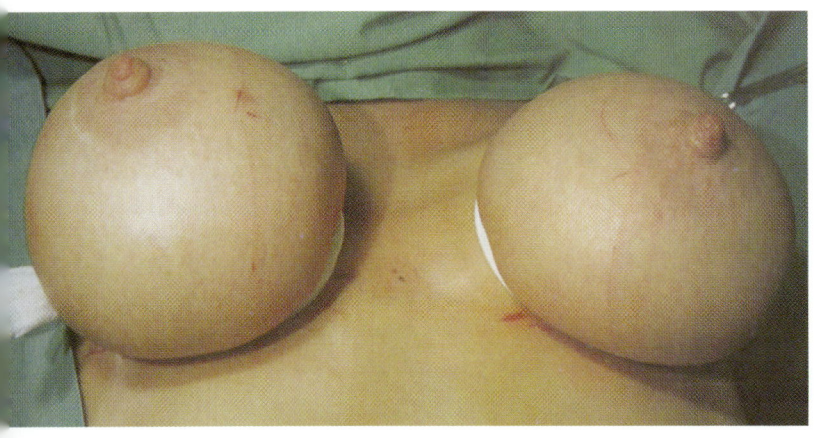

Abb. 11
Die Brüste sind turgesziert aufgebunden zur Erleichterung der Desepithelisierung

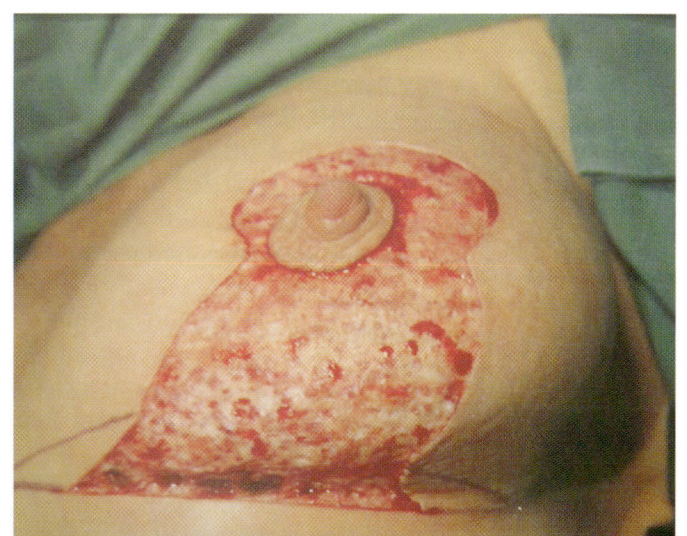

Abb. 12
Die Desepithelisierung ist ausgeführt. Das mediale und das laterale »Enddreieck« sind für die Lappenversorgung nicht vonnöten und können scharf herausgeschnitten werden

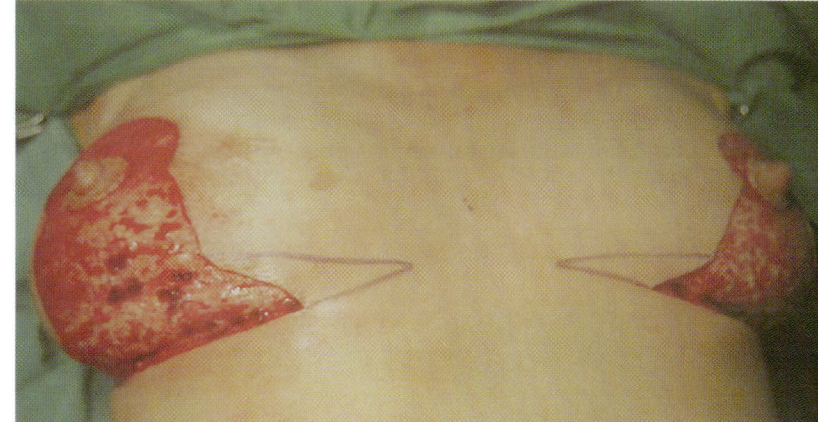

Abb. 13
Sicht auf beide Brüste (wie bei Abb. 12 beschrieben)

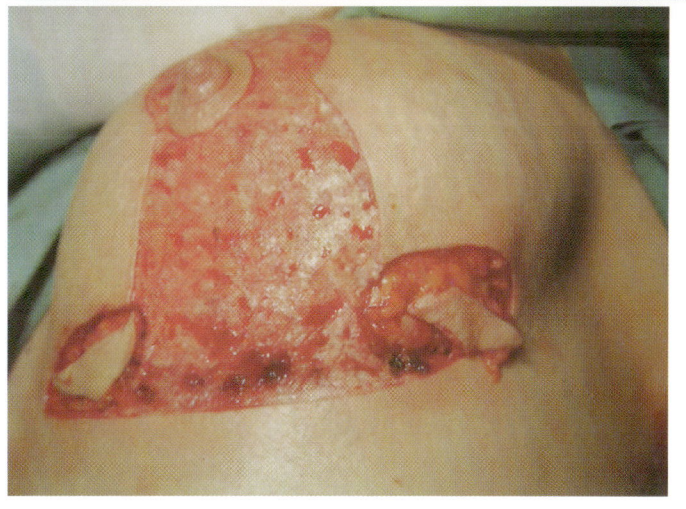

Abb. 14
Das mediale und das laterale »Enddreieck« sind scharf herausgeschnitten

je 2 Backhausklemmen einmal der die Mamille tragende Koriumlappen kranial (Assistent) und die zu resezierende Brustdrüse gefasst (Operateur), hochgehalten und mit dem Skalpell voneinander getrennt werden. Es ist wieder darauf zu achten, dass im Bereich der Submammarfalte genug Gefäßversorgung für den Lappen erhalten bleibt, der im Idealfall eine gleichschenkelig-dreieckige Form mit breiter Basis (Submammarfalte) und abgerundeter Spitze (oberhalb der Areola) hat (Abb. 15).

Danach erfolgt noch routinemäßig die scharfe Gewinnung einer hauchdünnen retroareolären Gewebsscheibe, die als sog. »isolierte retroareoläre Portion« bezeichnet und auch zur intraoperativen Schnellschnittuntersuchung gegeben wird, um sicherzustellen, dass retroareolär keine Pathologie mehr vorhanden und dort folglich im Gesunden exzidiert worden ist. Seitlich (medial und lateral im Bereich der Submammarfalte) kann man oft auf eine Desepithelisierung der »Enddreiecke«

verzichten, indem man diese bereits vor Beginn der Herauslösung der Brustdrüse scharf herausschneidet (Abb. 14). Auch auf eine vollständige Entfernung des Processus axillaris ist vorher schon besonders zu achten.

Rekonstruktive Phase

Nach Beendigung einer ü b e r a u s s o r g f ä l t i g e n H ä m o s t a s e und somit bei Beginn der rekonstruktiven Phase wird das eventuell zur Hämodilution präoperativ entnommene Eigenblut zurückgegeben und alles getan, um die Mikrozirkulation im kaudal gestielten Lappen zu fördern. Die Areolamamille dient dabei als Monitor.

Je 2 REDON-Drainagen pro Seite werden gelegt und die Brüste eventuell unter passagerer Verwendung von Backhausklemmen reformiert (Abb. 16), um den ersten optischen Abgleich durchzuführen – mit den beiden K a r d i n a l f r a g e n :

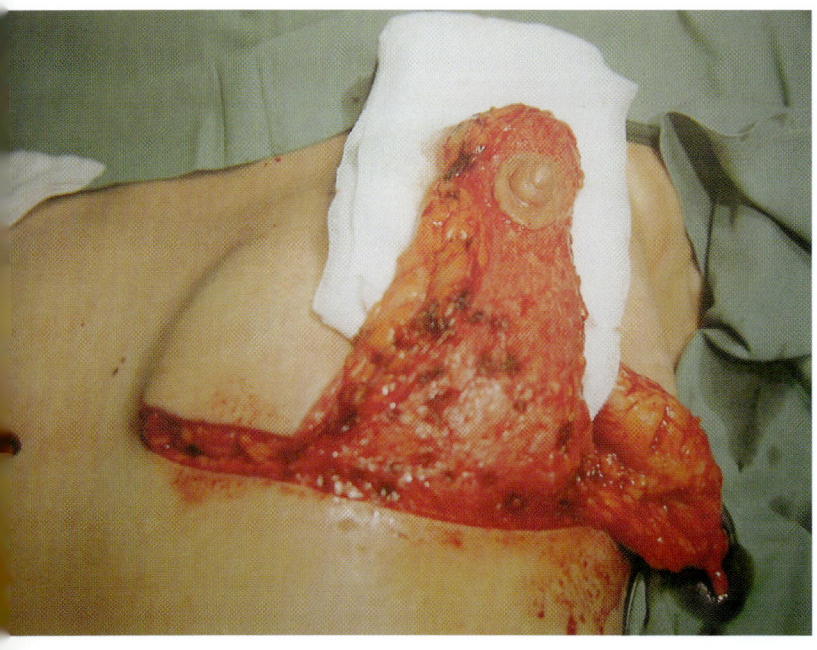

Abb. 15
Die Resektion der Glandula mammaria ist ausgeführt. Man sieht den kaudal in der Submammarfalte gestielten Lappen auf einer Kompresse liegen. Die Areolamamille ist gut durchblutet und kann als »Monitor« für den Lappen benutzt werden, um die Mikrozirkulation im Lappen zu beurteilen

Abb. 16
Für den »optischen Abgleich« auf Rechts-Links-Symmetrie sind die Brüste unter passagerer Zuhilfenahme von Backhausklemmen reformiert worden

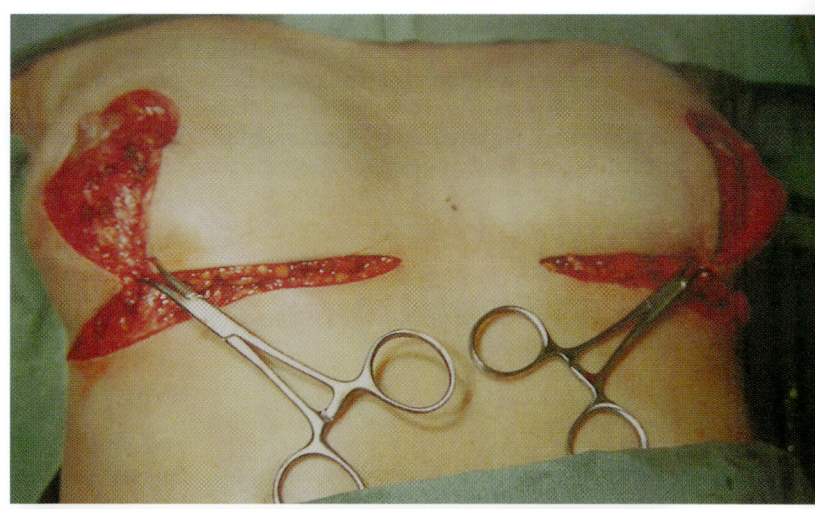

Abb. 17
Man erkennt 2 REDON-Drainagen, die bereits präpektoral eingelegte Polyurethanprothese und den gut durchbluteten, mamilletragenden, kaudal gestielten Lappen

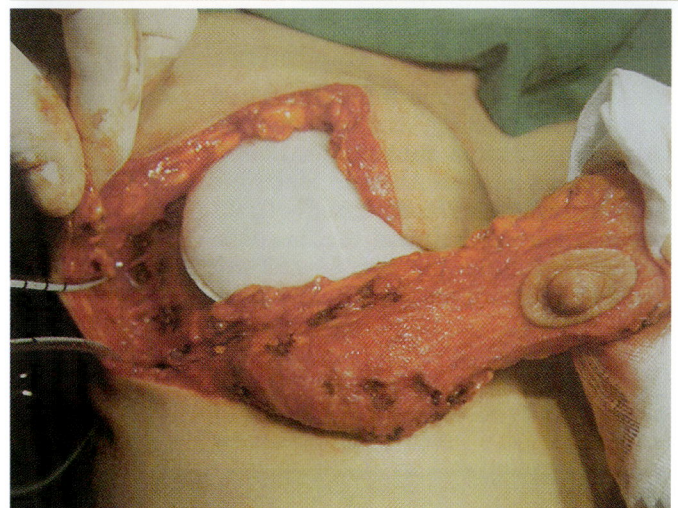

»Sind beide Brüste gleich groß?«

»Harmoniert das residuelle Brustvolumen mit den übrigen Körperproportionen?«

Sind die Brüste insgesamt zu klein, so kann unter Verwendung von Probeprothesen (Spacern) die richtige Prothesengröße herausgefunden werden (Abb. 17).

Besteht bei Prothesenwunsch (informed consent) gleichzeitig ein Rechts-Links-Größenunterschied, so kann asymmetrisch augmentiert (prothesenunterfüttert) und so eine Rechts-Links-Symmetrie herbeigeführt werden.

Sollen keine Prothesen verwendet werden, so muss auf der größeren Seite noch nachreseziert werden, bis im optischen Abgleich Symmetrie vorhanden ist (ein gerade eben feststellbarer Unterschied bedeutet eine Nachresektionsmenge von 30–50 g).

Sonderformen

Die normalvolumigen, ptotischen Brüste

Das Auffinden des neuen Mamillenortes und das Desepithelisieren (schlüssellochförmig!) erfolgen wie bei der subkutanen Reduktionsmastektomie; die Resektion der Glandula mammaria aber wie bei der einfachen (bilateralen) subkutanen Mastektomie, das heißt, nur von der Submammarfalte aus. Die Nahttechnik ergibt sich logisch.

Die Rechts-Links-Asymmetrie (Anisomastie)

Die Rechts-Links-Asymmetrie wird mit der subkutanen Reduktionsmastektomie, die ja von kranial, sternal und lateral her symmetrisiert, operiert, wobei bei der größeren Brust kaudal mehr Haut und auch mehr Drüsengewebe wegfallen im Vergleich zur kleineren Seite.

Die Gynäkomastie des Mannes

Bei der Gynäkomastie des Mannes wählen wir eine andere Umschneidungsfigur (Abb. 18), um auf beidseitig horizontale Narben zu kommen (neben den runden periareolären Narben!) (Abb. 19). Die subkutane Mastektomie hat dabei nicht radikal zu sein, sondern verfolgt das Ziel, durch Zurücklassen einer ebenso dicken Schicht Brustgewebe, wie sonst Subkutangewebe am Thorax vorhanden ist, eine ebene, sich nicht mehr vorwölbende Fläche zu schaffen.

Prothesenwechsel und Prothesenloge

Prothesen (Tab. 5)

Auch bei den Prothesen hat es großen Wandel und Weiterentwicklung in den letzten Jahren gegeben.

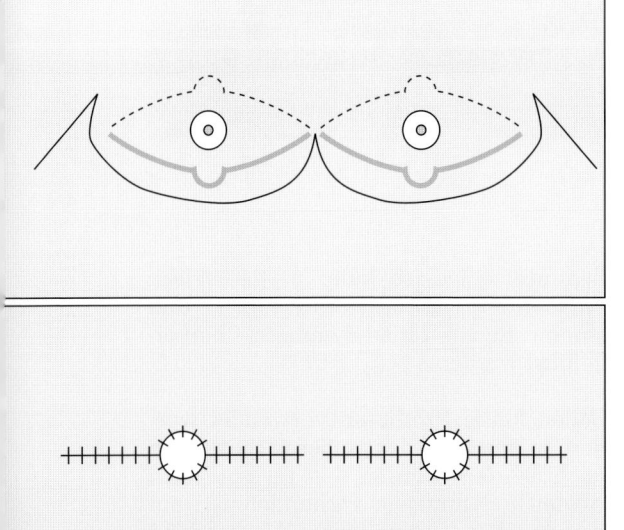

Abb. 18
Die Desepithelisierungsflächen finden sich innerhalb der strichlierten Linien. Die Areolae werden von der Desepithelisierung ausgespart. Die subkutane Mastektomie erfolgt über den »grau unterlegten« Zugang (kaudale Begrenzung der Desepithelisierungsflächen!)

Abb. 19
Narbenverlauf bei ausgeführter subkutaner Mastektomie wegen Gynäkomastie (Nahttechnik: periareolär ALLGÖWER-Stiche; horizontale Narben: fortlaufende Intrakutannaht mit 4/0 Monofil!)

Die Hydrogel-Kern-Prothesen wurden vorsorglich, die Sojabohnen-Öl-Kern-Prothesen wegen Nebenwirkungen vom Markt genommen.

Transkutan auffüllbare Skinexpander sind nicht vonnöten, sodass nach vorübergehender Einlage von wiedersterilisierbaren Probeprothesen zur intraoperativen Größenfindung definitiv sofort Verweilprothesen eingelegt werden können. Diese haben entweder einen Silikongelkern oder sind mit Kochsalzlösung gefüllt. Ihre Oberfläche ist entweder texturiert (etwa 3% Kapselfibrose) oder mit Mikropolyurethan (MPS) beschichtet (etwa 1% Kapselfibrose) oder glattwandig (höhere Kapselfibroserate). Titanbeschichtete Prothesen (Tibreeze) sind erst relativ neu auf dem Markt.

Zum Thema »diffuse Sklerodermie und Silikonprothesen« ist zu sagen, dass die Sklerodermie spontan in der Bevölkerung mit einer Inzidenz von 7/1 Million (Zahlen aus USA) vorkommt und man statistisch keine Häufung bei Patientinnen mit Silikonprothesen gesehen hat.

Vom Polyurethanabbauprodukt 2,4-TDA (Toluen-Di-Amin), das sich nur in geringsten Spuren findet, ist kein Nachteil zu erwarten (1).

Loge

Bei der einfachen (bilateralen) subkutanen Mastektomie bietet sich die subkutane präpektorale Prothesenlagerung an.

Bei extrem dünnem subkutanen Fettgewebe (skinny type) oder bei schon intraoperativ auftretenden Durchblutungsstörungen (Raucherinnen, Diabetes mellitus) im Bereich der Haut oder der Areolamamille oder bei akzidenteller Hautverletzung (Elektrokoagulation von innen, »Knopfloch«, punktuelle Fettgewebsausdünnung) ist es ratsam, die Prothesen subpektoral, das heißt unter den M. pectoralis major zu legen, wobei die kaudalen und sternalen Muskelansatzstellen gelöst werden müssen, nachdem man kaudal Zugang am Rand des M. pectoralis major oder tiefer seitlich durch einen der Köpfe des M. serratus lateralis gewonnen hat. Nach Prothesenplatzierung ist eventuell die Muskellücke zuzunähen.

Subpektorale Prothesen bewirken eher eine flache Brustform und haben die Tendenz, nach kranial auszuweichen, präpektorale eher eine runde, natürliche Form (dies selbstverständlich auch in Abhängigkeit noch von der Protheseneigenform, z. B. kugelig, tropfenförmig, low profile etc.!).

Nahttechnik

Einfache subkutane Mastektomie

Wir vernähen den inframammären Zugang zweischichtig (Abb. 6), das heißt mit Einzelknopfstichen in 1 cm Abstand mit 4/0 Vicryl (der Knoten geht bei dieser Technik in die Tiefe, was sehr wichtig ist!) und darüber fortlaufend intrakutan mit 4/0 Monofil (der Monofilfaden wird am 10.–12. Tag gezogen!) (Abb. 7).

○ Polyurethanprothesen
 (unregelmäßige Polyurethanschaumoberfläche)
○ Texturierte Prothesen
 (unregelmäßige Silikonoberfläche)
○ Glattwandprothesen
 (regelmäßige Silikonoberfläche)

Tab. 5
Prothesentypen

Subkutane Reduktionsmastektomie

Wir vernähen Steg und inframammären Zugang zweischichtig, das heißt mit 4/0 Vicryl umgekehrten subkutanen Einzelknopfstichen in 1 cm Abstand und darüber fortlaufend intrakutan mit 4/0 Monofil.

Die Periareolärnaht erfolgt mit 4/0 Monofil in Form von ALLGÖWER-Stichen, die im pigmentierten Areolabereich zweimal (Hin- und Rückweg) transkutan, im Hautbereich dagegen nur einmal subkutan gestochen werden (Abb. 20).

Perioperative Komplikationsvermeidung

Bei allen subkutanen Mastektomien führen wir eine Hämodilution durch: Abnahme von 500 ml Blut oder mehr je nach Ausgangs-Hb unmittelbar vor der Operation im Vorbereitungsraum bei gleichzeitigem Volumenersatz. Rücktransfusion am Ende der ablativen, das heißt bei Beginn der rekonstruktiven Operationsphase (dieses einfache Verfahren ließ uns auf präoperativ ambulante Eigenblutbereitstellung, Plasmapherese und/oder den intraoperativen Einsatz des Cellsavers verzichten).

Bei Narkosebeginn erfolgt eine intravenöse Antibiotikaprophylaxe mit Cephalosporin.

Die resezierten Brustdrüsengewebe einschließlich der isolierten retroareolären Portionen müssen nach Seite getrennt im Operationssaal gewogen und die Resektionsgewichte im Operationsbericht festgehalten werden.

Die Resektionsgewichte geben erste Anhaltspunkte für die Wahl der richtigen Spacergröße (Probeprothese). Wählt man das Prothesenvolumen etwas größer, kann man eine gefaltete Areola und/oder eine Miniptose oder ganz leichte vorbestehende Rechts-Links-Asymmetrien dadurch mit ausgleichen.

Bevor man auf jede Seite 2 REDON-Drainagen legt, prüft man noch durch Aufdrücken der Brusthaut auf die Thoraxwand,

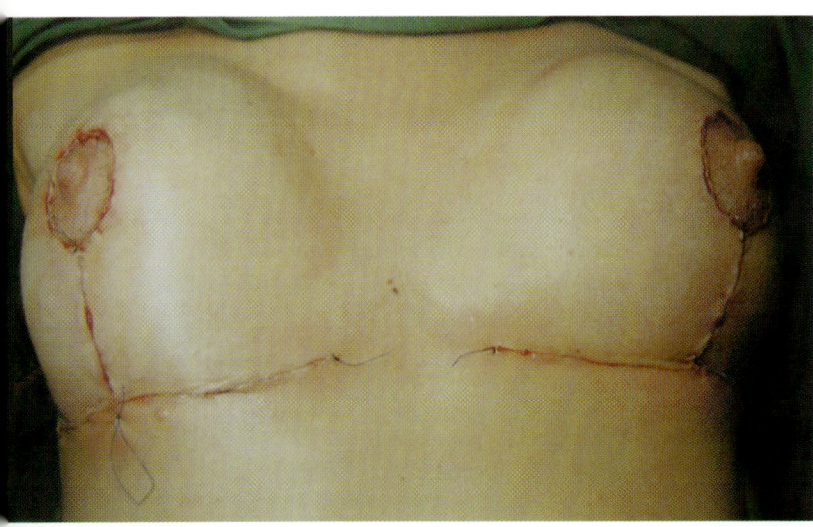

Abb. 20
Die Brüste sind frisch vernäht. Periareolär: ALLGÖWER-Stiche; Stege und Submammarfalten; fortlaufende 4/0 Monofilintrakutannähte

ob die Resektion radikal war. Ein hufeisenförmiges Sichvorwölben spricht dafür, dass am Resektionsrand noch Brustdrüsengewebe stehen geblieben ist: Es muss noch reseziert werden, um Radikalität zu erreichen (trotzdem geht man beim präoperativen Aufklärungsgespräch von 10–15% zurückbleibendem Brustdrüsengewebe aus!).

Bei Weiß- oder Blauwerden der Areolamamille oder anderer Hautpartien ist die Operation zu unterbrechen: Es werden warme Kompressen appliziert, eine leichte Klopfmassage durchgeführt und durch Medikamente und niedermolekulare Expander die Mikrozirkulation gefördert. Der Operationssaal und das Bett sind aufzuwärmen.

Bei Raucherinnen (schlechte Mikrozirkulation) und beim Skinny type (dünnes subkutanes Fettgewebe) ist die Haut besonders vorsichtig zu präparieren, um Verletzungen derselben oder auch ein Ausdünnen des subkutanen Fettgewebes, das an der Haut bleiben muss, zu vermeiden. Vorsicht sollte auch bei der Elektrokoagulation im Subkutanbereich (nur punktförmige, kurzzeitige Bikoagulation!) walten.

Frühkomplikationen

Diagnose und Therapie

Unter Frühkomplikationen (Tab. 6) sollen die während des 6–10-tägigen postoperativen stationären Aufenthaltes auftretenden, unter Spätkomplikationen die nach der Entlassung verstanden werden.

Chirurgische Nachblutungen sind vermeidbar. Sie sollten frühzeitig erkannt werden: Hellrotes Blut ohne Schaum füllt den Schlauch der REDON-Flasche, die sich schnell auffüllt! Der Operateur muss entscheiden, ob er revidiert (ist besser!) oder ob er mit »Anwickeln« zurechtkommt (geht nur, wenn die blutende Brust noch nicht

○ Nachblutung
○ Infektion
○ Rash (Polyurethan, Silikonabrieb)
○ Nekrosen: Areolamamille, Haut
○ Wundheilungsstörung: Schnitt

Tab. 6
Frühkomplikationen

○ Asymmetrie
○ Kapselfibrose (BAKER III oder IV)
○ Narbenprobleme (Keloid; Hypertrophie)
○ Prothesenausstoßung
○ Prothesendeflation
○ Prothesenruptur, Prothesenbleeding (Silikonombildung)
○ Bewegungseinschränkung Oberarm- bzw. Schultergelenk (schmerzhaft)

Tab. 7
Spätkomplikationen

Tab. 8
Einstufung der Kapselfibrose nach BAKER

BAKER I
Nicht tastbare normale Kapsel

BAKER II
Tastbare normale Kapsel

BAKER III
Verhärtete Kapsel

BAKER IV
Schmerzhafte verhärtete Kapsel

durch ein Hämatom vergrößert [aufgefüllt] ist!).

Stellt sich eine Infektion ein, so ist die betroffene Haut in Gefahr. Eine systemische Antibiotikatherapie ist indiziert, und die Prothesenentfernung muss erwogen werden (wahrscheinlich klüger!). Die sekundäre Re-Augmentation ist erst 3 Monate später (ab abgeschlossener Wundheilung gerechnet) ratsam.

Schwierig kann die Unterscheidung zwischen Infektion und dem silikon- oder polyurethanprothesenspezifischen Rash (fleckige Hautrötung im Brustbereich) sein, welcher wahrscheinlich allergischer Natur ist. Hier sind Kortikoide und Antihistaminika unter Antibiotikaschutz über mindestens 5 Tage hoch dosiert indiziert. Die Prothese verbleibt in situ.

Nekrosen der Brusthaut, der Areolamamille und Wundheilungsstörungen im Schnittbereich sind ernste Probleme. Liegt die Prothese präpektoral, so muss sie entfernt werden (Wiedereinlage erst 3 Monate später), liegt sie subpektoral, so kann sie bleiben.

Man betreut zuerst lange stationär, später ambulant die Wundheilung, indem man Borken, Schorfe und Nekrosen immer wieder vorsichtig abträgt. Unerwünscht aus der Wunde herausragende Vicrylfäden müssen frühzeitig gezogen (abgeschnitten) werden, da sie die Eintrittspforte (Dochtfunktion!) für eine Infektion sein können.

Da Pflaster-Klebe-Verbände (auch Steristrip!) durch Zug Hautblasen hervorrufen können, werden diese nicht verwendet. Die Wundpflege erfolgt ausschließlich mit losen Kompressen, die durch einen Netzverband (von der Rolle genommen und zum Netzhemd zugeschnitten!) gehalten werden.

Die Verwendung eines formgebenden Büstenhalters (Form-BH) hat sich bewährt, auch wenn dieser relativ teuer ist.

Spätkomplikationen

Diagnose und Therapie

Es können Rechts-Links-Asymmetrien auftreten (Tab. 7), die durch nachträgliche Prothesenwanderungen zustande kommen, vor allem bei subpektoraler Platzierung der Glattwandprothesen (dagegen wirksam: Einsatz eines formgebenden Büstenhalters).

Die Kapselfibrose BAKER III und IV (Einstufung siehe Tab. 8) ist bei den Glattwandprothesen ein echtes Problem. Bei den texturierten, den mikrostrukturierten und den Polyurethanprothesen soll sie – nach amerikanischen Autoren glaubhaft! (1, 2) – viel seltener vorkommen.

Sowohl die prophylaktische Prothesenbettmassage zur Kapselprophylaxe als auch das Squeezing (digitale Sprengung, ambulant und ohne Narkose!) bei vorhandener Kapsel sind inzwischen verlassen und waren nur bei Glattwandprothesen sinnvoll.

Bei polyurethanen, texturierten und mikrostrukturierten Prothesen verbieten sich Massage und Squeezing.

Bei BAKER III und IV durch alte Prothesentypen wird heute häufig ein Prothesenwechsel nach Kapselektomie (oder nur schachbrettartiger Kapsulotomie oder mit Logenwechsel, z. B. von sub- auf präpektoral und vice versa) auf eine moderne Prothese durchgeführt (Ziel ist dabei die Einlage einer neuen Prothese in jungfräuliches Gewebe [virgin tissue]). Auch die schmerzhafte Bewegungseinschränkung des Oberarm- und des Schultergelenks, wie sie vor allem bei subpektoraler Lagerung vorkommt, bessert sich nach präpektoraler Platzierung und Bewegungsübungen.

Keloid- und hypertrophe Narben sind lästig. Wir exzidieren, vernähen neu mit einer spannungsfreien Antikeloidnahttechnik und führen eine Antikeloidbestrahlung durch, die sich als verlässlich erwiesen hat (durch Abdecken jeweils nur 2 mm beider Wundränder bestrahlt mit 4×4 Gy, das heißt total 16 Gy; Beginn am Operationstag, dann 1., 2., 3. postoperativer Tag, 50 KV konventionelle Röntgentechnik).

Eine Prothesenausstoßung wurde besonders häufig bei doppellumigen Prothesen gesehen, deren Mantelauffüllflüssigkeit kortikoidbeschickt war. Man muss die Prothesen entfernen, die Wunde abheilen lassen und kann 3 Monate später erneut augmentieren, wobei man eventuell subpektoral einlegt.

Ein Prothesenauslaufen (Deflation) wurde bei den mit Kochsalz auffüllbaren Glattwandprothesen (inflatables) gesehen (»wie Poröswerden«). Die Prothese wird gegen eine neueren Typs ausgetauscht (am besten beidseitig!), man braucht die Loge nicht zu wechseln (schachbrettartige Kapsulotomie jedoch erforderlich!).

Beim Silasticprothesen-Bleeding und der Silasticprothesen-Ruptur (z. B. durch Squeezing) kommt es zu unerwünschter Silikonombildung. Die Prothese muss entfernt und das fadenziehende Silikongel aus der Höhle in toto entfernt werden. Einlage einer Prothese neueren Typs in »virgin tissue« in gleicher Sitzung nach Kapselektomie, wobei auch die Silikonomknoten zu entfernen sind.

Literatur

1. Hester RT, Tebbetts JB, Maxwell GP. The Polyurethane-Covered Mammary Prosthesis: Facts and Fiction (II). Clin Plast Surg 2001; 28: 579.
2. Vazquez G. A Ten-Year Experience Using Polyurethane-Covered Breast Implants. Aesthetic Plast Surg 1999; 23: 189.
3. Knapstein PG, Friedberg V. Plastische Chirurgie in der Gynäkologie. Stuttgart: Thieme; 1987.
4. Lemperle G, Nievergelt J. Plastische Mammachirurgie. Berlin-Heidelberg-New York: Springer; 1989.
5. Maxwell GP. Plastic and Reconstructive Breast Surgery. Clin Plast Surg 1988; 15: 717–726.
6. Pitanguy I. Aesthetic Plastic Surgery of Head and Body. Berlin-Heidelberg-New York: Springer; 1981.
7. Strömbeck JO, Rostado FE. Surgery of the Breast. Stuttgart: Thieme; 1986.

Für die Zurverfügungstellung der Abb. 1–7, 10–17 und 20 danken wir Herrn Dr. C. Krüttner und Herrn Dr. R. Daubner sehr herzlich.

Sentinel-Node-Biopsie beim Mammakarzinom

T. Kühn und
K. Roterberg, Gifhorn

Für viele Jahrzehnte galt die axilläre Dissektion mit Entfernung von mindestens 10 Lymphknoten als Goldstandard für die operative Primärtherapie des Mammakarzinoms. Zielsetzung war die Erfassung des Nodalstatus für ein zuverlässiges Tumorstaging sowie die Sicherung der lokalen Tumorkontrolle im Bereich der axillären Lymphabflussgebiete.

Mit der Sentinel-Node-Biopsie wurde in jüngster Zeit ein neues Verfahren in die klinische Routine eingeführt, bei dem der Nodalstatus durch die Entnahme eines (oder einiger weniger) Lymphknoten erfasst werden kann. Das Konzept beruht auf der Annahme eines geordneten Lymphabflusses solider Tumoren. Danach erfolgt die lymphatische Tumorzellstreuung über einen erstdrainierenden »Wächter-Lymphknoten« (Sentinel-Node), bevor nachgeschaltete Lymphknoten befallen werden. Verfügt ein Tumor über mehrere direkte, parallel verlaufende Lymphbahnverbindungen in die Axilla, können auch mehrere Lymphknoten als Sentinel-Node fungieren.

Ist der Sentinel-Node tumorfrei, so kann auf die Entfernung der übrigen axillären Lymphknoten verzichtet werden. Bei einem positiven Sentinel-Node muss die axilläre Dissektion in standardisierter Weise (mindestens 10 Lymphknoten, Level I und II) durchgeführt werden. Die Sentinel-Node-Biopsie dient dazu, Patientinnen mit negativem Nodalstatus zu identifizieren und diesen Frauen die Kurz- und Langzeitmorbidität der konventionellen Axillaausräumung zu ersparen.

Die Identifikation von Sentinel-Nodes erfolgt durch das »Lymphatic mapping«. Dabei wird der Lymphabfluss eines Tumors durch die Injektion von Tracern (Farbstoff oder radioaktiv markierte Kolloide) imitiert und optisch dargestellt. Bei der Farbstoffmethode können sowohl die Lymphbahnen als auch der bzw. die Sentinel-Nodes intraoperativ identifiziert werden. Bei der Verwendung von radioaktiven Tracern werden die erstdrainierenden Lymphknoten durch eine Lymphoszintigraphie bildgebend erfasst und intraoperativ mit einer Handsonde aufgesucht.

Umfangreiches Datenmaterial belegt die hohe diagnostische Genauigkeit der Sentinel-Node-Biopsie für die Beurteilung des Nodalstatus (1–5). Zahlreiche Beobachtungsstudien (nach alleiniger Sentinel-Node-Biopsie) sowie Daten aus einer randomisierten Studie (Sentinel-Node-Biopsie versus Axilladissektion bei negativem Sentinel-Node) zeigen die Sicherheit der Methode hinsichtlich der lokalen Tumorkontrolle in der Axilla auf (6–8).

Die Sentinel-Node-Biopsie ist aber ein Verfahren, dessen erfolgreiche Durchführung in hohem Maße an die Qualität ihrer Anwendung gebunden ist. So wurde in der Literatur vereinzelt über Falsch-Negativ-Raten von 20–30% berichtet. Ursache für unzureichende Erfolgsraten sind mangelnde Ausbildung und Erfahrung der Operateure, unzureichende Standardisierung der technischen Abläufe sowie eine ungenügende interdisziplinäre Kooperation.

Die Deutsche Gesellschaft für Senologie hat in einem interdisziplinär abgestimmten Konsensus die Bedingungen für eine qualitätsgesicherte Anwendung der Sentinel-Node-Biopsie definiert und ihren Stellenwert in der klinischen Routine wie folgt definiert (9, 10):

»**Unter der Voraussetzung einer geeigneten Patientinnenselektion sowie einer standardisierten und qualitätsgesicherten Durchführung stellt die Sentinel-Node-Biopsie eine geeignete Alternative für die axilläre Dissektion beim Mammakarzinom in der klinischen Routine dar.**«

Für eine erfolgreiche und qualitätsgesicherte Durchführung der Sentinel-Node-Biopsie sind folgende Voraussetzungen notwendig:

○ Enge Zusammenarbeit zwischen Nuklearmediziner, Operateur und Pathologen.
○ Möglichkeit der Applikation von radioaktiv markierten Tracern und Verfügbarkeit einer Gammakamera zur Durchführung einer Lymphoszintigraphie.
○ Verfügbarkeit einer Gammasonde.
○ Leitliniengerechte histopathologische Aufarbeitung des Sentinel-Node.
○ Standardisierte Durchführung und Dokumentation sämtlicher technischer Abläufe.
○ Ausreichende Ausbildung und Erfahrung der Operateure.

Die Indikationen für die Sentinel-Node-Biopsie sind in Tab. 1 zusammengefasst.

Für die Darstellung des Sentinel-Node wird die Verwendung von radioaktiven Tracern empfohlen (^{99m}Tc-markierte Kolloide, Teilchengröße 20–100 nm, Injektionsvolumen 0,2–1 ml). Die Verwendung von Radiopharmaka ist mit hohen Erfolgsraten sowie einer guten Objektivierbarkeit und Reproduzierbarkeit verbunden. Die Applikation von Farbstoffen (z. B. Patentblau) kann das Lymphatic mapping erleichtern und wird als additive Maßnahme empfohlen.

Die Sentinel-Node-Biopsie kann im Rahmen eines 1- oder 2-Tages-Protokolls durchgeführt werden. Aus logistischen Gründen empfehlen sich in der klinischen Routine die Tracerinjektion und lymphographische Identifikation des Sentinel-Node am Vortag der Operation.

Grundsätzlich sind eine intra- oder subdermale Injektion (über dem Tumor), eine intra- oder peritumorale Applikation bzw. eine sub- oder periareoläre Injektion des Tracers möglich. Der Injektionsort beeinflusst nicht die Rate an falsch-negativen Ergebnissen.

Jüngste Erkenntnisse zum funktionellen Lymphabfluss aus der Brust weisen darauf hin, dass der gesamte Drüsenkörper sowie die darüber liegende Haut einen identischen Lymphabfluss aufweisen und über den bzw. die selben axillären Sentinel-Nodes drainieren. Lediglich die unmittelbar präpektoralen Drüsenregionen weisen einen zusätzlichen Abfluss über die internen Lymphabstromgebiete auf. Die Lokalisation der primären Tracerinjektion kann daher von der Zielsetzung sowie der Praktikabilität der Operation abhängig gemacht werden.

Wird (wie in aktuellen Leitlinien empfohlen) nur ein axilläres Staging durchgeführt (und auf die Darstellung extraaxillärer Sentinel-Nodes verzichtet), erscheint eine intra- oder periareoläre Injektion sinnvoll. Diese Technik ermöglicht ein kleines Injektionsdepot und minimert die Streustrahlung durch die primäre Injektion, sodass das Aufsuchen des Sentinel-Node vereinfacht wird. Bei nonpalpablen Läsionen oder weit lateral sitzenden Tumoren erscheint die periareoläre Injektion besonders vorteilhaft.

Die applizierte Aktivität ist so festzulegen, dass zum Zeitpunkt der Operation (unter Berücksichtigung des radioaktiven Zerfalls, der Empfindlichkeit der Messsonde, des minimalen Lymphknoten-Uptakes und der Messgeometrie) ein ausreichendes Targetsignal erreicht wird. Soll die Operation 24 Stunden p.i. erfolgen und wird eine Sonde mit der Empfindlichkeit von 10 cps/kBq verwendet, ergibt sich eine Aktivität von 150–250 MBq. Die Halbwertszeit von ^{99m}TC beträgt 6 Stunden. Damit kann die Aktivität bei einer 6 Stunden früheren Sondenmessung halbiert werden. Bei 1-Tages-Protokollen werden Gesamtaktivitäten zwischen 10 MBq und 50 MBq verwendet.

Anerkannte Indikation

Unifokales Mammakarzinom bis 2 cm
○ Primäre Operation
○ Sekundäre Operation bei Zustand nach Lumpektomie möglich

Mögliche Indikation nach individueller Abwägung

Ausgedehntes DCIS und vermutete Mikroinvasion

Bifokale Tumoren

Tumoren bis 5 cm

Keine Routineindikation – in Studienprotokollen möglich

Primär systemische Therapie
○ Vor Therapie
○ Nach Therapie

Kontraindikationen

○ Schwangerschaft
○ Bekannte Unverträglichkeit der Tracer
○ Multizentrizität
○ Inflammatorisches Mammakarzinom
○ Zweitkarzinom
○ Ausgedehnte Voroperation in der Brust
○ Voroperation in der Axilla
○ Klinischer Verdacht auf fortgeschrittene Lymphknotenbeteiligung*

Tab. 1
Indikationsspektrum für die Sentinel-Node-Biopsie beim Mammakarzinom

* empfohlen: Sonographie, wenn Lymphknotenarchitektur erhalten, Sentinel-Node-Biopsie möglich

Zur Dokumentation der Lymphabflussverhältnisse wird eine statische Lymphoszintigraphie in 2 Ebenen empfohlen. Die graphische Darstellung ermöglicht nicht nur eine ungefähre Orientierung hinsichtlich der Lokalisation (axillär, Level, extraaxillär) des Sentinel-Node. Sie dient auch der Plausibilitätsprüfung zwischen intraoperativem Situs mit dem Lymphoszintigramm, vor allem im Hinblick auf die Anzahl detektierter Sentinel-Nodes (Abb. 1–3).

Operationstechnik und -verlauf

In der Regel wird die Operation (nach Desinfektion und sterilem Abdecken des Operationsfeldes) mit der peritumoralen Injektion von 2–5 ml Patentblau begonnen (Abb. 4). Dabei ist sorgfältig auf eine ausreichende Tiefe der Injektion sowie auf eine Aspiration beim Entfernen der Kanüle zu achten, um Tätowierungseffekte der Haut zu minimieren.

Im Anschluss daran werden die Brust und ihre Lymphabflussgebiete mit der Handsonde exploriert (Abb. 5). Zunächst sollten der Injektionsort des Radiokolloids identifiziert und die Ausdehnung der Streustrahlung erfasst werden. Anschließend müssen die axillären, die parasternalen sowie die infra- und subklavikulären Lymphabflussgebiete untersucht werden. Es ist hilfreich, die sondenge-

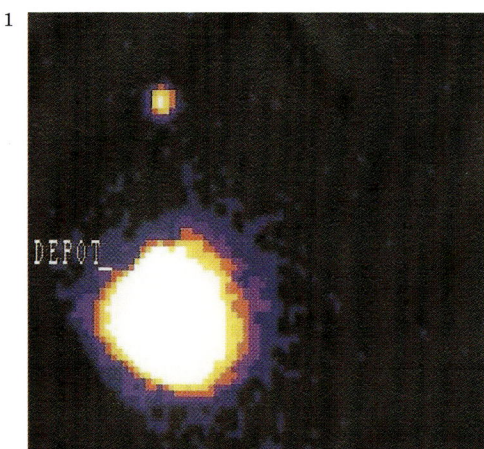

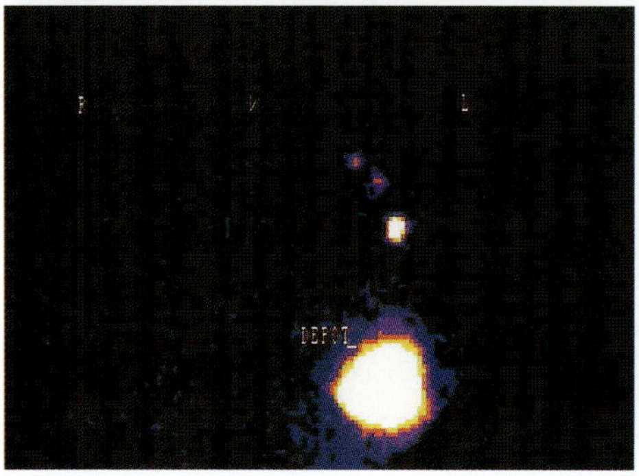

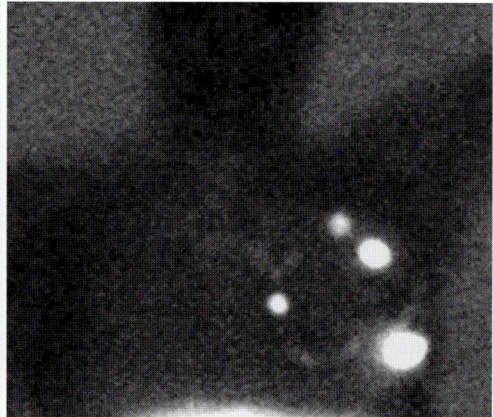

Abb. 1
Lymphoszintigraphische Darstellung eines einzelnen axillären Sentinel-Lymphknotens

Abb. 2
Lymphoszintigraphische Darstellung mehrerer axillärer Sentinel-Lymphknoten

Abb. 3
Lymphoszintigraphische Darstellung axillärer und extraaxillärer Sentinel-Lymphknoten

Abb. 4
Peritumorale Injektion von
2–5 ml Patentblau

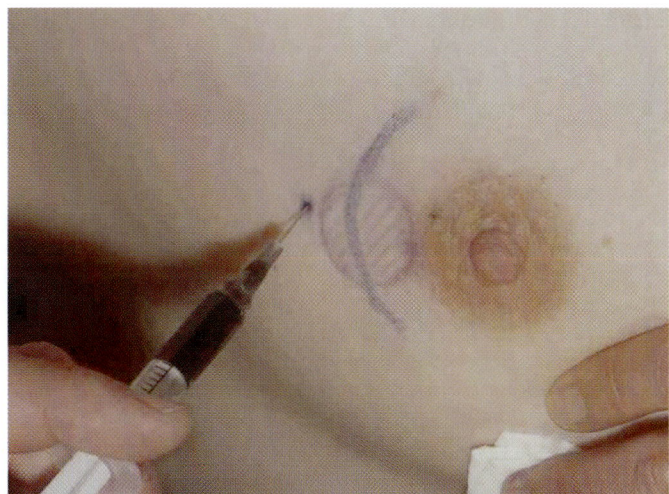

Abb. 5
Exploration
der Lymphabflusswege
mit der Handsonde

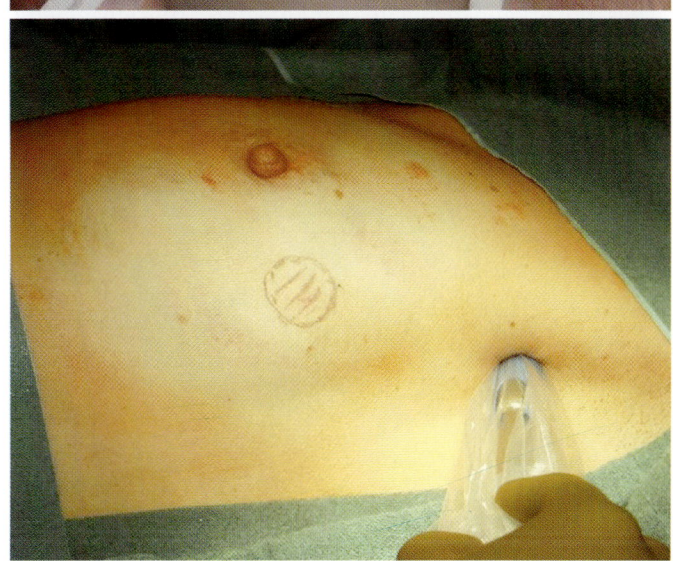

stützte Detektion des Sentinel-Node unter ständigem Vergleich mit der Lymphoszintigraphie durchzuführen.

Die transkutane Identifikation eines Sentinel-Node setzt die isolierte, lokale Anreicherung von Radioaktivität voraus (»hot spot«). Um diese Mehrspeicherung gegenüber der Streustrahlung durch die primäre Tracerinjektion abzugrenzen, muss die Handsonde sehr langsam vom Ort der vermuteten Mehrspeicherung in Richtung auf die primäre Injektion hin bewegt werden. Schnelle und abrupte Bewegungen können durch Artefakte zu Fehleinschätzungen führen.

Die Identifikation eines »Aktivitätsloches« kann die Annahme einer lokalen Mehrspeicherung bestätigen (Abb. 6). Bei lateralem Tumorsitz und/oder ausgeprägter Streustrahlung kann die Identifikation des Sentinel-Node durch Überschneidungseffekte erschwert sein (Abb. 7).

Der operative Zugang erfolgt nach möglichst präziser, sondengestützter Lokalisation des Sentinel-Node über eine 2–3 cm messende längs gestellte Inzision (Abb. 8). Eine präoperative Markierung durch den Nuklearmediziner ist nicht erforderlich. Das axilläre Fett wird durch stumpfes Spreizen der Schere entfaltet. Sorgfältig wird auf die Darstellung einer gefärbten Lymphbahn geachtet (Abb. 9–12). Wichtig ist ein digitales Austasten der Axilla, um suspekte Lymphknoten (»rock hard nodes«) zu erkennen, die in Ausnahmefällen durch fehlende Traceraufnahmen zu falsch-negativen Ergebnissen führen können (Abb. 13 und 14). Klinisch suspekte Lymphknoten sollten entfernt werden, auch wenn sie keine Traceraufnahme aufweisen.

Grundsätzlich werden alle Lymphknoten, bei denen eine Traceraufnahme (Blau, Tc, beides) nachweisbar ist oder Lymphknoten, die eine zuführende Lymphbahn aufweisen, als Sentinel-Nodes bezeichnet. Alle Sentinel-Nodes sollen prinzipiell entfernt werden. Dabei ist zu berücksichtigen, dass eine wichtige Ursache für falsch-negative Ergebnisse im Übersehen markierter Lymphknoten liegt.

Bei einzelnen Patientinnen lassen sich jedoch multiple, zum Teil sehr schwache

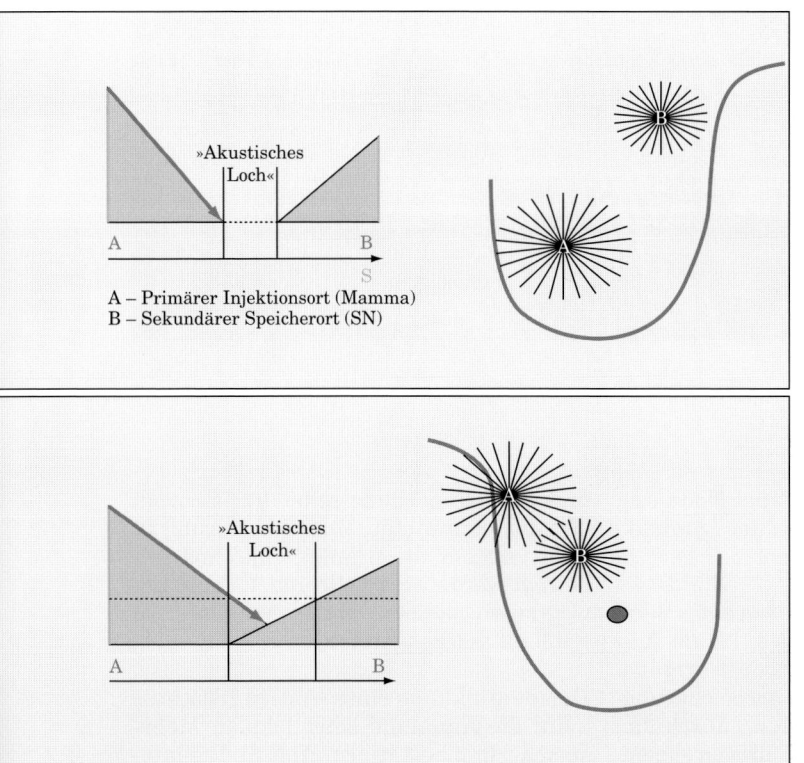

Abb. 6
Durch Identifikation eines »Aktivitätsloches« kann zwischen Streustrahlung und lokaler Mehranreicherung unterschieden werden

Abb. 7
Bei enger räumlicher Beziehung zwischen Primärinjektion und Axilla kann die Identifikation des Sentinel-Node durch Streustrahlung erschwert sein

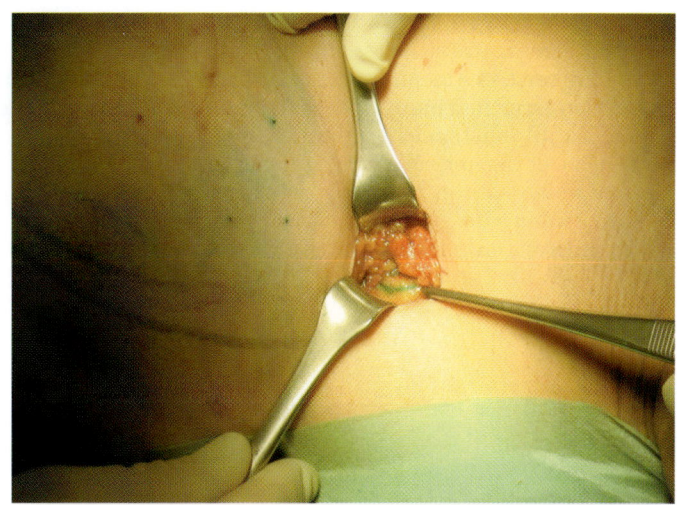

Abb. 8
Darstellung der zuführenden blaugefärbten Lymphbahn

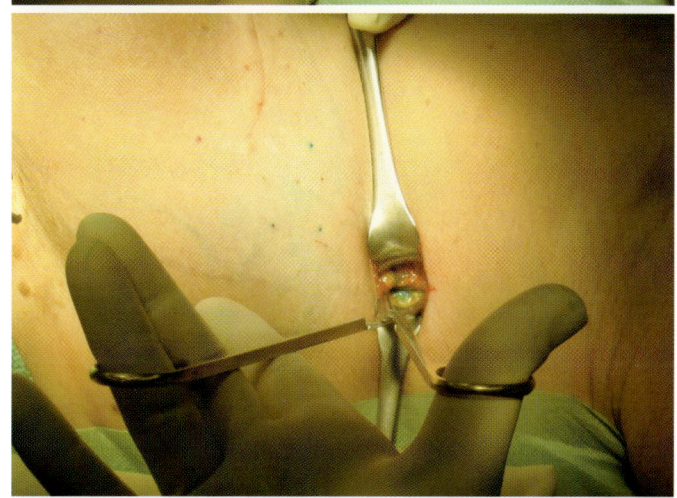

Abb. 9
Entfalten des axillären Fettgewebes durch stumpfes Spreizen mit der Schere. Darstellung eines blaugefärbten Lymphknotens

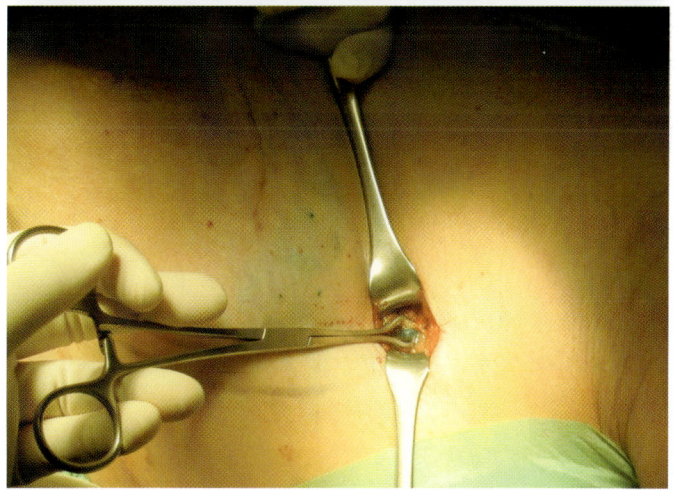

Abb. 10
Atraumatisches Fassen des Lymphknotens mit der BABCOCK-Zange

Mehrspeicherungen nachweisen, sodass die Entfernung sämtlicher markierter Lymphknoten das Ausmaß einer axillären Dissektion erreichen kann. Hier wird empfohlen, die 3 meistspeichernden Lymphknoten zu entfernen. Weitere markierte Lymphknoten sollten nur dann reseziert werden, wenn die Radioaktivität eines Lymphknotens mindestens um den Faktor 3 über der Hintergrundaktivität liegt und/oder der Lymphknoten eine (vermutete) Ex-vivo-Aktivität von mindestens 10% des meistspeichernden Sentinel-Node aufweist.

Nach der Lymphknotenentnahme muss der Situs auf verbliebene Restaktivität überprüft werden. Die Wächterlymph-

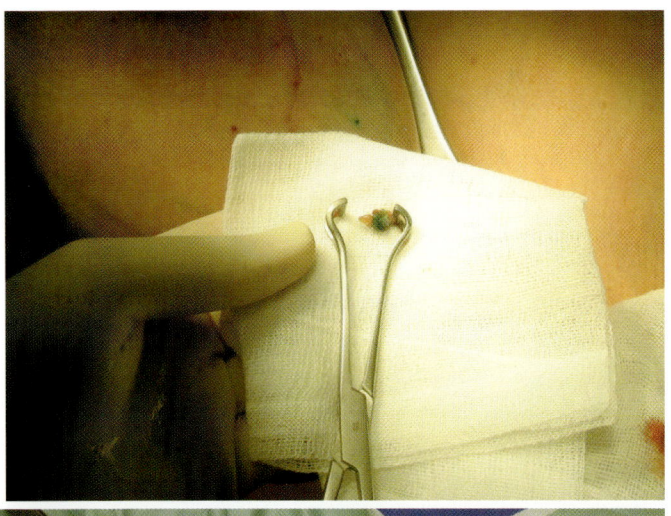

Abb. 11
Isolierte Resektion des Sentinel-Node (möglichst wenig umgebendes Fettgewebe)

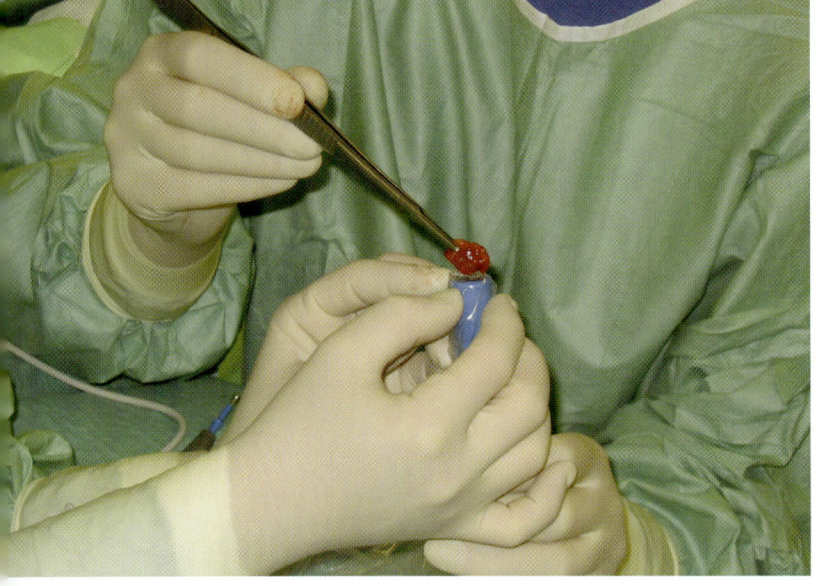

Abb. 12
Extrakorporale Aktivitätskontrolle außerhalb des Strahlungsfeldes des Operationsgebietes

Abb. 13 und 14
Komplett tumordurchsetzter Lymphknoten, der aufgrund fehlender lymphatischer Kapazität keinen Tracer phagozytieren kann. Der Sentinel-Node ist nur an der Lymphbahn erkennbar

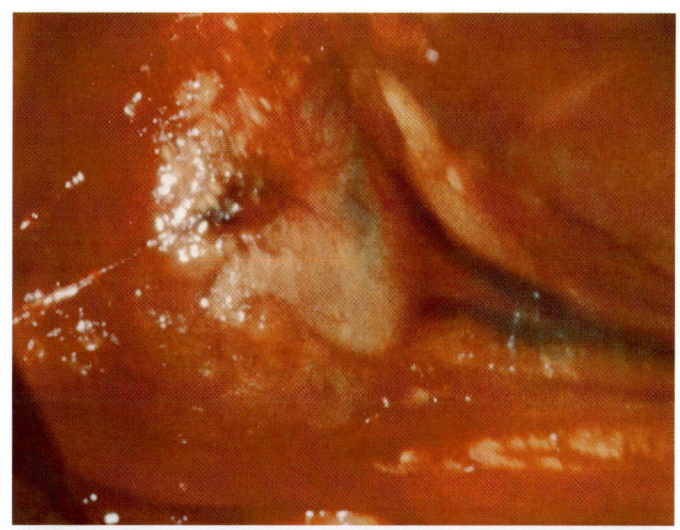

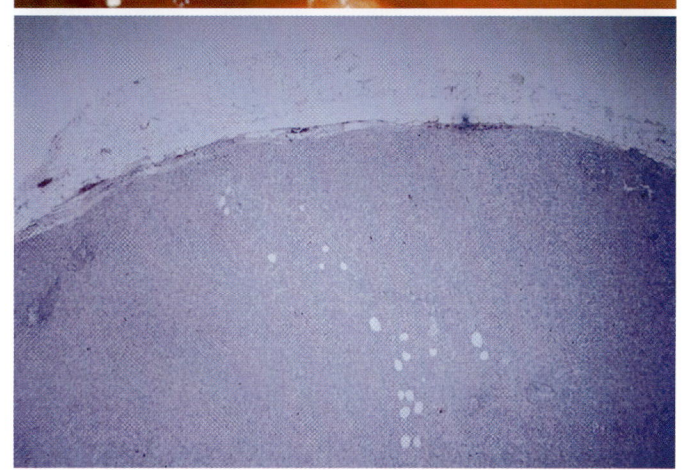

Abb. 15
Meanderförmiges Absuchen der Axilla auf verbliebene Radioaktivität – Führung der Handsonde

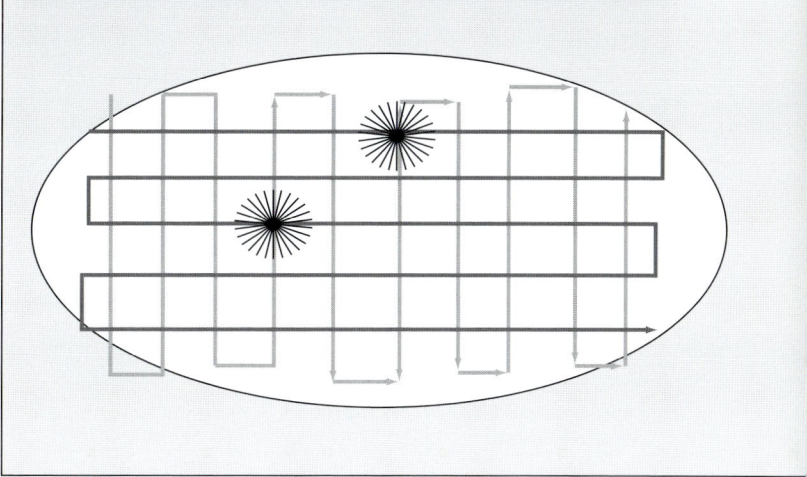

knoten sollten in der Reihenfolge der Entnahme nummeriert und einzeln asserviert werden. Jeder Sentinel-Node sollte außerhalb des Operationsgebietes (Streustrahlung) auf die Ex-vivo-count-Rate hin überprüft werden. Die Zählrate bzw. die zur Detektion führende Methode (Farbaufnahme, Lymphbahnidentifikation) sowie die Lokalisation (Level I und II, andere) sind im Begleitprotokoll zu vermerken. Die maximale axilläre Restaktivität nach Entfernen sämtlicher Wächterlymphknoten sollte ebenfalls dokumentiert werden (Abb. 15).

Abschließend ist zu überprüfen, ob das Operationsergebnis hinsichtlich Lokalisation und Anzahl der entfernten Sentinel-Nodes mit der Bildgebung übereinstimmt.

Bei der Sentinel-Node-Biopsie sollten ausschließlich markierte Lymphknoten entfernt werden. Die zusätzliche Resektion perinodalen Fettgewebes oder umgebender nicht markierter Lymphknoten (Non-Sentinel-Nodes) sollte vermieden werden. Eine Drainage des Operationsgebietes ist in der Regel nicht erforderlich. Bei einzelnen Patientinnen kann bei aufwändiger Präparation oder Resektion multipler Sentinel-Nodes die Drainage der Wundhöhle sinnvoll sein.

Histopathologische Aufarbeitung

Voraussetzung für die Durchführung der Sentinel-Node-Biopsie ist die standardisierte Aufarbeitung des Wächterlymphknotens entsprechend den Empfehlungen

Tab. 2
Stellenwert des Lymphatic mapping und der Sentinel-Node-Biopsie für lokale und systemische Therapieentscheidungen

Die pN-Kategorisierung orientiert sich nach der 6. Auflage der TNM-Klassifikation

pN1 (mi) (sn) = Mikrometastase <2 mm

pN0 (i+) (sn) = Cluster oder Einzelzelle <0,2 mm (bis etwa 200 Zellen) ohne Wachstum, Invasion oder Gewebereaktion

Sentinel-Node-Status	Lokale Therapie	Systemische Therapie
pN0 (sn)	Keine	Nach Leitlinie entsprechend N0
pN1	Axilladissektion Level I und II	Nach Leitlinie entsprechend N1
pN1 (mi)	Axilladissektion Level I und II alternativ (2. Präferenz): Radiatio der Lymphabflussgebiete	Individuell
pN0 (i+) (sn)	Keine	Nach Leitlinie entsprechend N0
Detektion extraaxillärer Sentinel-Nodes	Keine	Nach Leitlinie entsprechend N0/N1 (Axillastatus)

der Fachgesellschaften (9). Für die intraoperative Untersuchung ist sowohl die Abklatschzytologie als auch die Gefrierschnittuntersuchung möglich.

Beide Untersuchungsverfahren weisen eine Falsch-Negativ-Rate von 10–20% auf (Detektion der Metastase in der endgültigen Aufarbeitung). Daher müssen Patientinnen, die eine Sentinel-Node-Biopsie erhalten, auf die Möglichkeit einer zweizeitig durchgeführten Axilladissektion bei sekundär detektierter Lymphknotenmetastase im Sentinel-Node hingewiesen werden.

Stellenwert des Lymphatic mapping und der Sentinel-Node-Biopsie für lokale und systemische Therapieentscheidungen

Die Entfernung der Wächterlymphknoten führt vermehrt zu neuen und ungewohnten Befundkonstellationen, deren optimale therapeutische Konsequenzen nicht immer abschließend geklärt sind. Aufgrund der detaillierteren Aufarbeitung von Sentinel-Nodes in Stufenschnitten wird häufiger ein alleiniger Befall mit Mikrometastasen beobachtet, der der konventionellen Aufarbeitung entgangen wäre.

Sowohl hinsichtlich der lokalen als auch der systemischen Therapie sind die Daten bezüglich der bestmöglichen Behandlungsoption in diesem Patientinnenkollektiv unzureichend. In nationalen und internationalen Konsensustreffen wurden jedoch einheitliche Behandlungsstrategien festgelegt.

Die Bedeutung von extraaxillären Wächterlymphknoten ist bis heute unklar. Da nach aktueller Datenlage weder für die lokale noch für die systemische Therapieplanung Vorteile durch die gezielte Resektion extraaxillärer Lymphknoten gesehen werden, spielen akzidentell dargestellte extraaxilläre Sentinel-Nodes keine Rolle für weitere Therapieentscheidungen.

Eine Zusammenfassung über die Implikationen des Lymphatic mapping für die weiteren Behandlungsstrategien gibt Tab. 2.

Fazit

Die Sentinel-Node-Biopsie ist ein viel versprechendes minimal-invasives Verfahren für das axilläre Staging beim Mammakarzinom, mit dem die postoperative Morbidität im Schulter-Arm-Bereich deutlich gesenkt werden kann. Wenngleich die wissenschaftliche Bewertung der Sentinel-Node-Biopsie noch nicht abschließend geklärt ist, so hat sich die Methode in der klinischen Routine auf breiter Ebene etabliert.

Die Sentinel-Node-Biopsie ist jedoch ein komplexes Verfahren, das an eine intensive und funktionierende interdisziplinäre Zusammenarbeit gebunden ist. Daher ist eine effiziente Qualitätssicherung durch Standardisierung der technischen Abläufe mit Ausrichtung an den Qualitätsanforderungen der Fachgesellschaften von großer Bedeutung.

Literatur

1. McMasters KM, et al. Sentinel lymph node biopsy for breast cancer: a suitable alternative to routine axillary dissection in multi-institutional practice when optimal technique is used. J Clin Oncol 2000; 18: 2560–2566.
2. Krag D, et al. The sentinel node in breast cancer – a multicenter validation study. N Engl J Med 1998; 339: 941–946.
3. Tafra L, et al. Multicenter trial of sentinel node biopsy for breast cancer using both technetium sulfur colloid and isosulfan blue dye. Ann Surg 2001; 233: 51–59.
4. Bergkvist L, et al. Multicentre study of detection and false-negative rates in sentinel node biopsy for breast cancer. Br J Surg 2001; 88: 1644–1648.
5. Kuehn T, et al. Sentinel-node biopsy for axillary staging in breast cancer: results from a large prospective German multi-institutional trial. Eur J Surg Oncol 2004; 30: 25.

6. Roumen RM, et al. Treatment of 100 patients with sentinel node-negative breast cancer without further axillary dissection. Br J Surg 2001; 88: 1639–1643.
7. Schrenk P, et al. Follow-up of sentinel node negative breast cancer patients without axillary lymph node dissection. J Surg Oncol 2001; 77: 165–170.
8. Giuliano AE, et al. Prospective observational study of sentinel lymphadenectomy without further axillary dissection in patients with sentinel node-negative breast cancer. J Clin Oncol 2000; 18: 2553–2559.
9. Kuehn T, et al. Sentinel-Node-Biopsie beim Mammakarzinom: Interdisziplinär abgestimmter Konsensus der Deutschen Gesellschaft für Senologie für eine qualitätsgesicherte Anwendung in der klinischen Routine. Onkologe 2003; 9: 1011–1016.
10. Kuehn T, et al. Consensus Committee of the German Society of Senology. A concept for the clinical implementation of sentinel lymph node biopsy in patients with breast carcinoma with special regard to quality assurance. Cancer 2005; 103: 451–461.

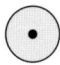 REKONSTRUKTION DER WEIBLICHEN BRUST

Brustrekonstruktion mit alloplastischem Material

S. Granitzka, Frankenthal

Mit der Zunahme der brusterhaltenden Operationsverfahren bei Mammakarzinomen auf 70% und mehr ist die Zahl der Brustrekonstruktionen, sei es mit Silikonimplantaten und Expandern oder im Zusammenhang mit Lappenplastiken (Latissimus dorsi, Tram-Lappen), zurückgegangen. Trotzdem blieben die Brustrekonstruktionsoperationen nach Mastektomie aufgrund der Kontraindikation bei der Brusterhaltung (oder wenn die Patientin sich auf eigenen Wunsch zur Mastektomie entschließt) ein wichtiger Bestandteil in der Wiederherstellungschirurgie der weiblichen Brust. Manche Patientinnen versuchen auch, mit der Mastektomie die bei der Brusterhaltung obligate Bestrahlung zu umgehen.

Eine wesentliche Rolle für die Rekonstruktion der Brust nach Mastektomie spielt dabei die stärkere Herausstellung der weiblichen Brust als Schönheits- und Sexualsymbol sowie die Zunahme von Emanzipationsbestrebungen der Frauen mit dem Bedürfnis nach mehr Information und Mitsprache einschließlich der Formulierung eigener Ansprüche.

Der Anteil der Frauen, die einen Brustwiederaufbau vornehmen lassen, liegt bei etwa 10–15%. Unwissen, Ängste und Fehlinformationen bei Ärzten und Patientinnen, wie z. B. die irrige Annahme einer schlechteren Überwachungsmöglichkeit, aber auch fehlende Kenntnisse in den rekonstruierenden Operationsverfahren, sind dabei ursächlich bedeutsam. Zum Teil werden die Patientinnen gar nicht über die Möglichkeiten eines Wiederaufbaues informiert, wohl in der Annahme, eine formal ideale Wiederherstellung sei ja doch nicht möglich.

Wer aber die fast ausschließlich positiven Reaktionen von Frauen nach Brustrekonstruktionen erlebt hat, ihre neue Sicherheit durch die wiedergewonnene körperliche Integrität, wird die Wiederherstellung der weiblichen Brust aus der Perspektive der Betroffenen sehen und sie befürworten. Er wird die Information über die operativen Möglichkeiten schon vor der Ablatio mammae mit der Patientin besprechen. Es ist erstaunlich, wie durch derartige Aspekte der psychische Schock einer bevorstehenden Mastektomie verhindert werden kann.

Die Information über die Möglichkeit des Wiederaufbaues sollte deshalb obligatorischer Bestandteil der präoperativen Aufklärung sein, wenn eine Brusterhaltung aus onkologischen Gründen nicht möglich oder nicht erwünscht ist.

Indikation und Kontraindikation

Die Indikation zur Rekonstruktion der Brust wird weitgehend vom Willen der Frau bestimmt, den Wiederaufbau vornehmen zu lassen und eventuell Komplikationen in Kauf zu nehmen. Dringend abzuraten ist, wenig interessierten Patientinnen die Operation zu empfehlen oder sie gar zu drängen.

Höheres Alter, ungünstiger postoperativer Zustand, vorausgegangene Bestrahlung und eine nur mäßige Prognose sind keine Gründe, die einen grundsätzlichen Ausschluss der Brustrekonstruktion rechtfertigen würden.

Als Kontraindikationen gelten ein schlechter Allgemeinzustand, fehlendes Interesse und Angst vor weiteren operativen Eingriffen. Radiotherapeutisch geschädigte Thoraxhaut im Rekonstruktionsareal ist bei den meisten Patientinnen ebenfalls eine Kontraindikation für die alleinige Verwendung von alloplastischem Material (geringe Dehnungsfähigkeit der Haut, gehäufte konstriktive Kapselfibrose).

Für die Brustrekonstruktion mit alloplastischem Material eignen sich in erster Linie Patientinnen, deren Thoraxbedeckung (Haut, subkutanes Fettgewebe und Muskulatur) weder operativ noch strahlentherapeutisch geschädigt ist. Die Vorteile der heterologen Rekonstruktion liegen in dem relativ einfachen operativen Eingriff, wobei normalerweise keine weitere Narbenbildung verursacht wird, sowie in dem kurzen stationären Aufenthalt. Nachteile sind die konstriktiven Kapselfibrosen, die jedoch mit dem Erscheinen von Implantaten mit aufgerauten Oberflächen (mikrostrukturiert und texturiert) relativ selten geworden sind.

Weitere seltene Komplikationen sind Infektionen (vorrangig verursacht durch Staphyloccocus epidermidis) und Perforationen sowie Schwierigkeiten bei der Gestaltung der Inframammarfalte.

Aufklärung

Wie bei allen nicht lebensnotwendigen oder sonst nicht dringlichen Operationen werden auch beim Wiederaufbau der Brust hohe Anforderungen an eine ausführliche präoperative Aufklärung gestellt.

Das zu erwartende Ergebnis sollte der Patientin positiv, aber zurückhaltend geschildert werden. Eine totale Gleichseitigkeit ist fast nie zu erreichen, sie besteht auch häufig bei gesunden Frauen nicht. Zu hohe Erwartungen sollen gedämpft werden. Man kann die Information durch Demonstration von operierten Patientinnen oder Fotos verdeutlichen und dabei die Reaktion der Patientin beobachten (Interesse, Akzeptanz, Skepsis, Bedenken).

Die Operationstechnik sollte bei der Aufklärung in ihren Grundzügen sowie in Bezug auf Komplikationsmöglichkeiten ausführlich erörtert werden.

Aufgrund zum Teil sehr unsachlicher Presseveröffentlichungen über Silikonimplantate, die zur Verunsicherung vieler Patientinnen geführt haben, halten wir es für unabdingbar, ausführlich über die Silikonproblematik aufzuklären. Zusätzlich haben wir Literatur gesammelt, die wir den Patientinnen zur Verfügung stellen.

Trotz der ständigen Verbesserungen in der Implantattechnologie muss der Patientin jedoch verständlich gemacht werden, dass weder Arzt noch Implantathersteller eine vollkommene Sicherheit bei Silikonimplantaten gewährleisten können (z. B. Leckagen).

Eine Problematik, die Patientinnen immer wieder ansprechen, ist die Nachsorgeuntersuchungsmöglichkeit bei liegendem Silikonimplantat. Routinemäßige Kontrollen bei Implantatträgerinnen sind weitgehend gewährleistet, wenn Ultraschall, differenzierte Mammographien bzw. Kernspintomographien durchgeführt werden. Auch ein Austreten von flüssigem Silikon ist mit diesen Untersuchungstechniken meistens zu erkennen.

Kosten

Die Kosten für die Operation und eventuelle Nachoperationen sowie das Implantat werden als Rehabilitationsmaßnahmen im Allgemeinen von den Krankenkassen getragen. Die Bestätigung, besonders bei sekundären Brustrekonstruktionen, sollte jedoch sicherheitshalber vor dem Eingriff eingeholt werden. Oftmals ist der Wiederaufbau für die Krankenversicherung nicht teurer als die Finanzierung ständig erneuerungsbedürftiger externer Prothesen oder therapeutischer Maßnahmen bei Fehlhaltung der Wirbelsäule infolge einer zu großen kontralateralen Brust.

Zeitpunkt der Brustrekonstruktion

Über den Zeitpunkt des Wiederaufbaus der Brust sollte mit der Patientin gesprochen werden. Oftmals ist eine primäre Rekonstruktion im direkten Anschluss an die Mastektomie in der gleichen Narkose möglich. Dieses Vorgehen gilt bei uns als Methode der Wahl, da sowohl operationstechnisch (z. B. hautsparende Operationstechnik) als auch zeitlich ein deutlicher Vorteil erreicht werden kann. Manchmal sind die Patientinnen jedoch zum Zeitpunkt der Karzinomdiagnose nicht in der Lage, eine Entscheidung zur Rekonstruktion zu treffen.

Die sekundäre Wiederherstellung der Brust kann dann nach primärer Abheilung der Mastektomiewunde erfolgen, falls die Patientin das wünscht. Für spätere Wiederherstellungsoperationen, selbst wenn die Mastektomie viele Jahre zurückliegt, gibt es keine besonderen Vorbehalte.

Techniken

Der Brustwiederaufbau bedeutet meistens einen Volumenersatz durch ein Silikonimplantat oder einen Expander mit brustähnlicher Konsistenz sowie einen Ersatz geschädigter oder fehlender Haut und die Wiederherstellung des Areola-Mamillen-Komplexes sowie oft die Angleichung der kontralateralen Seite aus Gründen der Symmetrie (Mastopexie, Reduktionsplastik).

Silikonimplantate

1963 implantierten CRONIN und GEROW (1) in Zusammenarbeit mit DOW CORNING die ersten Silikonmammaprothesen. Mit

Silikonimplantaten bestehen daher seit 4 Jahrzehnten umfangreiche Erfahrungen.

Heute stehen die unterschiedlichsten Implantate verschiedener Firmen zur Verfügung. Angeboten werden gelgefüllte, mit physiologischer Kochsalzlösung auffüllbare, ein- sowie doppellumige Prothesen (Kochsalz/Silikongel) mit glatter oder »aufgerauter« (texturierter, mikrostrukturierter) Oberfläche. Auch Profil und Form der Implantate sind differenziert: unterschiedlich hohe Profile, runde Formen, anatomische Formen.

Alle derzeit zur Verfügung stehenden Silikonimplantate sind mit einer äußeren Hülle umgeben, die ein Austreten von flüssigem Silikon weitgehend verhindert (low bleed, kohäsives Gel).

Mit Kochsalz auffüllbare einlumige, glattwandige Implantate wiesen in der Vergangenheit nicht selten Füllungsverluste auf, wobei die Flüssigkeit zum Teil durch die Silikonhülle diffundierte, zum Teil auch durch defekte Ventile verloren ging.

Die neueren auffüllbaren Implantate, die eine mikrostrukturierte Oberfläche aufweisen, sind unseres Erachtens aufgrund der dicken, relativ starren Silikonhülle im Vergleich mit den mikrostrukturierten Silikongelimplantaten in den ästhetischen Ergebnissen etwas ungünstiger.

Eine wesentliche Weiterentwicklung in der heterologen Brustrekonstruktion brachte die Einführung des Hautexpanders durch RADOVAN (2) zu Beginn der 80er-Jahre des vergangenen Jahrhunderts. Heute stehen Expander in unterschiedlicher Größe, Form und Füllung mit mikrostrukturierter Oberfläche zur Verfügung. Aufgefüllt wird über ein Distanzventil oder ein direktes Ventil; dadurch wird das über dem Expander liegende Gewebe gedehnt. Mithilfe des Expanders ist auch die Formung der zu rekonstruierenden Brust leichter geworden.

Die Implantattechnologie entwickelt sich ständig weiter. Die Verbesserungen sind unübersehbar, wobei der Übergang zu oberflächenveränderten Implantaten wohl die entscheidenden Verbesserungen gebracht hat. Dadurch wurde die Rate der konstriktiven Kapselfibrosen entscheidend gesenkt (3–4%). Entwicklungen, wie die Formung der rekonstruierten Brust durch Verwendung übereinander gelegter Implantate (sog. »stacking«), wie es im Besonderen mit polyurethanbeschichteten Implantaten gelingt, haben weitere Verbesserungen gebracht.

Eine Entwicklung in der Expandertechnologie, die ebenfalls zu Fortschritten geführt hat, ist die Einführung eines permanenten Expanders durch BECKER (3); dadurch wird eine 2. Operation vermieden (der Austausch des Expanders gegen ein endgültiges Silikonimplantat entfällt).

**Ausgangssituation
für eine Brustrekonstruktion**

Die Art der Brustrekonstruktion wird im Allgemeinen nach der postoperativ vorliegenden Ausgangssituation entschieden. Hier sehen wir bei manchen Operateuren einen großen Nachholbedarf. Die modifiziert radikale Mastektomie verlangt vom Operateur mehr Geduld und manuelle Geschicklichkeit, als ihr teilweise gewidmet wird.

Die Befunde in den Abb. 1–3 sind durchaus nicht selten bei Patientinnen, die uns zur Brustrekonstruktion aufsuchen. Es handelte sich um T1-Tumoren, deren Lokalisation sich nach Angabe der Frauen im oberen äußeren Quadranten befand.

Wir sehen immer wieder, wie nach einer Mastektomie eine verstümmelte Thoraxwand entstanden ist, und es ist irritierend, zu beobachten, dass einerseits ein hoher Standard bei den Brustrekonstruktionen entwickelt wurde, andererseits je-

Abb. 1–3
Patientinnen nach Mastektomien von T1-Tumoren, die uns zur Brustrekonstruktion aufsuchen

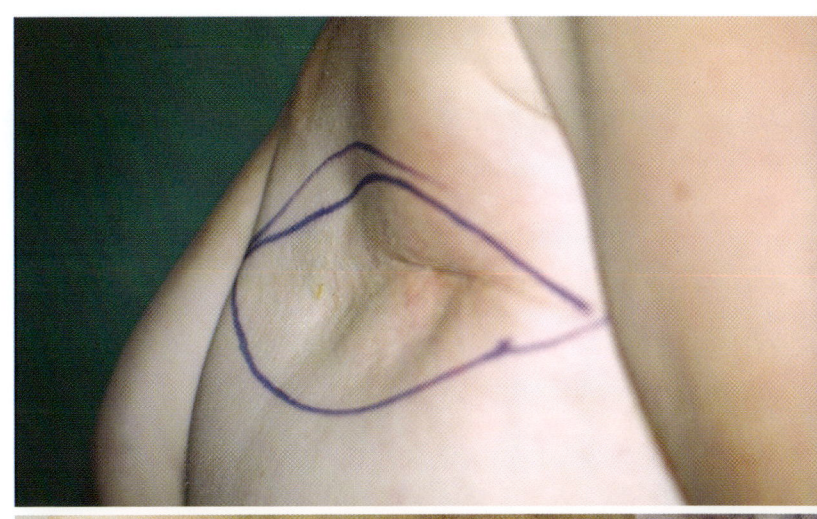

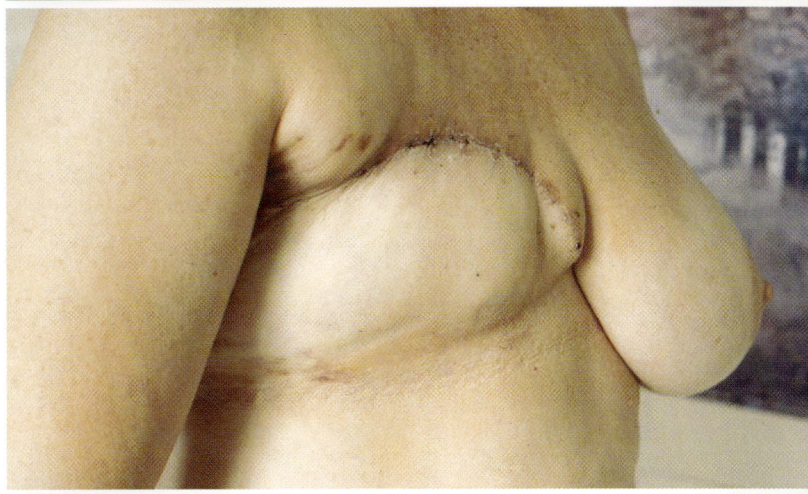

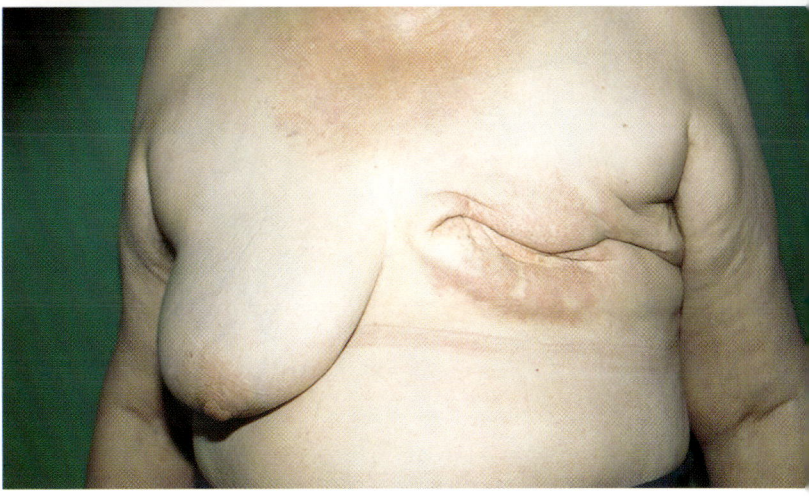

doch die operationstechnisch verhältnismäßig einfachen Voroperationen (Mastektomie) manchmal mit wenig Sorgfalt durchgeführt werden.

Wir plädieren deshalb seit langer Zeit dafür, dass alle Operateure bereits bei der Mastektomie an die spätere Möglichkeit einer Brustrekonstruktion denken. Dadurch können bei mancher Patientin sowohl Operationen als auch größere Eingriffe, z. B. Lappenplastiken, vermieden werden. Ein Erfahrungsaustausch durch Hospitation an einer plastisch-chirurgisch operierenden Abteilung ist fast überall möglich.

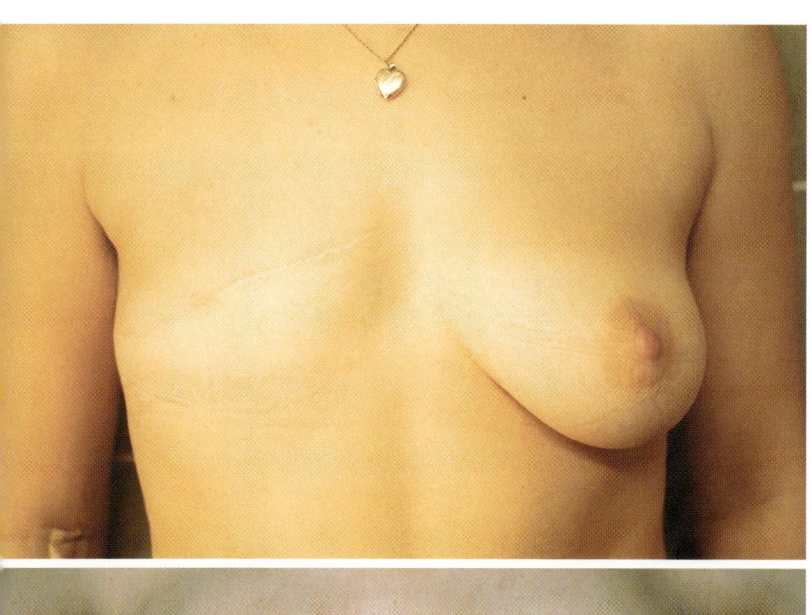

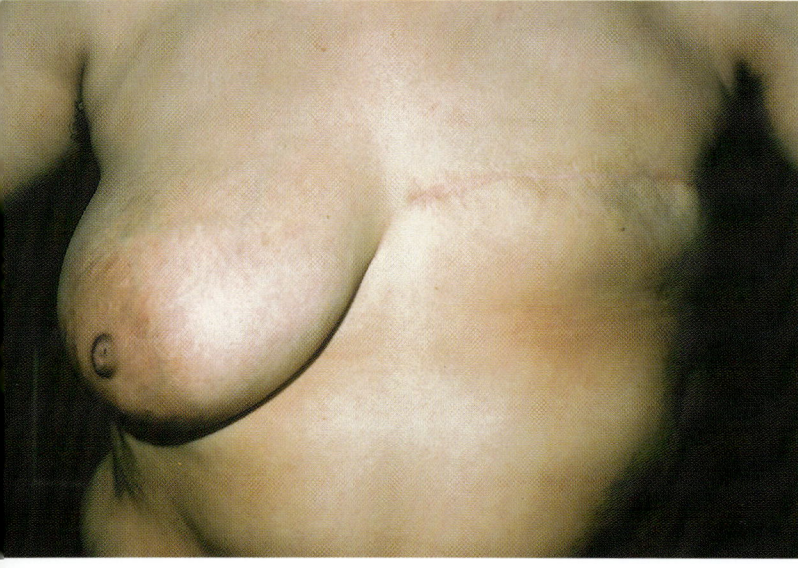

Abb. 4 und 5
Postoperative Ausgangssituationen nach Mastektomien, die eine Brustrekonstruktion erheblich erleichtern

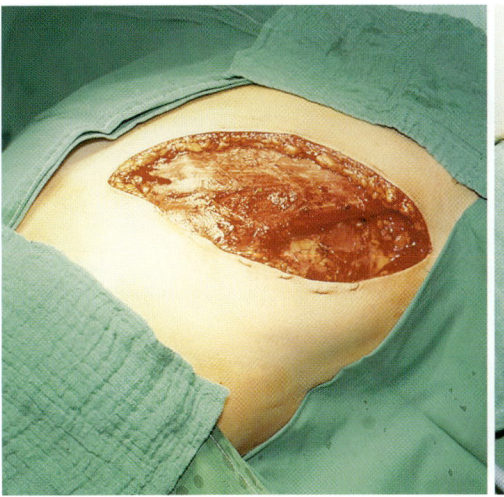

Abb. 6
M. pectoralis major und lateraler Bereich des M. serratus anterior

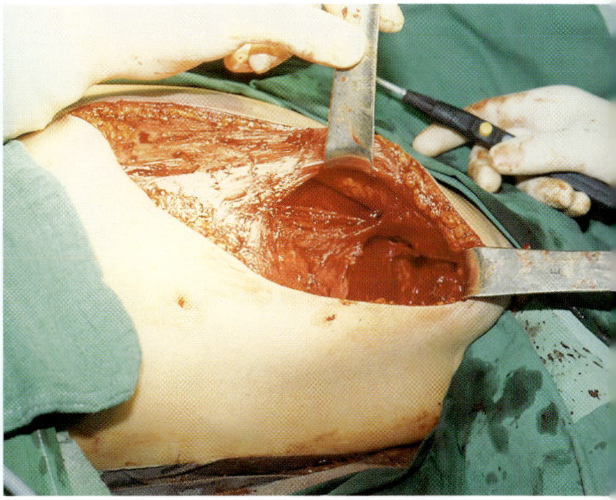

Abb. 7
Präparation der subpektoralen Implantattasche. Zugang vom lateralen Rand des M. pectoralis major

Die Abb. 4 und 5 zeigen postoperative Ausgangssituationen nach Mastektomie, die eine Brustrekonstruktion erheblich erleichtern.

Brustrekonstruktion mit Expanderimplantation

Relativ häufig wird bei uns die Brust unter Verwendung eines Expanders wiederhergestellt. Während wir bis Ende der 80er-Jahre des 20. Jahrhunderts den typischen RADOVAN-Expander verwendeten, den wir zum Teil über mehrere Jahre am Ort der Implantation beließen, verwenden wir in den letzten Jahren vorwiegend einen BECKER-Expander mit mikrostrukturierter Oberfläche *(Siltex-BECKER)*. Diese Implantate weisen ein Füllvolumen auf, das einerseits aus Silikongel, zum anderen aus zugefüllter physiologischer Kochsalzlösung besteht.

Das Distanzventil zur Auffüllung des Expanders wird im unteren axillären Bereich unter der Haut implantiert. Dadurch besteht die Möglichkeit, das Brustvolumen zu verändern, eventuell auch eine erneute Überdehnung vorzunehmen, wenn sich eine Kapselfibrose anbahnt. Klagt die Patientin über Missempfindungen durch das Auffüllventil, wird es entfernt. Der Hersteller empfiehlt die Entfernung des Auffüllventils mit Schlauch nach einem halben Jahr.

Die Abb. 6–13 zeigen eine primäre Brustrekonstruktion im Anschluss an eine modifiziert radikale Mastektomie.

Formung der Implantattasche

Bei der Rekonstruktion der Brust nach Mastektomie wird das Silikonimplantat

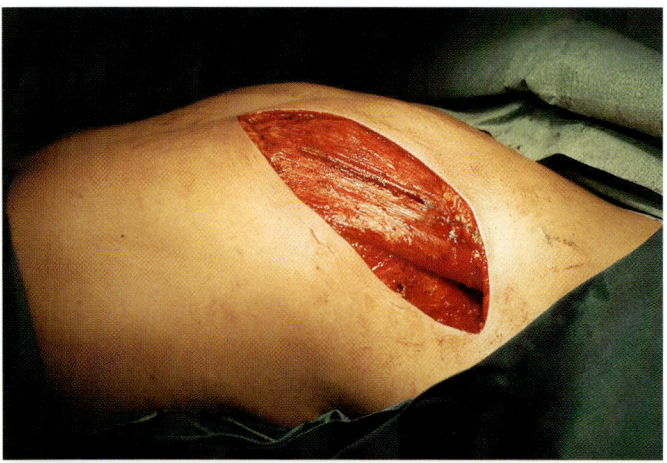

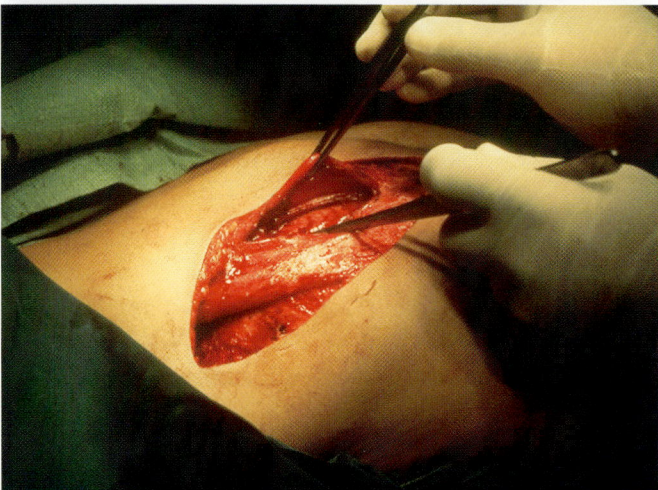

Abb. 8 und 9
Ausbildung des subpektoralen Zugangs im Zentrum des M. pectoralis major. Eröffnung des Muskels naturgemäß in Faserrichtung

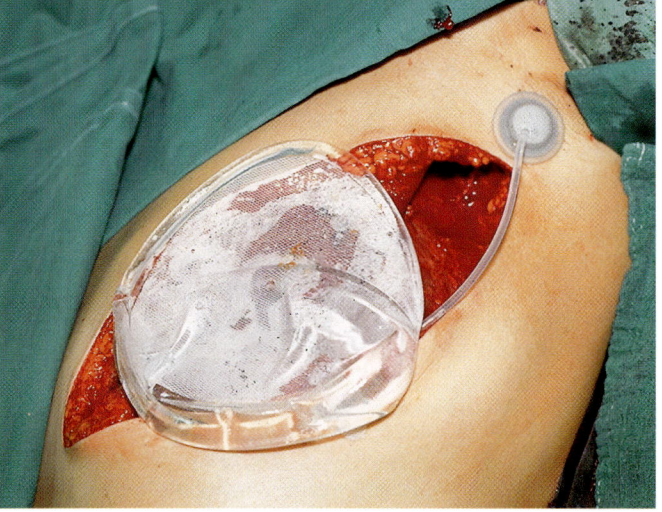

Abb. 10
Lage des Expanders. Er wird so weit aufgefüllt, dass der Muskelverschluss über dem Implantat spannungsfrei ist

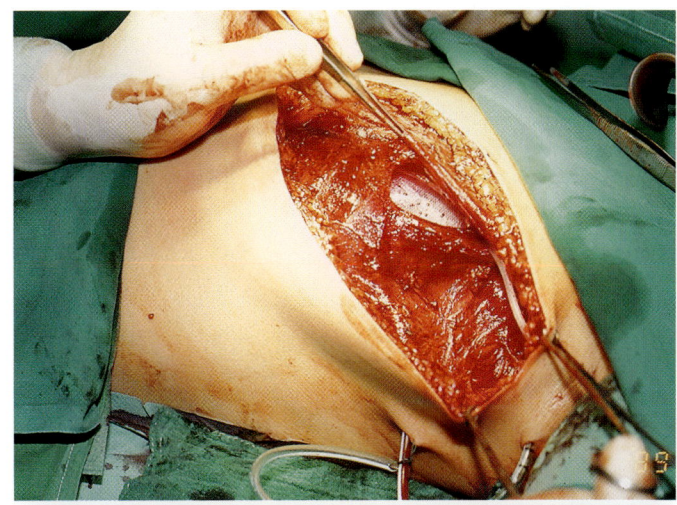

Abb. 11
Am lateralen Rand des M. pectoralis Verschluss der subpektoralen Tasche in Verbindung mit dem M. serratus anterior

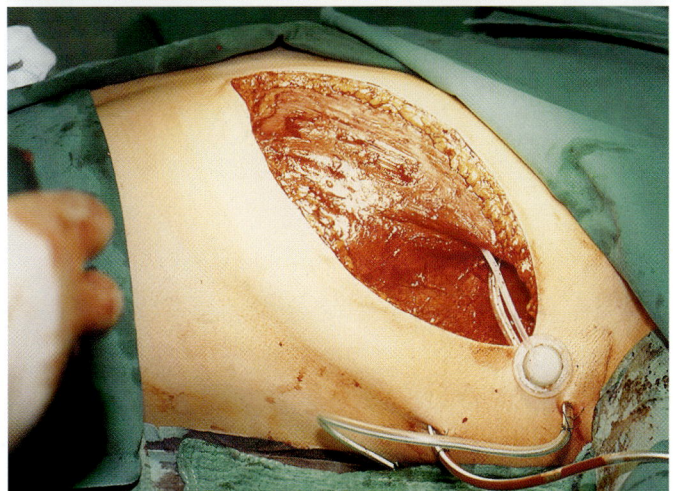

Abb. 12
Das Implantat liegt submuskulär. Vor dem Wundverschluss wird das Auffüllventil platziert und mit 2–3 Fäden an der Basis fixiert, um ein Weggleiten zu vermeiden

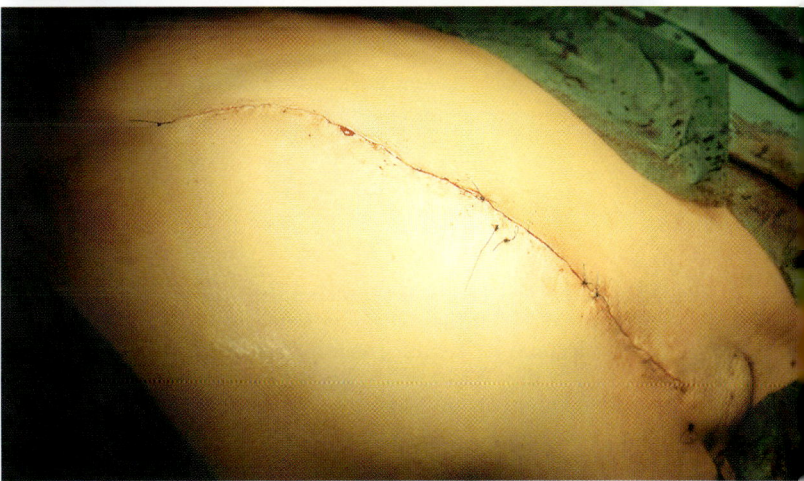

Abb. 13
Dreischichtiger Verschluss des Hautweichteilmantels. Abschließende Naht intrakutan fortlaufend

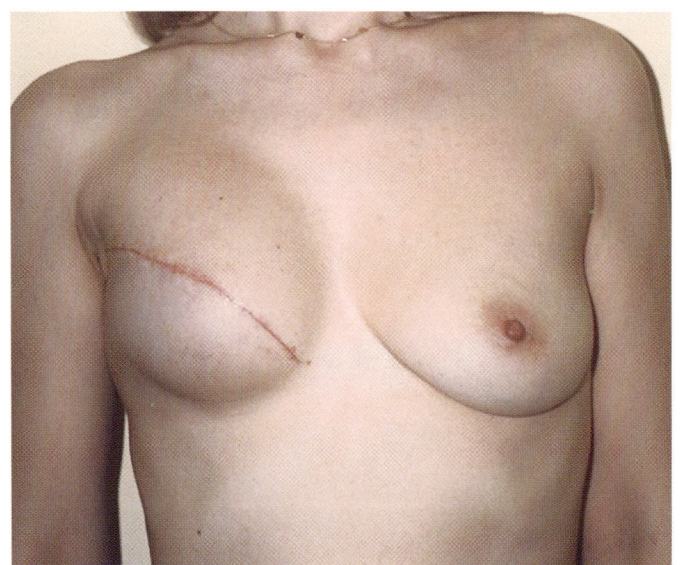

Abb. 14
Der Expander wurde überfüllt, um nach Ablassen auf die Größe der kontralateralen Seite eine leichte Ptose zu erreichen. Die Ptose kann jedoch im Verlauf von Monaten durch eine entstehende konstriktive Kapselfibrose wieder verschwinden

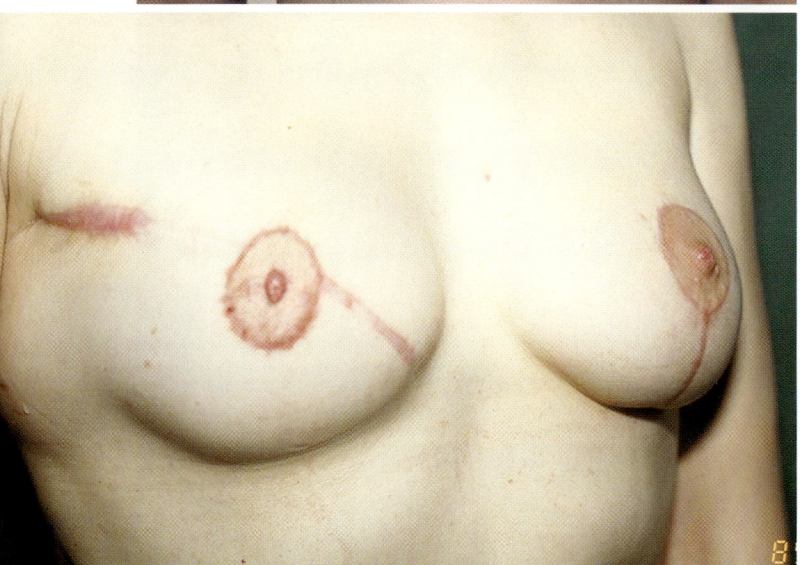

Abb. 15
Der Expander wurde gegen ein Silikongelimplantat der neueren Generation ausgetauscht. Implantatwechsel durch eine Eröffnung im lateralen Bereich der Ablationarbe. Narbe an dieser Stelle noch gerötet. Eine mäßiggradige Keloidveränderung der Narbe ist entstanden. Brustwarze und Areola wurden rekonstruiert

submuskulär eingebracht, wobei der Zugang von der Ablationarbe oder von einem inframammären Schnitt erfolgen kann. Je dicker die Weichteildecke über dem Implantat ist, desto geringer ist oft die Komplikationsrate (sichtbare konstriktive Kapselfibrose).

Das Silikonimplantat sollte immer submuskulär implantiert werden. Dabei wird das Implantat kranial, zentral und medial vom M. pectoralis und lateral vom M. serratus externus bedeckt. Der Nachteil der submuskulären Lage ist eine mögliche Beeinträchtigung des kosmeti-

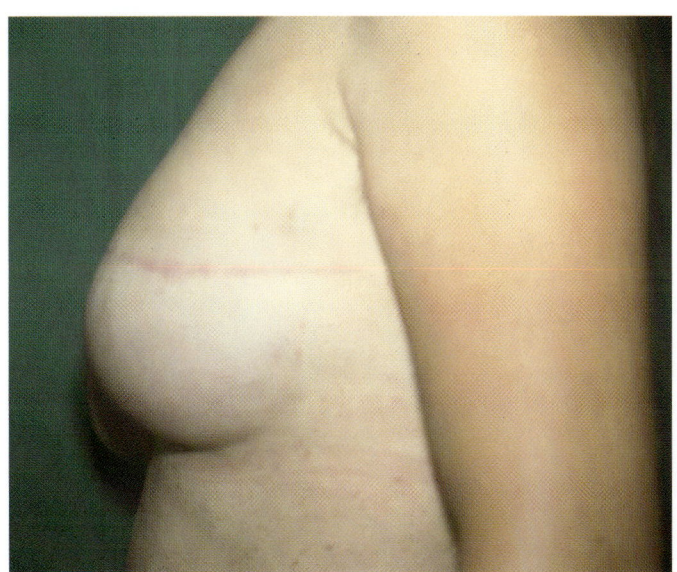

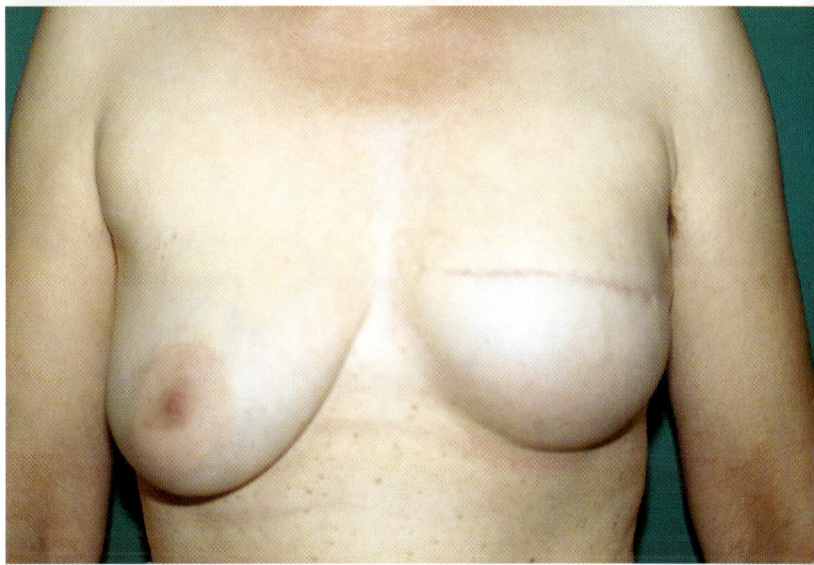

Abb. 16 und 17
Primäre Brustrekonstruktion mit permanentem Expander und mikrostrukturierter Oberfläche *(Siltex-BECKER)*. Die wiederhergestellte Brust ist weich und entspricht nahezu der Konsistenz der kontralateralen Seite. Reduktionsplastik rechts und gleichzeitige Brustwarzen-Areola-Rekonstruktion wären möglich. Die Patientin hatte jedoch kein Interesse an einer weiteren Operation

schen Ergebnisses durch Verziehungen an der Hautoberfläche bei Betätigung der Brustmuskulatur.

Um eine ästhetisch regelrecht geformte Brust mit angedeuteter Ptose zu erreichen, ist die Abtrennung der kaudalen Ansätze des M. pectoralis major notwendig, dabei bleibt der kaudale Teil des Implantates ohne muskuläre Bedeckung.

Die Mobilisation der Implantattasche kann bei der primären Brustrekonstruk-

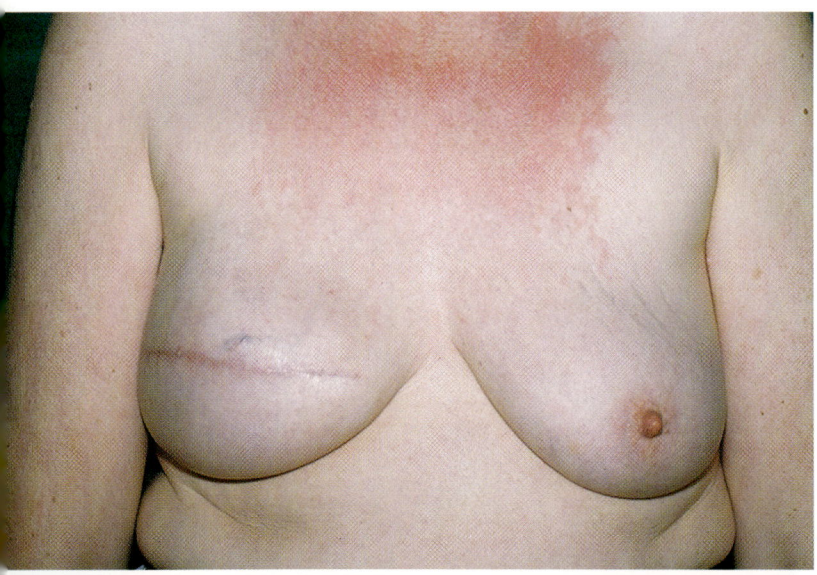
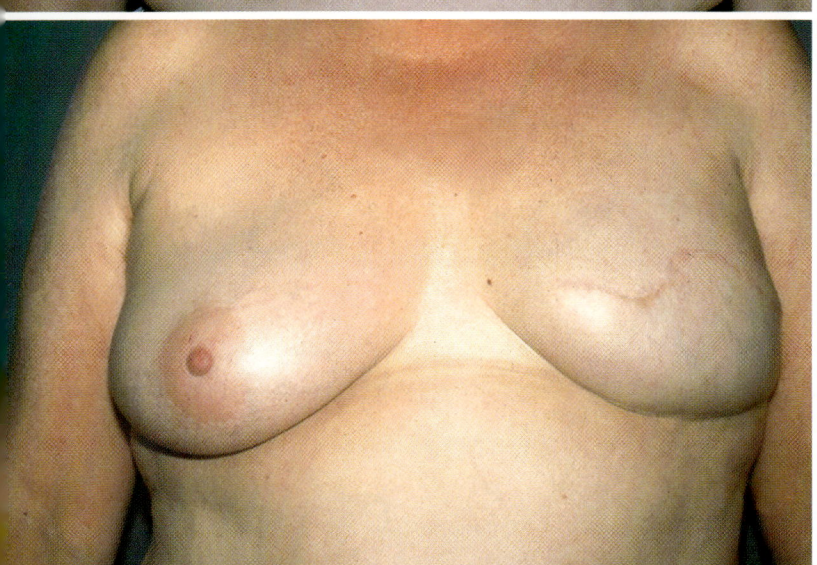

Abb. 18 und 19
Obwohl bei beiden Patientinnen keine Oberbauchverschiebeplastik erfolgte, konnte eine ausreichende, der kontralateralen Brust entsprechende Ptosis durch den Expander erreicht werden

tion auch durchgeführt werden, bevor die Brustdrüse abgesetzt wird. Dabei lässt sich nicht selten die Muskulatur besser ablösen.

Das operative Vorgehen bei primärer Brustrekonstruktion nach Mastektomie ist identisch mit dem Vorgehen beim sekundären Brustwiederaufbau (4).

Kann nicht genügend Gewebe zur Bildung einer ausreichend großen Implantattasche mobilisiert werden, besteht die Möglichkeit, temporär oder permanent eine Ex-

Abb. 20 und 21
Nach brusterhaltender Therapie mit postoperativer Strahlenbehandlung und Resektion eines ersten lokalen Rezidives wurde uns die Patientin mit erneutem Karzinomrezidivverdacht eingewiesen. Bei der Ablatio fand sich erneut Karzinomgewebe. Die sofortige Rekonstruktion (subpektorale Expanderimplantation) erbrachte ein bis heute dauerhaft gutes operatives Ergebnis

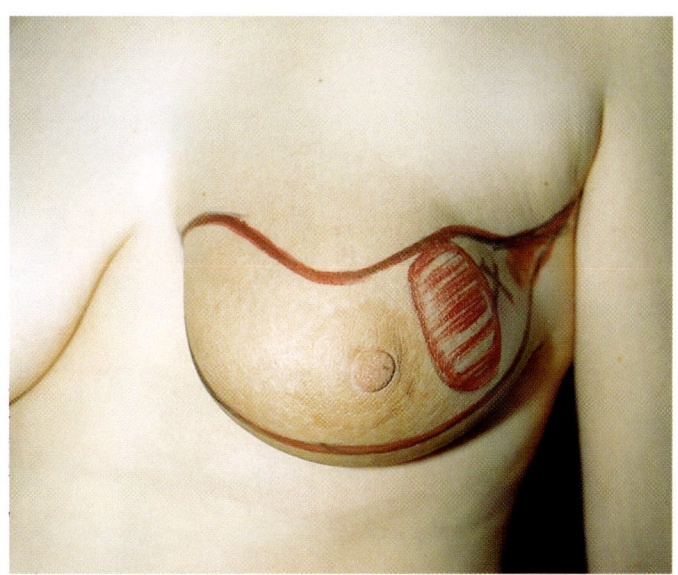

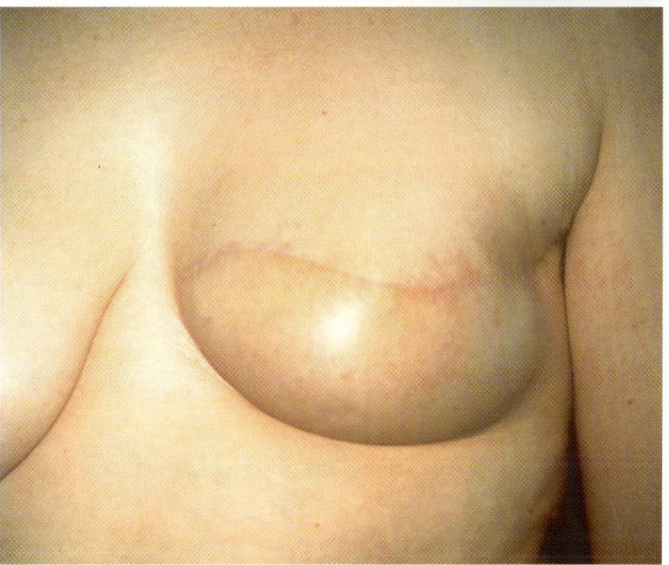

panderprothese zu implantieren, welche schrittweise über das Ventil aufgefüllt wird. Damit kann oft eine ausreichend große Muskelweichteilloge geschaffen werden. Später werden die temporären Expander gegen adäquate Silikonimplantate ausgetauscht. Bei Verwendung von permanenten Expandern muss nur noch der Auffüllstutzen mit dem Verbindungsschlauch in einem kurzen ambulanten Eingriff entfernt werden. Mit dieser Expandertechnik führen wir die Mehrzahl der primären und sekundären Brustrekonstruktionen durch.

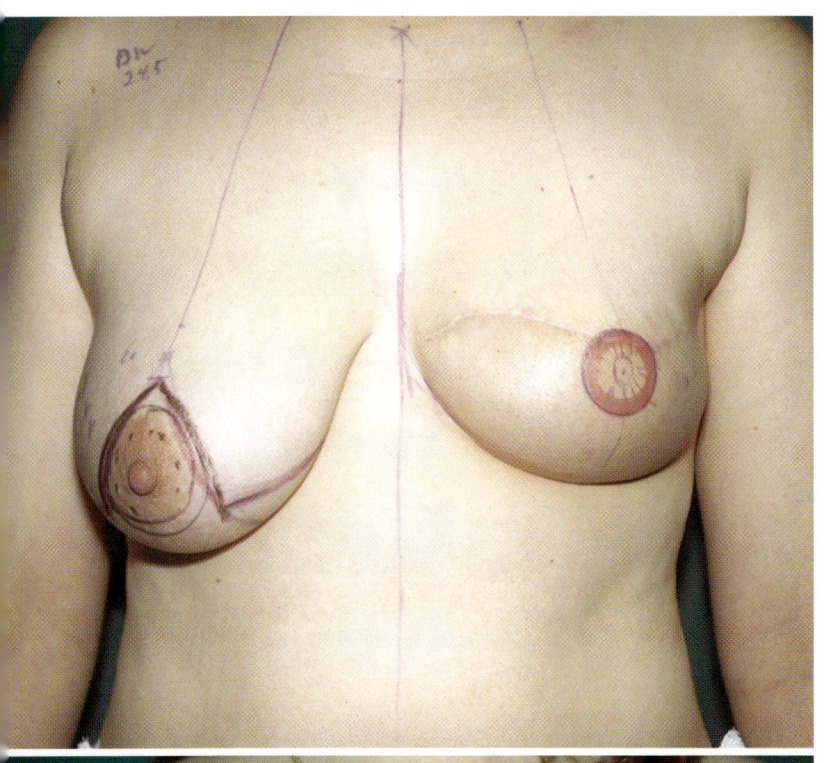

Abb. 22
Anzeichnung der neuen Brustwarzen-Areola-Position links und Umschneidungsfigur zur angleichenden Reduktionsplastik rechts

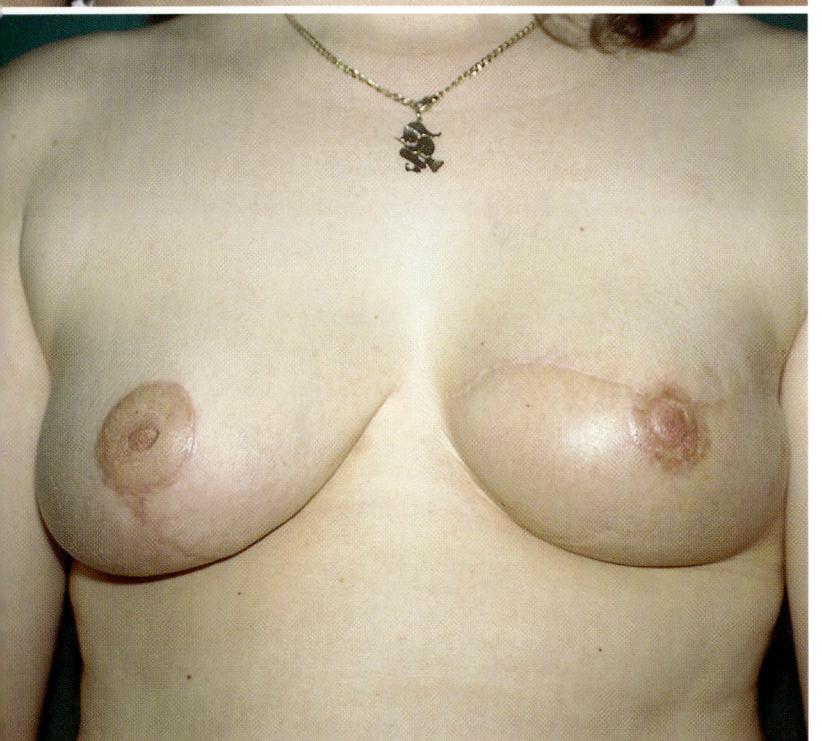

Abb. 23
Rechte Brust nach Angleichung (Reduktionsplastik). Rekonstruktion von Brustwarze und Areola links durch Entnahme des Gewebes von der rechten Seite

Abb. 24 und 25
Bei kleinen und mittelgroßen Brüsten sowie guter Dehnbarkeit des Hautweichteilmantels ist die direkte Implantation von Silikongelimplantaten der neueren Generation möglich

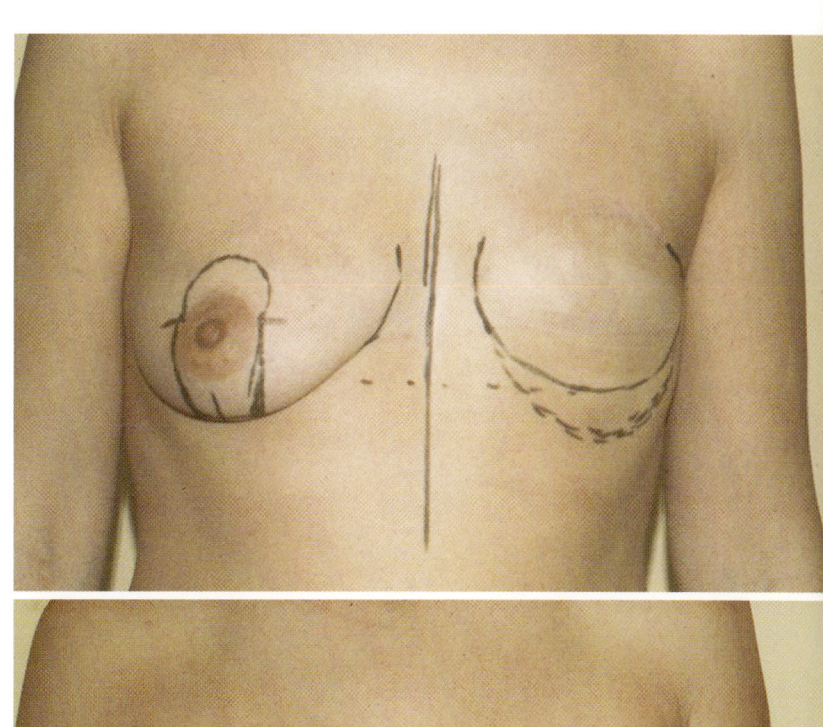

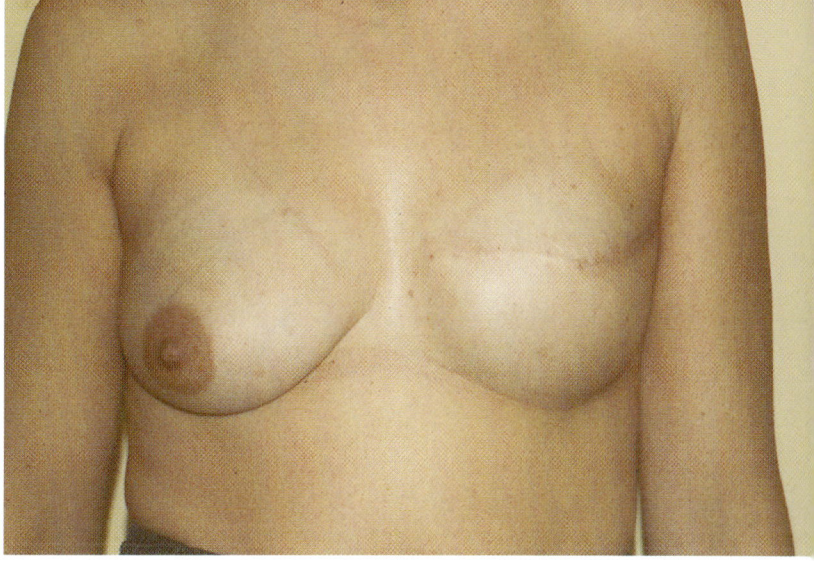

Brustrekonstruktion mit Implantaten und Oberbauchverschiebeplastik

Eine erstmals von HÖHLER und LEMPERLE (5) publizierte und bei mittelgradigem Hautdefizit angewendete Operationsmethode besteht in der ausgedehnten Mobilisation des Hautweichteilmantels im Oberbauchbereich nach kaudal bis fast in Nabelhöhe. Danach wird das mobilisierte Gewebe nach kranial verschoben und an der Thoraxwand im Bereich der ehemaligen Inframammarfalte (eventuell 2–3 cm tiefer) fixiert. Dadurch werden neue Narben vermieden und meistens ausreichend große Logen für das Implantat geschaf-

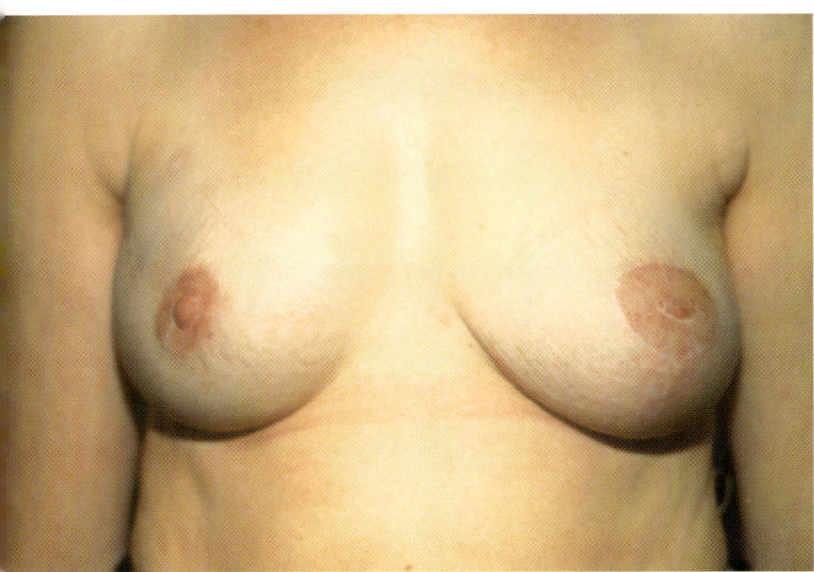

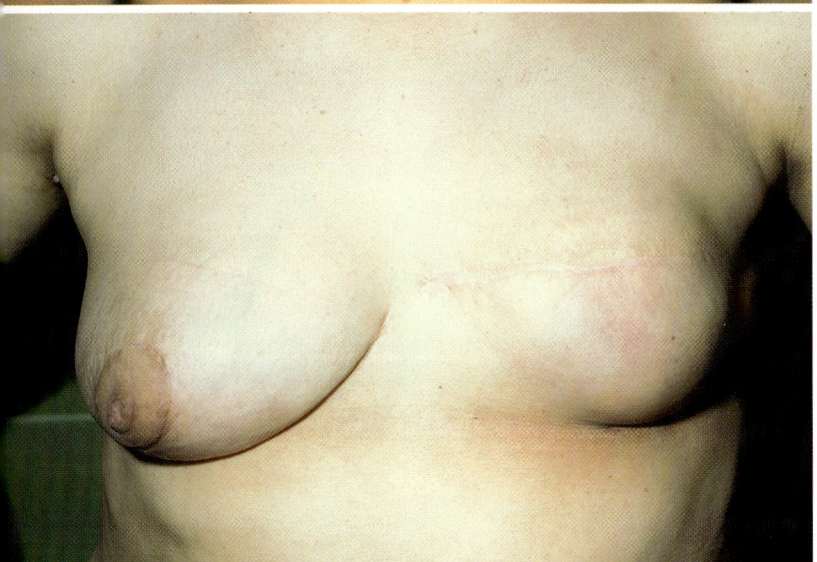

Abb. 26 und 27
Die Ergebnisse von Brustrekonstruktionen mit alloplastischem Material nach modifiziert radikaler Mastektomie sind wesentlich verbessert worden. Abb. 26 zeigt ein Ergebnis aus dem Jahr 1990, Abb. 27 stammt aus dem Jahr 1977

fen (Oberbauchverschiebeplastik) (Abb. 28–36).

Silikonprothesen der neueren Generation sollen auch bei ausreichend dickem Hautweichteilmantel subpektoral implantiert werden.

Bei den meisten Patientinnen können Silikongelimplantate mit aufgerauter oder texturierter Oberfläche verwendet werden, da die Prothesentasche genügend groß präformiert werden kann. Bei Patientinnen, bei denen das Volumen später noch verändert werden muss, bevorzugen

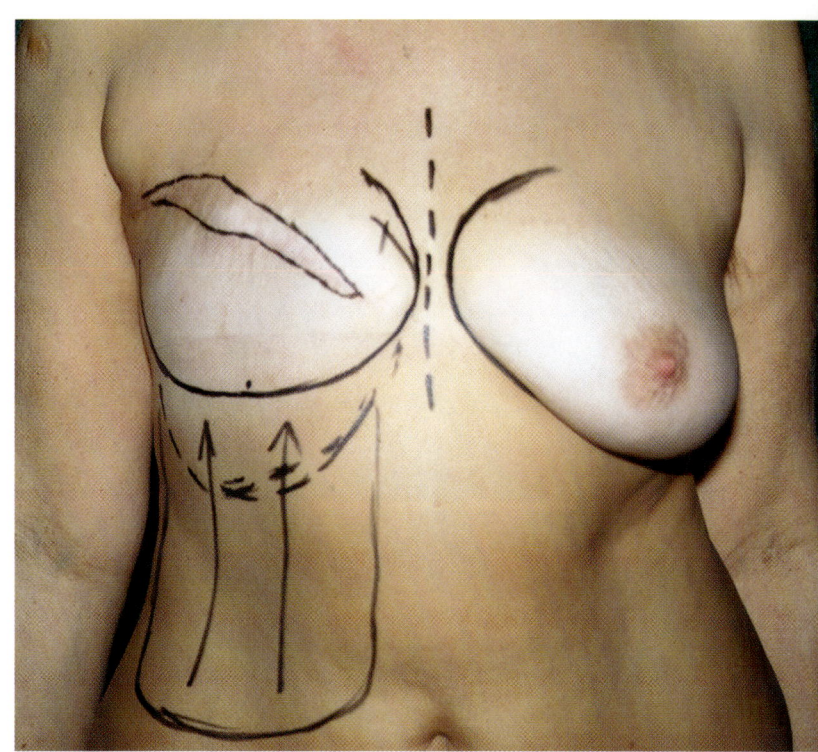

Abb. 28
Zustand nach modifiziert radikaler Mastektomie. Eingang zur Bildung der Implantattasche durch die verbreiterte hypertrophe Ablationsarbe, die, wie angezeichnet, ganz ausgeschnitten wird. Inframammarlinie entsprechend der kontralateralen Seite eingezeichnet. Die darunter markierte Linie wird die spätere reale Inframammarfalte. Zwischen beiden Linien liegt der Teil des Hautweichteilmantels, den man durch Mobilisation und Verschiebung nach kranial gewinnt

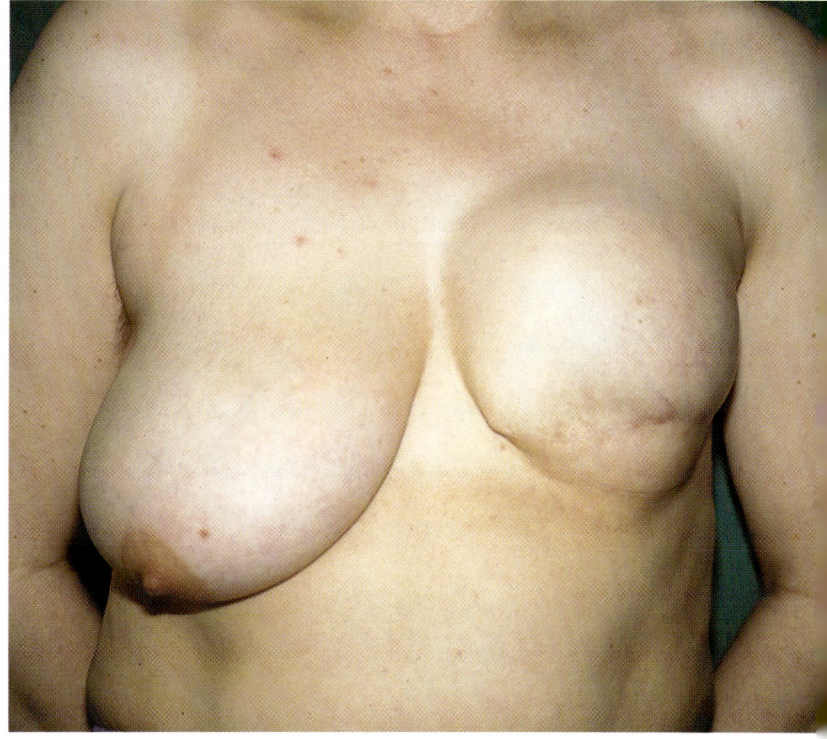

Abb. 29
Patientin nach primärer Brustrekonstruktion mit präpektoraler Implantation eines RADOVAN-Expanders (extra muros). Kapselfibrose III.–IV. Grades nach BAKER

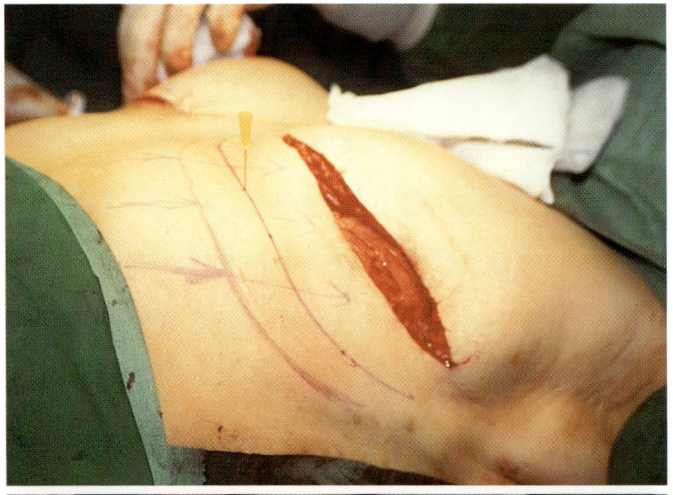

Abb. 30
Die einschnürende Mastektomienarbe (Abb. 29) wurde breit ausgeschnitten und die frühere und die zukünftige Inframammarfalte präoperativ eingezeichnet. Der Expander ist entfernt

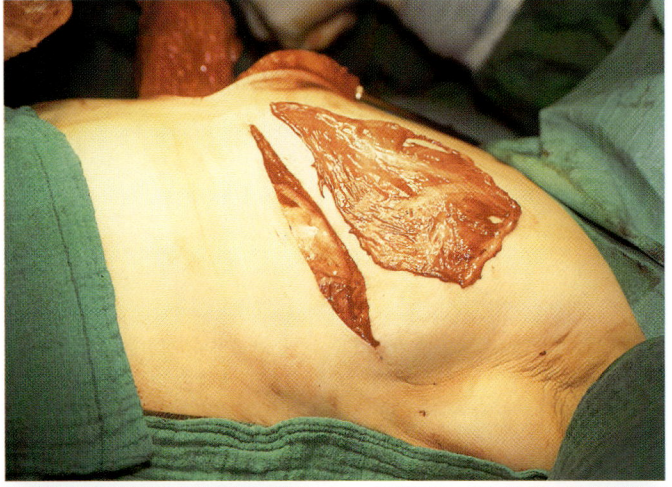

Abb. 31
Die herauspräparierte fibrosierte Implantatkapsel ist auf der Thoraxhaut ausgebreitet

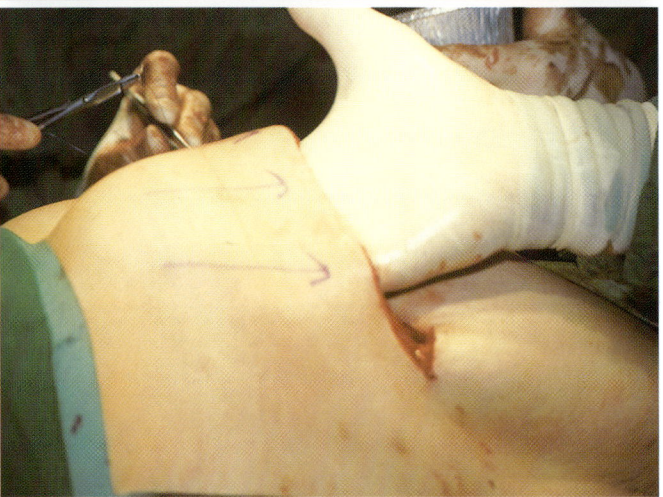

Abb. 32
Mobilisation von Haut und Subkutis bis fast in Höhe des Nabels

Abb. 33
Fixierung der neuen Inframammarfalte im 6. Zwischenrippenraum, der vorher farblich gekennzeichnet wurde

Abb. 34
Durchschnittlich werden 6–8 *Vicryl*-Fäden der Stärke 1/0 für die Fixation benötigt

▷

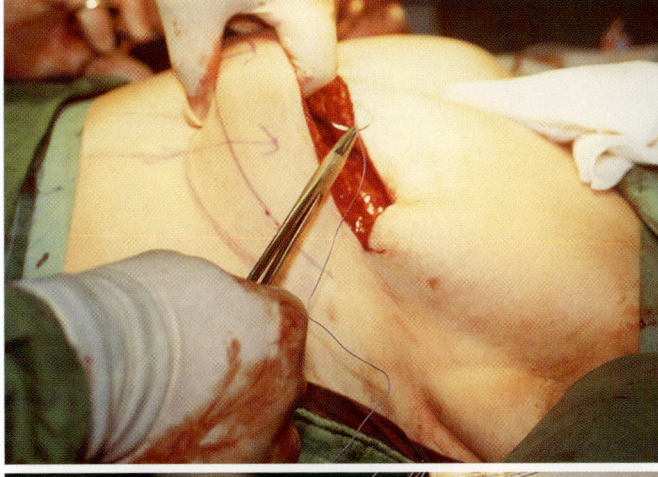

▽

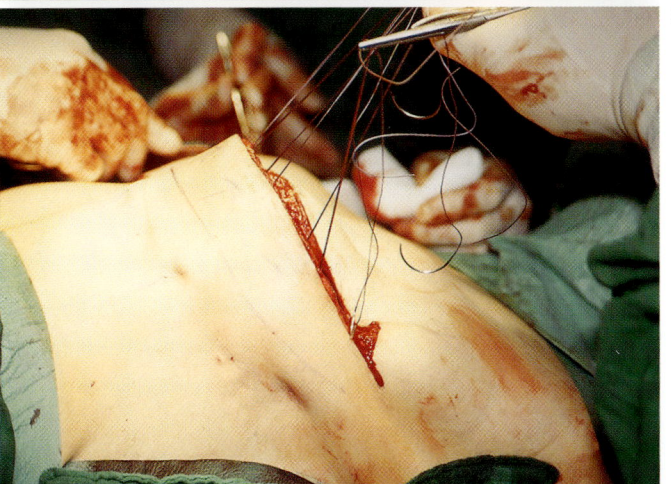

Abb. 35
Ein Silikongelimplantat mit mikrostrukturierter Oberfläche ist eingeführt

Abb. 36
Der Hautweichteilmantel lässt sich ohne Spannung über dem Implantat verschließen. Die Hauteinziehungen durch die Fixationsnähte unterhalb der Brust bilden sich innerhalb weniger Monate zurück

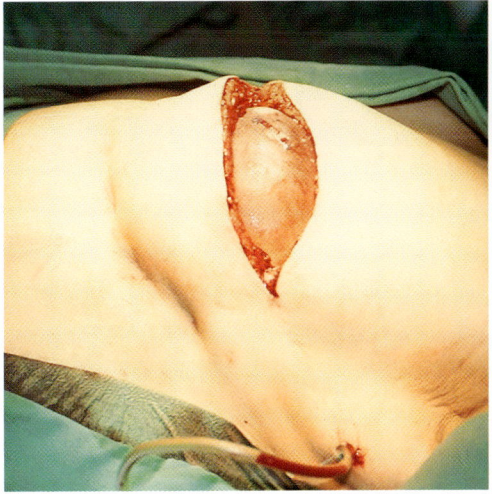

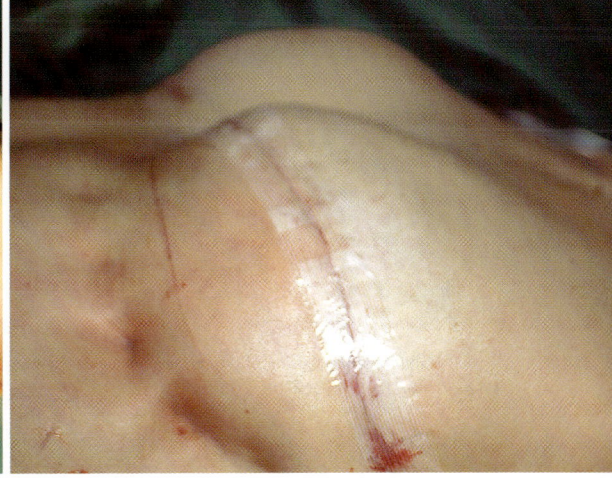

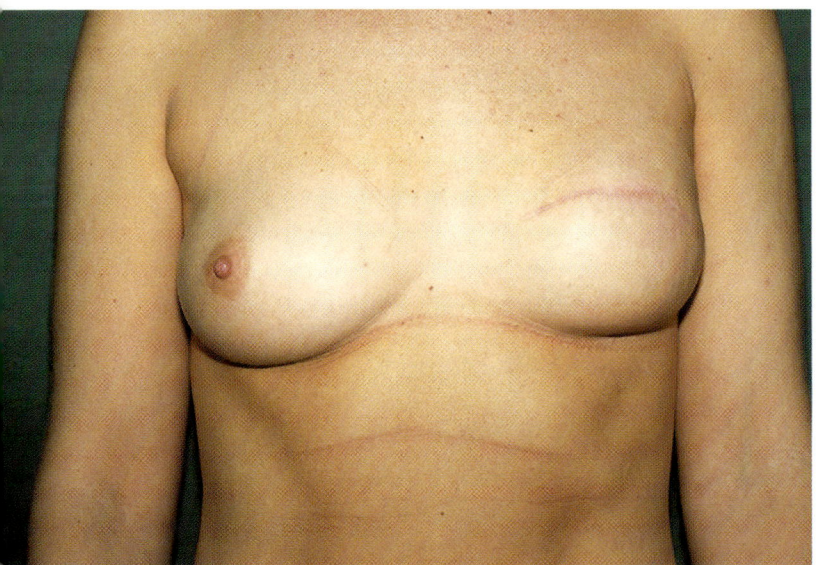

Abb. 37
Postoperativer Zustand
7 Monate nach Brustrekonstruktion mit permanenter, mikrostrukturierter Expanderprothese und Oberbauchverschiebeplastik

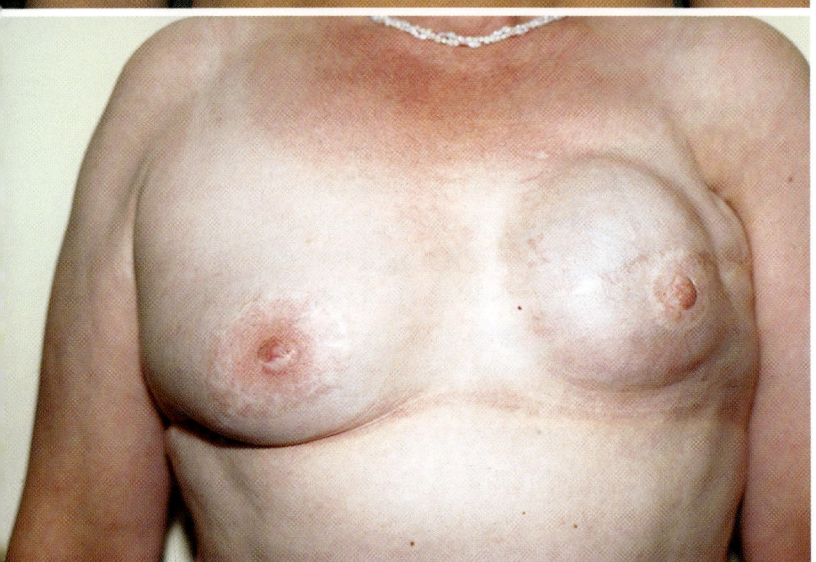

Abb. 38
Konstriktive Kapselfibrose III. Grades und Dislokation des subkutan liegenden Implantates aus der Anfangszeit der Brustrekonstruktion mit alloplastischem Material

wir permanente Expander mit mikrostrukturierter Oberfläche.

Management der kontralateralen Brust

Aus Gründen der Symmetrie ist es meistens erforderlich, die kontralaterale Brust durch eine Reduktionsplastik (eventuell Mastopexie) oder eventuell durch eine subkutane Mastektomie (falls histologisch begründet) der rekonstruierten Mamma anzugleichen.

Obwohl eine rekonstruierte Brust ohne Brustwarzen-Areola-Komplex unvollstän-

Abb. 39 und 40
Kapselfibrose III. Grades bei zu kleinem und disloziertem, glattwandigem Silikonimplantat

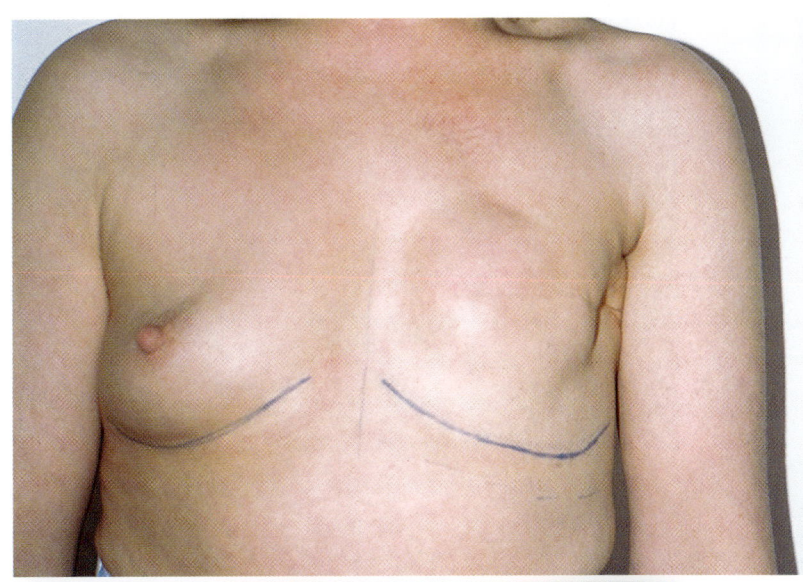

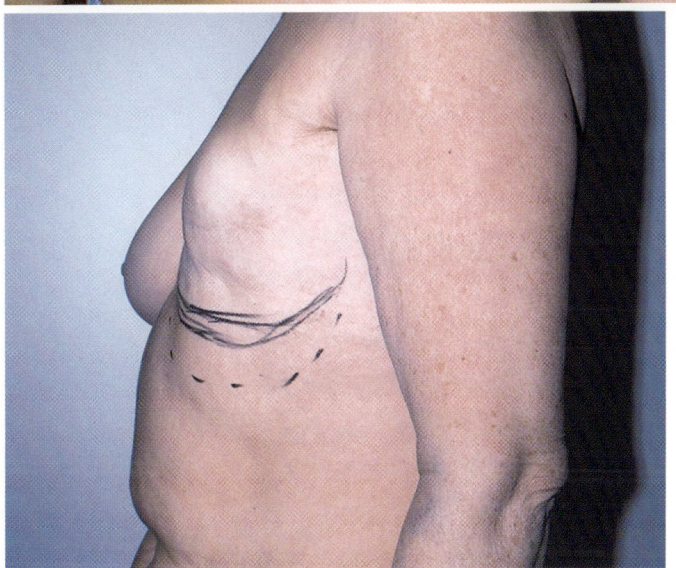

dig wirkt, verzichten einige Patientinnen nach Brustwiederaufbau auf eine Wiederherstellung der Brustwarze. Ein Grund liegt darin, dass diese Frauen bereits mit dem Volumenersatz zufrieden sind und ihre körperliche Integrität als wiederhergestellt empfinden. Mitunter wird auch eine weitere Operation mit dem dazugehörigen Krankenhausaufenthalt gescheut (Abb. 16 und 17).

Komplikationen

Die häufigste Komplikation trotz unterschiedlicher Implantatmodifikation und Operationsmethoden ist bei Verwendung

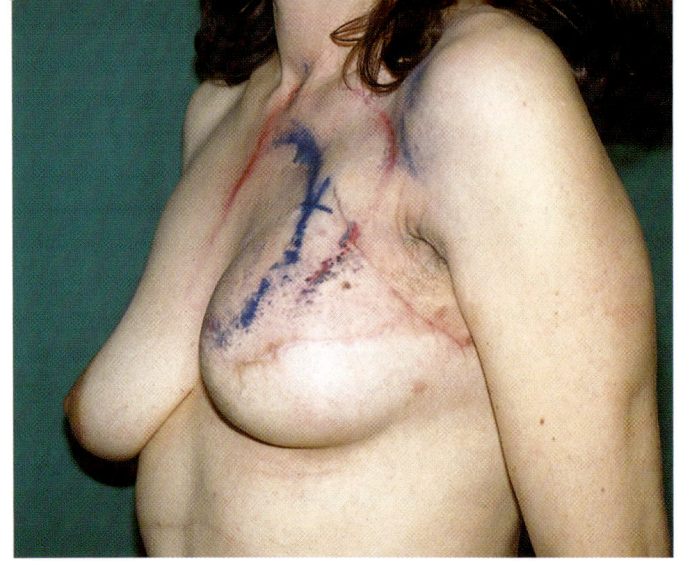

Abb. 41
Zustand nach Brustrekonstruktion mit permanentem mikrostrukturiertem Expander zu Beginn der postoperativen Strahlentherapie

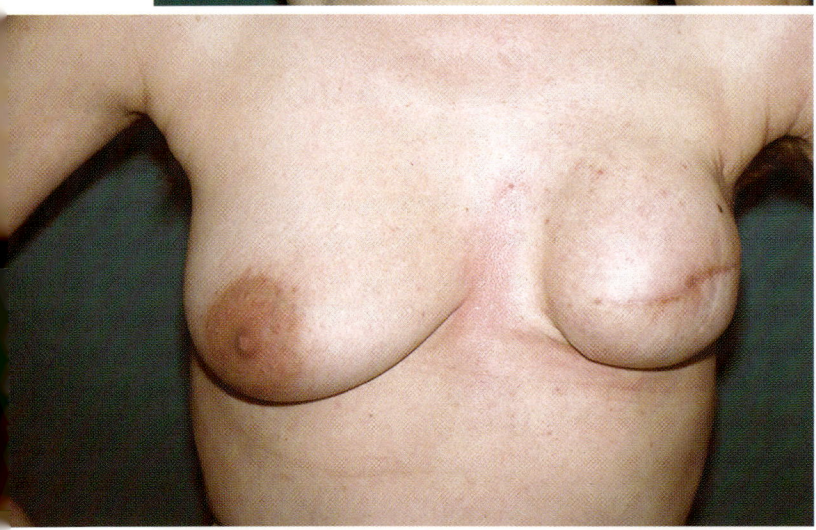

Abb. 42
Rasche Bildung einer konstriktiven Kapselfibrose unter und im Anschluss an die Radiatio

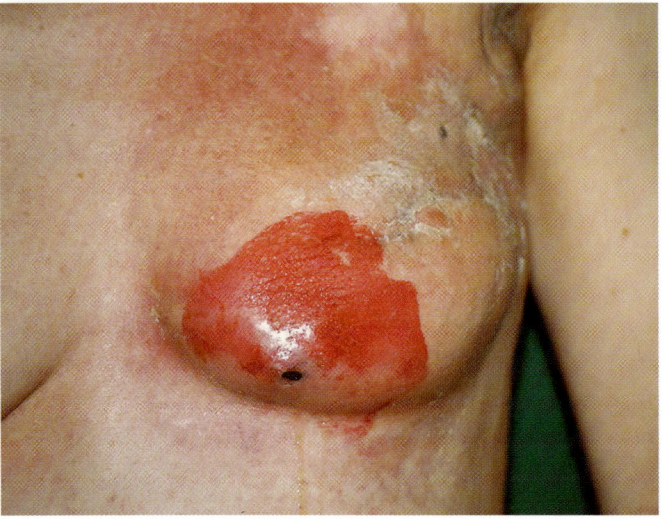

Abb. 43
Hautperforation und sekundäre Entzündung der Implantattasche mit sichtbarem Implantat. Sofortige Exstirpation der Prothese notwendig

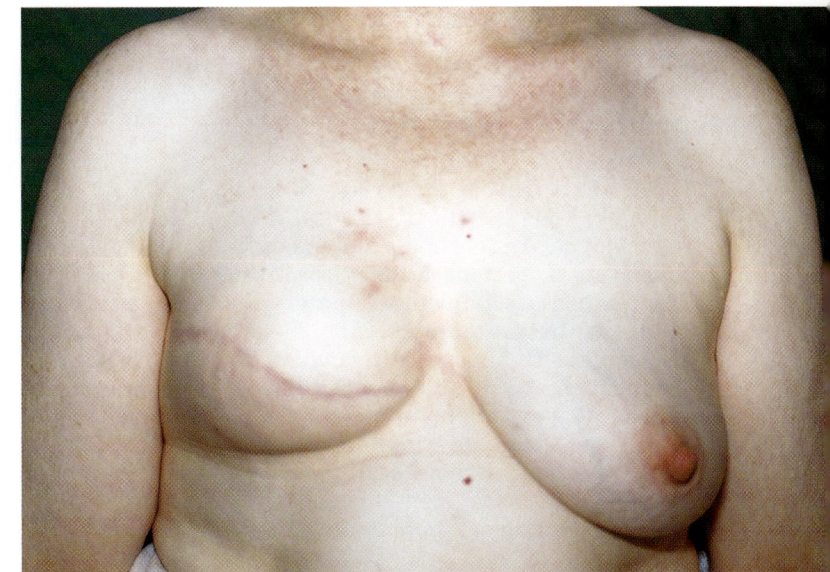

Abb. 44
Diskrete Rötung im medial oberen Quadranten der rekonstruierten Brust rechts mit mittelgradigen Schmerzen als Ausdruck einer beginnenden Infektion (7 Wochen nach Operation)

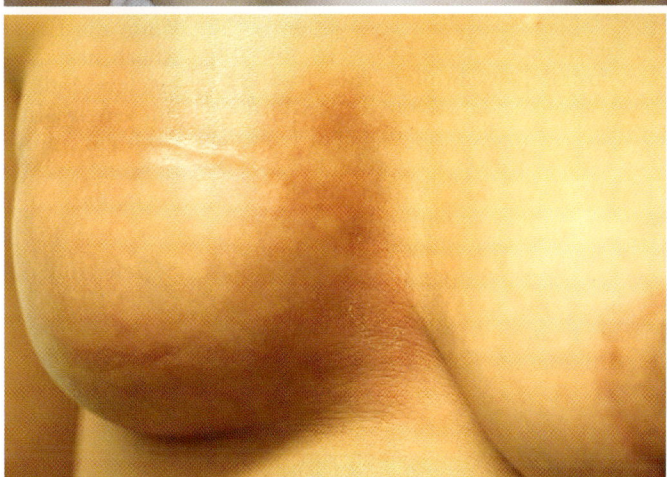

Abb. 45
Massive fortgeschrittene Entzündung 27 Tage nach Brustrekonstruktion. Bei der bakteriologischen Untersuchung fand sich typischerweise Staphylococcus epidermidis als einziger Keim

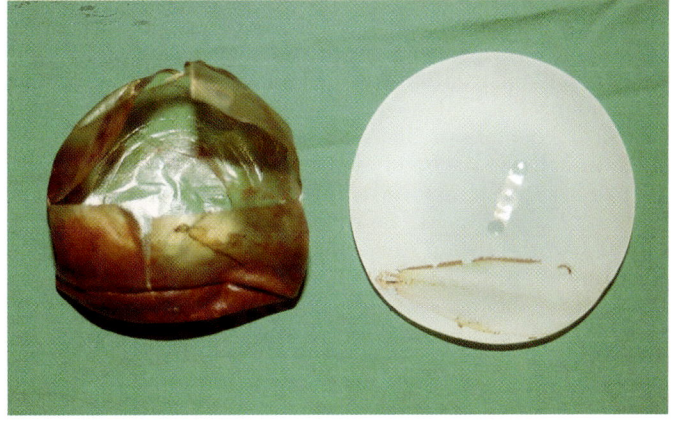

Abb. 46
Das Implantat und die eröffnete fibrotische Kapsel

von Implantaten die konstriktive Kapselfibrose, die in günstig erscheinenden Kollektiven bei etwa 5–15% der Patientinnen eine Nachoperation notwendig macht (Abb. 38–40 und 46).

Die Therapie der konstriktiven Kapselfibrose (BAKER III.–IV. Grades), falls diese von der Patientin als störend empfunden wird, besteht in der operativen Exstirpation des Implantates unter Mitnahme der Implantatkapsel (Abb. 29–31). Handelt es sich um ein glattwandiges Silikonimplantat, sollte bei der anschließenden Re-Augmentation ein mikrostrukturiertes oder ein texturiertes Implantat verwendet werden. Bei präpektoraler Protheseneinlage sollte man eine subpektorale Verlagerung des Implantates durchführen.

Bei primärer Verwendung von oberflächenveränderten Implantaten und Auftreten von konstriktiven Kapselfibrosen sollte mit der Patientin gegebenenfalls über eine Brustrekonstruktion mit Eigengewebe gesprochen werden, da die Entstehung einer erneuten Kapselfibrose nicht unwahrscheinlich ist. Von manuellen Kapselsprengungen wird wegen der Möglichkeit von Prothesenrupturen mit anschließender Ausbreitung des flüssigen Silikons im Körper Abstand genommen.

Aufgrund von Diskussionen um Sicherheit und Komplikationsmöglichkeiten von gelgefüllten Silikonimplantaten sollte mit den Patientinnen präoperativ ausführlich über die Silikonsituation gesprochen werden. Der größte Teil negativer Behauptungen, die bei diesen Diskussionen – vor allem von medizinischen Laien – erhoben wurden, ist jedoch aus wissenschaftlicher Sicht nicht begründet. Sowohl ein vermehrtes Auftreten von Rheumatismus als auch andere immunologische Erkrankungen konnten bisher nicht nachgewiesen werden. Ein Zusammenhang zwischen Brustkrebs und Silikon konnte nicht bestätigt werden.

»Die wissenschaftliche Forschung zeigt immer mehr, dass kein kausaler Zusammenhang zwischen Brustimplantaten und Erkrankungen besteht« (4).

Postoperative Infektionen

Da wir bei Brustrekonstruktionen routinemäßig eine perioperative Antibiotikaprophylaxe mit einem gegen Staphylokokken wirksamen Antibiotikum durchführen, werden postoperative Infektionen relativ selten beobachtet (Abb. 44 und 45).

Eine Ausnahme sind Infektionen bei primären Brustrekonstruktionen mit anschließender adjuvanter Chemotherapie. Ebenfalls erhöht war die Infektionsrate, wenn die Brustrekonstruktion direkt im Anschluss an adjuvante Chemotherapien erfolgte. Seit wir Brustrekonstruktionen mit einem Mindestabstand von 8 Wochen nach der adjuvanten Chemotherapie vornehmen, ist die Infektionsrate auch hier geringer.

Selten sind nach Wiederherstellung der Brust Perforationen des Implantates durch die Haut zu beobachten. Sie stehen meist in Zusammenhang mit konstriktiven Kapselfibrosen und postoperativen Infektionen oder einer radiologischen Therapie.

Die Abb. 41–43 zeigen beispielhaft, wie im Anschluss an den primären Brustaufbau eine konstriktive Kapselfibrose und eine Infektion entstanden sind. 3 Monate nach einer Strahlentherapie, die aufgrund des histologischen Befundes notwendig wurde, trat eine Perforation auf. Die Therapie bestand in einer operativen Exstirpation des Implantates unter Antibiotikaprophylaxe, Säuberung und Spülung der infizierten Wundhöhle, Einlage einer Drainage und primärem Wundverschluss der Perforationsstelle. Die Wundheilung erfolgte primär.

Weitere Komplikationen

Bei schwieriger Ausgangssituation oder geringer operativer Erfahrung können ferner folgende postoperative Komplikationen auftreten:

Fehlerhafte Positionierung des Implantates (Abb. 39 und 40), zu geringes oder zu großes Volumen der rekonstruierten Brust zur kontralateralen Seite. Auslaufen der Implantatfüllung bei fehlerhafter Punktion, Faltenbildung der Brusthaut über dem Implantat (Wrinkling).

Beratung, Planung und Operation verlangen Zeit, Talent und spezielle Erfahrung. Wer über einige Voraussetzungen nicht verfügt, jedoch die nötige Begabung und den Willen zur Ausbildung hat, sollte sich entweder an einer plastisch-chirurgisch operierenden Abteilung einer gründlichen Weiterbildung unterziehen oder die Patientinnen an einen erfahrenen Kollegen überweisen.

Literatur

1. Cronin TD, Gerow F. Augmentation Mammaplasty – A New »Natural Feel« Prosthesis. Transaction of the Third International Congress of Plastic Surgeons. Amsterdam; Excerpta Medica; 1964.
2. Radovan C. Breast reconstruction after mastectomy using the temporary expander. Plast Reconstr Surg 1982; 69: 195.
3. Becker H. The permanent expander implant: an update Perspect. Plast Surg 1989; 3: 164.
4. Bohmert H. Plastische und rekonstruktive Chirurgie der Brust. Stuttgart-New York: Thieme; 1995.
5. Höhler H, Lemperle G. Der Wiederaufbau der weiblichen Brust nach radikaler Mastektomie. Arch Klin Chir 1975; 339: 756.
6. Bohmert H, Hrsg. Brustkrebs und Brustrekonstruktion. Stuttgart-New York: Thieme; 1982.
7. Bostwick J. Aesthetic and Reconstructive Breast Surgery. St. Louis-Toronto-London: Mosby; 1983.
8. Bostwick J. Plastic and Reconstructive Breast Surgery. St. Louis, Missouri: Quality Medical Publishing; 2000.
9. Brunnert K, et al. Heterologe und autologe Brustrekonstruktion – aktueller Stand. Der Frauenarzt 1991; 32: 761.
10. Cocke WM. Breast Reconstruction following Mastectomy for Carcinoma. Boston: Little Brown; 1977.
11. Gibney J. Use of a Permanent Tissue Expander for Breast Reconstruction. Plast Reconstr Surg 1989; 84: 607.
12. Goldwyn RM. Plastic and Reconstructive Surgery of Breast. Boston: Little Brown; 1976.
13. Granitzka S. Motivationen zur Brustrekonstruktion bei Frauen mit Ablatio mammae. In: Jürgensen O, Richter H, Hrsg. Psychosomatische Probleme in der Gynäkologie und Geburtshilfe. Berlin-Heidelberg: Springer; 1985. S. 142–146.
14. Granitzka S. Rekonstruktion der Brust nach Mastektomie. In: Schmidt-Matthiesen H, Bastert G. Gynäkologische Onkologie. Stuttgart-New York: Schattauer; 1987. S. 268–273.
15. Hartrampf CR jr. Breast reconstruction with living tissue. Norfolk VA: Hampton; 1991.
16. Lemperle G, Nievergelt J. Plastische Mammachirurgie. Berlin-Heidelberg-New York: Springer; 1989.
17. Peters G. Plastikinfektionen durch Staphylokokken. Dtsch Ärztebl 1988: 85: 204.
18. Strömbeck JO, Rosato FE, Hrsg. Surgery of the breast. Stuttgart-New York: Thieme; 1986.

Brustrekonstruktion mit Eigengewebe

Teil 1: Latissimus-dorsi-Hautmuskelinsellappen

H. DIETERICH und
J. BLAZEK, Rheinfelden

1976 publizierte OLIVARI (1) eine Latissimus-dorsi-Insellappenplastik, die er seit 1974 in der Universitätsklinik in Köln entwickelt hatte. Er verwendete die Latissimus-dorsi-Plastiken in erster Linie für Defekte bei Strahlenschäden im Thoraxbereich. Die Methode fand aufgrund ihrer Praktikabilität rasche Verbreitung; bereits 1977 lagen weitere Ergebnisse vor (1–3).

BOSTWICK et al. (4–7) modifizierten die Technik, indem sie mehr Muskelanteile als Haut verwendeten. Erst 1979 wurde von MAXWELL (8) entdeckt, dass TANSINI (9) bereits 1906 den M. latissimus dorsi in ähnlicher Weise verwendet hatte. Die Methode war jedoch in Vergessenheit geraten. Heute gilt die Latissimus-dorsi-Lappenplastik aufgrund ihrer Sicherheit als Standardtechnik bei Defekten im Thoraxbereich und bei Brustrekonstruktionen, wenn muskuläre bzw. kutane Defizite vorliegen.

Da viele Frauen in den 60er- und 70er-Jahren des vergangenen Jahrhunderts noch durch radikale lokale Maßnahmen, oft verbunden mit einer Bestrahlung der Thoraxwand, im äußeren Erscheinungsbild (total) verstümmelt wurden, war diese Hautmuskellappenplastik die zuverlässigste verfügbare Quelle, um fehlende Haut wieder zu erhalten, den fehlenden M. pectoralis major zu ersetzen und einen Teil des Volumens autolog zu ergänzen.

Zwischenzeitlich hatte dann die Methode an Bedeutung verloren, da trotz guten Weichteilmantels die glattwandigen Implantate die Gefahr der konstriktiven

Kapselfibrose nicht wesentlich beeinflussen konnten, der Hautmuskellappen oft zu hoch und zu steil platziert wurde und man sich durch die reine autologe Rekonstruktion mittels TRAM-Lappen bessere ästhetische Resultate versprach.

Nicht nur in Europa, sondern auch in den führenden Zentren der USA findet die Latissimus-dorsi-Plastik in Kombination mit texturierten Implantaten wieder verbreitet Anwendung, da die Gefahr der schweren Kapselfibrose durch Verwendung beschichteter Implantate minimalisiert werden konnte.

Ziele einer jeden Brustrekonstruktion sind:

- Wiederherstellung der Größe.
- Rekonstruktion der Brustform.
- Erhalt einer natürlichen Konsistenz.
- Optimale Symmetrie.

Der Latissimus-dorsi-Insellappen ist außergewöhnlich gut geeignet, diese Ziele zu erreichen, was die Indikationen zur Anwendung dieser Operationstechnik deutlich erweitert hat, besonders dann, wenn allgemeine Kontraindikationen zu einer TRAM-Chirurgie bestehen.

Indikationen zum Latissimus dorsi:

- Extensive chirurgische Maßnahmen, wie TRAM-Chirurgie, nicht gewünscht.
- Vorliegen einer Risikosituation (Nikotinabusus, Diabetes, Adipositas).
- Operation bei schlanker (dünner) Patientin.
- Autologer Volumenersatz der Brust bei Konzepten mit brusterhaltender Therapie oder zur autologen Rekonstruktion der Brust nach partieller Mastektomie.
- Zustand nach Bauchdeckenplastik.
- POLAND-Syndrom.
- Korrekturmaßnahmen nach Voroperationen.
- Ergänzende oder Salvagemaßnahme nach TRAM-Chirurgie.

Kontraindikationen:

- Zustand nach Thorakotomie mit Durchtrennung des M. latissimus dorsi.
- Atrophie des M. latissimus dorsi nach Läsion des thorakodorsalen Gefäßbündels.
- Psychische Instabilität und mangelnde Compliance.

Die Planung der Operation ist ein wesentlicher Bestandteil zum Erhalt einer optimalen Kosmetik. Bedacht werden müssen:

- Besonderheiten bei der Mastektomie.
- Onkopathologische Kriterien.
- Die evtl. applizierte Strahlendosis nach Thoraxwandbestrahlung.
- Erwartungshaltung und Psyche der Patientin.
- Die kontralaterale Brust aus onkologischer und ästhetischer Sicht.

Aufwand beim Latissimus dorsi: Bei der Latissimus-dorsi-Operation ist zu berücksichtigen, dass es sich hierbei um einen größeren operativen Eingriff handelt, der komplexer ist als die Expanderchirurgie, jedoch nicht so extensiv – auch vom Zeitaufwand her – wie die TRAM-Chirurgie oder mikrochirurgische Maßnahmen. In aller Regel ist zum Erhalt eines optimalen Resultates nicht mehr als eine Operation erforderlich. Der Zeitaufwand beträgt in der Anfangsphase 2–3 Stunden, wir präparieren zwischenzeitlich einen Hautmuskellappen in 45 Minuten. Sind nur Teile des Lappens zur Defektdeckung erforderlich, kann in Halbseitenlage präpariert werden, was die Umlagerung der Patientin überflüssig macht und somit die Operationsdauer erheblich verkürzt. Normalerweise ist keine Bluttransfusion erforderlich, jedoch sollte autologes Blut zur Verfügung gestellt werden.

Narbenbildung: Wird der Latissimus-dorsi-Lappen zur Rekonstruktion oder zur Deckung von Thoraxwanddefekten verwendet, erfolgt die Schnittführung möglichst im Bereich der natürlichen Hautlinien. So werden selbst bei tiefer Entnahmestelle unschöne Narben am Rücken vermieden. Gelegentlich fällt ein farblicher Unterschied zwischen der Rücken- und der Thoraxhaut auf.

Sicherheit: Insgesamt handelt es sich bei der Latissimustechnik um ein sehr sicheres Verfahren mit einer hohen Erfolgsrate und wenigen gravierenden Komplikationen. In Tab. 1 sind die Ergebnisse von 158 Latissimus-dorsi-Lappen-Operationen aufgelistet, die zwischen 1992 und 2002 in der Frauenklinik Rheinfelden durchgeführt worden sind. Die Komplikationen sind der Häufigkeit nach aufgeführt.

Serome im Bereich der Entnahmestelle sind nicht als Komplikation zu werten, sondern als unerwünschter Nebeneffekt der Operation, der in Abhängigkeit vom Defekt in der Spenderregion auftritt. Die Patientinnen sollten hierüber aufgeklärt werden, da die Drainagen häufig mehr als 10 Tage belassen werden müssen und später auch Serompunktionen notwendig sein können. Sorgfältige Operationstechnik mit Belassung des subskapulären Fettgewebes, gute Drainagen und die intraoperative Anwendung von Fibrinklebern helfen, gravierende Serombildung zu reduzieren.

Schwerwiegende Komplikationen treten bei weniger als 10% der Patientinnen auf. Ein totaler Lappenverlust ist bei etwa 1% der Patientinnen möglich. Die Ursache der beiden Lappenverluste in unserer eigenen Serie war einmal die Thrombosierung der V. thoracodorsalis, einmal handelte es sich um eine Torquierung des Lappenstiels. Bei einigen (wenigen) Patientinnen kommt es zu Parästhesien am Rücken, weshalb unbedingt eine gute Lagerungstechnik garantiert sein muss.

Der Gefahr einer Einschränkung der Beweglichkeit im Bereich der Rotatorenmanschette wird durch konsequente perioperative Physiotherapie vorgebeugt. Oftmals störende Wulstbildung im Durchzugskanal wird durch Dissektion des muskulofaszialen Ansatzes fast vollständig unterdrückt, erfordert jedoch exakte anatomische Kenntnisse.

Onkologische Aspekte: Der Einsatz des Latissimus-dorsi-Lappens ermöglicht bei vielen Patientinnen die Einhaltung der onkologischen Therapieprinzipien, ohne die Integrität des weiblichen Erscheinungsbildes sowie den Erhalt einer normalen Lebensqualität zu gefährden. Er kann problemlos sowohl zur Rekonstruktion nach modifizierter radikaler Mastektomie oder hautsparender Mastektomie, wie auch zur Defektdeckung bei der brusterhaltenden Therapie eingesetzt werden. Eine Primärrekonstruktion erhöht weder bei der modifizierten radikalen Mastektomie noch bei der brusterhaltenden Therapie das Risiko eines Lokalrezidivs, was unsere eigenen Daten zum Lokalrezidiv nach Mastektomie und partieller Mastektomie zeigen (Tab. 2).

Die Radiotherapie als fester Bestandteil im Konzept der brusterhaltenden Therapie führt wegen der guten Gefäßversorgung durch das thorakodorsale Gefäßbündel kaum zu Fibrosierung des Gewebes. Allerdings erfolgt bei uns nach partieller Mastektomie mit Latissimus-dorsi-Lappen kein Boost des Primärtumorlagers, weshalb die lokale Radikalität stets gewährleistet sein muss.

In der apparativen Nachsorge ergeben sich aus dem Einsatz des Lappens keine Nachteile, er ist strahlentransparent und grenzt sich mammographisch vom restlichen Brustdrüsenkörper ab. Intramammär kommt es zu keiner ausgeprägten Narbenbildung, die Brust bleibt auch nach längerer Nachbeobachtungszeit weich. Narbenrezidive am Rücken sind äußerst selten; Thoraxwandrezidive nach Mastektomien werden nicht später erkannt.

Anatomie

Der M. latissimus dorsi inseriert faszial an der Innenseite des Oberarmes und ist mit seinen lateralen Ausläufern am Serratus anterior befestigt. Die Wirbelsäule bildet die mediale Begrenzung, kranial des M. teres major (Abb. 1). Die motorische Versorgung des Muskels erfolgt über den N. thoracodorsalis. Die sichere Blutversorgung ist garantiert über die A. thoracodorsalis, die sich aus der A. subscapularis bzw. der A. axillaris fortsetzt und über die Serratusanastomose selbst bei Ligatur des thorakodorsalen Gefäßbündels eine sichere Versorgung des Hautmuskellappens garantiert. Da sich das Blutgefäßsystem fächerförmig und radiär über den Latissimusmuskel ausdehnt, kann die Hautinsel je nach Bedarf zur Thoraxwand rotiert werden.

Die sicherste Spenderregion, besonders bei Risikopatientinnen, ist die schräge Schnittführung am Rücken, da sich dann die Blutgefäße axial im Hautmuskellappen verteilen. Jedoch sind auch anders gewählte Schnittführungen in Abhängigkeit des zu ersetzenden Hautweichmantels an der Thoraxwand sicher (Abb. 2).

Präoperative Überlegungen

Bei jeder Mastektomie ist ein Weichteilverlust sowohl in horizontaler als auch

Tab. 1 Postoperative Komplikationen (eigene Daten)

Komplikationen	Häufigkeit
Nachblutungen	5,1%
Nahtdehiszenz, Latissimus-dorsi-Lappen, Spenderloge	4,5%
Wundheilungsstörungen, Latissimus-dorsi-Lappen, Spenderloge	6,2%
Wundheilungsstörungen, Latissimus-dorsi-Lappen, Empfängerlager	1,7%
Hämatom	3,9%
Serom	51,5%
Parästhesien	
– Brust	3,9%
– Rücken (vorübergehend)	9,0%
– Rücken (dauerhaft)	3,4%
Bewegungseinschränkungen	7,9%
Narbige Deformierung	0,6%
Totale Lappennekrose	1,1%

Tab. 2 Lokalrezidiv und Metastasierung nach brusterhaltender Therapie (BET) oder modifizierter radikaler Mastektomie (MRM) (eigene Daten 1992–2002; n = 178). Ergebnisse nach autologer Rekonstruktion mittels Latissimus-dorsi-Lappen

	BET (T1–T4)	BET (T1–T2)	MRM (T1–T4)	MRM (T1–T2)
Lokalrezidiv	8,4%	6,5%	11,6%	8,3%
Metastasierung	13,5%	11,9%	21,6%	18,3%

in vertikaler Richtung entstanden. Die Menge des zu ersetzenden Hautdefizites in vertikaler Richtung richtet sich nach der Länge des kontralateralen inframammären Steges, das Defizit in horizontaler Richtung nach der Basis der gesunden Seite. Die Abb. 3 zeigt beispielhaft den gut durchbluteten Hautmuskellappen, der um 180° rotiert und über einen Tunnel an die Thoraxwand eingebracht wird.

Der Latissimus-dorsi-Lappen eignet sich am besten zur Rekonstruktion kleiner und mittelgroßer Mammae. Handelt es sich um eine mittelgroße Brust, kann zur Rekonstruktion von Form, Größe und Volumen primär oder sekundär ein Implantat eingelegt werden. Der primäre Einsatz eines Implantats kann problematisch sein, da nach einer Radiatio gehäuft störende Kapselfibrosen auftreten können. Deshalb bevorzugen wir die sekundäre Einlage, um bei eventuell erforderlicher adjuvanter Strahlentherapie der Brustwand das kosmetische Ergebnis nicht zu gefährden.

Muss bei einer Sekundärrekonstruktion größeres Volumen implantiert werden, empfiehlt sich die Einlage eines Gewebeexpanders, der in der Folgezeit kontinuierlich aufgefüllt wird. Die Verwendung texturierter anatomischer Expander garantiert bei richtiger Einlage nicht nur eine ideale Expansion im unteren Drittel der Brust, sondern auch eine gute Kreation der Submammarfalte. Aufgrund der Expandertexturierung mit gleichzeitiger breiter Implantatbasis sind schwere Kapselfibrosen nur selten zu erwarten. Im Vergleich zu den Implantatkapseln der früheren Generation finden sich histologisch lediglich weiche, kollagene, bindegewebig veränderte Strukturen ohne wesentliche Fremdkörperreaktion.

Operationsplanung

Eine sorgfältige Planung der Schnittführung sowohl im Bereich der Mamma als auch im Bereich der Lappenentnahmestelle ist der Schlüssel zum Erfolg. Zu-

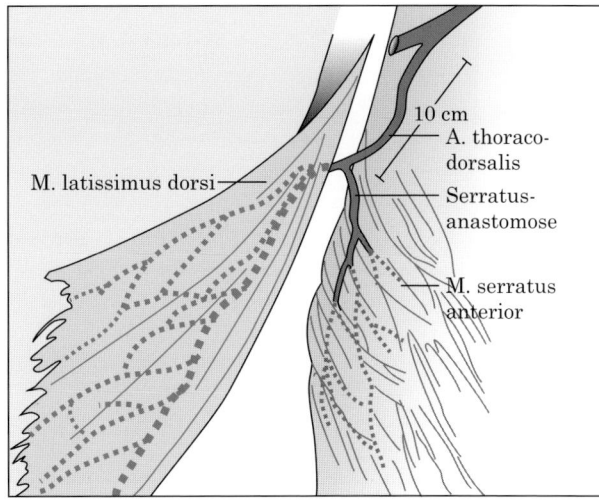

Abb. 1
Gefäßversorgung des M. latissimus dorsi

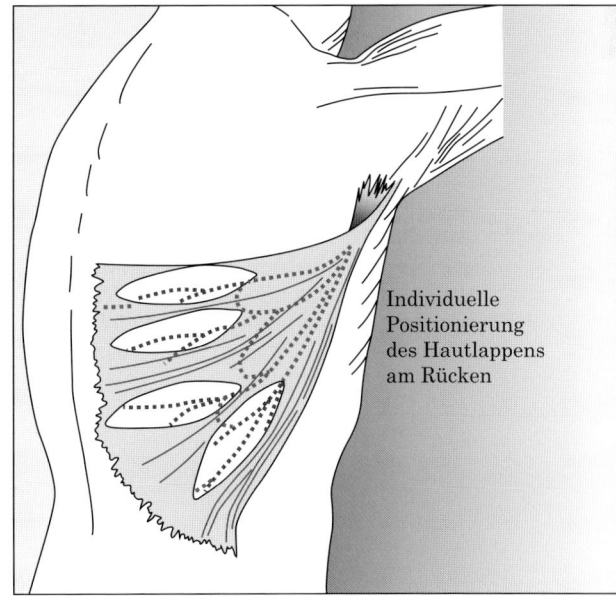

Abb. 2
Mögliche Positionierung der Hautinsel in Abhängigkeit vom Hautweichteilmantel

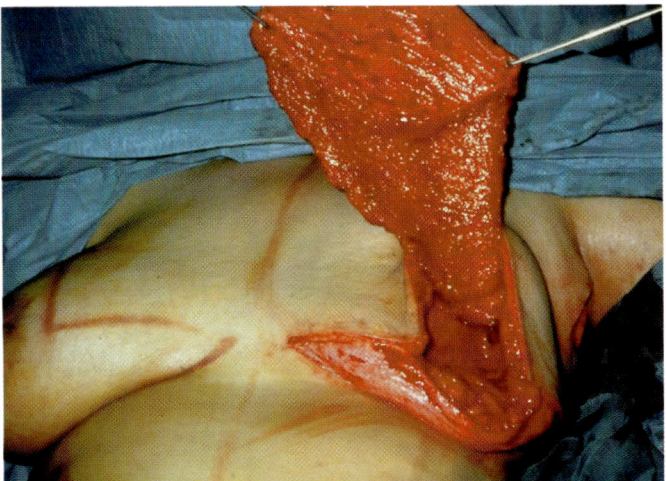

Abb. 3
Der fertig präparierte Muskellappen

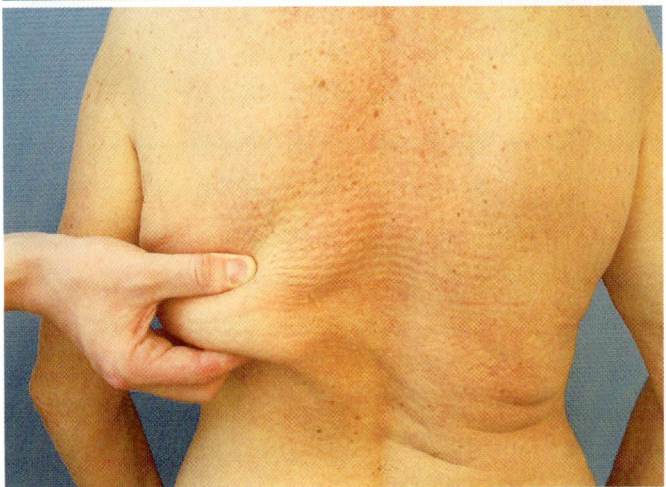

Abb. 4
Einsatz des »Pinchgriffs« zur Abschätzung des Weichteilgewebes am Rücken

nächst kann mit einem einfachen Pinchgriff die Größe des vorhandenen Weichteilmantels am Rücken abgeschätzt werden (Abb. 4). Das zu erwartende Volumen des Hautmuskellappens lässt sich annäherungsweise nach der Formel von HARTRAMPF (10) berechnen:

(Länge × Breite × Dicke des Lappens) – 10%.

Damit ergibt sich z. B. bei einer Lappenlänge von 15 cm, einer Breite von 8 cm und einer Dicke von 1,5 cm ein Volumen von etwa 160 g zur Rekonstruktion der Brust.

Bei Planung einer onkoplastischen Operation mit Primärrekonstruktion der Mamma wird nun unter Berücksichtigung dieses Weichteilmantels der mammäre Schnitt vorgezeichnet. Dabei müssen der Sitz und die Größe des Tumors in Betracht gezogen werden (Abb. 5). Da bei der Notwendigkeit einer Mastektomie diese in der Regel hautsparend durchgeführt werden kann, wird die Primärrekonstruktion deutlich erleichtert.

Planung der Schnittführung am Rücken: Größe und Form der geplanten Hautinsel

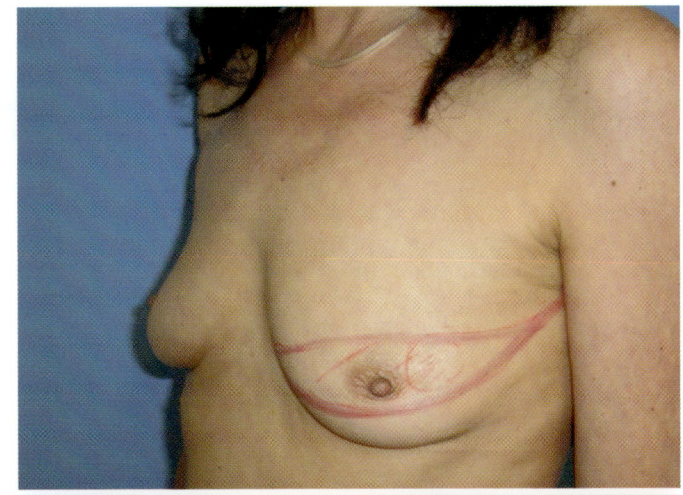

Abb. 5
Einzeichnen des Tumorsitzes und der geplanten Schnittführung vor hautsparender Mastektomie und LDF-Rekonstruktion bei einer kleinen Brust

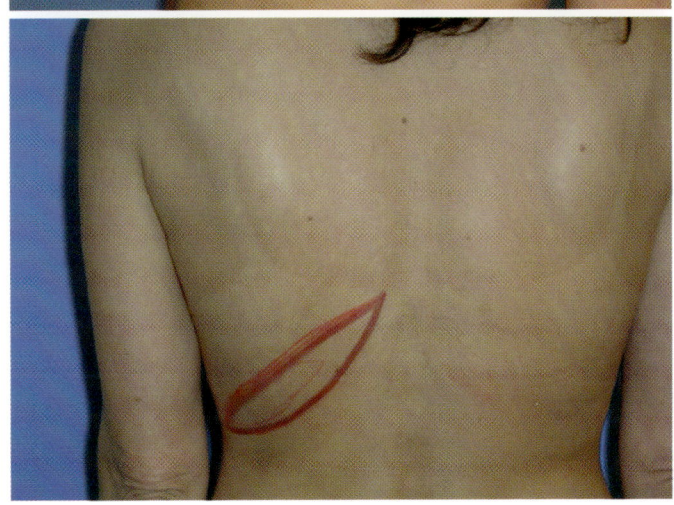

Abb. 6
Planung der zu entnehmenden Hautinsel entlang der natürlichen Hautfalten

sollten möglichst genau dem entstandenen Hautdefekt an der Mamma entsprechen. Bei der Wahl der Positionierung und Ausrichtung der Hautinsel orientiert man sich an den vorhandenen Hautfalten (Abb. 6). Dies garantiert niedrige Spannung beim Wundverschluss und unauffällige Narbenbildung. Bei fülligeren Patientinnen nutzt man natürliche Fettpolster aus und kann damit – ein positiver Nebeneffekt – unerwünschte Wülste im Flankenbereich entfernen. Die Abb. 7 macht dies deutlich; zusätzliches Volumen kann so gewonnen werden.

Beim Ausmessen der genauen Dimensionen der Hautinsel ist es ratsam, den Oberkörper der Patientin leicht nach vorne zu beugen. Die Rückenhaut spannt sich dadurch leicht an – die Gefahr, dass der Defekt im Bereich der Spenderregion zu Spannungen beim Wundverschluss führt, ist dadurch gering.

Operationstechnik

Bei den meisten Patientinnen wird der Latissimus-dorsi-Lappen zur Primärrekonstruktion nach Mastektomie oder partieller Mastektomie eingesetzt. Dabei erfolgt zunächst die Tumorexzision bzw. Mastektomie mit Axilladissektion oder Sentinellymphknotenchirurgie in Rückenlage (Abb. 8–11). Bei der Axillapräparation werden das thorakodorsale Gefäßnervenbündel (Abb. 10) sowie der N. intercostobrachialis und die A. intercostobrachialis (Abb. 11) schonend freipräpariert.

Nach provisorischem Wundverschluss wird nun in Seitenlage der Hautmuskellappen präpariert. Dieser kann als klassischer Hautmuskelinsellappen oder in Abhängigkeit zum verbliebenen Weichteilmantel an der Thoraxwand als deepithelisierter Lappen verwendet werden (Abb. 12 und 13). Nach Umschneiden der Hautinsel wird nach kranial weiterpräpariert und unter ausreichendem Zug das Subkutangewebe gut dargestellt (Abb. 14). Zwar sollte etwas subkutanes Fett am Muskel belassen werden, um den optimalen Volumengewinn zu erzielen, jedoch darf der entstehende Hautlappen nicht zu

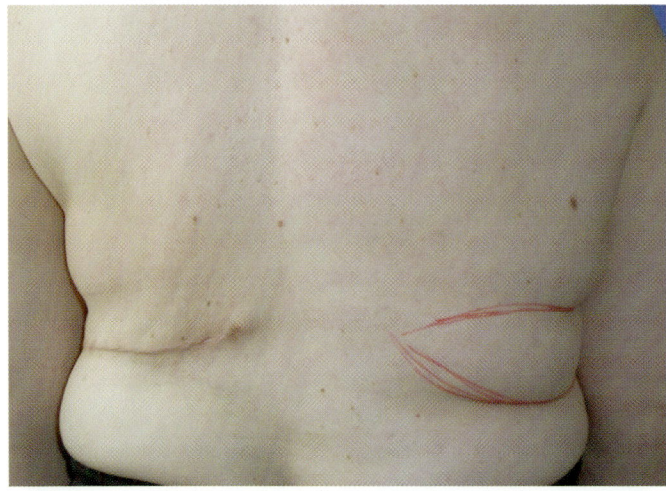

Abb. 7
Die Hautentnahmestelle am Rücken vor und nach der Operation am Beispiel einer Patientin mit beidseitiger Rekonstruktion mit Latissimus-dorsi-Lappen

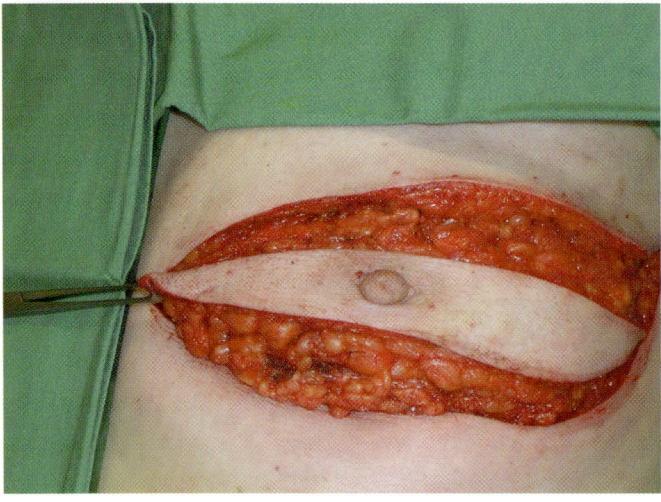

Abb. 8
Die Schnittführung bei der Teilmastektomie entspricht der geplanten Hautinsel des Lappens

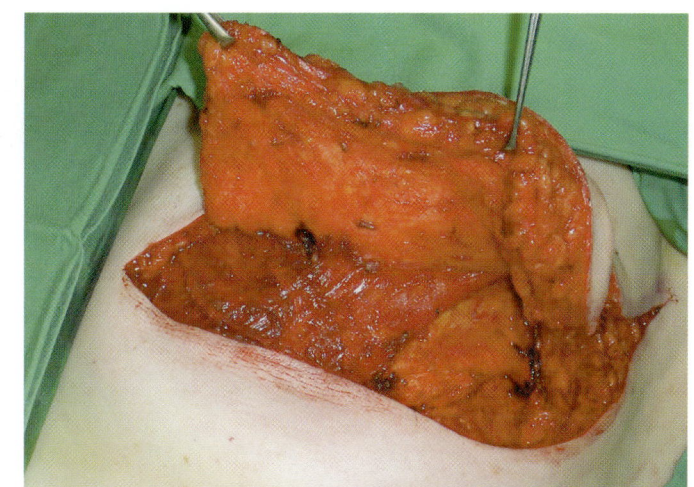

Abb. 9
Sorgfältige Präparation der Pektoralisfaszie und Vorbereitung der Thoraxwandloge

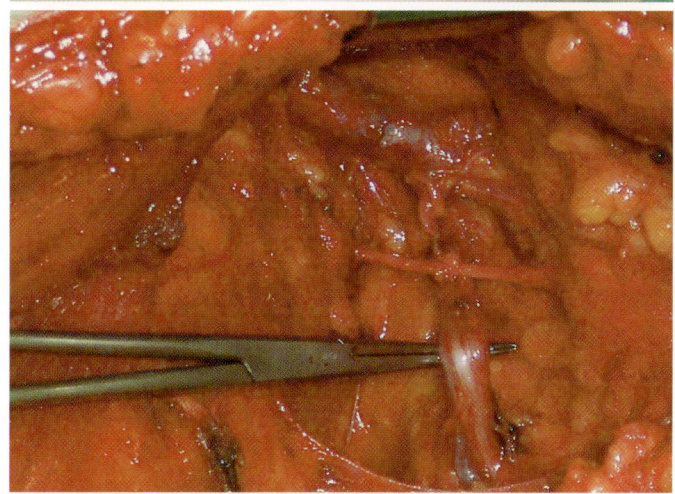

Abb. 10
Der Verlauf des thorakodorsalen Gefäßnervenbündels

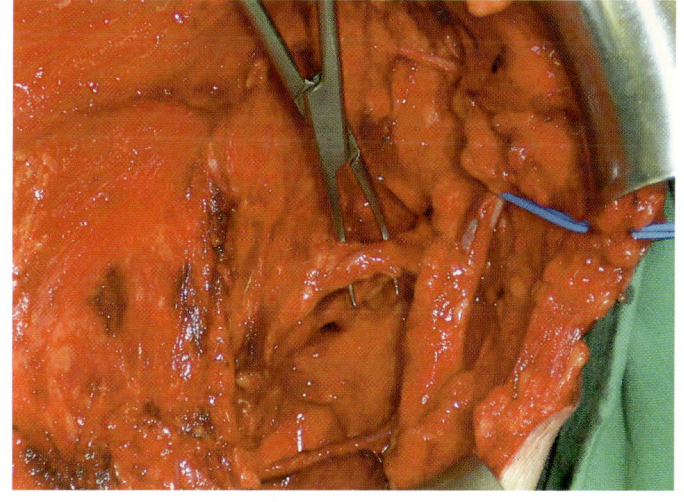

Abb. 11
N. intercostobrachialis und Arteria intercostobrachialis werden bei der Axillapräparation geschont

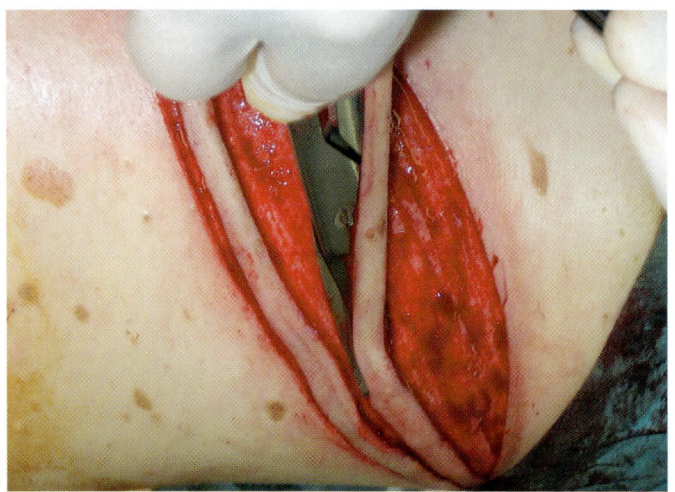

Abb. 12
Deepithelisierung
der Hautinsel in Streifen
mittels MAYO-Schere

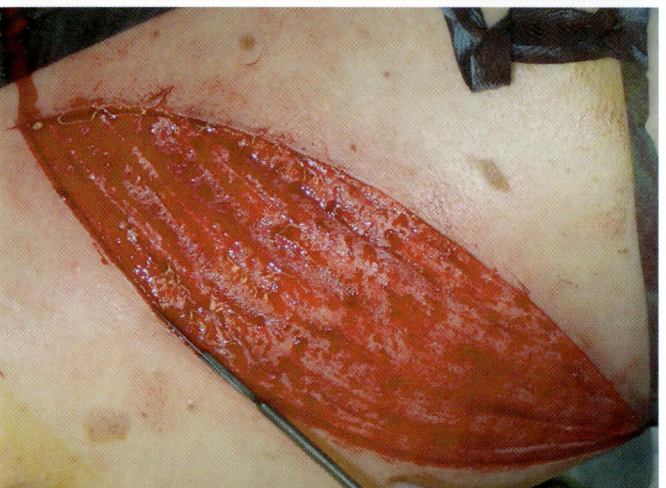

Abb. 13
Die komplett
deepithelisierte Hautinsel

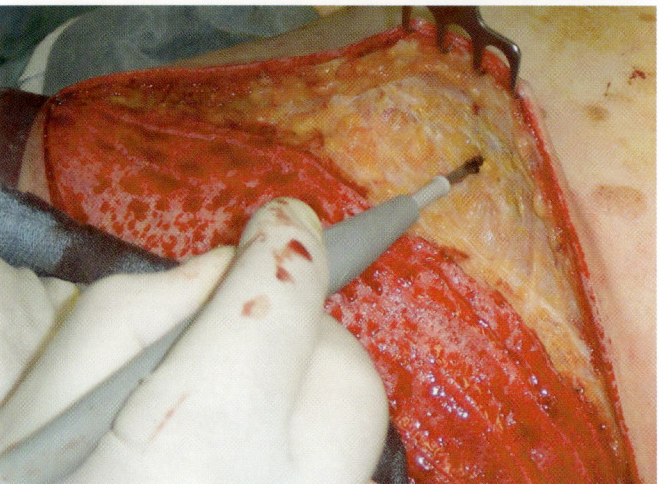

Abb. 14
Darstellung des
Subkutangewebes über dem
Muskel bei der Präparation
in Richtung Axilla

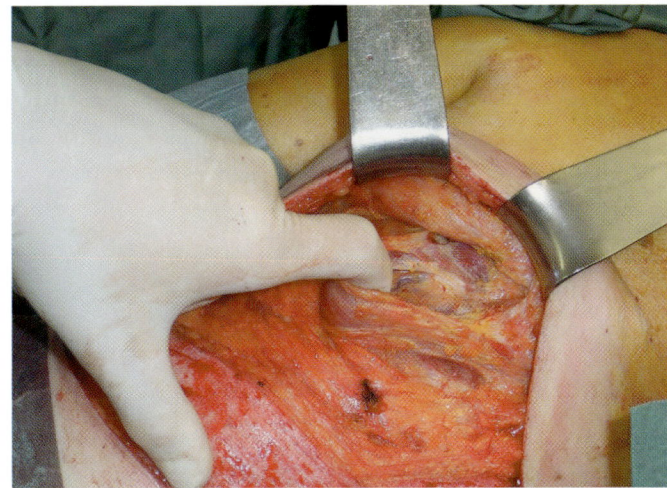

Abb. 15
Blick auf den Tunnel, durch den der Muskellappen an die Thoraxwand rotiert wird

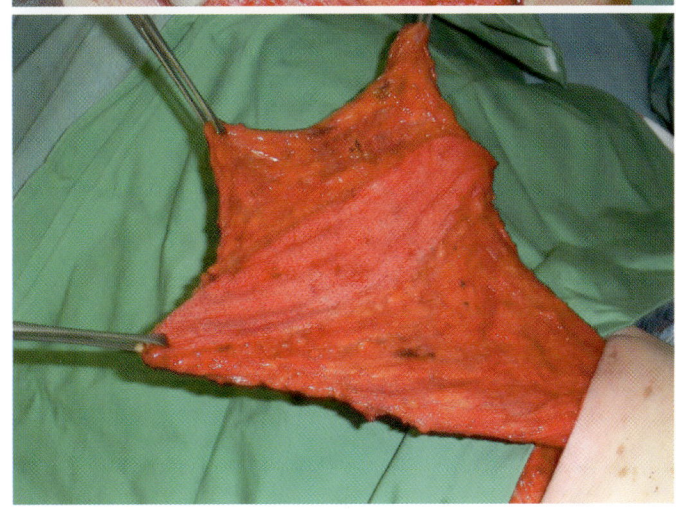

Abb. 16
Ein gut durchbluteter, deepithelisierter Latissimus-dorsi-Hautmuskellappen

dünn präpariert werden, da sonst mit Perfusionsstörungen der sog. »native flaps« gerechnet werden muss. Über einen axillanahen Tunnel erfolgt die Rotation an die Thoraxwand (Abb. 15).

Nach Drainageneinlage werden die Heberegion verschlossen, die Patientin umgelagert sowie die Durchblutung des Lappens überprüft (Abb. 16). Zur besseren Modellierung kann der fasziale Muskelansatz unter Schonung des Gefäßnervenstranges durchtrennt werden. Erst dann erfolgt die Dissektion des N. thoracodorsalis, um später störende Kontraktionen des Muskels zu vermeiden (Abb. 17). Durch die resultierende Muskelatrophie muss mit einem Volumenverlust von etwa 10% gerechnet werden.

Schließlich wird der Muskel entweder als Schwenklappen in die Empfängerregion eingepasst oder um 90–180° rotiert und fixiert. Die Abb. 18 und 19 zeigen die Fixierung des Lappens. Dabei ist auf die richtige tiefe und quere Einlage des Latis-

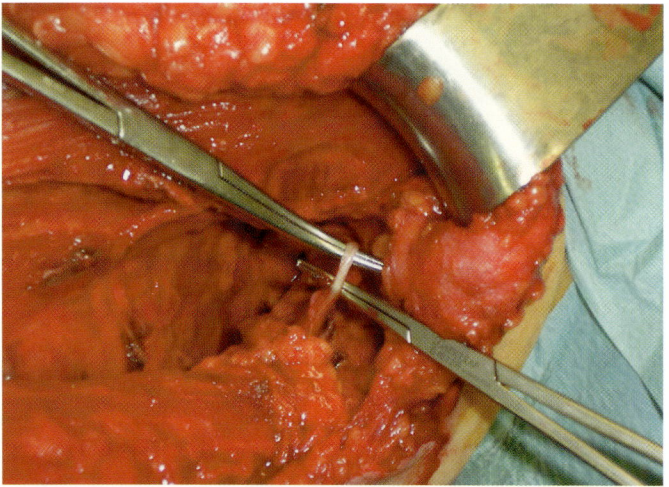

Abb. 17
Dissektion des
N. thorakodorsalis

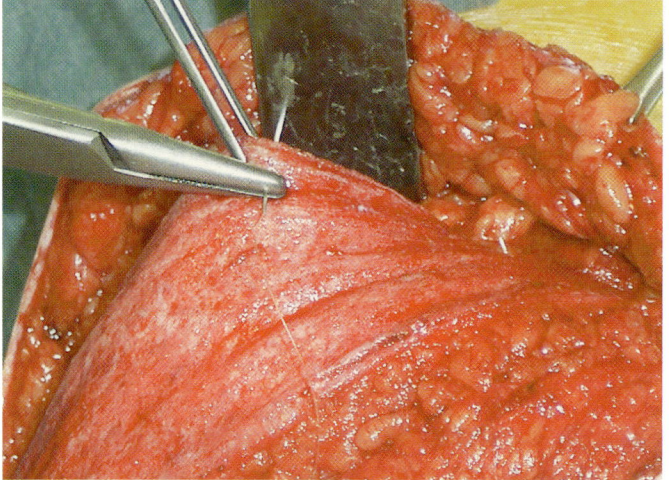

Abb. 18
Platzierung der
Fixationsnähte an der
deepithelisierten
Hautinsel des Lappens

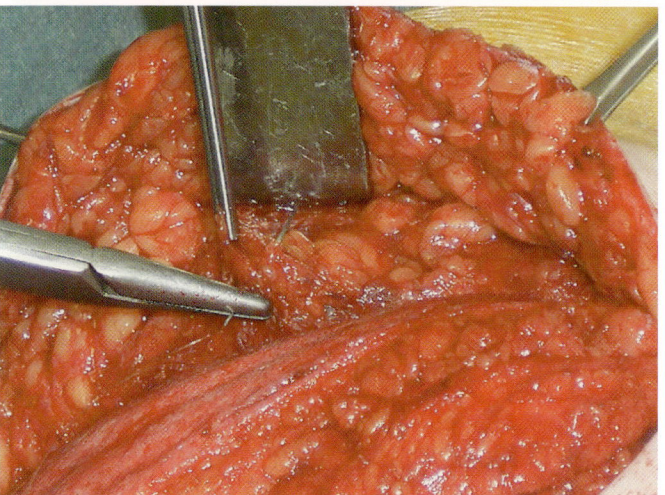

Abb. 19
Fixierungsnaht im Bereich
der Umschlagsfalte

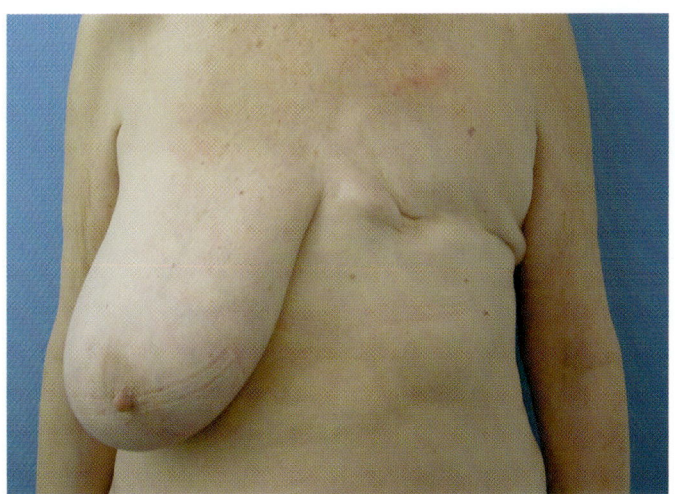

Abb. 20
Patientin mit großer hypertropher Brust rechts nach Mastektomie links

simus-dorsi-Lappens hinzuweisen, unabhängig von der oft hoch verlaufenden Mastektomienarbe.

Bei Fixierung des Latissimusmuskels im Bereich der neuen Inframammarfalte und am unteren Pol des meist erhaltenen M. pectoralis major lässt sich relativ einfach eine natürliche Ptosis kreieren. Gleichzeitig ist eine optimale muskulomuskuläre Prothesenloge geschaffen, was zusätzliche Sicherheit garantiert.

Sekundärrekonstruktion mittels Latissimus-dorsi-Lappen

In Abhängigkeit von den Weichteilverhältnissen, aber auch von Größe und Form der kontralateralen Brust, können mehrere Eingriffe notwendig werden. Bei der kleinen und mittleren Brust sind häufig keine Implantate notwendig, und die Rekonstruktion erfolgt einzeitig. Bei größerer Brust oder Ptosis der Gegenseite gehen wir zweizeitig vor (Abb. 20). Meistens erfolgt die Symmetrieangleichung mittels Mastopexie oder Reduktionsplastik in einem 2. Schritt.

Zunächst findet eine Rekonstruktion der betroffenen Seite mithilfe des Latissimus-dorsi-Lappens statt (Abb. 21 und 22). Ist die simultane Einlage eines Expanders notwendig, wird nach 4–6-monatiger Expansion das endgültige Implantat eingelegt und eventuell eine angleichende Reduktionsplastik der Gegenseite durchgeführt. Die Abb. 23 und 24 zeigen eine Patientin, bei der so eine optimale Symmetrie erreicht werden konnte.

Latissimus dorsi und Primärrekonstruktion

Bei lokal fortgeschrittenen Tumoren, besonders bei ungünstigem Sitz des Malignoms und kleiner Mamma, ist bei vielen Patientinnen auch heute noch eine Mastektomie aus onkologischer Sicht das Verfahren der Wahl. Genauso verhält es sich auch bei lokalen Rezidiven ohne Fernmetastasierung bzw. bei Multifokalität oder

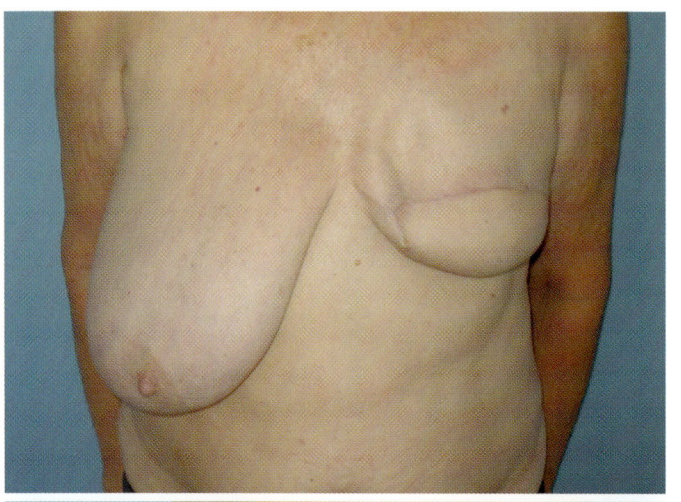

Abb. 21
Ergebnis nach Brustrekonstruktion links mittels Latissimus-dorsi-Lappen

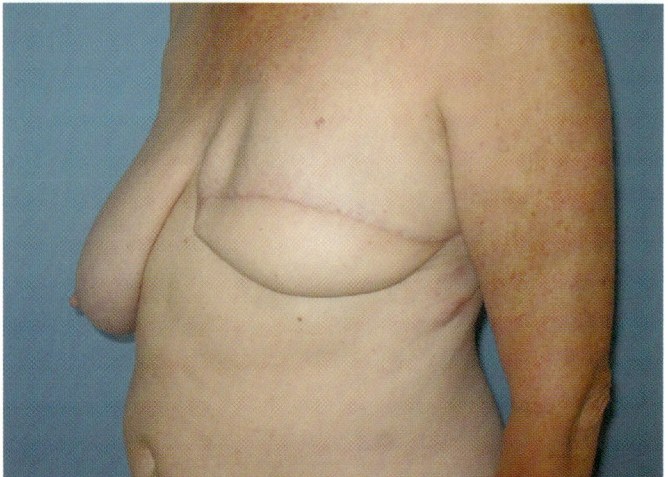

Abb. 22
In der Seitenansicht gut sichtbar die natürlich wirkende Umschlagfalte und leichte Ptosis der rekonstruierten Brust

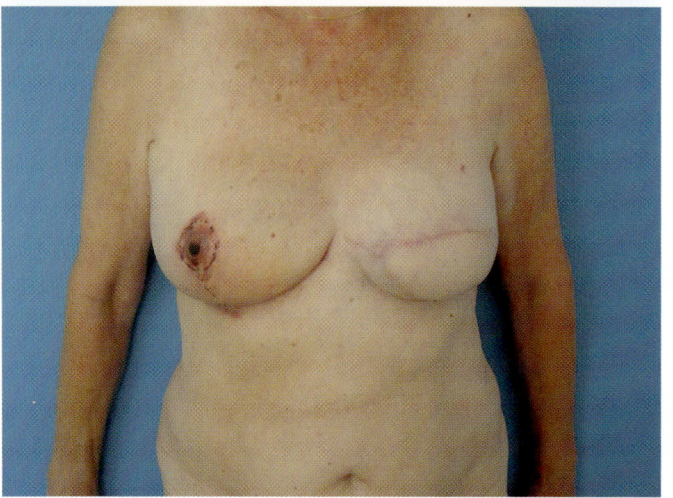

Abb. 23
Endgültiges Ergebnis nach angleichender Reduktionsplastik rechts

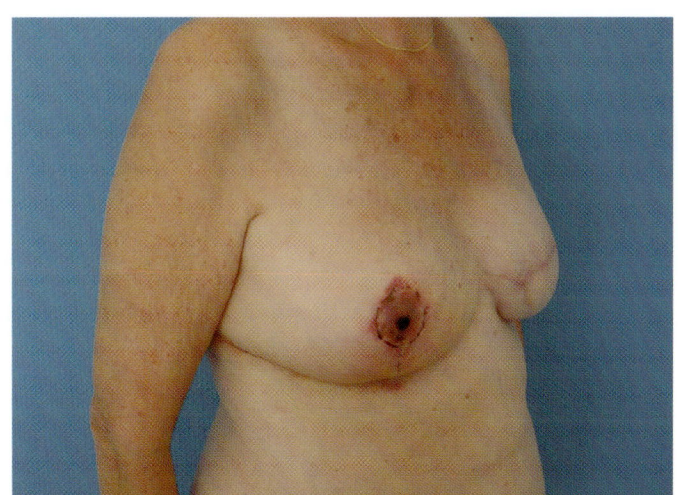

Abb. 24
Auch in der Seitenansicht optimale Symmetrie

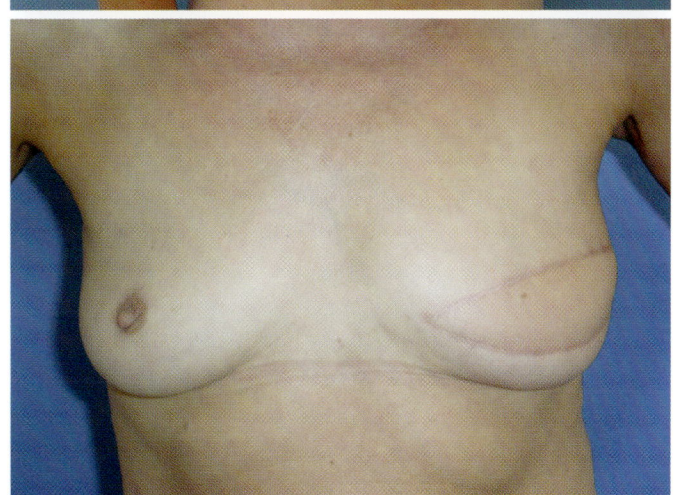

Abb. 25
Ergebnis einer Primärrekonstruktion einer kleinen Brust nach 6 Monaten

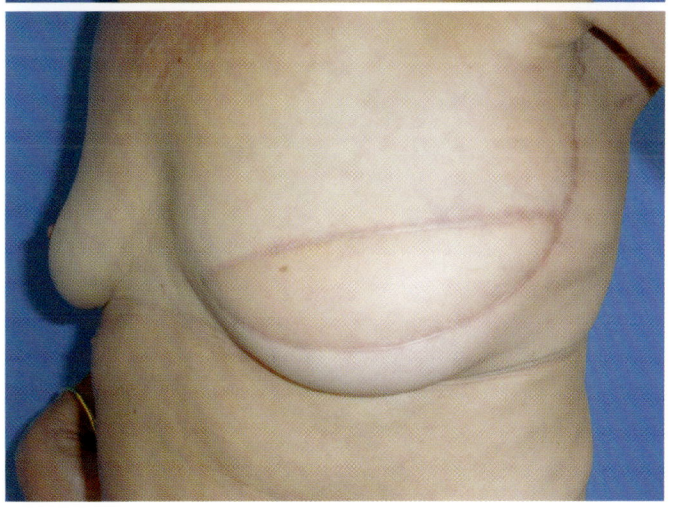

Abb. 26
Gut eingeheilte Hautinsel

Multizentrizität. Nach radikaler Mastektomie lässt sich der relativ große Volumen- und Hautdefekt wie bei der Sekundärrekonstruktion oftmals nur mittels Lappenplastik und Implantat oder Expander decken. Allerdings reicht oft das Volumen des Latissimus alleine aus, um eine kleine Brust rein autolog zu rekonstruieren.

Die Abb. 25 und 26 zeigen eine Patientin, bei der die Brust mit autologem Latissimusgewebe rekonstruiert werden konnte.

Bei querovalärer Umschneidung der Spenderregion ist die Narbe kaum sichtbar (Abb. 27).

Deepithelialisierter Latissimus-dorsi-Lappen

Bei Patientinnen mit Voroperationen kann zur teils autologen Rekonstruktion der Latissimus dorsi als deepithelisierter Hautmuskellappen Verwendung finden. Dies immer dann, wenn genügend Haut vor-

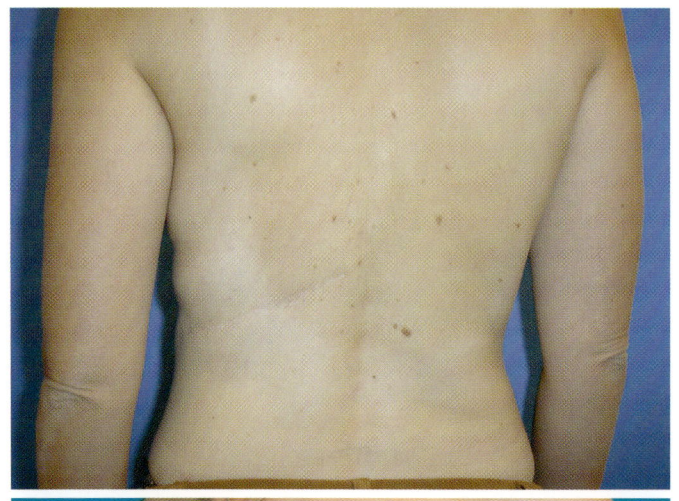

Abb. 27
Kaum sichtbare, schmale Narbe an der Lappenentnahmestelle

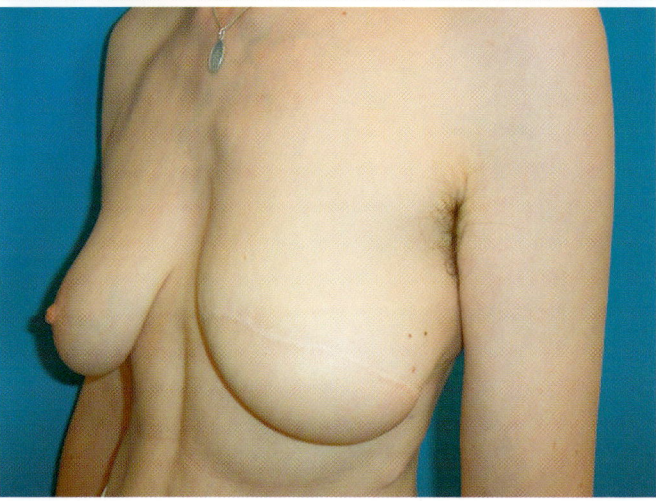

Abb. 28
Ergebnis 1 Jahr nach Teilmastektomie und Rekonstruktion mittels Latissimus-dorsi-Lappen bei einer mittelgroßen, leicht ptotischen Brust

handen ist, jedoch die Muskulatur entfernt wurde oder zum Implantatschutz zu wenig Weichteilgewebe verfügbar ist. Erfolgte z. B. bei der Primäroperation die Brustrekonstruktion mit Implantateinlage und konsekutiver Kapselfibrose, kann nach Entfernung der Prothese die Brust mit einem deepithelisierten Latissimusdorsi-Lappen rekonstruiert werden (Konversionschirurgie). Die Abb. 12 und 13 zeigen den komplett präparierten deepithelisierten Lappen, der zum Ausgleich des Volumens ausreichend ist.

Lappengestützte partielle Mastektomie

Auch wenn die brusterhaltende Therapie die operative Behandlung der Wahl beim Mammakarzinom ist, zeigen sich bei etwa 20% der Patientinnen unbefriedigende kosmetische Ergebnisse.

Beim brusterhalten Vorgehen ist die ausgedehnte Tumorexzision mit ausreichendem Sicherheitssaum (1–2 cm) von größter Bedeutung. Um bei großen Tumoren

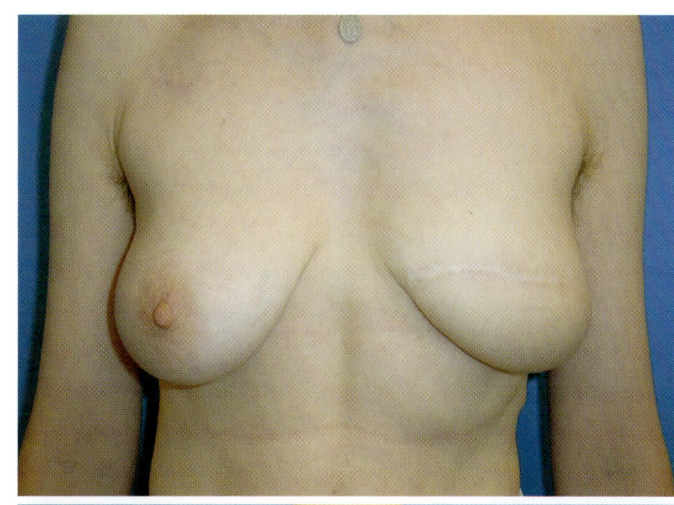

Abb. 29
Durch die Wahl der richtigen Schnittführung konnte hier eine gute Symmetrie und eine natürliche Brustform erreicht werden

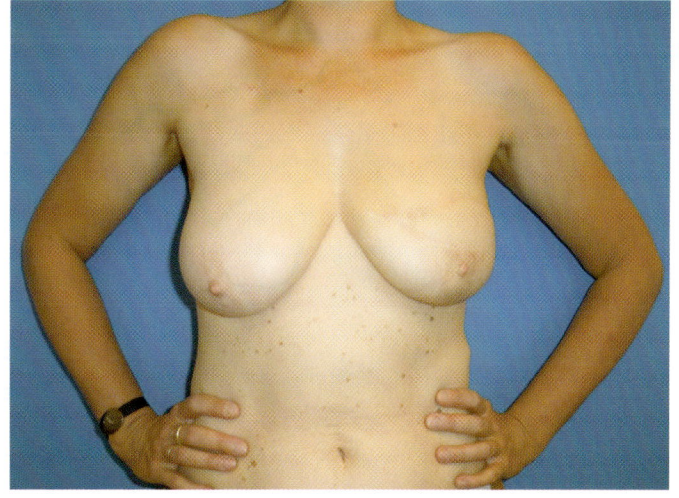

Abb. 30
Defektdeckung nach Teilmastektomie supramamillär

die Anforderungen an die lokale Radikalität einzuhalten, ist daher für den Erhalt von Brustgröße und -form ein Volumenersatz erforderlich. Das Einsetzen des Latissimus-dorsi-Lappens ermöglicht die Erweiterung des Indikationsspektrums der brusterhaltenden Therapie.

Indikationen für eine lappenunterstützte brusterhaltende Therapie:

○ Multifokalität/Multizentrizität.
○ Extensive intraduktale Komponente.
○ Ausgedehntes duktales Carcinoma in situ (DCIS).
○ Ungünstige Relation von Tumor zu Brustvolumen.
○ Ungünstige Tumorlokalisation.
○ Tumorreduktion nach neoadjuvanter Chemotherapie.

Liegen nach einer brusterhaltenden Therapie, nach nicht plastisch gedeckten Segmentresektionen oder nach Hämatombildung und Thrombosierung Volumendefekte vor, so kann eine gute Brustrekonstruktion auch ohne angleichende kontralaterale Maßnahmen durch den Einsatz des Latissimus-dorsi-Myokutanlappens erreicht werden (Abb. 28–30).

Literatur

1. Olivari N. The latissimus flap. Br J Plast Surg 1976; 29: 126–128.
2. Mühlbauer W, Olbrisch R. The latissimus dorsi myocutaneous flap for breast reconstruction. Chir Plast 1977; 4: 27.
3. Schneider WJ, Hill HL, Brown RG. Latissimus dorsi myocutaneous flap for breast reconstruction. Br J Plast Surg 1977; 30: 277.
4. Bostwick J, Vasconez LO, Jurkiwiecz MJ. Breast Reconstruction after a radical Mastectomy. Plast Reconstr Surg 1978; 61: 682.
5. Bostwick J, Nahai JG, Wallace LO. Sixty Vasconez: Latissimus dorsi flaps. Plast Reconstr Surg 1979; 63: 31.
6. Bostwick J, Scheflan M. The Latissimus dorsi musculocutaneous flap: A one Stage Breast Reconstruction. Clin Plast Surg 1980; 7: 71.
7. Bostwick J. Plastic and Reconstructive Breast Surgery. Bd. II. St. Louis-Missouri: QMP; 1990.
8. Maxwell GP, Manson PN, Hoopes JE. 1 Experience with 10 Latissimus dorsi myocutaneous free flaps. Plast Reconstr Surg 1979; 64: 45.
9. Tansini I. Sopra il mio nuovo processo di amputatione della mammella. Riforma Medica 1906; 12: 757.
10. Hartrampf CR, Sheflan M, Black PW. Breast reconstruction with a transverse abdominal island flap. Plast Reconstr Surg 1982; 69: 216.
11. Al-Ghazal SK, Blamey RW. Cosmetic assessment of breast conserving surgery for primary breast cancer. Breast 1999; 8: 162–168.
12. Dieterich H. Plastisch chirurgische Behandlungsmöglichkeiten als Alternative zu Lumpektomie. Swiss Med 1988; 10: Nr. 1a.
13. Dieterich H, et al. Latissimus dorsi zur autologen Volumensubstitution bei Defekten nach brusterhaltender Therapie. Zentralbl Gynäkol 1996; 118: 374–378.
14. Dieterich H, Schwab R. Latissimus-dorsi-Hautmuskellappen. Die innovative Operationstechnik in der Mammachirurgie. Gynäkologe 1999; 32: 91–97.
15. Dixon JM, Venizelos B, Chan P. Latissimus dorsi mini-flap: a technique for extending breast conservation. Breast 2002; 11: 58–65.
16. Mendelson BC, Masson JK. Treatment of chronic radiation injury over the shoulder with latissimus dorsi myocutaneous flap. Plast Reconstr Surg 1977; 60: 681.
17. Raja MAK, Straker VF, Rainsbury RM. Extending the role of breast conserving surgery by immediate volume replacement. Br J Surg 1997; 84: 101–105.
18. Rezai M, Nestle-Krämling C. Onkoplastische Operationstechniken bei der brusterhaltenden Therapie des Mammakarzinoms. Gynäkologe 1999; 32: 83–90.

Brustrekonstruktion mit Eigengewebe

Teil 2: Autolog-heterologe Brustrekonstruktion mit dem Latissimus-dorsi-Lappen

L. BAUER, Mannheim

In der rekonstruktiven Brustchirurgie wird der Latissimus-dorsi-Lappen häufig in Kombination mit einem Implantat verwendet. Diese autolog-heterologe Aufbaumethode ermöglicht das Erzielen einer guten Symmetrie und die Reduktion der tastbaren Kapselfibroserate durch eine vollständige Implantatdeckung.

Die autologe Brustrekonstruktion mit dem Latissimus-dorsi-Lappen ist in ihrer Indikation eingeschränkt. Dafür kommen in erster Linie Patientinnen mit einer dicken Fettgewebsschicht im Rückenbereich infrage. Der großflächige Muskel mit der darüber liegenden Hautinsel eignet sich gut zur Implantatdeckung und als Hautersatz, liefert aber für eine ausschließliche Eigengewebsrekonstruktion nur eine bescheidene Gewebsmenge. Die Verwendung eines Implantates ist häufig erforderlich, um ein adäquates Brustvolumen und somit ein gutes ästhetisches Ergebnis zu erzielen.

Auch bei kleinen Brüsten entstehen im Zeitintervall-, Form- und Größenasymmetrien zur kontralateralen Seite, bedingt durch eine doch erhebliche Muskelatrophie.

Durch die fehlende obere Projektion äußern die meisten Patientinnen den Wunsch nach einer zusätzlichen Implantateinlage. Auch wenn das unmittelbar postoperative Ergebnis von den meisten Frauen als schön empfunden wird, entwickelt sich die Unzufriedenheit betreffend Brustgröße und -form im Laufe der Zeit, sodass weitere Korrektureingriffe erforderlich werden (Abb. 1–3).

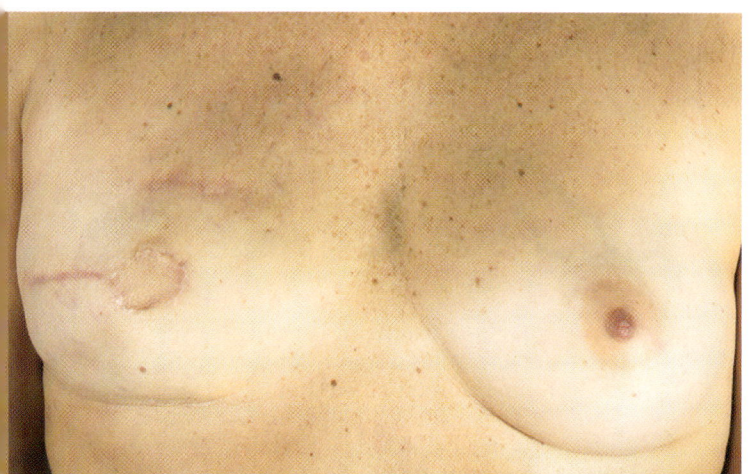

Abb. 1
40-jährige Patientin, Mammakarzinom links, pT1c(mf), Skinsparing-Mastektomie mit Racketumschneidung, 3 Monate postoperativ

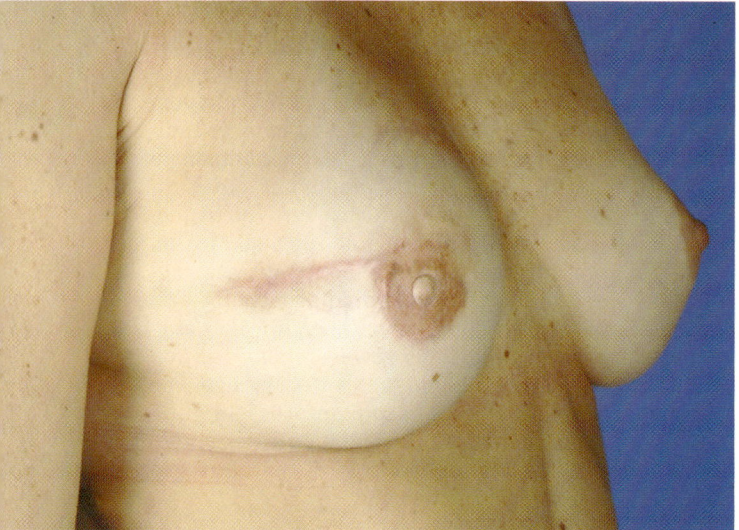

Abb. 2
Augmentationsplastik rechts, 14 Monate nach der primären Latissimus-dorsi-Rekonstruktion

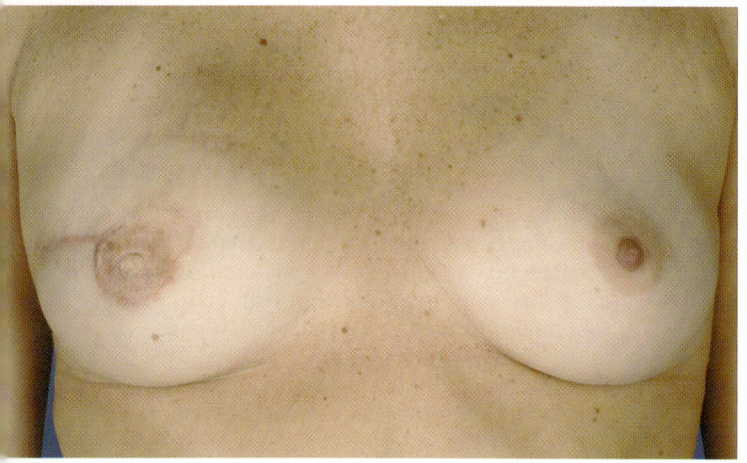

Abb. 3
Mamillenrekonstruktion rechts, zeitgleich mit der Augmentation rechts

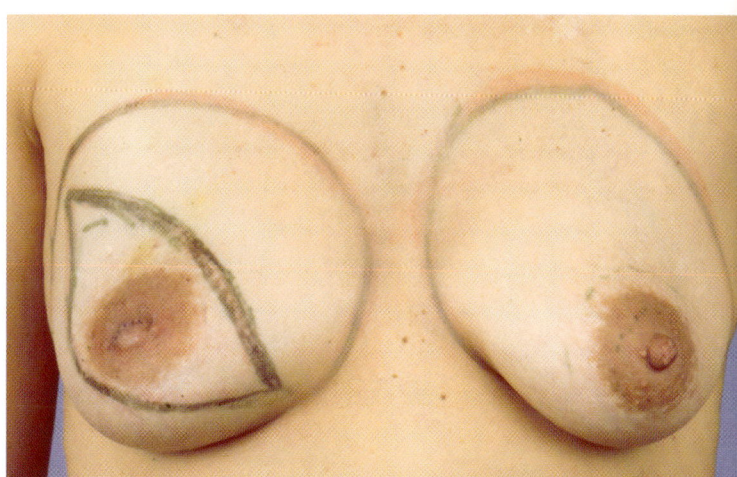

Abb. 4
34-jährige Patientin, rechte Mamma: pT1(mic) mit ausgedehntem DCIS pNo, präoperativ

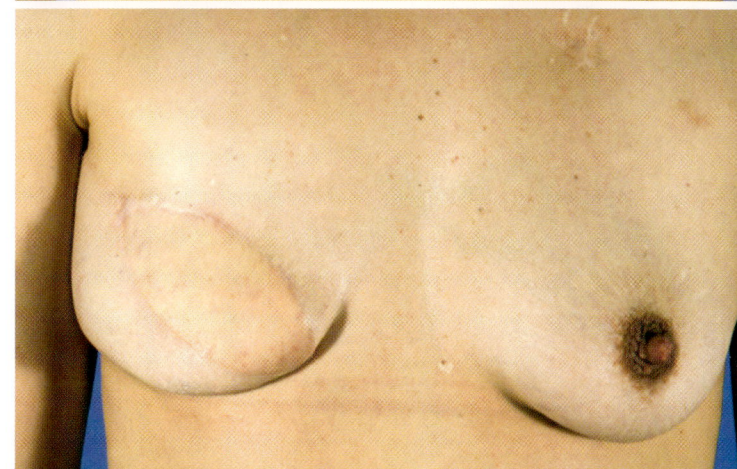

Abb. 5
6 Monate postoperativ nach Skinsparing-Mastektomie mit primärer Latissimus-dorsi-Rekonstruktion

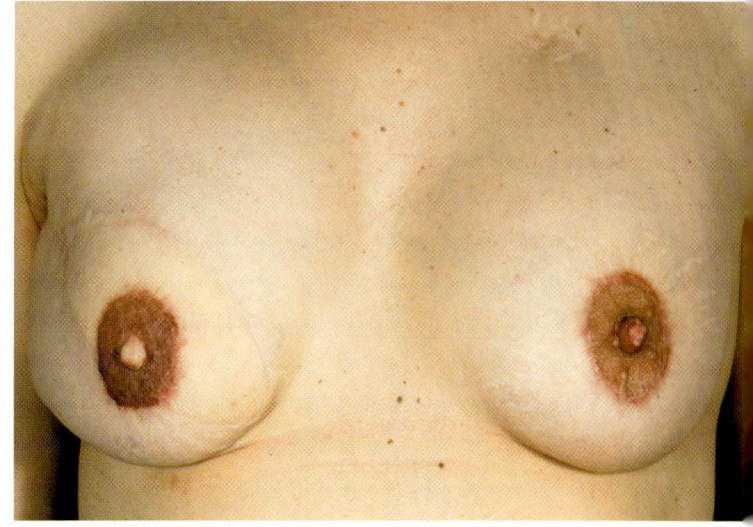

Abb. 6
Augmentationsplastik beidseits und Mamillenrekonstruktion 14 Monate nach der autologen Latissimus-dorsi-Rekonstruktion, 8 Monate postoperativ

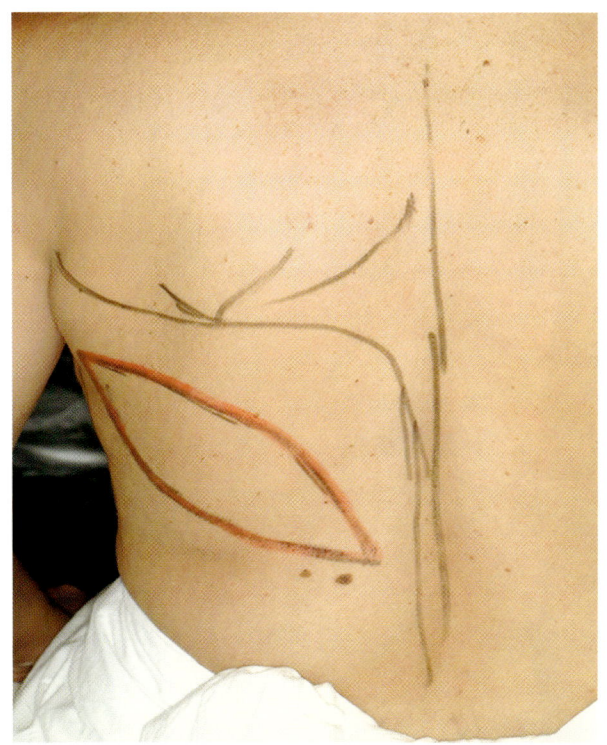

Abb. 7
Präoperative Markierung

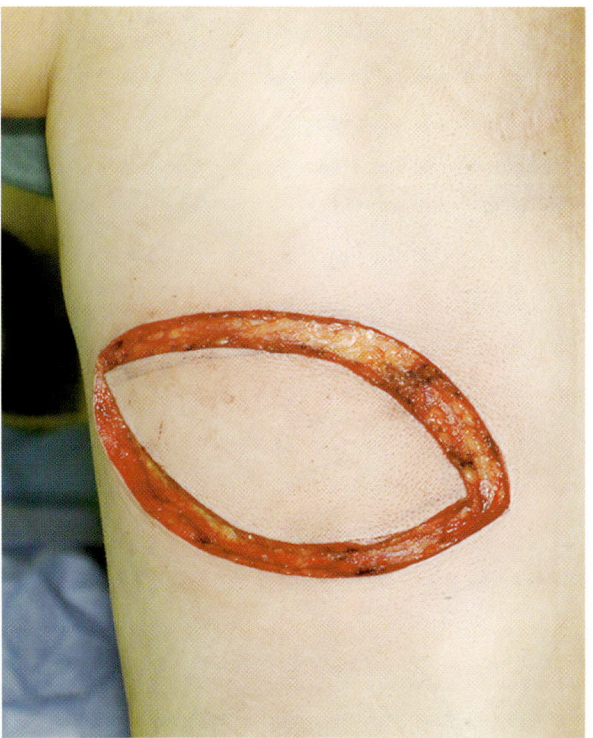

Abb. 8
Ausschneiden der Hauptspindel

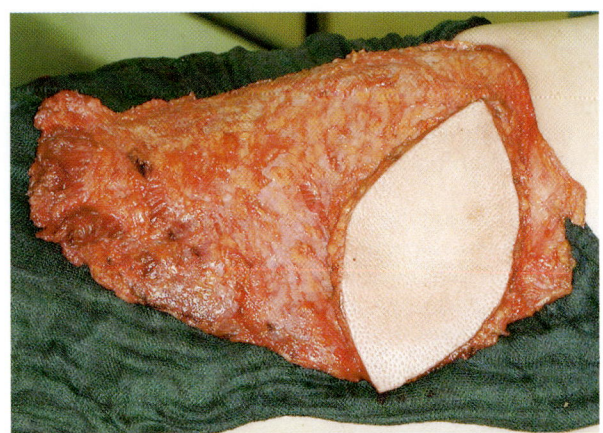

Abb. 9
Präparation des Muskels unter Mitnahme der darüber liegenden Fettschicht, um möglichst viel Gewebe zu gewinnen

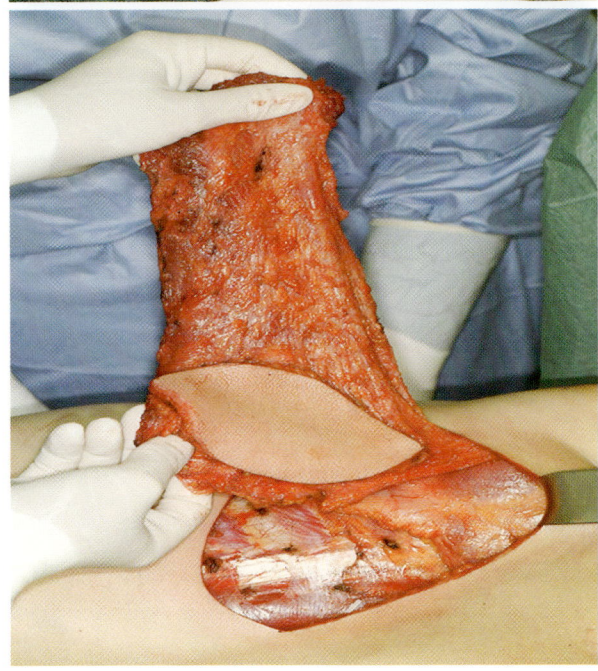

Abb. 10
Lappenrotation um 120°

Das Ziel einer jeden Brustrekonstruktion ist die Herstellung einer optimalen Symmetrie. Diese ist dann gegeben, wenn beide Brüste ähnliche Konsistenz, Form und Größe haben. Um das zu erreichen, kann die operative Versorgung beidseits mit Implantaten erfolgen (auch der gesunden Brust) oder ausschließlich mit Eigengewebe, dann, wenn die kontralaterale Seite hypoplastisch ist. Dadurch wird ein symmetrisches Körperempfinden gewährleistet, was viele Frauen als sehr wichtig empfinden (1).

Bei schlanken und jungen Frauen, die für eine Rekonstruktion mit dem Latissimus-dorsi-Lappen infrage kommen, ist die kontralaterale Seite klein und ptotisch, sodass ein gutes kosmetisches Ergebnis mit ensprechender oberer Projektion (»upper filling«) durch eine zusätzliche Implantateinlage beidseits erreicht wird.

Der Nachteil der autolog-heterologen Brustrekonstruktion besteht in einem »doppelten Risiko« im Hinblick auf mögliche Komplikationen: im Zusammenhang mit den Implantaten (Kapselfibrose, Dislokation, Fremdkörpergefühl) sowie lappenassoziierte Komplikationen (Serome, Nekrosen, Wunddehiszenzen).

Um diese Problematik zu lösen, wurden verschiedene Variationen in der Gestaltung und Formung des Lappens entwickelt – mit dem Ziel der Gewebsvolumenvergrößerung und der Projektionsverbesserung. Zusätzliches Gewebe kann durch den sog. erweiterten Latissimus-dorsi-Lappen erzielt werden. Eine Option ist die

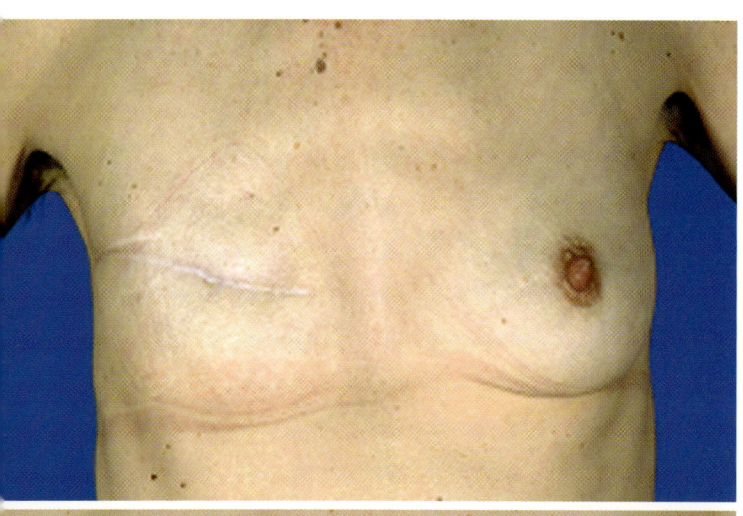

Abb. 11
43-jährige Patientin, Zustand nach Ablatio mammae rechts bei ausgedehntem DCIS (pTis)

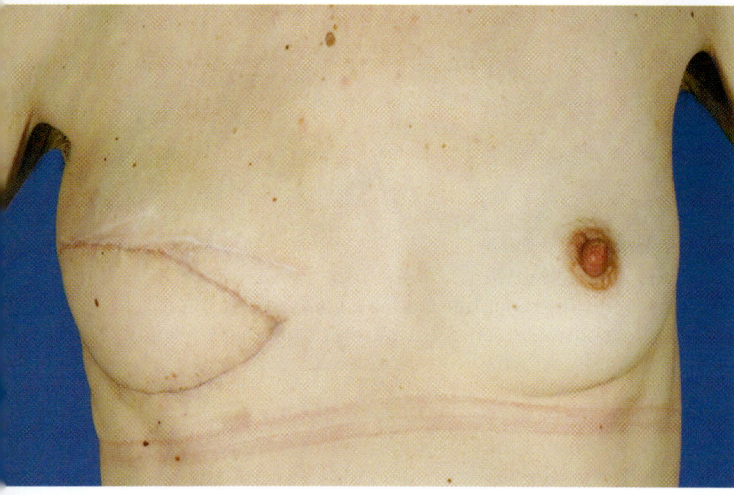

Abb. 12
Sekundäre Rekonstruktion mittels Latissimus-dorsi-Lappen, 6 Wochen postoperativ. Positionierung der Hautinsel in der neuen Inframammarfalte

Vergrößerung der Hautinsel und gleichzeitig der darunter liegenden Subkutanschicht mit der Fleur-de-lis-Inzision, beschrieben von McCraw und Papp (2).

Eine ausgedehnte paraskapuläre Resektion von Fettgewebe sowie die großzügige Mitnahme der gesamten, darüber liegenden Fettschicht (von der Crista iliaca bis zum M. teres major) ermöglicht die Eigengewebsrekonstruktion mittelgroßer Brüste (2, 5). Voraussetzung dafür ist das Vorhandensein einer entsprechend dicken Fettschicht am Rücken, sodass die Patientenselektion eine entscheidende Rolle für das Rekonstruktionsergebnis spielt.

Als unerwünschte Nebeneffekte erscheinen die lange, »T«-förmige Rückennarbe bei der Fleur-de-lis-Umschneidungsfigur und die ausgeprägte Morbidität in der Spenderregion, vor allem Hautnekrosen durch eine verstärkte Ausdünnung des Hautfettmantels.

Eine Verbesserung des kosmetischen Ergebnisses ermöglicht die Modellierung des deepithelisierten Muskellappens zu einem Konus, indem die Muskelränder zusammengenäht werden. Die so entstandene Pyramide ist einem anatomischen Implantat ähnlich (5). Die Methode eignet sich jedoch nur für eine primäre Brustrekonstruktion nach hautsparender Mastektomie bei kleinen bis mittelgroßen Brüsten. Um möglichst viel Hautmantel zu erhalten, ist eine perimamilläre Umschneidung empfehlenswert (ähnlich wie in Abb. 1).

Ein wichtiger Aspekt ist das kontrovers diskutierte Thema der Durchtrennung des N. thoracodorsalis, die eine erhebliche Muskelatrophie verursacht (10–20% des Initialvolumens) (4). Dieser (wahrscheinliche) Volumenverlust sollte bei der präoperativen Planung berücksichtigt werden. Der Erhalt des Nervs kann jedoch zu Muskelzuckungen und inadäquaten Brustbewegungen an der Thoraxwand führen, die von den Patientinnen als unangenehm und störend empfunden werden.

Operatives Vorgehen

○ Präoperative Markierung der Muskelausdehnung, der Hautinsel und der Inframammarfalte (Abb. 7).
○ Präparation des Myokutanlappens in Seitenlagerung, Verlagerung an die Thoraxwand durch den lateralen Hauttunnel (Abb. 8–10).
○ Verschließen des Hebedefekts.
○ Positionierung der Hautinsel in der neu formierten Inframammarfalte und des Muskellappens an die Thoraxwand. Dieser Operationsschritt erfolgt in Rückenlage.
○ Fixation des Muskellappens mit Einzelknopfnähten am Pektoralisrand.
○ Einlegen und Deckung des Implantates mit dem Latissimus-dorsi-Muskel, gegebenenfalls Augmentation der kontralateralen Seite für eine bessere Symmetrie.

Die Implantate, die wir einsetzen, sind in erster Linie permanente Silikongel- oder Kochsalzimplantate. Die Einlage eines Expanders ist dann sinnvoll, wenn die Spannung auf den Wundrändern intraoperativ zu groß erscheint oder wenn eine zusätzliche Expansion des Hautmantels notwendig ist (1).

Auch wenn zunächst die konventionelle Latissimus-dorsi-Lappen-Technik bei den meisten Patientinnen den Erwartungen in Bezug auf eine ausschließlich autologe Rekonstruktion nicht gerecht wird, sind die kosmetischen Ergebnisse mit einer zusätzlichen Implantateinlage sehr ansprechend; die meisten Patientinnen sind mit der getroffenen Entscheidung zufrieden.

Bei der Vielfalt der Rekonstruktionsmethoden, die uns zur Verfügung stehen, ist es möglich, den meisten Wünschen der Patientinnen nachzukommen. Besonders wichtig erscheint die Patientinnenselektion unter Berücksichtigung der vorhandenen anatomischen Verhältnisse.

Die Vorteile der autolog-heterologen Latissimus-dorsi-Rekonstruktion bestehen in der guten Symmetrie sowie in der natürlichen Konsistenz der rekonstruierten Brust, die durch eine komplette Implantatdeckung erreicht wird. Die große Sicherheit hinsichtlich der Durchblutung und die vielfältige Einsatzmöglichkeit des Latissimus-dorsi-Lappens sichern weiterhin seinen festen Stellenwert in der rekonstruktiven Brustchirurgie.

Literatur

1. Hudson D. Factors determining shape and symmetry in immediate breast reconstruction. Plast Surg 2004; 52: 15–21.

2. McCraw JB, Papp CT. Latissimus dorsi myocutaneous flap: »Fleur de lis« reconstruction. In: Hartrampf CR, editor. Breast Reconstruction with Living Tissue. Norfolk: Hampton Press; 1991. p. 221.

3. Kronowitz S, et al. Optimizing autologous breast reconstruction in thin patients. Plast Reconstr Surg 2003; 112: 1768–1778.

4. Hudson DA. Autologous anatomic breast implant: molding the latissimus dorsi flap. Ann Plast Surg 2002; 49: 248–251.

5. Heitmann C, et al. The extended latissimus dorsi flap revisited. Plast Reconstr Surg 2003; 111: 1697–1701.

6. Bostwick J. Reconstructive breast surgery. Vol. II. St. Louis, Missouri: QMP; 2000.

7. Chang DW, et al. Autologous breast reconstruction with the extended latissimus dorsi flap. Plast Reconstr Surg 2002; 110: 751–761.

8. Menke H, Erkens M, Olbrisch RR. Evolving concepts in breast reconstruction with latissimus dorsi flaps: results and follow-up of 121 consecutive patients. Ann Plast Surg 2001; 47: 107–114.

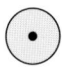 REKONSTRUKTION DER WEIBLICHEN BRUST

Brustrekonstruktion mit Eigengewebe

Rekonstruktion mit Bauchdeckengewebe

K. BRUNNERT, Osnabrück

Die Brustrekonstruktion mithilfe von Eigengewebe der Bauchdecke ist eine etablierte Methode in der operativen Behandlung des Mammakarzinoms, die sich durch eine exzellente Planbarkeit auszeichnet. Im Hinblick auf die notwendige Anbindung an das Gefäßsystem haben sich im Laufe der letzten Jahre zahlreiche technische Variationen herausgebildet, die einer verantwortungsbewussten Handhabung durch den Operateur im Hinblick auf die Abwägung der Risiken für die Patientin und einen dauerhaften Erfolg bedürfen (1–5).

Operationsprinzip

- Wiederherstellung einer formstabilen Brust oder Volumenersatz für entferntes Drüsengewebe durch lebendes Gewebe von der Bauchdecke.
- Exzellente Formbarkeit mit natürlicher Konsistenz und lebenslanger Dauerhaftigkeit.
- Gute Planbarkeit von Operation und Ergebnis im Hinblick auf das Risikoprofil.
- Gute Symmetriegewinnung ohne kontralateralen Eingriff.
- Simultanes beidseitiges Vorgehen möglich.
- Zusätzliche Silikonbrustimplantate selten notwendig.

Indikationen

- Volumenersatz bei hautsparender Mastektomie.
- Plastische Deckung bei radikaler Mastektomie.

○ Intervallrekonstruktion mit Eigengewebe.
○ Rekonstruktionswunsch bei vorgeschädigtem ortsständigem Gewebe oder nach fehlgeschlagener Brustrekonstruktion mit Implantaten.

Kontraindikationen

○ Ausgedehnte Narben im Spenderareal.
○ Schwerer Nikotinabusus.
○ Fettschürze oder ausgeprägte Adipositas (Fettschicht der Bauchdecke >6 cm).
○ Generalisierte Gefäßerkrankungen (z. B. schlecht eingestellter Diabetes mellitus).
○ Unerfahrener Operateur.

Anatomie

Die Wiederherstellung der Brust mit Eigengewebe von der Bauchdecke setzt wegen der Komplexität und Vielfalt der verschiedenen Verfahren eine genaue Kenntnis der Anatomie des Operationsgebietes voraus (Abb. 1) (6, 7).

Die vordere Bauchdecke wird gestützt durch die 5 paarigen Muskeln des M. transversus abdominis, M. obliquus internus et externus, M. rectus abdominis und M. pyramidalis. Für die Stabilität wichtige Bindegewebsstrukturen sind die Linea alba und die Linea semilunaris. Schwachpunkt – und damit herniengefährdet – ist der Bereich kaudal der Linea arcuata, wo das hintere Blatt der Rektusfaszie fehlt.

Die bevorzugte Spenderregion für Eigengewebstransfer von der Bauchdecke ist die untere Hälfte der Bauchdecke. Diese fällt dem Angiosom der tiefen A. epigastrica inferior zu. Beim gestielten TRAM erfolgt die Gefäßversorgung nach der Präparation und Ligatur der inferioren Epigastrika aber durch Perforatoren der epigastrischen Arkade, die den Zu- und Abfluss nur über die A. thoracica interna bzw. die tiefe A. epigastrica superior abwickelt. Dies führt zu einer besonderen venösen Abflussproblematik, da der venöse Blutstrom sich umkehren muss, der Ausrichtung der Venenklappen entgegen (Abb. 2).

Träger der epigastrischen Arkade, die aus den Endästen der tiefen oberen und unteren A. epigastrica gebildet wird, ist die Rektusmuskulatur. Die vaskuläre Versorgung des TRAM-Lappens erfolgt aus dem periumbilikalen Geflecht der Arkade über die Aa. perforantes, welche den M. rectus abdominis und dessen Faszie durchstoßen und mit den Verzweigungen der A. epigastrica superficialis anastomosieren.

Die Blutversorgung der Haut ist durch ein engmaschiges Gefäßgeflecht, das sich oberhalb der oberflächlichen Fettfaszie ausbreitet, gleichmäßig gewährleistet. Es kommuniziert in der Regel frei über die Mittellinie und stellt so eine Verbindung zwischen den einzelnen epigastrischen Gefäßsystemen beider Körperhälften her. Aber auch auf der Faszienebene kommt es zu einer Anastomosierung über die Mittellinie hinweg.

Der Perfusionsdruck der Kapillaren nimmt zur Peripherie hin, das heißt in Richtung der Lappenspitzen, mit jeder Anastomose treppenförmig ab. Das muss bei der Bemessung der sicheren Lappengrenzen beachtet werden.

Die tiefe A. epigastrica superior taucht aus der Tiefe des Thorax zwischen dem Xiphoid und dem Ursprung des Zwerchfells am Rippenbogen auf. Sie dringt schräg seitlich verlaufend von dorsal in den Rektusmuskel ein und ist in der Höhe des Rippenbogens zentral gelegen und dort stets gut zu lokalisieren. Die tiefe A. epigastrica inferior nimmt ihren Ursprung von der A. iliaca externa und trifft nach schrägem Verlauf wenige Zentimeter kaudal der Linea arcuata auf die Rückseite des Rektus. Beide tiefen epigastrischen Gefäßbündel können sich in ihrem Verlauf teilen, wobei der Hauptast der inferioren Epigastrika eher lateral von der Mitte des Rektusmuskels verläuft und die lateralen Perforatoren in der Regel direkt über dem Gefäßverlauf zu finden sind. Individuelle Variationen des Gefäßverlaufes sind häufig, ebenso Seitendifferenzen.

Die Rektusmuskulatur bildet mehrere, meist 3-sehnige Intersektionen als Verdichtungen des vorderen Blattes der Rektusfaszie. Hier liegen die Hauptgefäße nahe an der Oberfläche und könnten bei der Präparation leicht verletzt werden.

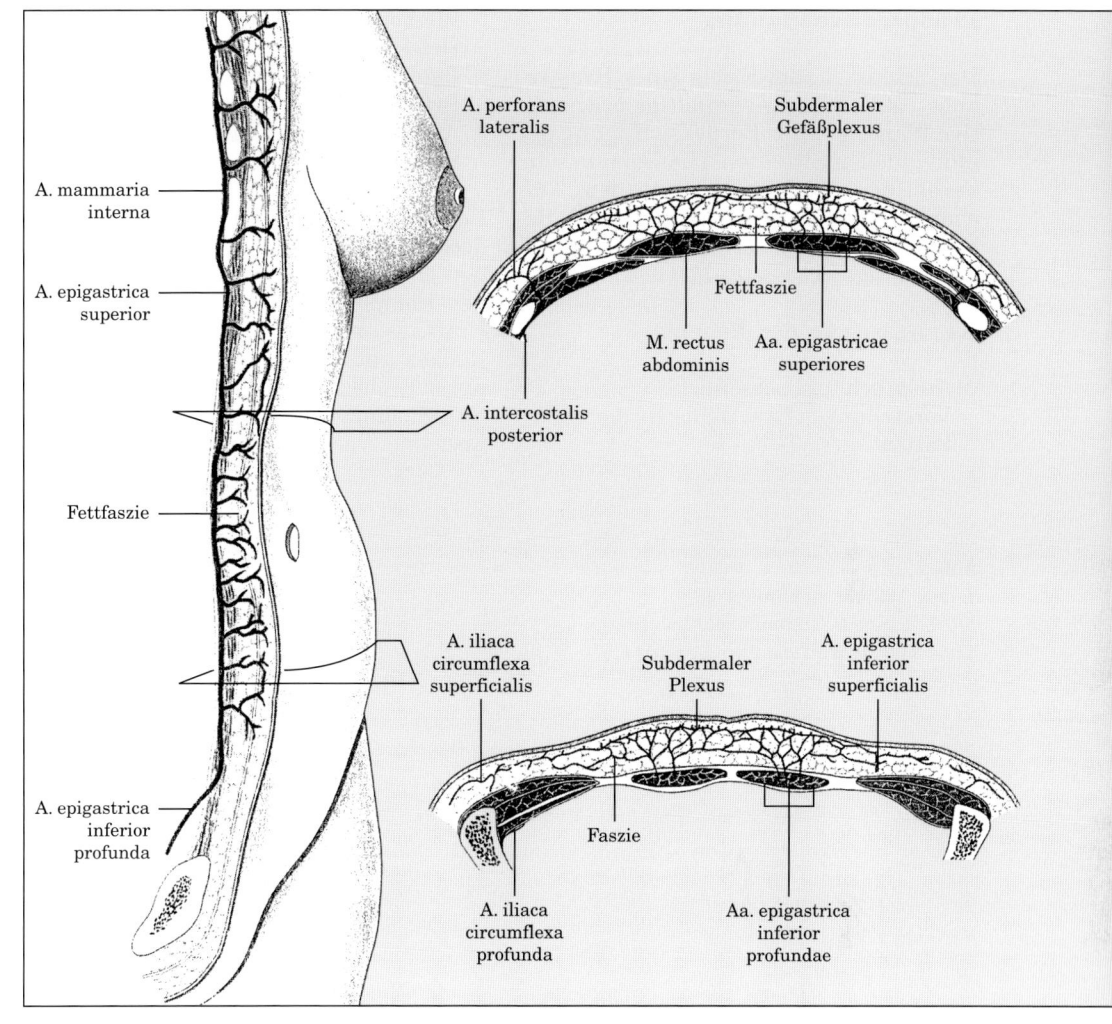

Abb. 1
Muskulatur und Gefäßversorgung der Bauchdecke mit Querschnitten ober- und unterhalb des Bauchnabels

Die nervöse Versorgung der Bauchdecke durch die Nn. intercostales 8–12 ist segmental angelegt und folgt den Gefäßverläufen. Die tiefen Äste der Rami ventrales laufen in der vorderen Faszie des M. transversus abdominis, die sich im hinteren Blatt der Rektusfaszie fortsetzt. Der 8. Interkostalnerv in Höhe des Rippenbogens sollte stets durchtrennt werden, um eine Atrophie des präparierten Muskelstiels zu beschleunigen. Im Übrigen sollte die nervale Versorgung des verbleibenden Rektus geschont werden. Die Hautsensibilität des Rektuslappens geht durch die Präparation zunächst verloren, kehrt aber postoperativ allmählich zu großen Teilen zurück.

Präoperative Planung

Der Schlüssel zum Erfolg einer Brustrekonstruktion ist die sorgfältige präoperative Planung unter Berücksichtigung der individuellen Situation. Hierbei muss die Verhältnismäßigkeit zwischen dem Aufwand und der daraus resultierenden Belastung und dem zu erreichenden Ziel berücksichtigt werden (8–11).

Kernpunkte der Planung:

○ Anspruch und persönliche Vorstellungen bzw. Wünsche der Patientin.
○ Risikoprofil der Patientin.
○ Defektanalyse.
○ Beurteilung der kontralateralen Brust.
○ Art, Qualität und Volumen der Spenderregion.

Beim Eigengewebsaufbau von der Bauchdecke handelt es sich in der Regel um einen elektiven Eingriff, der aufgrund seiner Komplexität und seines operativen Umfangs und des sich daraus ergebenden Risikos gut durchdacht werden muss – unter Einbeziehung der Patientin in den Entscheidungsprozess. Die Patientin muss über die verschiedenen Techniken der

Abb. 2
Venöse Abflussverhältnisse des TRAM-Lappens. Stromumkehr nach der Unterbindung der tiefen A. epigastrica inferior

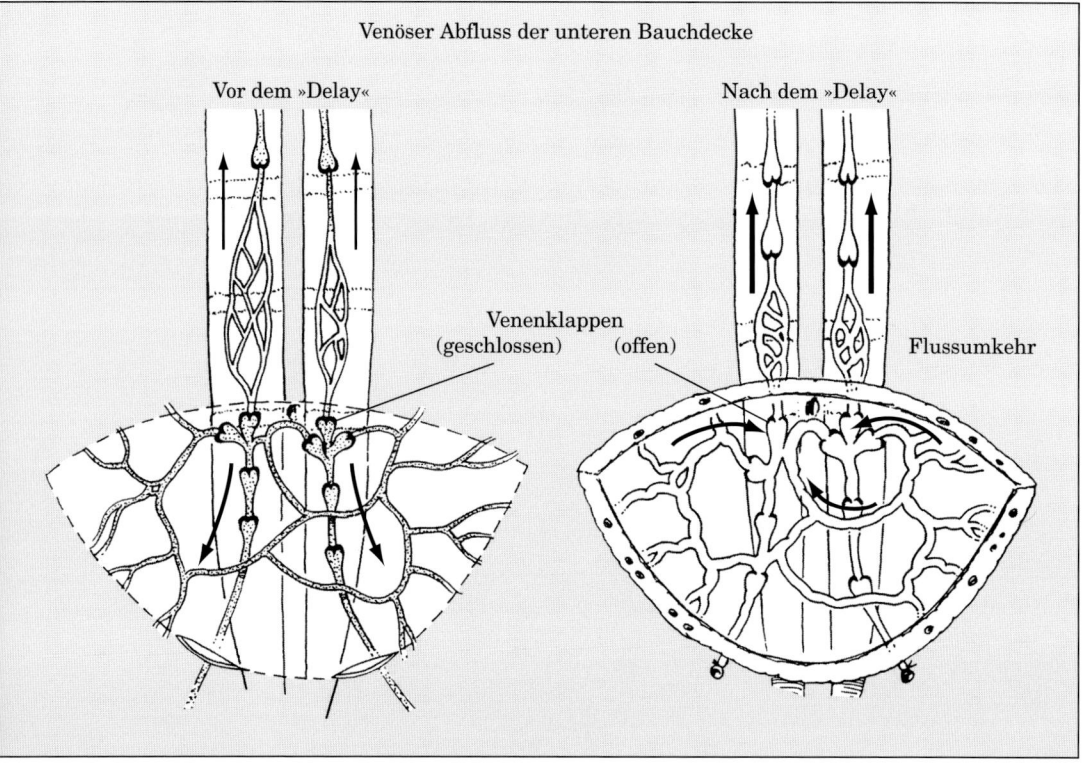

Präparation und der Gewinnung von Eigengewebe an der Bauchdecke und deren technikimmanenten Risiken ausführlich und auch abteilungsbezogen informiert werden. Das eigene Komplikationsprofil muss dabei dem in der Literatur gegenübergestellt und nicht durch auswärtige Daten geschönt werden.

Die Defektanalyse spielt naturgemäß eine große Rolle. Wichtig sind Form und Größe der kontralateralen Brust und die Bereitschaft bzw. der Wille der Patientin, an dieser Brust Veränderungen vornehmen zu lassen. Ist dies nicht der Fall, ist die Symmetriegewinnung von vornehere in darauf abzustellen, wozu das Eigengewebe von der Bauchdecke grundsätzlich – aufgrund seiner optimalen Modellierbarkeit – am besten geeignet ist. Allerdings sind der Formbarkeit durch die Durchblutungssituation bei der Lappenhebung Grenzen gesetzt, dies kann aber nach Abheilung im Zweiteingriff nach mehreren Monaten nachgeholt werden.

Das Ziel des Ersteingriffes ist es, ein möglichst dem angestrebten Endresultat nahe kommendes Ergebnis zu erzielen. Die Feinkorrektur mit endgültiger Symmetrisierung oder einer eventuellen Rekonstruktion des Mamillen-Areola-Komplexes erfolgt in einem Zweiteingriff etwa nach 6 Monaten (oder später).

Hautqualität: Die Qualität – Dicke der Haut, Schädigung durch eine vorausgegangene Bestrahlung, ein eventuell zu resezierendes Radioderm – können entscheidende Hinweise geben für die benötigte Hautoberfläche, die von der Bauchdecke ersetzt werden muss. Dies wieder muss in Relation gesetzt werden zu dem erforderlichen Volumen an Fettgewebe, das transportiert werden muss.

Das Lappengewicht kann mithilfe der in Abb. 3 wiedergegebenen Formel berechnet werden.

Die an der neuen Brust verwendete und transplantierte Haut sollte vornehmlich

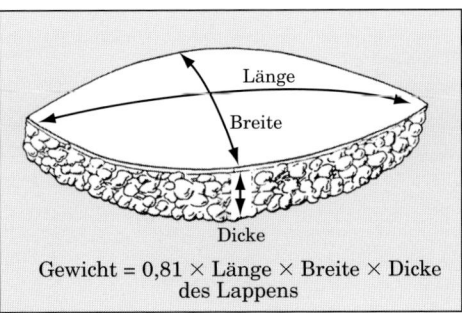

Gewicht = 0,81 × Länge × Breite × Dicke des Lappens

Abb. 3
Formel für die präoperative Gewichtsplanung des TRAM-Lappens

Abb. 4
Zonenunterschiedliche Durchblutung bei ein- und doppelstieligem TRAM

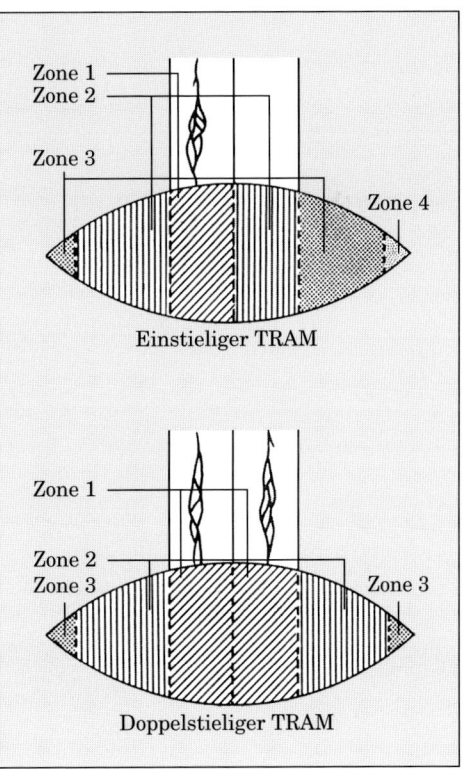

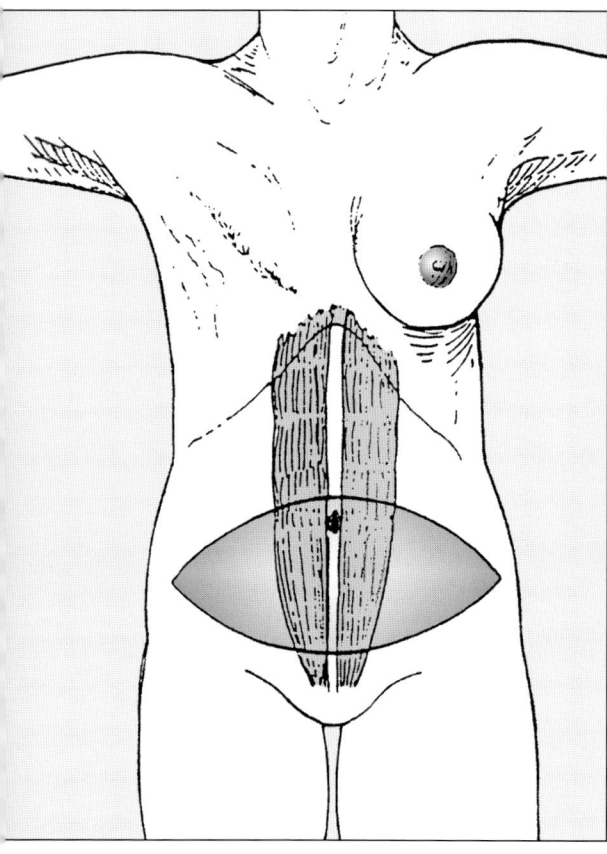

Abb. 5
Platzierung des TRAM-Lappens

aus den Lappenarealen mit der besten Blutversorgung stammen, die – wenn möglich – direkt über den Perforatoren gelegen sind (Zone 1). Die Nachbarregionen der gleichen Lappenhälfte gehören zur Zone 2 mit abnehmender Durchblutung, abhängig von der Entfernung von der Mittellinie. Eine unsichere Durchblutung weist die Zone 3 jenseits der Mittellinie auf (Abb. 4).

Spenderareal: Narben, eine >5 cm dicke Fettschicht und eine Fettschürze können Probleme bei der Lappendurchblutung bedeuten.

Narben am Abdomen:

○ KOCHER-Narbe: Meist nach Cholezystektomie, heute infolge minimal-invasiver Chirurgie eher selten; Verschluss der betroffenen epigastrischen Gefäße; Abhilfe durch kontralaterale Stielung oder freien Lappentransfer mit Anastomose der kaudalen epigastrischen Gefäße. Präoperative Dopplersonographie der Bauchdecke!

○ Mediane oder paramediane Längsschnittnarbe am Oberbauch: grundsätzlich unbedenklich; Dopplersonographie.

○ Mediane Unterbauchlängsschnittnarbe: Grundsätzlich unbedenklich, aber Kollateralen über die Mittellinie hinweg sind fragwürdig; Dopplersonographie nötig.

○ Appendektomienarbe o. ä.: Gewebezonen lateral der Narbe können minderdurchblutet sein; Vorsicht!

○ Querschnitt nach Pfannenstiel: Unproblematisch.

Risikomanagement:

○ Bei Raucherinnen (3–4-wöchige präoperative Karenz notwendig).

○ Bei Fettgewebsschicht an der Bauchdecke >5 cm und/oder Fettschürze kann eine vorgeschaltete Operation, der sog. Delay, zur Verbesserung der venösen Abflussverhältnisse in Erwägung gezogen werden (fakultativ, nicht evidenzbasiert). Zeitpunkt: 1–4 Wochen vor der Rekonstruktion (Abb. 2).

○ Einfacher Delay: Dopplergesteuerte Ligatur der superfizialen und tiefen epigastrischen inferioren Gefäßbündel, ausgehend von einer kurzen Inzision im kaudalen Inzisionsverlauf der Lappeninsel.

○ Extended Delay: Bei höherem Risiko. Ligatur wie beim einfachen Delay. Umschneiden des gesamten TRAM-Lappens bis auf die Faszie. Anheben der Lappenspitzen bis an die äußere Perforatorenkette. Der Lappen wird abschließend mit einer oberflächlichen fortlaufenden monofilen 4×0-Naht wieder eingenäht. Drainage für 24 Stunden. Perioperative Antibiose. Demissio am 2. postoperativen Tag (12–15).

○ Alternativen zum Delay sind der sog. midabdominale TRAM und der sog. VRAM.

Physiotherapie: Die Patientin sollte bereits präoperativ auf die postoperativ überaus wichtige Atemgymnastik zur Prävention einer pulmonalen Hypoventilation und die Bauchdeckengymnastik mit isometrischen Übungen zur Stärkung der Bauchmuskulatur hingewiesen und vorbereitet werden.

Präoperativ muss zusammen mit der Patientin und unter Abwägung der Risiken die zutreffende Technik des Gewebetransfers von der Bauchdecke festgelegt werden. In Abhängigkeit von der benötigten Gewebemenge kann ein einseitiger oder ein beidseitiger epigastrischer Gefäßanschluss gewählt werden (Abb. 5 und 6).

Eine beidseitige Gefäßversorgung wird gewählt,

○ wenn >70% des Lappenvolumens benötigt werden;
○ bei Vorliegen einer Risikosituation, wie ausgedehnte Vernarbungen im Spenderbereich, Nikotinabusus in der Anamnese, Adipositas;
○ bei anderen Hinweisen auf eine verminderte Blutzirkulation (Abb. 7).

Der sicherste Weg des Gewebetransfers ist die dopplergesteuerte muskelreduzierte Präparation eines gestielten TRAM-Lappens mit einem Gefäßanschluss pro Lappenhälfte (sog. gestielter Perforatorlappen). Der freie Gewebetransfer als TRAM-, DIEP- oder SIEA-Lappen ist technisch aufwändiger und mit einer erhöhten Absterberate durch Anastomosenprobleme

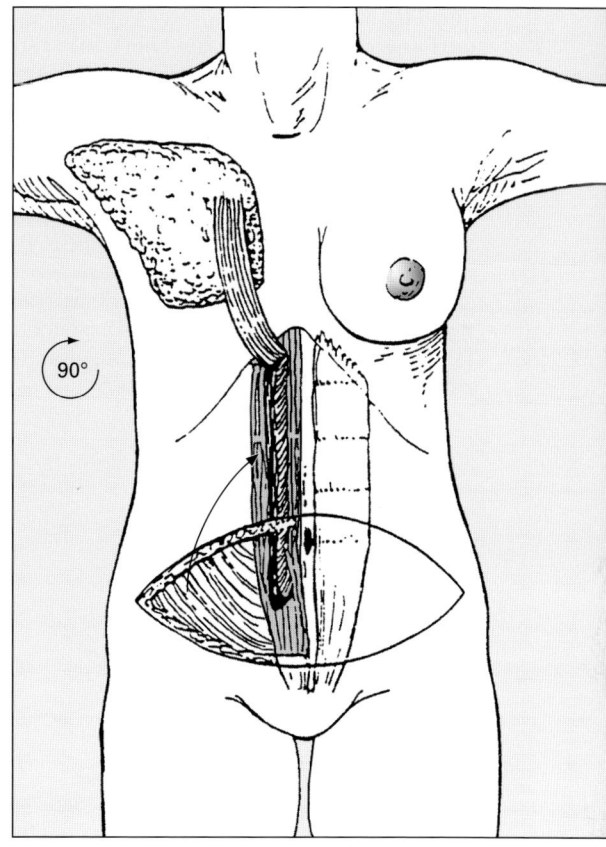

Abb. 6
Präparation des ipsilateralen einstieligen TRAM-Lappens

belastet. Der Vorteil einer geringeren Morbidität der Bauchdecke beim DIEP-Lappen entfällt bei muskelsparender Präparationstechnik.

Präoperative Markierung: Die präoperativ anzufertigende Operationsskizze wird an der stehenden Patientin aufgetragen, im Liegen überprüft und gegebenenfalls korrigiert. Die neue Submammarfalte nach Mastektomie sollte etwa 2 cm oberhalb der kontralateralen Submammarfalte angezeichnet werden. Die Größe der TRAM-Insel muss dem Volumenbedarf angepasst werden, die obere Inzision liegt exakt in Nabelhöhe oder im Risikofall bzw. bei entsprechendem Überschuss auch darüber, die kaudale Inzisionslinie so nahe der Schamhaargrenze wie möglich, ohne starke Spannung zu erzeugen. Die Kontur der TRAM-Insel kann modischen Einflüssen unterworfen sein, z. B. Schnitt der Bademode. Die untere Inzisionslinie kann intraoperativ überprüft werden. Vorhandene Narben müssen im Hinblick auf ihre vaskulären Konsequenzen berücksichtigt werden (Abb. 8).

Operative Technik

Allgemeines

Die Rekonstruktion mit Eigengewebe von der Bauchdecke, meist als TRAM-Operation, ist ein komplexes und anspruchsvolles Operationsverfahren. Es bedarf eines guten und überlegten peri- und intraoperativen Managements und nimmt in der Regel 4–6 Stunden in Anspruch. Per Doppleruntersuchung kann z. B. die Durchblutungssituation der Bauchdecke präoperativ abgeklärt werden (16).

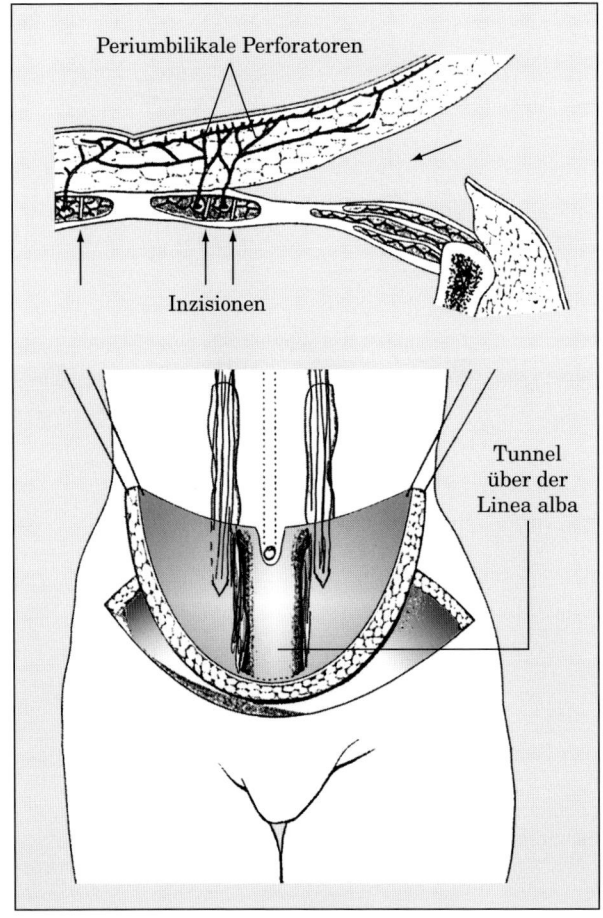

Abb. 7
Stielpräparation beim doppelstieligen TRAM

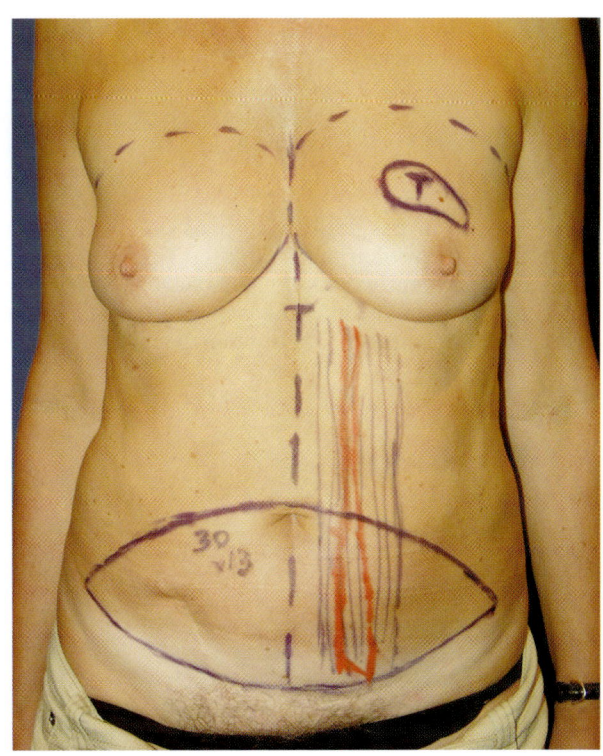

Abb. 8
Präoperative Operationsskizze an der stehenden Patientin: ipsilateraler einstieliger TRAM-Lappen

Teile der Operation können parallel von 2 gleichzeitig arbeitenden Teams durchgeführt werden. Als Beispiel:

- Präparation des TRAM-Lappens und Mastektomie/Axilladissektion/Sentinel.
- Formen der TRAM-Brust und Rekonstruktion der Bauchdecke.
- Anastomosenpräparation.

Da es sich bei dieser Rekonstruktionsmethode um einen relativ langwierigen Eingriff mit einer großen Wundfläche handelt, ist ein besonders gewebeschonendes und blutarmes Operieren gefragt. Ein Hochfrequenzchirurgiegerät (Argongas) und die Verwendung einer bipolaren Schere zur Muskelpräparation sind zu empfehlen. Thermische Belastung von Hauträndern, Perforatoren und Fettgewebe im Transplantat und an den Wundrändern sollte sorgfältig vermieden werden.

Intraoperative Lagerung

Auf dem Operationstisch wird die Patientin flach auf dem Rücken gelagert mit durch Anwickeln fixierten und symmetrisch um 80–90° ausgelagerten Armen. Es muss die Möglichkeit gegeben sein, die Patientin in eine stabile sitzende Position zu bringen, um die Symmetrie der Mammae überprüfen zu können und einen möglichst spannungsfreien Verschluss der Bauchdecke zu gewährleisten. Eine sog. Saunalagerung ist hilfreich. Bauchdecke, Muskulatur und Perforatoren sollten in waagerechter Lagerung präpariert und die Patientin erst nach dem Abschluss der Rekonstruktion der Bauchdecke aufgesetzt werden.

Gestielter TRAM-Perforatorlappen – Spenderregion

Die Präparation des TRAM-Lappens beginnt mit der Inzision der kranialen Begrenzung exakt in Nabelhöhe oder darüber. Mit einer nach kranial angeschrägten Inzision können unter Umständen noch weitere Perforatoren und Fettgewebe miteinbezogen werden (Abb. 9 und 10).

Die obere Bauchdecke wird spitzbogig nach kranial zulaufend bis einige Zentimeter oberhalb des Rippenbogens von der Unterlage abgelöst. Hierbei können lateral einsprossende interkostale Nerven und Gefäße geschont werden, um das Ausmaß der postoperativen Sensibilitätsstörungen an der Bauchdecke zu minimieren (Abb. 11).

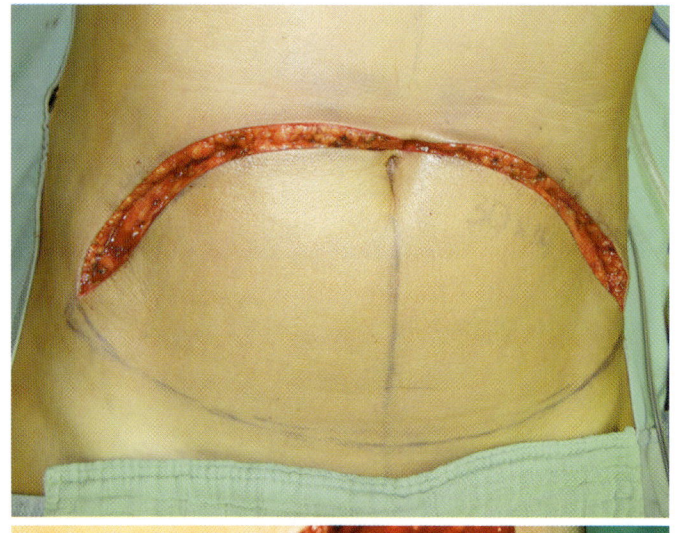

Abb. 9
1. Operationsschritt des kranialen Lappenrandes in Höhe des Nabels

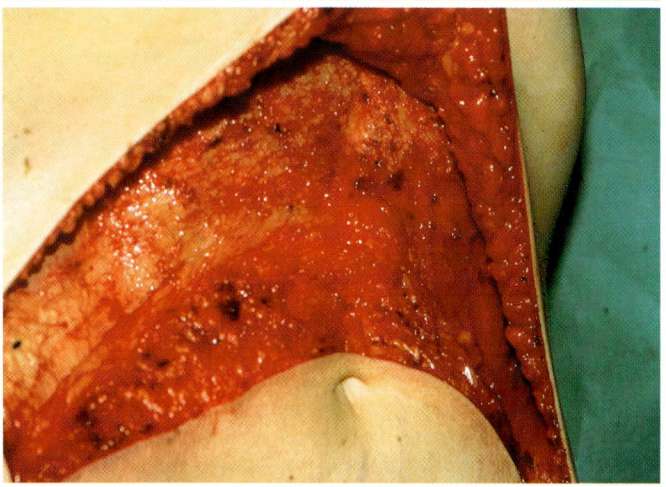

Abb. 10
Die Oberkante des Lappens wird nach kranial angeschrägt

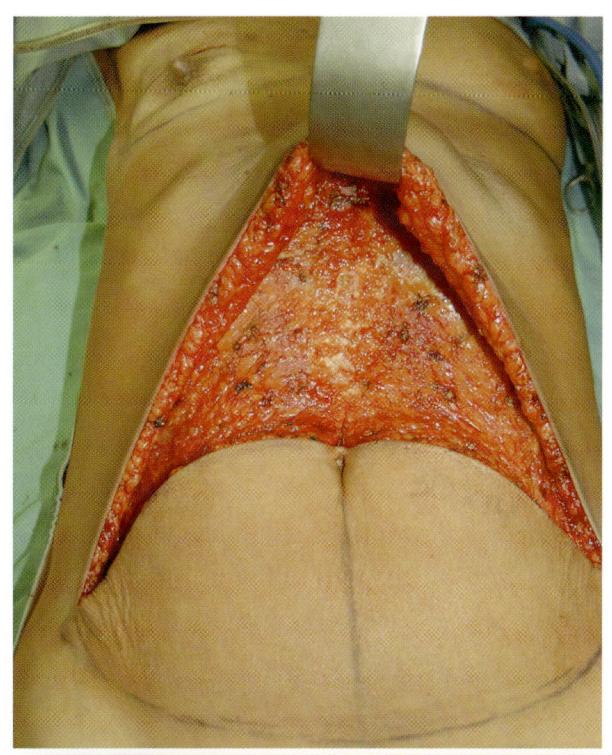

Abb. 11
Konisch zulaufende Präparation der oberen Bauchdecke bis zum Rippenbogen

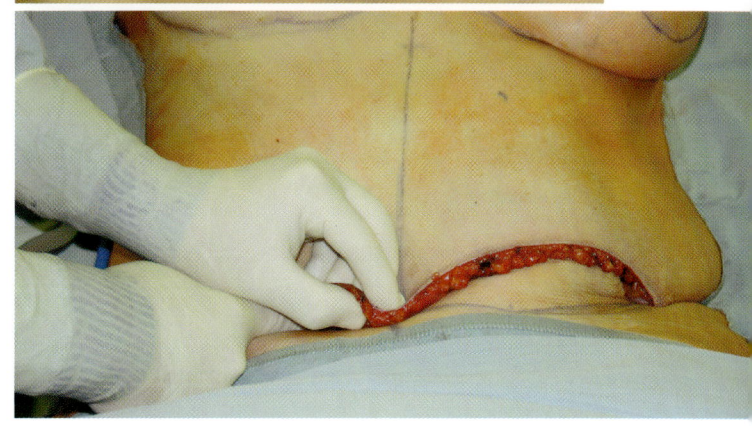

Abb. 12
Bestimmung des kaudalen Inzisionsverlaufs suprasymphysär durch vorübergehendes Aufrichten der Patientin

Durch kurzfristiges leichtes Aufrichten des Oberkörpers der Patientin und Herunterziehen der abgelösten Bauchdecke kann die kaudale Inzisionslinie des Lappens bestätigt oder korrigiert werden. Je näher die Inzision an der Schamhaargrenze platziert werden kann, umso besser für die spätere Ästhetik der Bauchdecke (Abb. 12).

A u s n a h m e : Verdacht auf Minderperfusion des Lappens; hier sollte der TRAM-

Lappen eher nach kranial verschoben werden, um weitere periumbilikale Perforatoren mit einzubeziehen. Am kaudalen Rand des Lappens geht die Inzisionsrichtung senkrecht auf die Faszie.

Nach der zirkulären Präparation des Lappens werden die Lappenränder von kaudal bis in Höhe der Linea arcuata und von lateral bis an die äußeren Perforatorenreihen angehoben. Der Nabel wird im Randbereich der Nabelgrube umschnitten und an Ort und Stelle belassen (Abb. 13–16).

Dopplerlokalisation des Gefäßverlaufs

Für die Präparation der Versorgungsgefäße des Lappens ist die genaue Kennzeichnung der Verläufe der tiefen epigastrischen Gefäße und der wichtigen bzw. kräftigeren Perforatoren entscheidend, zumal nur soviel Muskulatur präpariert wird, wie unbedingt für den Schutz der Gefäße erforderlich ist. Dies erfolgt mithilfe eines handlichen Dopplergerätes, welches steril in einen Kamerabezug eingepackt wird (Abb. 17 und 18).

Die Verläufe der epigastrischen Gefäße sind individuell vielfältig und auch häufig seitendifferent. Beim gestielten Perforatorlappen wird der Hauptast der tiefen superioren Epigastrika präpariert, beim frei transplantierten Lappen die tiefe kaudale Epigastrika. Die schonende muskeleinsparende Präparation ermöglicht einen funktionserhaltenden primären Verschluss von Muskulatur und Faszie sowie die beidseitige Stielung des Lappens. Zur

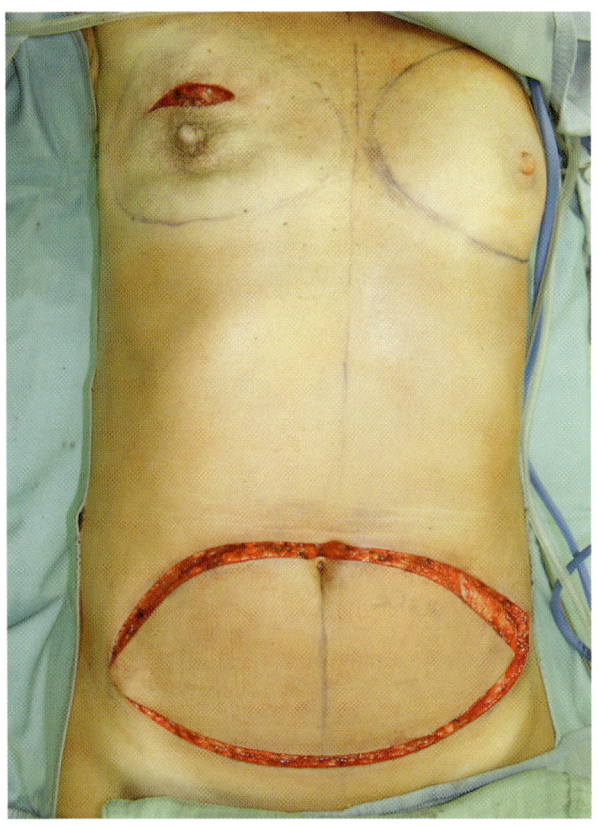

Abb. 13
Sofortrekonstruktion:
Hautsparende Mastektomie und
Lappenpräparation können
simultan durchgeführt werden

Abb. 14 und 15
Präparation des Nabels

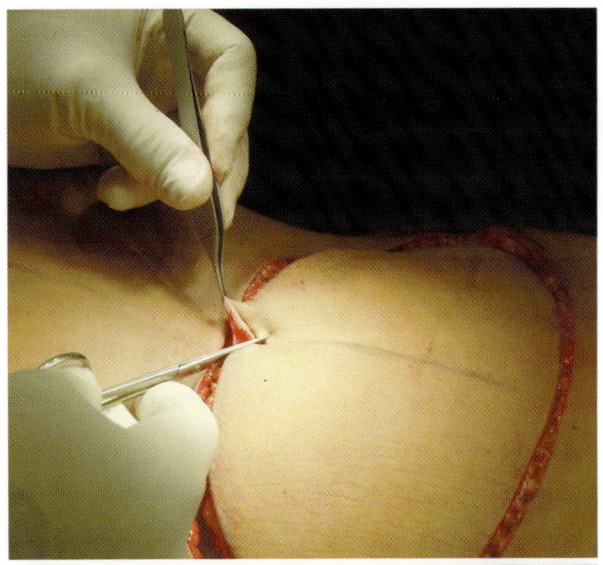

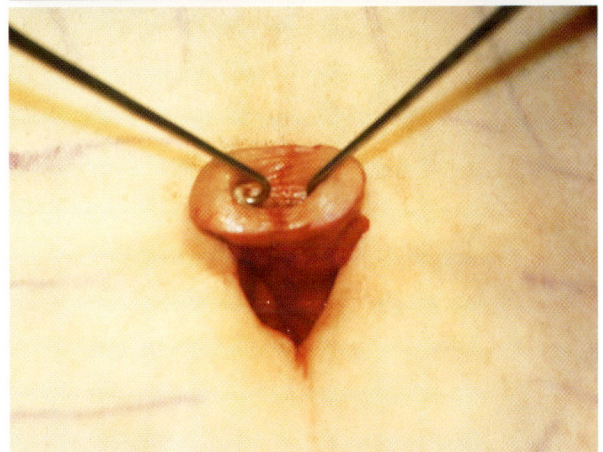

Abb. 16
Präparation unterhalb des Lappens bis zur lateralen Reihe der Perforatoren

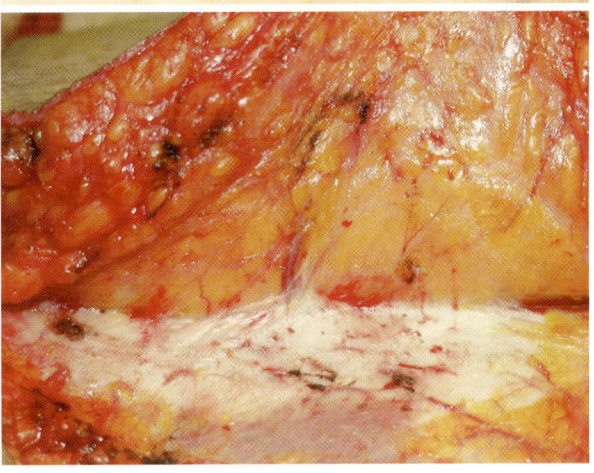

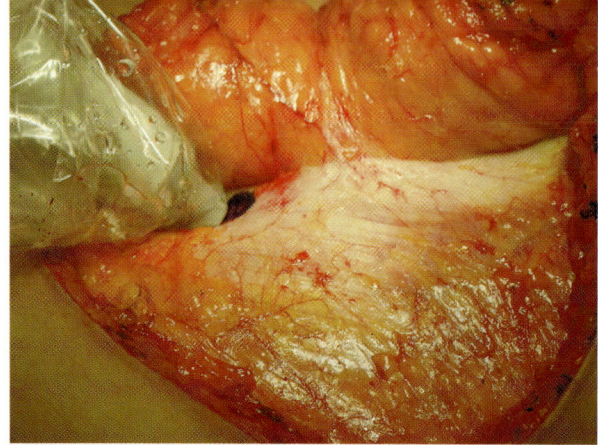

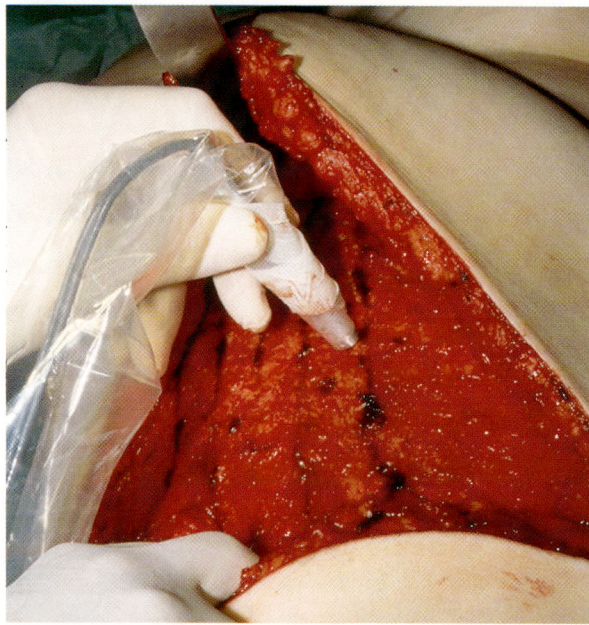

Abb. 17 und 18
Dopplerlokalisation der epigastrischen Gefäße

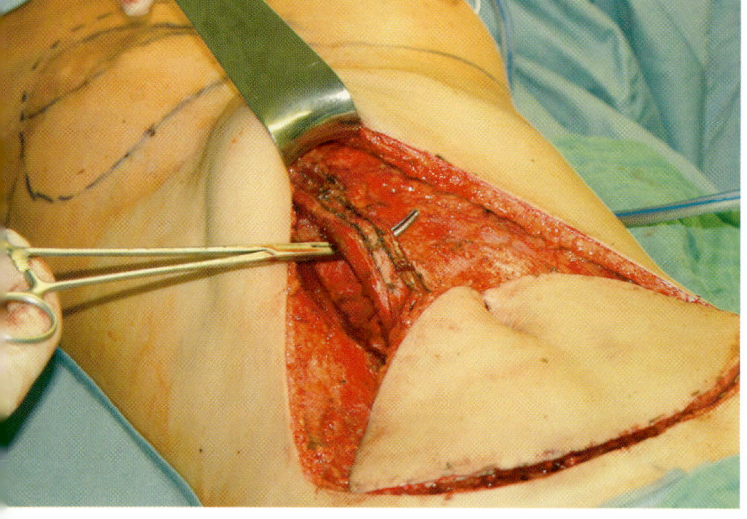

Abb. 19
Muskelsparende Stielpräparation unter Erhalt eines schmalen Faszienstreifens beim ipsilateralen einstieligen TRAM-Lappen

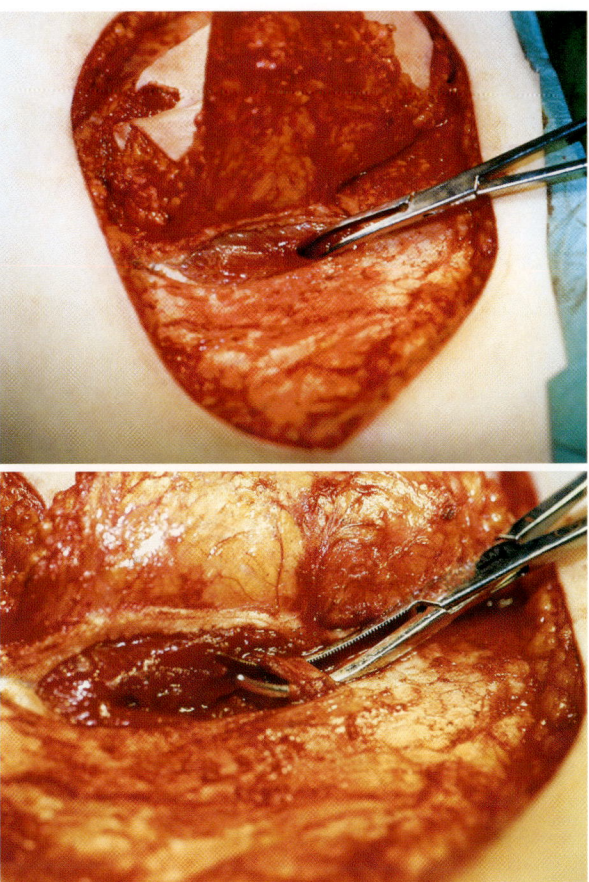

Abb. 20 und 21
Auseinanderschieben der Muskelfasern des Rektus in Höhe der Linea arcuata und Aufsuchen der tiefen kaudalen epigastrischen Gefäße

Stabilisierung der gefäßtragenden Muskulatur verbleibt ein schmaler Faszienstreifen über dem kranialen Stiel. In der Regel verläuft das Hauptgefäß geradlinig, und die größeren Perforatoren sind diesem Gefäß räumlich zugeordnet (Abb. 19).

Präparation des Muskelstiels

Am Dopplersignal in der Höhe der Linea arcuata wird die Faszie leicht angeschrägt, über etwa 2–3 cm inzidiert und die Muskulatur in Faserrichtung auseinander geschoben (Abb. 20 und 21).

Das auf dem Peritoneum liegende epigastrische Gefäßbündel wird freigelegt und bei der kranialen Stielung hier doppelt ligiert, z. B. mit einem Vicrylfaden 2×0. Die Einmündung des Bündels in die Muskulatur wird identifiziert. Danach erfolgt die weitere Inzision der Faszie nach kranial an der Kante des gedoppelten Gefäßverlaufs; die darunter liegende Muskulatur wird vorsichtig mit einem Overholt in Faserrichtung auseinander geschoben, wobei der Gefäßverlauf stets im Auge zu behalten ist. Die Präparation lateral entlang dem Faserverlauf erfolgt mit der bipolaren Schere bis zum Rippenbogen (Abb. 22 und 23).

Mündet der 8. Interkostalnerv, welcher den kranialen Anteil des Rektus inner-viert und am Rippenbogen leicht identifi-

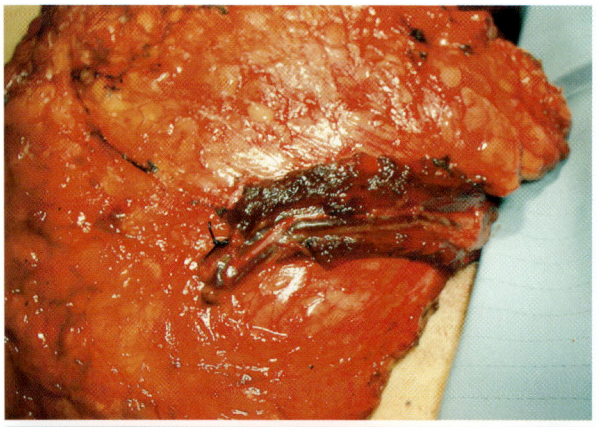

Abb. 22 und 23
Muskelsparende Präparation des Muskelstiels entlang dem Verlauf der epigastrischen Gefäße

ziert werden kann, in den Muskelstiel, so wird er durchtrennt, um eine störende Muskelaktivität dort zu unterbinden und die Atrophie des Stiels zu ermöglichen.

Der exakte Gefäßverlauf kann nochmals von retrograd, das heißt von der Unterseite des Rektus, überprüft werden. Unterhalb des Nabels wird jetzt von retrograd die mediale Inzision des Muskelstiels vorgenommen, wobei man in der Höhe der Linea arcuata die Muskulatur konisch quer durchtrennt (Abb. 24).

Etwaige wichtige Perforatoren der medialen Reihe werden identifiziert und erhalten. Die Resektionskante wird mit einer 2×0-Naht eines monofilen resorbierbaren Fadens zur Stabilisierung an der Unterseite fixiert. Kranial des Nabels kann nach der Längsinzision der Faszie parallel zur Außeninzision in gleicher Faserrichtung die Präparation entlang dem Dopplersignal bis hinauf zum Rippenbogen vollendet werden.

Einstielige Variante

Wird für die Versorgung des Transplantates nur ein Gefäßstiel benötigt, so ist die Stielpräparation jetzt abgeschlossen. In der Regel entscheiden wir uns für eine ipsilaterale Stielung, da diese den direkten Transfer des Lappens durch die Umschlagfalte der Brust ermöglicht. Die nicht

Abb. 24
Retrograde Präparation der medialen Kante des Muskelstiels in Nabelhöhe

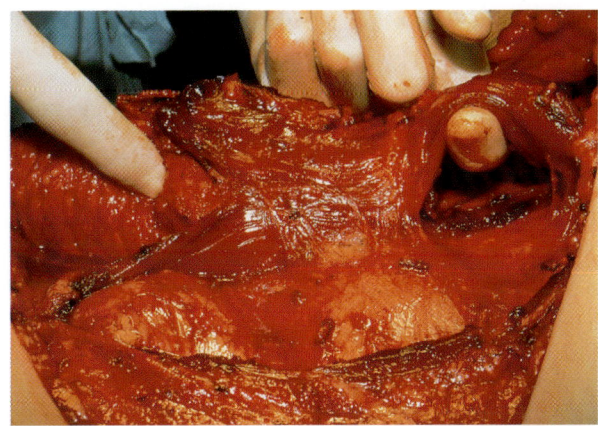

Abb. 25
Desepithelisierte Hemi-TRAM-Lappen für eine beidseitige Volumensubstitution

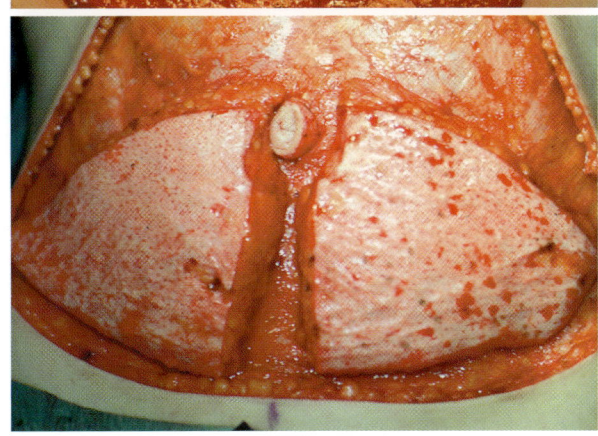

gefäßtragende kontralaterale Hälfte des Lappens wird vor dem Transfer von der Faszie abgelöst. Das Gewebe dieser Hälfte, welches der Mittellinie unmittelbar benachbart ist, kann erhalten bleiben, der periphere Anteil wird aus Sicherheitsgründen verworfen. Allerdings sollte der erhaltene Anteil der nicht-gefäßtragenden Seite vorsichtshalber desepithelisiert und unterlegt werden (Abb. 19).

Doppelstielige Variante

Die Präparation beim doppelstieligen Gewebetransfer verläuft kontralateral mit gleicher Technik und unter ständiger Dopplerkontrolle. Meist beschränken wir uns auf die Perforatoren der lateralen Kette, um die Beeinträchtigung der Muskulatur auf ein Minimum zu reduzieren.

Hemi-TRAM-Variante

Der TRAM-Lappen kann auch in der Medianlinie getrennt für eine beidseitige Rekonstruktion verwendet werden. Gelegentlich können die anatomischen Besonderheiten es auch erfordern, den Lappen für eine einseitige Rekonstruktion in der Mittellinie oder parallel dazu zu unterteilen. Im Übrigen unterscheidet sich die Stielpräparation nicht von der vorhin geschilderten (Abb. 25).

Freier Gewebetransfer

Beim freien Gewebetransfer erfolgt die Versorgung durch die tiefe A. epigastrica inferior.

Vorteile: Erhöhter intravasaler arterieller Druck im Lappen; kein Transfertunnel nötig; Rektusmuskulatur im Oberbauch bleibt intakt.

Nachteile: Gefäßanastomose mit zusätzlicher Morbidität, infolgedessen erhöhte Rate eines totalen Lappenverlustes, erhöhter operativer Aufwand und höhere Kosten.

Kontraindikationen: Zustand nach gynäkologischen Operationen mit Querschnitt nach Pfannenstiel sowie generalisierte Gefäßerkrankungen mit Neigung zu Gefäßspasmen.

Die Lappenpräparation beim freien TRAM entspricht dem Vorgehen wie beim gestielten TRAM-Lappen. Die laterale Perforatorenkette wird aufgesucht und dort das vordere Blatt der Rektusfaszie zwischen Nabel und Linea arcuata durchtrennt. Auch hier muss die Rektusmuskulatur parallel zur lateralen Perforatorenkette auseinander geschoben werden, um den Verlauf des epigastrischen Gefäßbündels zu verfolgen. Die mediale Präparation erfolgt von der kontralateralen Seite aus.

Die Muskelpräparation erhält wie bei der gestielten Variante Muskulatur im medialen und lateralen Bereich; die Durchtrennung kaudal bleibt auf Höhe der Linea arcuata, kranial in Nabelhöhe.

Zu diesem Zeitpunkt sollte das Empfängergefäß bereits präpariert sein, um die Durchführbarkeit der Technik gesichert zu haben, zumal anderenfalls ein gestielter Lappen präpariert werden könnte. Danach wird die Rektusscheide bis hin zur Symphyse gespalten und die Epigastrika über 8–10 cm Länge unter Lupensicht freigelegt und möglichst tief abgesetzt. Benötigt werden jeweils eine Arterie und eine Vene mit einem Kaliber von 2–3 mm. Ein zweiter vorhandener Venenast kann ligiert werden. Der Lappentransfer kann danach erfolgen (Abb. 26).

Beim DIEP-Lappen wird im Bereich der lateralen Perforatorenreihe ein kräftiger Perforator aufgesucht, der bei entsprechender Größe alleine oder mit ande-

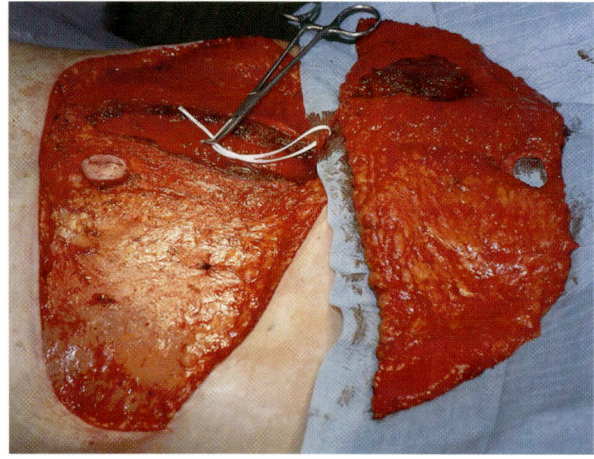

Abb. 26
Freier TRAM-Lappen. Die den präparierten Lappen versorgenden Arterie und Vene der tiefen Epigastrica inferior sind angeschlungen und für den Gewebetransfer vorbereitet

ren Perforatoren für die Lappenversorgung herangezogen werden kann. Falls hier keine befriedigenden Perforatoren vorliegen, kann die mediale Perforatorenkette präpariert werden.

An dem designierten Perforator wird die vordere Rektusfaszie gespalten und der Verlauf unter Lupensicht in der Muskulatur verfolgt, Seitenäste werden bipolar koaguliert. Der Muskel wird, wie bereits geschildert, in Faserrichtung auseinander geschoben, um den Verlauf der tiefen Epigastrika zu markieren. Kranial des ausgewählten Perforators wird die Epigastrika doppelt ligiert. Nach kaudal hin erfolgt die Präparation bis auf die gewünschte Stiellänge bzw. das notwendige Kaliber für die Anastomose hinunter zum Hauptast der unteren Epigastrika (17, 18).

Als Empfängergefäße kommen die thorakodorsalen sowie die Mammaria-interna-Gefäße infrage.

○ Thorakodorsale Gefäße werden im Bereich der hinteren Axillarlinie aufgesucht und unter Lupensicht präpariert.

○ Sind diese Gefäße unzureichend, können die Mammaria-interna-Gefäße verwendet werden: Zur Präparation der Gefäße wird der Knorpel der 3. Rippe exzidiert und die Mammaria darunter über einige Zentimeter freigelegt. Beim DIEP werden diese Gefäße bevorzugt.

○ Anastomose: Die thorakodorsalen Gefäße werden unter mikroskopischer Sicht bevorzugt, und zwar besonders bei Kaliberdifferenzen als End-zu-Seit- oder als End-zu-End-Anastomose oberhalb des Serratusastes anastomosiert. Alternativ können weiter proximal die A. circumflexa scapularis, die subskapularen oder axillären Gefäße als End-zu-Seit-Anastomosen verwendet werden. Der Lappen wird so mit Klammern fixiert, dass sich die beiden Gefäßenden spannungsfrei gegenüber liegen. Arterie und Vene werden getrennt voneinander verbunden, für die Vene kann man einen Gefäßkoppler benutzen.

Die Gefäßstümpfe werden mit heparinisiertem Kochsalz gereinigt. Spannung auf der Anastomose muss durch eine Fixierung des Muskelstumpfes an der Thoraxwand verhindert werden. Nach dem Entfernen der Gefäßklemmen zum Öffnen der Anastomose kann man zum Abschwellen 1 g Methylprednisolon verabreichen.

»Turbo«-TRAM

Der sog. Turbo-TRAM ist eine Kombination von gestieltem und freiem TRAM. Bei Notwendigkeit einer doppelten Stielung des gesamten TRAM-Lappens und der Unbrauchbarkeit einer Epigastrica superior, z.B. bei einer KOCHER-Narbe im Oberbauch, kann die beeinträchtigte Rektusseite wie beim freien TRAM oder beim DIEP präpariert und über eine freie Anastomose an ein Empfängergefäß angeschlossen werden.

Vertikale Variante (VRAM)

Der vertikal orientierte Bauchdeckenlappen ist für die Hochrisikopatientin geeignet. Die Technik zeichnet sich durch folgende Besonderheiten aus:

○ Hohe Sicherheit durch einen die gesamte Lappenlänge unterlegten perforatortragenden Muskelstiel.
○ Dadurch bedingte gute Durchblutung im gesamten Lappenbereich.
○ Gute Mobilität des Lappens.
○ Kurze Operationsdauer.
○ Vertikaler Narbenverlauf in der Medianlinie.

Die Präparation des Lappens erfolgt anhand einer vorgezeichneten vertikal orientierten Hautspindel über dem ausgewählten Rektus als ipsi- oder kontralateral ausgelegter einstieliger Lappen. Ipsilateral wird die Präparation der Lappenunterlage auf der Faszie wiederum an die laterale Perforatorenkette herangeführt, die kaudale tiefe Epigastrika per Doppler aufgesucht und in der Höhe der Linea

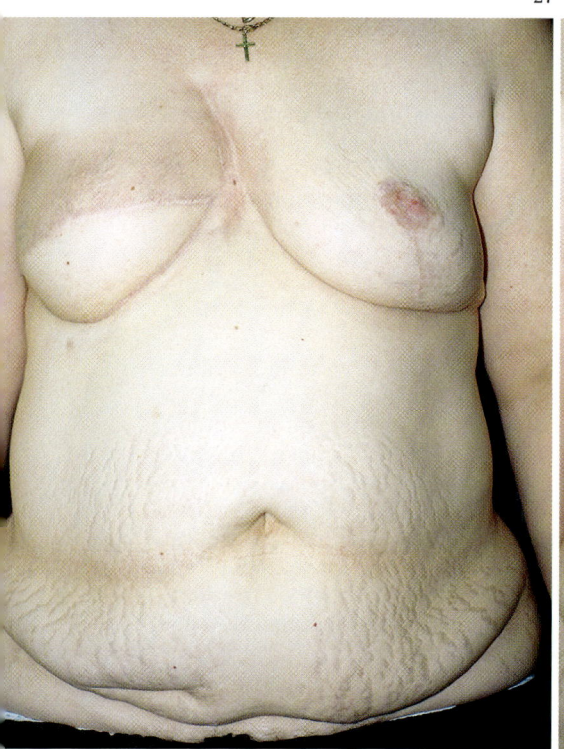

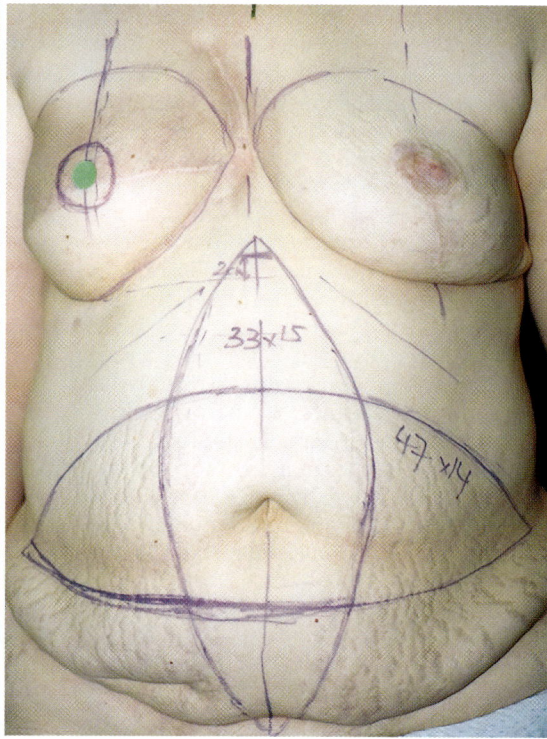

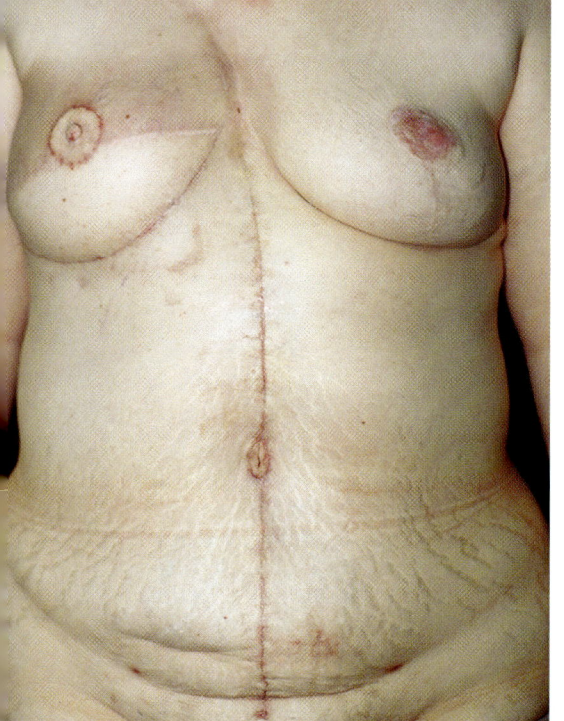

Abb. 27–29
Prä- und postoperative Ansicht einer 44 Jahre alten Patientin, Zustand nach Mastektomie bei primärem Mammakarzinom außerhalb, anschließend sekundäre Brustrekonstruktion rechts mit Latissimus-dorsi-Insellappen und Permanentimplantat. Wegen starker Schmerzen im Implantatlager und Wunsch nach Eigengewebskonversion wegen erhöhten Operationsrisikos, starken Nikotinabusus Entscheidung für einen desepithelisierten VRAM-Lappen als Implantatersatz. Die Operationszeichnung zeigt die (nicht durchgeführte) Alternative eines midabdominalen TRAM-Lappens. Gleichzeitig wurde der Mamillen-Areola-Komplex rekonstruiert

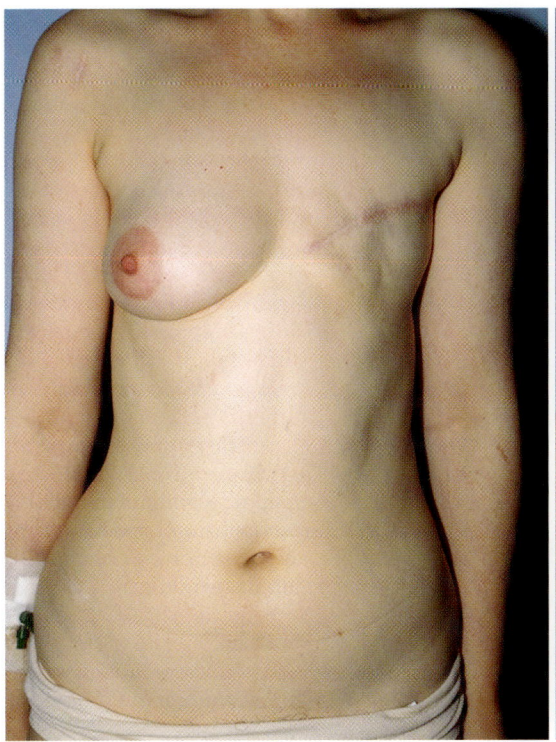 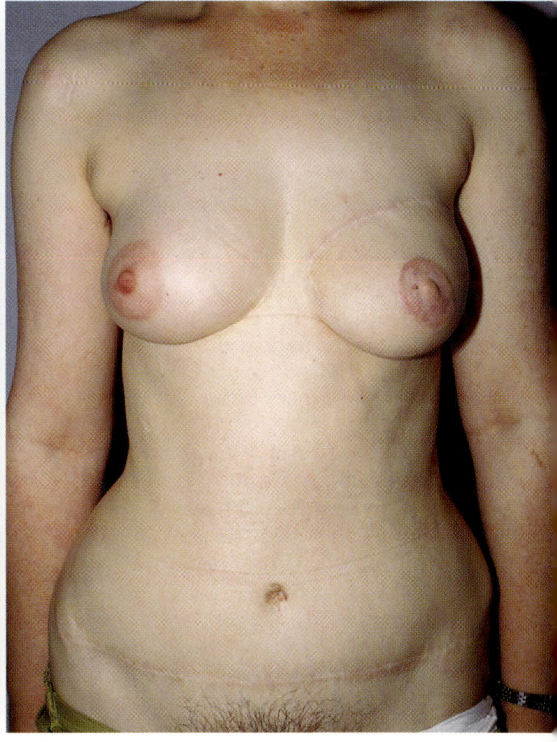

Abb. 30 und 31
Intervallrekonstruktion mit einem einstieligen kontralateralen TRAM-Lappen, prä- und postoperative Ansicht

arcuata doppelt ligiert. Von kontralateral her wird der Lappen über die Mittellinie bis zur medialen Perforatorenkette abgelöst, der Nabel im Zentrum des Lappens ausgeschnitten.

Die Präparation des Muskelstiels entspricht der eines einstieligen TRAM-Lappens mit einem kurzen Transfertunnel im Epigastrium oder in der Umschlagfalte (Abb. 27–29).

Empfängerregion

Vor dem Lappentransfer muss die Empfängerregion vorbereitet und präpariert sein.

○ Intervallrekonstruktion: Ausgangspunkt ist die Mastektomienarbe, wobei eine vertikale Schnittführung die besten Entfaltungsmöglichkeiten unter Schonung des Dekolletés bietet. Liegt eine quere Mastektomienarbe vor, so empfiehlt sich ein angeschrägter Zugang von präaxillär oben außen nach unten innen geführt, welcher die alte Narbe durchkreuzt. Um dem Lappen die besten Möglichkeiten einer Entfaltung bzw. Projektion und Ausformung zu geben, wird der Thoraxwandbereich zwischen dieser angeschrägten Inzision und einer bogenförmigen Linie 2 cm kranial einer prospektiven Umschlagfalte der neuen Brust reseziert. Damit fällt die kaudale Begrenzung des TRAM-Einsatzes mit der Umschlagfalte der neuen Brust zusammen und ist am wenigsten sichtbar (Abb. 30 und 31).

○ **Autologe Konversion einer Implantatrekonstruktion**: Bei liegendem heterologem Brustimplantat wird dieses zur Vorbereitung einer Eigengewebseinlage mitsamt der umgebenden Kapsel entfernt. Liegt das Implantat submuskulär, das heißt unter dem M. pectoralis major, wird dieser freigelegt und nach Entfernung des Brustimplantates auf der Thoraxwand in der ursprünglichen Lage mit Nähten fixiert (Abb. 32–35).

○ **Sofortrekonstruktion**: Der TRAM-Lappen ist als lebendes Eigengewebsimplantat mit anhängender Haut der ideale Volumenersatz für die Brustdrüse nach Mastektomie. Die gute Durchblutung des Transplantates erlaubt eine großzügige Resektion unter onkologischen Konditionen mit individuell gefordertem Zuschnitt von Gewebe und Haut. Die Hautlappen der operierten Brust können im Gegensatz zur Implantatrekonstruktion sehr dünn unterschnitten werden, dasselbe gilt auch für den Mamillen-Areola-Komplex (Abb. 36–41).

Transfertunnel

Beim gestielten Lappen ist die Bildung eines Transfertunnels zum Durchreichen des Transplantates erforderlich. Auf der einen Seite soll diese Verbindung zwischen Spender- und Empfängerregion möglichst versteckt bleiben, andererseits muss der Gefäßstiel spannungsfrei liegen, ohne Druck von außen. Beim einstieligen TRAM mit der bevorzugten ipsilateralen Stielung wird der Tunnel am besten im inneren Drittel der Umschlagfalte der Brust platziert. Neuerdings wählen wir diesen Weg auch für die doppelstielige Variante. Ist der Lappen sehr umfangreich an Volumen, kann der etwas erweiterte Transfertunnel nach der Passage wieder durch Nähte verkleinert werden, allerdings ohne den Gefäßstiel zu komprimieren. Hiermit wird auch das Auftreten einer »Lappenhernie« verhindert.

Abb. 32–35
Patientin mit Zustand nach subkutaner Mastektomie und Implantatrekonstruktion bei primärem Mammakarzinom beidseits, wiederholten Implantatwechseln beidseits bei rezidivierender Kapselfibrose, vor und nach der autologen Konversion mit ipsilateralem einstieligem TRAM-Lappen

▷

Ein Vorteil des freien Gewebetransfers ist es, dass kein Transfertunnel benötigt wird und somit die Ablösung der Umschlagfalte in diesem Bereich unterbleibt.

Lappentransfer

Für den aktuellen Transfer sollte die Gefäßversorgung gesichert werden, außerdem wird die Passage dadurch erleichtert, dass die Desepithelisierung von Haut erst im Anschluss an den Transfer durchgeführt wird.

Beim Lappentransfer weist der kraniale Rand des Lappens grundsätzlich immer zur Körpermitte, die ipsilaterale Spitze des Lappens geht also beim Schwenk voran. Beim doppelstieligen TRAM erfolgt der Einsatz meist in einer 180°-Position, beim einstieligen eher auf 70–90°, je nach der gewünschten Brustform. In diesem Falle würde beim Einsatz in der rechten Brust der ipsilaterale Lappen m i t und für die linke Brust g e g e n den Uhrzeigersinn geschwenkt werden. Nach dem Lappentransfer wird dieser zunächst in der Empfängerregion vorübergehend in einer sicheren und spannungsfreien Position eingeklammert, nicht zuletzt, um die Durchblutung in der neuen Lage beobachten zu können. In der Zwischenzeit wird die Spenderregion, das heißt die Bauchdecke, sorgfältig rekonstruiert.

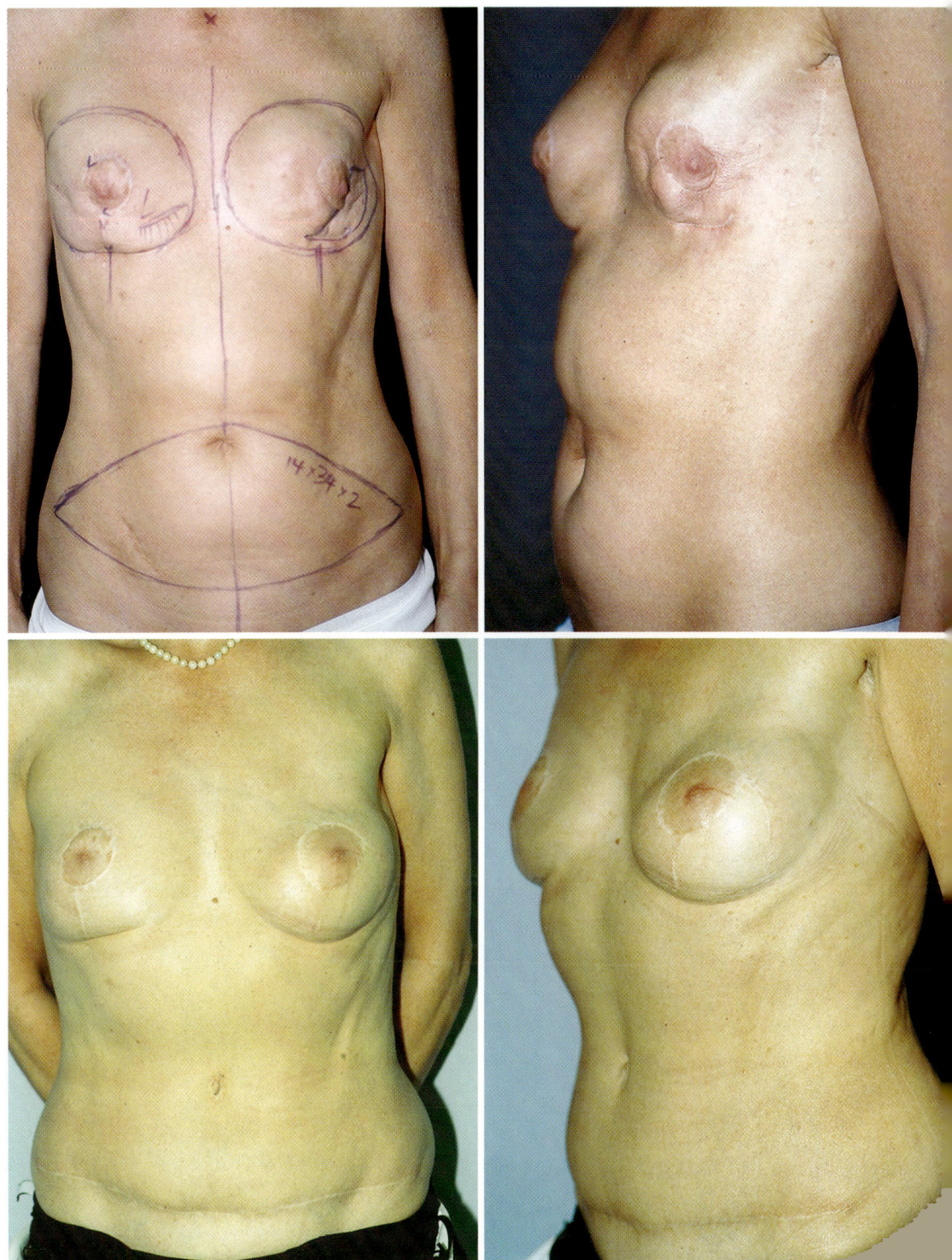

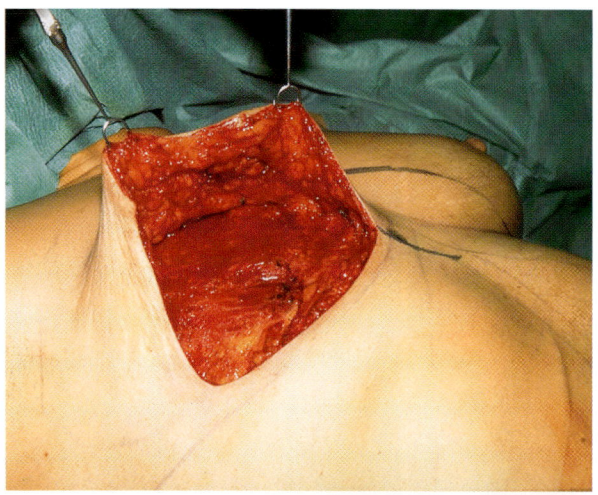

Abb. 36–41
Operationssequenz einer hautsparenden Mastektomie mit Sofortrekonstruktion durch kontralateralen einstieligen TRAM-Lappen. Patientin mit primärem Mammakarzinom in der Medianlinie der unteren Brusthälfte pT1(m) pN2 pM0

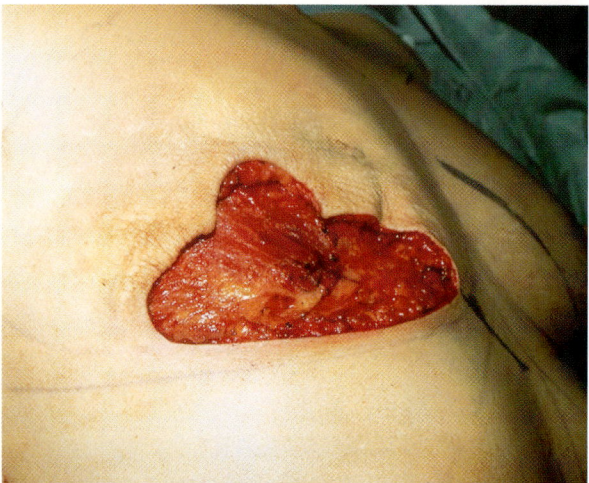

Abb. 36 und 37
Verbleibender Hautmantel nach hautsparender Mastektomie

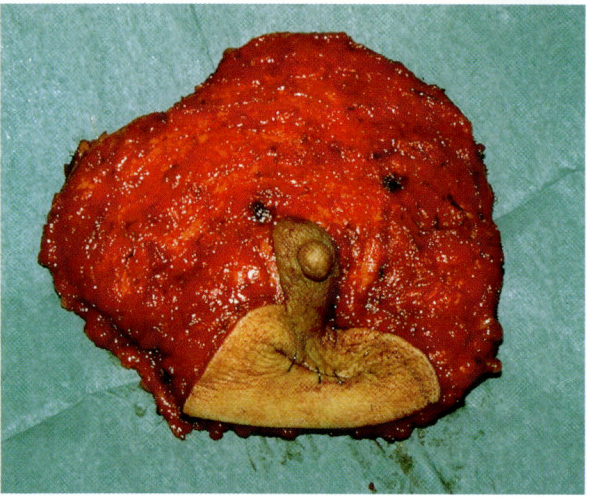

Abb. 38
Operationspräparat mit vollständig entfernter Brustdrüse und individuell zugeschnittenem Hautareal

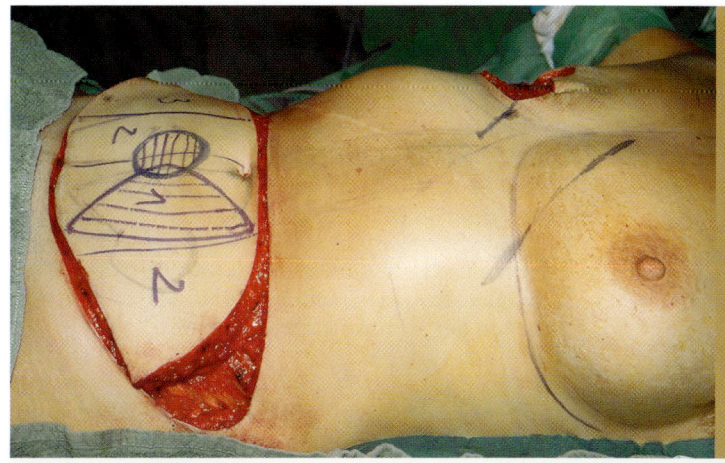

Abb. 39
Benötigtes Hautareal am TRAM-Lappen in der am besten durchbluteten Zone 1

Abb. 40 und 41
Prä- und postoperative Ansicht der Patientin

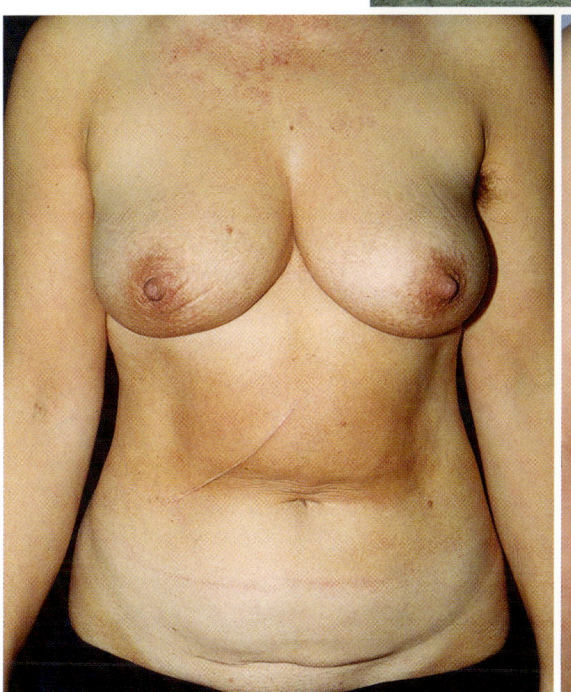
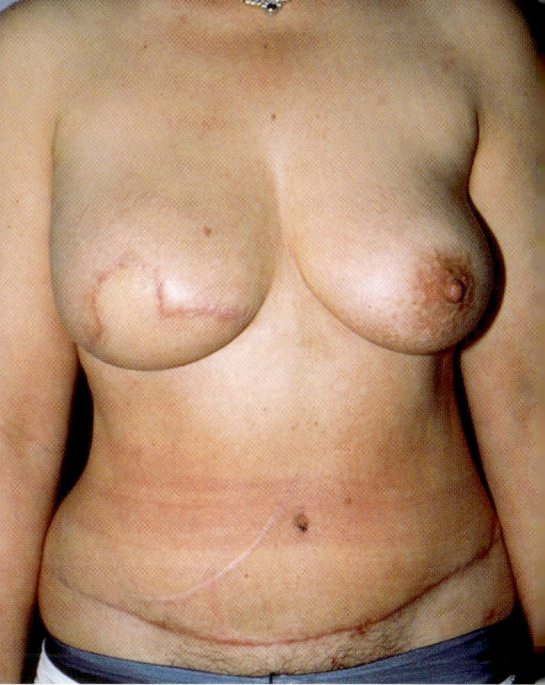

Die Rekonstruktion

Bauchdecke

Für das Gelingen einer Rekonstruktion mit Eigengewebe von der Bauchdecke ist eine sorgfältige und kompetente Wiederherstellung der Spenderregion unverzichtbar. Der Verschluss muss unbedingt primär erfolgen und ohne die Zuhilfenahme von Interponaten (Abb. 42).

Voraussetzungen für einen kompetenten Bauchdeckenverschluss:

○ Vermeidung von geblähten Darmschlingen durch präoperative Darmentleerung.
○ Verzicht auf eine intraoperative Verwendung von Lachgas und eine gute Relaxierung zur Naht.
○ Minimale und dopplerkontrollierte Resektion von muskulären oder faszialen Strukturen.
○ Die Schnittkante darf nicht zu zaghaft gefasst werden, sondern etwa 1 cm von der Kante entfernt, um ein Ausreißen zu verhindern.
○ Keine ruckartigen Bewegungen beim Anziehen der fortlaufenden Fäden.
○ Das Gewebe soll nicht eingeschnürt, sondern nur adaptiert werden.
○ Am kranialen Nahtpol im Epigastrium darf das Versorgungsgefäß nicht eingeschnürt werden.

Vorsicht mit tastbaren dicken PDS-Knoten bei schlanken Patientinnen. Die Schlingennaht kann am Schluss als Einzelnaht geknotet werden, indem ein Faden vor dem Knoten an der Nadel durchtrennt wird.

Einstieliger TRAM-Lappen: Unmittelbar im Anschluss an die Stielresektion wird der Defekt wieder verschlossen, und zwar stets primär ohne Interponate.

Aufgrund der reduzierten Muskelresektion ist der spannungsfreie Verschluss in der Regel immer möglich. Beginnend in der Höhe der Linea arcuata wird der konisch ausgeschnittene Muskeldefekt mit einer Tabaksbeutelnaht durch eine PDS-1-Naht mit großer Nadel aufgeladen und sorgfältig adaptiert, wobei beim kranialen Durchgang die obere Kante des hinteren Blattes der Rektusfaszie, die Linea arcuata, mitgefasst wird.

Die 1. und die 2. Nahtreihe bestehen aus Vereinigung von muskulären und anschließend den faszialen Rändern durch U-Nähte mit gleichem Faden. Die dritte Nahtreihe besteht aus einer fortlaufenden Schlingennaht, PDS-1 mit EVERETT-Nadel armiert.

Durch die einseitige Faszienraffung entsteht in der Regel eine kontralaterale asymmetrische Vorwölbung der Bauchdecke mit einer Verlagerung des Nabels aus der Mittellinie. Eine spindelförmige vertikale Faszienverdopplung mit gleicher Schlingennaht gleicht diese Asymmetrie aus.

Doppelstieliger TRAM-Lappen: Aufgrund der beidseitigen Muskel- bzw. Perforator-Stiel-Präparation kann eine

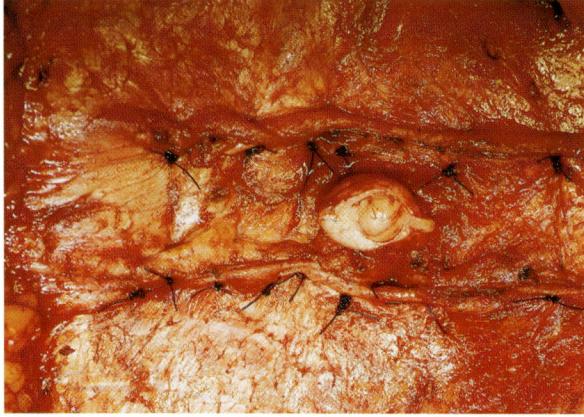

Abb. 42
Spannungsfreier Bauchdeckenverschluss bei doppelt gestieltem TRAM. 1. Nahtreihe mit spannungsfreien Einzelknopfnähten PDS Stärke 1

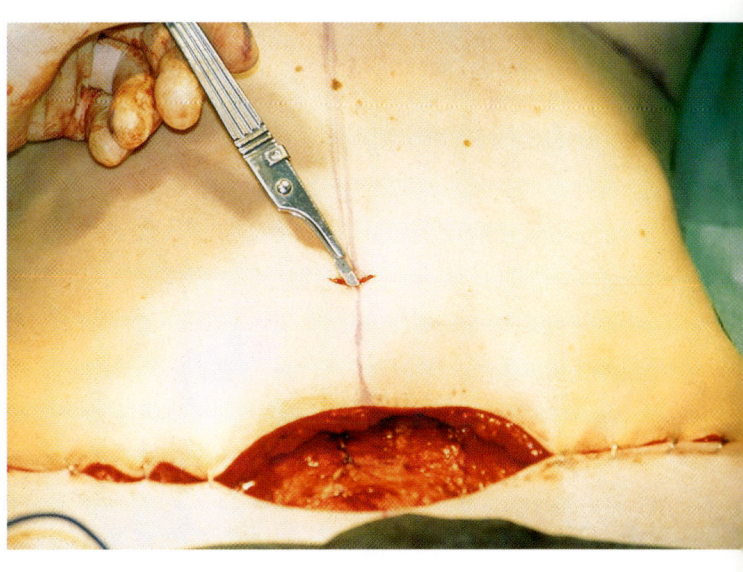

Abb. 43
Kleine Quer- oder V-förmige Inzision für den darunter liegenden Nabel. Die Bauchdecke wird zur Erleichterung des symmetrischen Nahtverschlusses vorübergehend mit Hautklammern adaptiert

etwas höhere Spannungssituation beim Defektverschluss als bei der einstieligen Variante auftreten. Bei gewebesparender Resektion ist aber der primäre und kompetente Verschluss der Bauchdecke mit PDS-1-Einzelknopf- und Schlingennaht unproblematisch (Abb. 43).

Brust

Allgemeines

Ziel der Eigengewebsrekonstruktion von der Bauchdecke ist die möglichst naturgetreue Wiederherstellung der entfernten Brust. Deshalb sollte der Formung des Lappens am Ort Zeit und Aufmerksamkeit gewidmet werden.

Der TRAM-Lappen ist ein formbares lebendes Implantat, das in der Regel genügend Gewebe liefert, um eine rein autologe Wiederherstellung des Brustvolumens zu ermöglichen. In Ausnahmefällen, z. B. bei sehr schlanker Patientin mit einer relativ großen Brust, mag es notwendig sein, zusätzlich ein Brustimplantat zu unterlegen, wobei wir aufgrund des hohen Reibungskoeffizienten und der niedrigen Kapselfibroserate ein polyurethanbeschichtetes Implantat bevorzugen. Der eventuell notwendige Einsatz eines derartigen Brustimplantates sollte vorab mit der Patientin besprochen werden (Abb. 44–48).

Beim primären Einsatz des Lappens sollten allerdings tief greifende Einschnitte in den Lappen unterbleiben und auf einen Intervalleingriff nach der Einheilung verschoben werden. Lediglich die Teilung eines beiderseits gefäßversorgten Lappens in 2 entsprechende Hälften, wie z. B. für eine beidseitige Rekonstruktion, ist beim Ersteinsatz empfehlenswert.

Nach 6 Monaten ist eine Umformung des Lappens problemlos möglich, bis hin zu der Unterbrechung der epigastrischen Gefäße (Ausnahme: schwerer Strahlenschaden der Umgebung des Lappens, der eine optimale Einheilung desselben mit einer ausreichenden Gefäßanbindung ver-

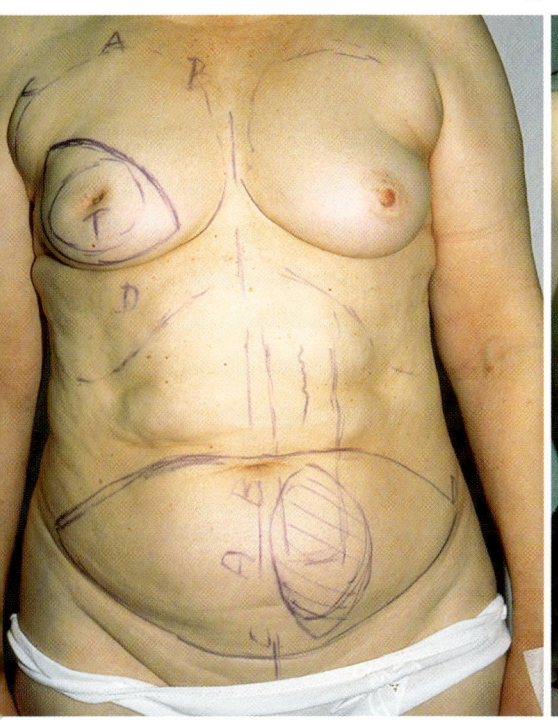

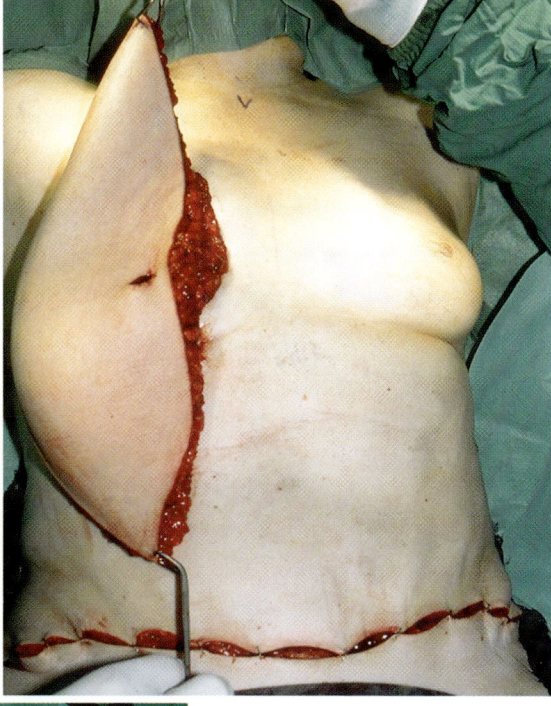

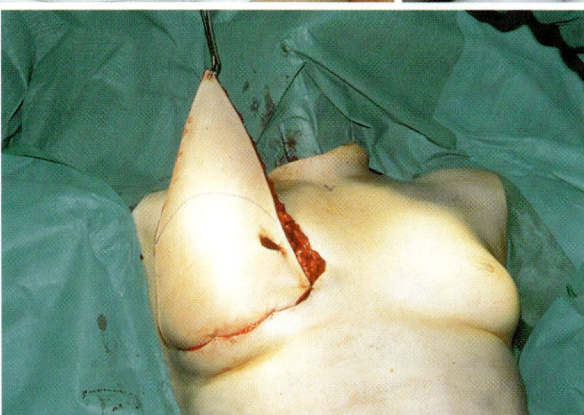

Abb. 44–48
Operationssequenz einer Sofortrekonstruktion mit einstieligem kontralateralem TRAM-Lappen nach Mastektomie bei zentralem Tumorsitz

Abb. 45 und 46
Lappen in vertikaler 90°-Position. Die kaudalwärts liegende Lappenspitze wird teilweise reseziert bzw. zur Bildung einer Projektion desepithelisiert und eingerollt unterlegt

hindern kann!). So wird eine Mamillenrekonstruktion mit lokaler Lappenplastik auch erst nach Einheilung des Lappens durchgeführt werden, in der Regel nach Ablauf eines halben Jahres im Zusammenhang mit einer Feinkorrektur und einer abschließenden Symmetrisierung der rekonstruierten Brust.

Grundsätzlich sollten nur die gut durchbluteten Areale des Lappens zum Einsatz kommen, nämlich die Zonen 1 und 2 über den Perforatoren und in unmittelbarer Nachbarschaft. Das gilt besonders für die Hautpartien, welche wesentliche Partien der Brustoberfläche bedecken. Vorsicht bei Hautpartien jenseits von Narben, z. B.

Abb. 47
Entsprechendes Vorgehen mit der kranialen Lappenspitze

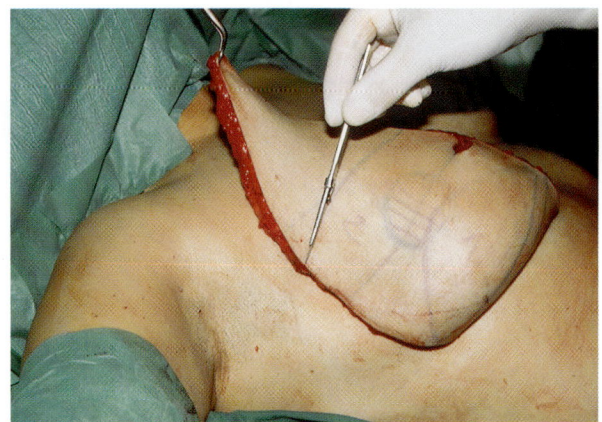

Abb. 48
Lappen korrekt eingepasst und eingenäht – die Bauchdecke ist noch provisorisch abgeklemmt

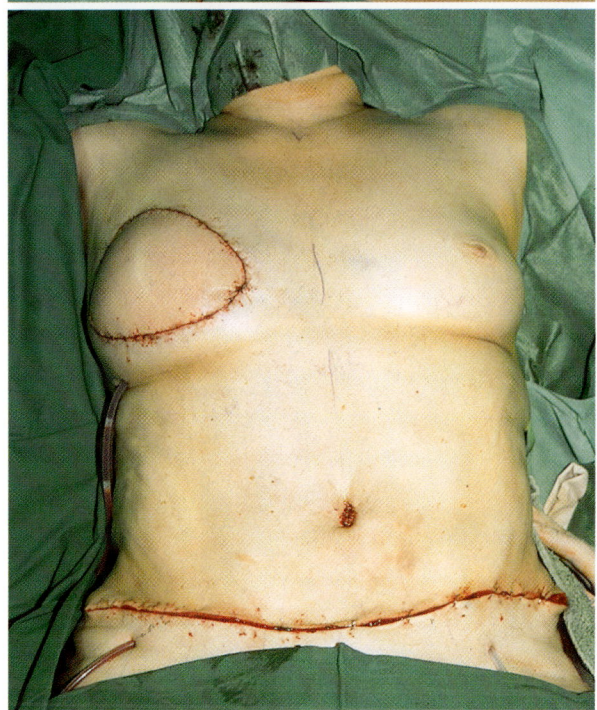

lateral einer Appendektomienarbe. Grundsätzlich werden die Lappenspitzen als Problemzonen gewertet und reseziert.

Die Formung der neuen Brust orientiert sich grundsätzlich an der kontralateralen Seite und wird im Sitzen nach vorübergehendem Einklammern des Lappens überprüft. Hierbei muss die Position der Versorgungsgefäße und deren unbeeinträchtigter spannungsfreier Verlauf berücksichtigt werden. Die Durchblutungssituation kann intraoperativ abwartend beobachtet werden; in der Zwischenzeit kann die Rekonstruktion der Bauchdecke vorgenommen werden, sollte hierfür nicht

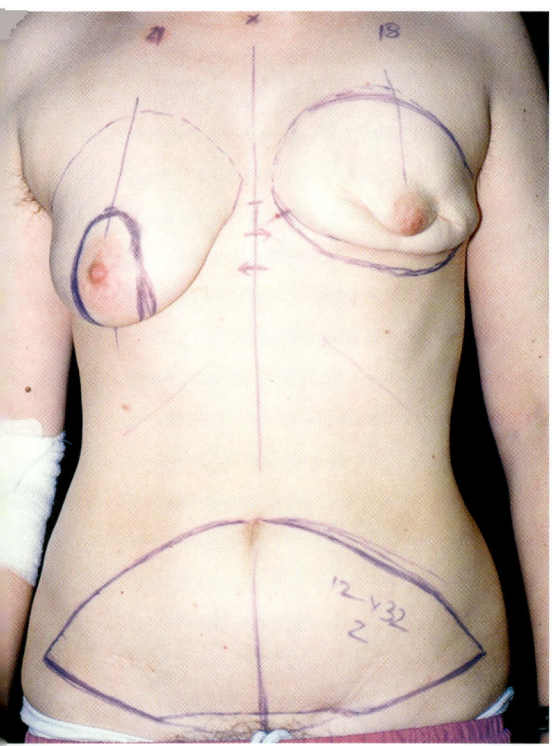

Abb. 49–53
Operationssequenz einer linksseitigen doppelstieligen TRAM-Rekonstruktion. 35-jährige Patientin, außerhalb voroperiert bei primärem Mammakarzinom Stadium pT4 pN0 pM0

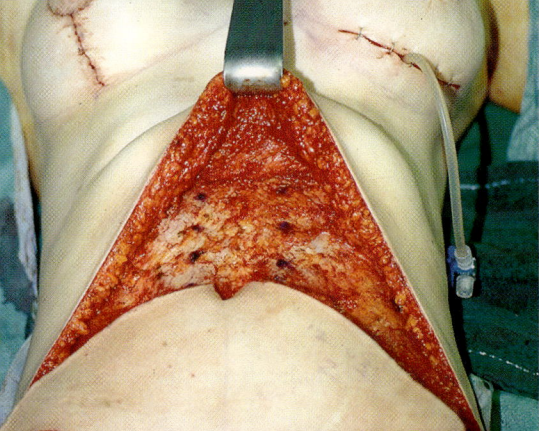

Abb. 50
Intraoperative Schnelldehnung der linken Brusthaut mit einem Expander, um die vernarbte Haut zu dehnen

Abb. 51
Der Lappen wurde individuell zugeschnitten und teilweise desepithelisiert

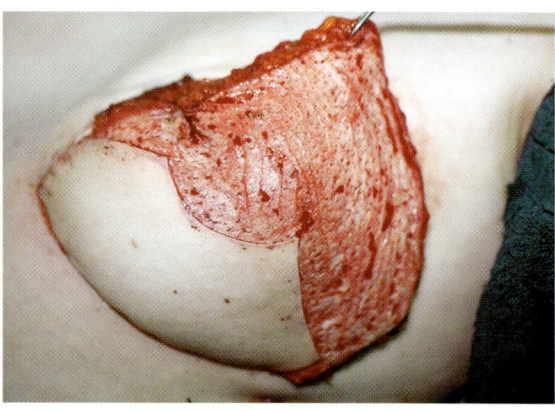

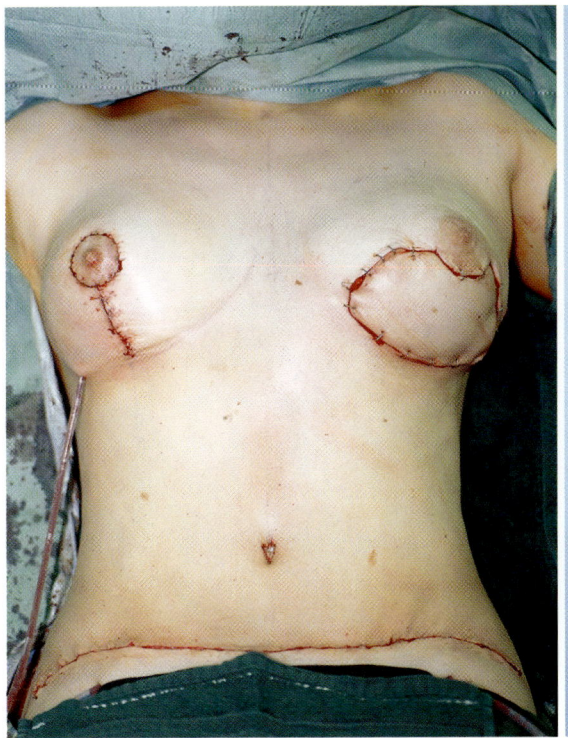 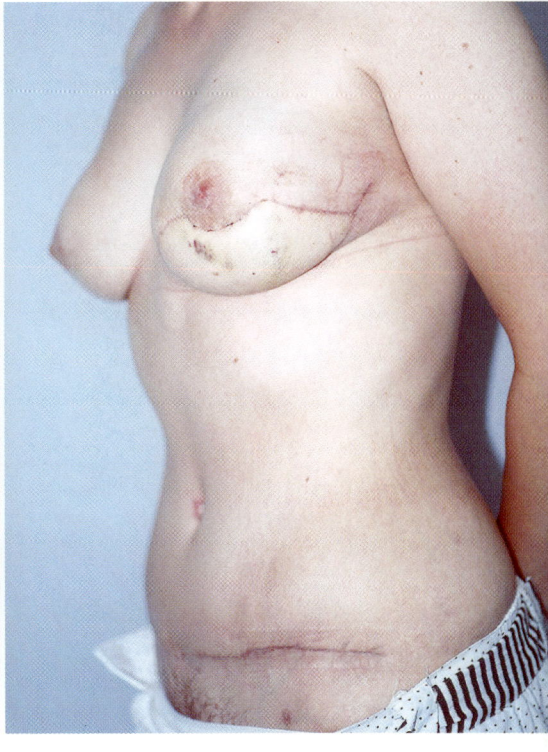

Abb. 52 und 53
Die Haut über dem kaudalen Quadranten der linken Brust wurde wegen starker Vernarbung reseziert und durch Haut vom TRAM-Lappen ersetzt. Anpassung der rechten Brust durch perivertikale Mastopexie

ein 2. Operationsteam zur Verfügung stehen. Falls gewünscht, kann die kontralaterale Brust in gleicher Sitzung angepasst werden. Auf jeden Fall erspart Präzision zu diesem Zeitpunkt spätere Korrektureingriffe.

Einpassen und Formen des Lappens

Das Einpassen und Formen des Lappens kann durch wechselnde, vorübergehende Verwendung von Hautklammern, die später durch Nähte ersetzt werden, gewebeschonend erleichtert und beschleunigt werden.

Sofortrekonstruktion

Sie erfolgt in der Regel bei einer hautsparenden Mastektomie, wobei hier die Vorzüge der Eigengewebsrekonstruktion in einem hervorragenden Maße ausgespielt werden können. Der TRAM-Lappen ermöglicht eine aggressive Unterschneidung der Haut und gegebenenfalls des Mamillen-Areola-Komplexes aufgrund seiner guten Durchblutung und gibt die Möglichkeit eines individuellen Ersatzes von Haut und Drüsen- bzw. Fettgewebe, wobei die Haut nach beliebigem und von der onkologischen Situation diktiertem Muster ohne Niveausprünge und mit ähnlicher Textur eingesetzt werden kann.

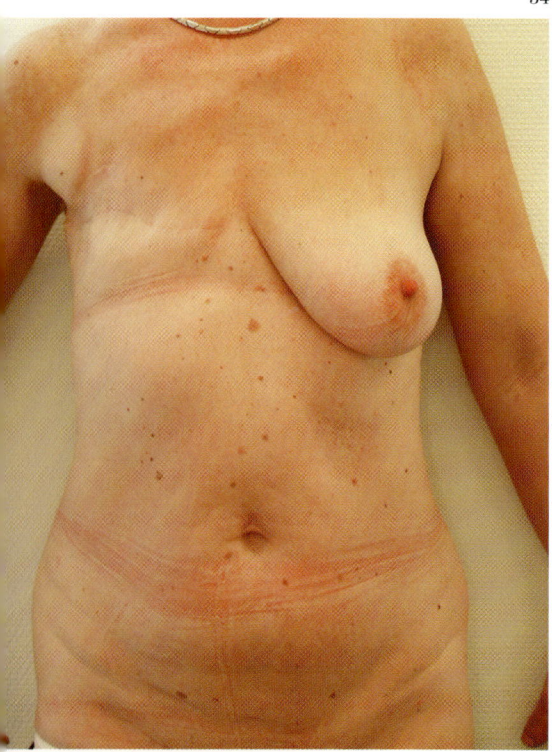

Abb. 54–59
Behandlungssequenz einer 51-jährigen Patientin zur Intervallrekonstruktion mit stark muskelreduziertem doppelt gestieltem TRAM-Lappen. 6 Jahre nach brusterhaltender Therapie wurde vor 1 Jahr wegen eines Rezidivtumors außerhalb eine Mastektomie durchgeführt

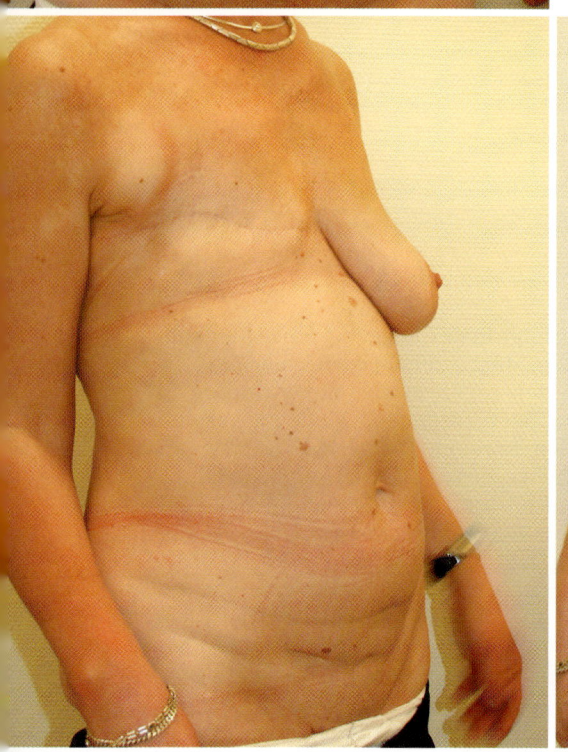
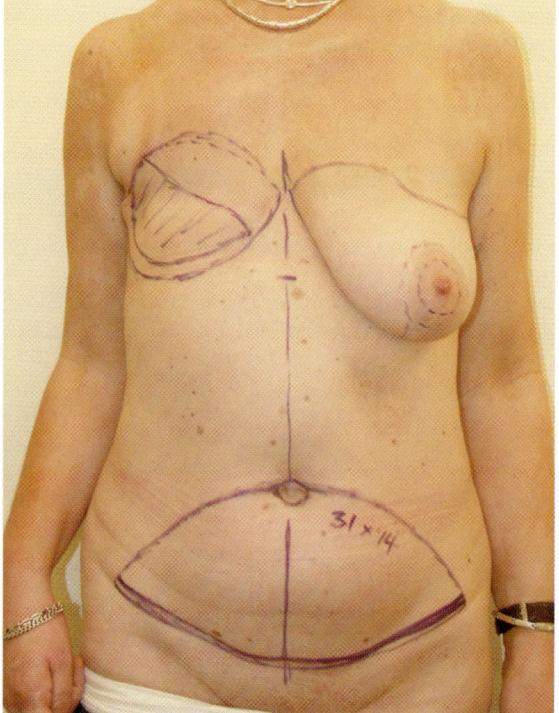

Abb. 54–56
Präoperative Ansicht mit Operationsskizze

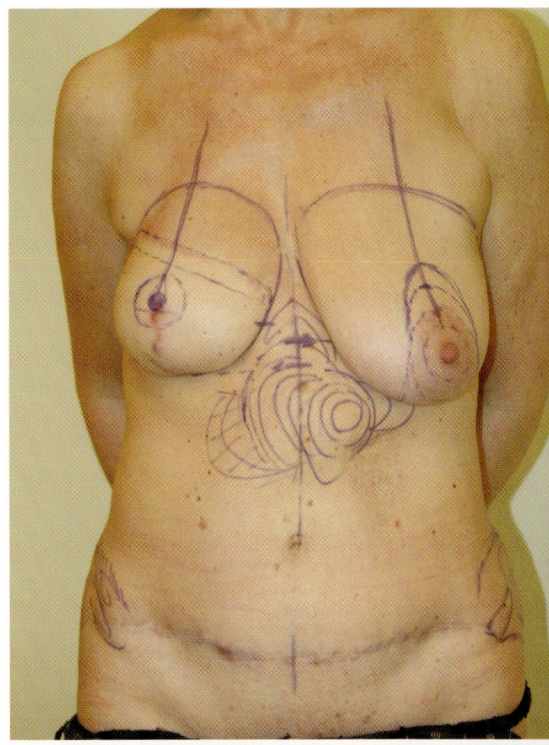

Abb. 57
Operationsskizze der Feinkorrektur ein halbes Jahr nach der TRAM-Operation. Geplant sind eine lokalisierte Standardlipoaspiration der Bauchdecke, die Verkleinerung der Lappeninsel der rechten Mamma, eine Rekonstruktion des Mamillen-Areola-Komplexes und die perivertikale (narbensparende) Mastopexie zur Anpassung der kontralateralen Brust

Abb. 58 und 59
Abschließende Ansicht nach Mikropigmentierung des rekonstruierten Mamillen-Areola-Komplexes rechts

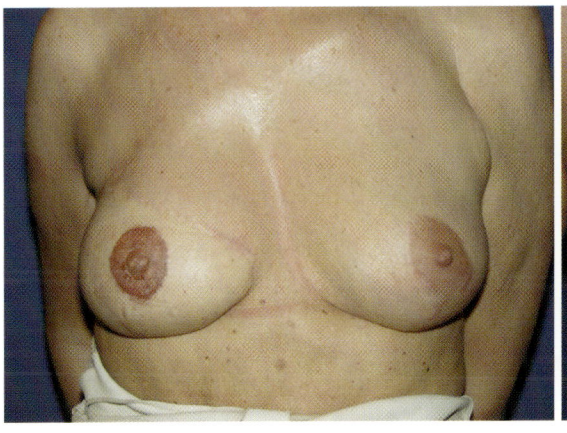

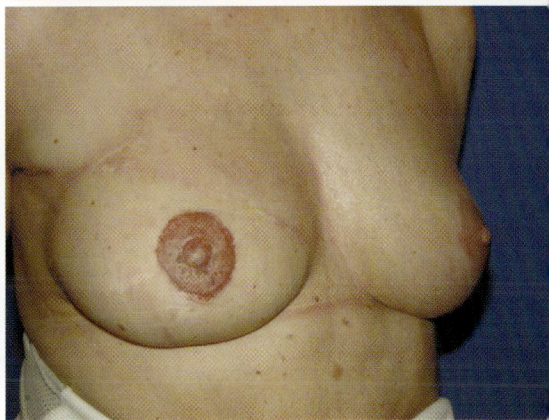

Handelt es sich um eine **einseitige Rekonstruktion**, kann mit dem Grad der Lappenschwenkung die Form der Brust beeinflusst werden: Grundformen der Rotation des Lappens sind die vertikale, die horizontale und die diagonale. Bei der vertikalen 90°-Schwenkung wird der Lappen senkrecht eingepasst und eine Lappenspitze kaudal desepithelisiert eingeschlagen, um das notwendige Volumen bzw. die entsprechende Projektion zu erzielen. Damit erreicht man eine eher schmale, längliche Brustform mit gut kontrollierbarer Ptose. Diese 90°-Rotation bietet eine gute

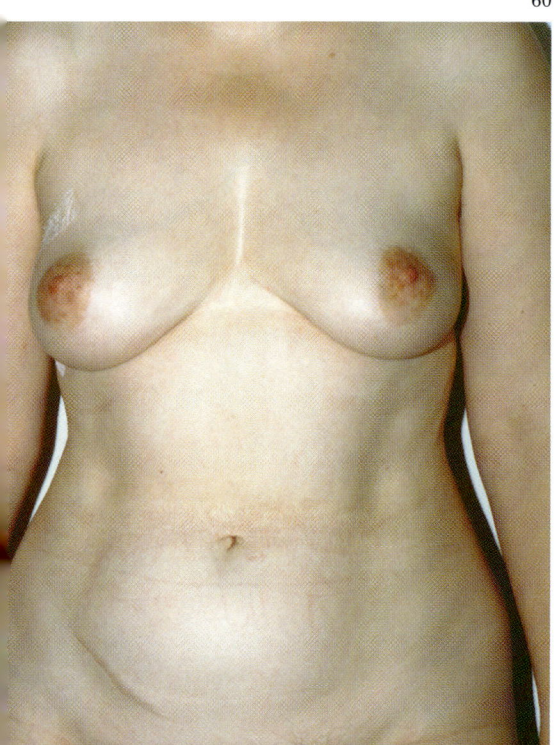

Abb. 60–62
Prä- und postoperative Ansicht einer Sofortrekonstruktion nach hautsparender Mastektomie rechts mit gleichzeitiger periareolärer Mastopexie rechts

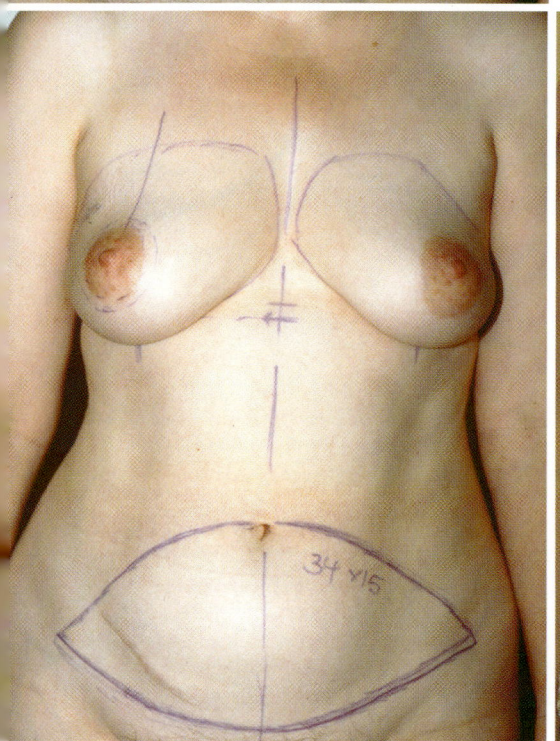

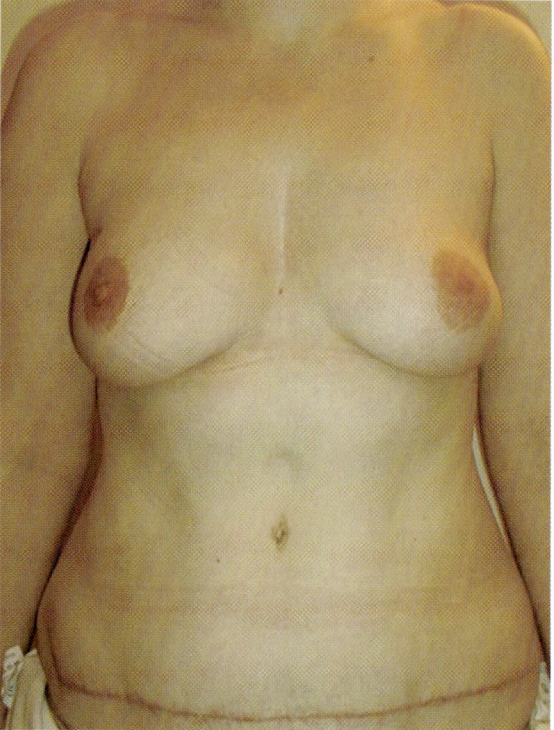

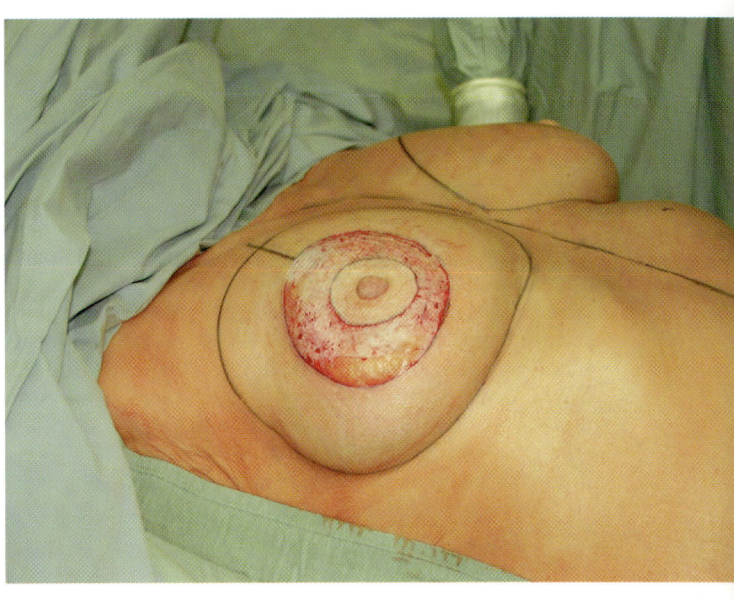

Abb. 63
Intraoperative Ansicht einer periareolären Hautreduktion (Mastopexie). Lateral im desepithelisierten Feld ist die Inzision zu sehen, von der aus die hautsparende Mastektomie vorgenommen wird

venöse Drainage und ist die Rotation der Wahl bei beidseitiger autologer Rekonstruktion.

Die horizontale 180°-Einpassung wird beim doppelstieligen TRAM bevorzugt und schafft eine mehr breitbasige anatomische Form. Eine gut steuerbare Projektion ergibt sich durch die 6-Uhr-Position des Nabelausschnitts mit einem in der Regel dort dickeren Fettpolster und kann durch eine keilförmige Hautexzision zusätzlich herausgearbeitet werden (Abb. 49–53).

Durch eine diagonale Position können dem oberen inneren und dem unteren äußeren Quadranten mehr Fülle gegeben werden und umgekehrt.

In der Regel verwenden wir den TRAM-Lappen en bloc, wobei überschüssige oder minder durchblutete Gewebebezirke reseziert werden. Hierbei werden in erster Linie die Spitzenregionen des Lappens oder, bei der einstieligen Variante, der kontralaterale, nicht gefäßtragende Bereich bis zur ehemaligen Rektuskante reseziert. Ist Volumenreduktion am Lappen notwendig, so eignen sich besonders die Fettpartien unterhalb der SCARPA-Faszie für eine Entfernung.

Gleitende Übergänge und stufenloses Einpassen des Lappens entstehen durch randliches Desepithelisieren und Anschrägen von Lappen und ortsständiger Haut. Im Zweifelsfalle ist zu bevorzugen, etwas mehr Volumen im Bereich der zu rekonstruierenden Brust stehen zu lassen, da ein gewisses Abschwellen bzw. eine Lappenschrumpfung oder ein Volumenverlust durch Fettgewebsnekrose mit einkalkuliert werden sollten.

Bei fehlender präaxillärer Falte nach HALSTED-Mastektomie kann eine Teilung des Lappens in der Medianlinie sinnvoll sein.

Der Lappen wird in situ nur sparsam fixiert, z. B. mit 2×0-Biosyn-Einzelknopfnähten, um Granulationen in Knotenform zu vermeiden. Beim Einpassen muss die Durchblutung am Lappen kritisch beobachtet werden. Gegebenenfalls muss die Position korrigiert werden. Die

Blutstillung ist an Lappen und Stiel sorgfältig vorzunehmen, ein gewisses venöses Ausschwitzen ist aber hinnehmbar und dient einer Stauungsprävention.

Intervallrekonstruktion

Lage, Art und Verlauf der Mastektomienarbe müssen beim Einsatz des Lappens berücksichtigt werden, um eine gute Entfaltung und Projektion der rekonstruierten Brust zu ermöglichen. Ist z. B. die Narbe quer und eingezogen, muss diese meist von oben schräg durchtrennt werden, d. h. von präaxillär, außen bis unten innen, wobei nur der laterale Anteil der Narbe reseziert wird. Der Bereich an Haut, der kaudal der Narbe und zwischen der Umschlagfalte liegt, wird hierbei entfernt, und zwar bis zu einer Linie etwa einen Querfinger oberhalb und parallel der präoperativ festgelegten Umschlagfalte der Brust.

Das Gewebe kranial dieser Schnittlinie wird in den Dimensionen der Brust von der Unterlage bzw. dem Brustmuskel abgelöst und später von desepithelisiertem Lappengewebe unterlegt. Damit fällt die kaudale Begrenzung der Lappeninsel in die neue Umschlagfalte, ist somit versteckt, und ein sog. »Patch-Effekt« des Lappens wird vermieden. Liegt die Mastektomienarbe peripher am kranialen Brustansatz, so sollte sie zugunsten einer

Abb. 64–68
Operationssequenz einer Sofortrekonstruktion durch muskelreduzierten doppelstieligen TRAM-Lappen. Linksseitige hautsparende Mastektomie mit Entfernung des Mamillen-Areola-Komplexes. Prä- und postoperative Ansichten

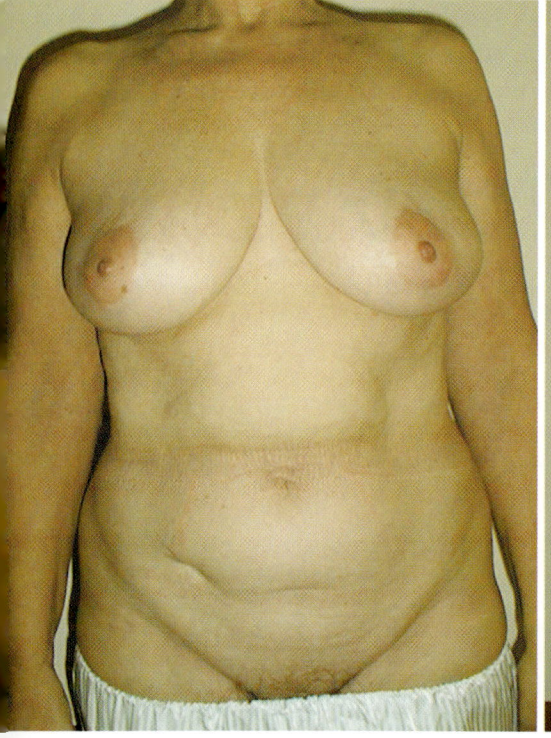

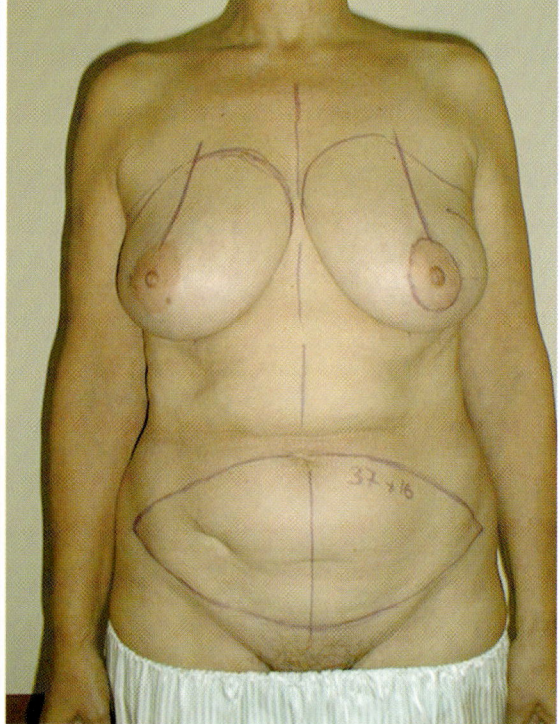

66

67

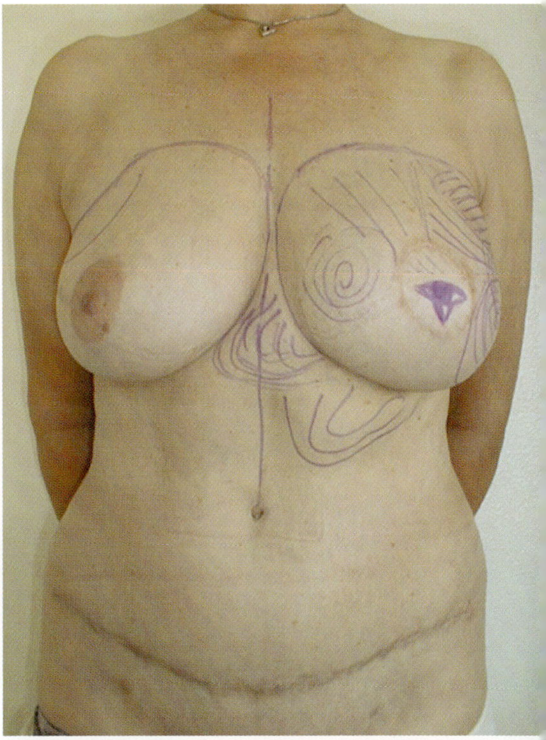

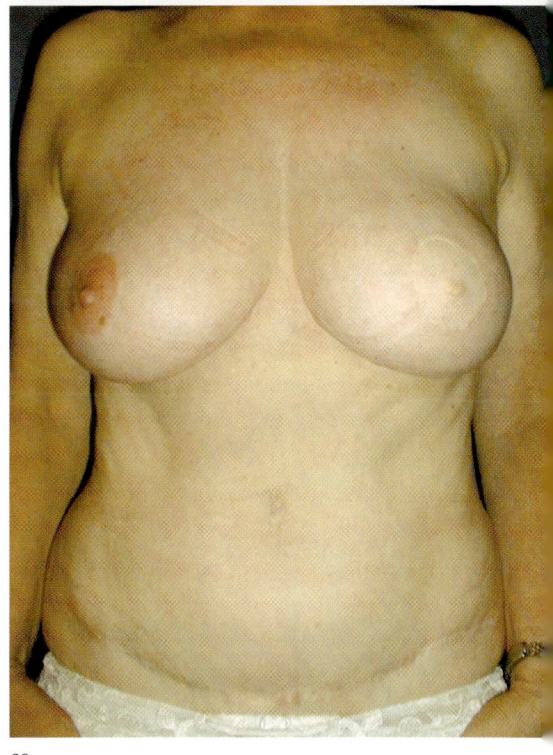

Abb. 66 und 67
Ansicht vor der Rekonstruktion des Mamillen-Areola-Komplexes nach 6 Monaten mit einem Skate-Lappen

68

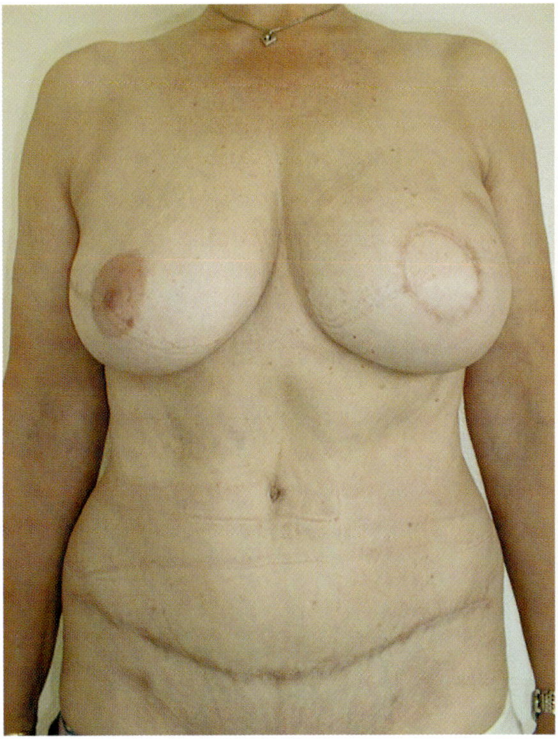

Abb. 68
Abschließende Ansicht. Die Patientin wünscht keine Mikropigmentierung des Mamillen-Areola-Komplexes

schräg verlaufenden neuen Inzision von kranial oben außen nach medial unten innen ignoriert werden (Abb. 54–59).

Aber auch die Qualität von Narbe und Haut im Bereich der Mastektomie muss evaluiert werden: Eingezogene und konstriktive Narben bzw. durch Strahlentherapie geschädigte Haut sollten reseziert bzw. revidiert werden. Grundsätzlich wird das TRAM-Gewebe zwischen Brustmuskel und Haut platziert: Bei einem Ersatz eines subpektoral gelegenen Silikonimplantates durch Eigengewebe muss der Brustmuskel frei präpariert und wieder auf die Thoraxwand replantiert werden (19, 20).

Hautnaht

Es werden grundsätzlich nur monofile Fäden verwendet, die resorbierbar sind mit der Stärke 4–5×0 intrakutan.

Drainage

Verwendet werden bevorzugt Niedrigsogdrainagen mit geschlossenem System oder REDON-Drainagen, jeweils 2 für die rekonstruierte Brust bzw. die Bauchdecke, die bei einem Fördererergebnis von weniger als 50 ml in 24 Stunden entfernt werden können (Abb. 60–68).

Postoperatives Management

○ Unmittelbar postoperativ ist eine Lagerung mit leicht angehobenem Oberkörper bzw. Oberschenkeln/Knien sinnvoll. Diese Position wird beibehalten, solange die Patientin dies als angenehm empfindet.

○ Regelmäßige Kontrolle des Lappens auf Zeichen einer Durchblutungsstörung, einer venösen Stauung sowie einer Hämatombildung. Die Indikation zur kurzfristigen Revision sollte großzügig gestellt werden, zumal venöse Stauungen und größere Hämatome zu Fettgewebsnekrosen oder gar zu ausgedehnterem Gewebeuntergang führen können.

○ Salvagemaßnahme bei venöser Stauung: Anlegen von Blutegeln.

○ Regelmäßige, kontinuierliche O_2-Zufuhr über Nasensonde, bevorzugt in den ersten 3 postoperativen Tagen in Abhängigkeit von der aktuellen Durchblutung des Lappens.

○ Kontinuierliche Infusion von 1000 ml *HAES* 6% über 3 Tage postoperativ.

○ Thromboseprophylaxe mit niedermolekularen Heparinen während des gesamten stationären Aufenthaltes.

○ Intensive Physiotherapie mit Atemgymnastik und isometrischen Übungen für die Bauchdeckenmuskulatur. Vorbereitende Übungen bereits präoperativ demonstrieren.

○ Individuell abgestimmte Narbenpflege.

○ Körperliche Schonung für 6 Wochen.

Komplikationen und deren Management

○ L a p p e n n e k r o s e n : Der Untergang von minderdurchbluteten Lappenbereichen kann durch entsprechende präoperative Maßnahmen, z. B. Präservation von Perforatoren, Delay, strenge Patientinnenauswahl und intraoperative Resektion gefährdeter Gewebebezirke kontrolliert bzw. verhindert werden. Bei Auftreten Demarkierung abwarten und rasche Resektion mit plastischer Deckung durch Verschieberotationslappen, Z-Plastiken oder Einbringen eines Distanzlappens, z. B. Latissimus-dorsi-Insellappen.

○ R a n d n e k r o s e n : Kleinere randliche Gewebsnekrosen mit trockener Verkrustung können konservativ behandelt werden. Vorsichtiges Abtragen der Krusten vom Rand her und Abwarten der spontanen Abheilung. Grundsätzlich trocken halten und Superinfektionen durch peinliche Hygiene vermeiden.

○ **Fettgewebsnekrosen:** Können infolge von Perfusionsstörungen im gesamten Lappenbereich in Form von Verhärtungen oder Fettverflüssigungen auftreten, häufiger im Rand- oder Spitzenbereich des Lappens, z. B. infolge von Fixationsnähten. Gute Diagnostik durch Ultraschall, bauen sich oft über die Zeit ab. Differenzialdiagnose: Stanzbiopsie oder Resektion bei der Feinkorrektur oder bei der Mamillenrekonstruktion nach 6 Monaten.

○ **Bauchdeckenhernie:** Die beste Therapie ist die Prophylaxe durch eine gewebesparende Technik und einen spannungsfreien Bauchdeckenverschluss mit monofilen, nicht resorbierbaren oder resorbierbaren Fäden und langer Halbwertszeit wie PDS, Maxon oder Biosyn Stärke 0 oder 1. Perioperative Krankengymnastik mit isometrischen Übungen ist ebenfalls hilfreich. Die Therapie besteht in der Darstellung des Defektes und erneuter mehrschichtiger Naht, gegebenenfalls unter Einsatz eines titanbeschichteten Herniennetzes (Timesh-Extralight-Herniennetz).

Literatur

1. Hartrampf CR jr, Scheflan M, Black PW. Breast Reconstruction with a Transverse Abdominal Island Flap. Plast Reconstr Surg 1982; 69: 216.
2. Brunnert K. Erfahrungen mit dem transversalen unteren Rectus-abdominis-Muskelhautlappen. Geburtsh Frauenheilkd 1985; 45: 308–315.
3. Bostwick J. Plastic and Reconstructive Breast Surgery. St. Louis: QMP; 1990. p. 759.
4. Nahai F, Bostwick J. Plastic and Reconstructive Breast Surgery. St. Louis: QMP; 1990. p. 883.
5. Nahabedian MY. Defining the »Gold Standard« in Breast Reconstruction with Abdominal Tissue. Plast Reconstr Surg 2004; 114: 804.
6. Moon HK, Taylor GI. The Vascular Anatomy of Rectus Abdominis Musculocutaneous Flaps Based on the Deep Superior Epigastric System. Plast Reconstr Surg 1988; 82: 815–829.
7. Watterson PA, et al. TRAM flap anatomy correlated with a 10-year clinical experience with 556 patients. Plast Reconstr Surg 1995; 95: 1185.
8. Paige KT, et al. A Comparison of Morbidity from Bilateral, Unipedicled and Unilateral, Unipedicled TRAM Flap Breast Reconstructions. Plast Reconstr Surg 1998; 101: 1819.
9. Clugston PA, et al. Ipsilateral pedicled TRAM flaps: the safer alternative? Plast Reconstr Surg 2000; 105: 77–82.
10. Serletti JM, Moran SL. Free versus the pedicled TRAM flap: a cost comparison and outcome analysis. Plast Reconstr Surg 1997; 100: 1418–1427.
11. Kroll SS. Fat necrosis in free transverse rectus abdominis myocutaneous and deep inferior epigastric perforator flaps. Plast Reconstr Surg 2000; 106: 576–583.
12. Chang DW, et al. Effect of smoking on complications in patients undergoing free TRAM flap breast reconstruction. Plast Reconstr Surg 2000; 105: 2374.
13. van Adrichem LNA, et al. The effect of cigarette smoking on the survival of free vascularized and pedicled epigastric flaps in the rat. Plast Reconstr Surg 1996; 97: 86.
14. Codner MA, et al. TRAM flap vascular delay for high-risk breast reconstruction. Plast Reconstr Surg 1995; 96: 1615.
15. Jensen JA, et al. Extended skin island delay of the unipedicled TRAM flap: experience in 35 patients. Plast Reconstr Surg 1995; 96: 1341.
16. Brunnert K. TRAM-Lappen zur Brustrekonstruktion. In: Uhl B, Hrsg. OP-Manual Gynäkologie und Geburtshilfe. Stuttgart: Thieme; 2004. S. 56–77.
17. Gill PS, et al. A 10-year retrospective review of 758 DIEP flaps for breast reconstruction. Plast Reconstr Surg 2004; 113: 1153–1160.
18. Guerra AB, et al. Bilateral breast reconstruction with the deep inferior epigastric perforator (DIEP) flap: an experience with 280 flaps. Ann Plast Surg 2004; 52: 246–252.
19. Williams JK, et al. The effects of radiation after TRAM flap breast reconstruction. Plast Reconstr Surg 1997; 100: 1153.
20. Elliot LF. Options for donor sites for autogenous tissue breast reconstruction. Clin Plast Surg 1994; 21: 177.

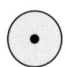

Rekonstruktion des Mamillen-Areola-Komplexes

K. Brunnert, Osnabrück

Der Mamillen-Areola-Komplex ist von zentraler Bedeutung für Erscheinung und Funktion der weiblichen Brust. Er ist ein erotisches Bindeglied und gleichzeitig Symbol und Garant von Fruchtbarkeit und Weiblichkeit. Manche Frauen setzen den Stellenwert des Mamillen-Areola-Komplexes höher an als den der Brust selbst.

Sind Größe und Form der Brust Modeströmungen unterworfen, so scheint der ideale Mamillen-Areola-Komplex eher ein konstantes Erscheinungsbild aufzuweisen: Die Areola ist rund, mit einem Durchmesser von etwas mehr als 4 cm, von weicher, etwas gerunzelter, leicht gewölbter Kontur, mehr oder weniger geprägt von den Erhabenheiten der Montgomery-Drüsen und von leicht bräunlich-rosiger Farbe, ebenso wie die Mamille, die im Zentrum liegt und einen Durchmesser von gut 1 cm aufweist.

Abweichungen von der Norm, wie bei angeborenen Fehlbildungen, bei einer Beschädigung des Mamillen-Areola-Komplexes z. B. nach einer Reduktionsplastik, oder gar der Verlust nach einer Karzinombehandlung, führen Frauen oft in ärztliche Behandlung. Die weibliche Brust ohne Mamillen-Areola-Komplex ist unfertig, ein Torso. Eine Brust mit einem dislozierten oder beschädigten Mamillen-Areola-Komplex wirkt verformt und löst bei seiner Trägerin den heftigen Wunsch nach einer Korrektur aus.

Da der Warzenhofkomplex sozusagen »das Gesicht« einer Brust ausmacht, muss die Wiederherstellung besonders sorgfältig geplant werden und sollte erst dann stattfinden, wenn die Ausformung einer rekonstruierten Brust abgeschlossen ist, das heißt bei einer Rekonstruktion etwa nach einem halben Jahr. Die Positionierung des Mamillen-Areola-Komplexes sollte sehr sorgfältig in Abstimmung mit der Patientin erfolgen, denn er muss sowohl zur betreffenden Brust passen als auch mit der kontralateralen Seite in symmetrischer Harmonie stehen.

Trotz der guten Optionen auf einen gelungenen Aspekt der Rekonstruktion sollte klar sein, dass weder die dem natürlichen Mamillen-Areola-Komplex eigentümliche Sensibilität noch die Funktion wiederhergestellt werden können.

Techniken der Mamillenrekonstruktion

Es gibt zahlreiche individuelle Methoden der Rekonstruktion der Mamille, sodass hier nur einige exemplarisch dargestellt werden können. Das Hauptproblem, das durch die verschiedenen Methoden nur unterschiedlich gut bewältigt werden kann, ist die Stabilität der Mamillenprojektion; am besten gewährleistet wird sie durch die Teilung der kontralateralen Mamille und die Skatetechnik.

Der Einsatz der verschiedenen Techniken ist abhängig von der gewünschten Form und Größe der Mamille, der vorgegebenen Anatomie und der Qualität des zur Verfügung stehenden Gewebes.

Teilung der kontralateralen Mamille

Vorteile:

- Natürlicher Aspekt.
- Große Stabilität.
- Einfache und komplikationsarme Technik.

Nachteile:

- Verlangt die operative »Verletzung« der kontralateralen Brustwarze.

- Sensibilitätsstörungen möglich, wenn auch selten.
- Entzündliche Reaktionen, z. B. durch Talgretention.

Voraussetzung ist eine entsprechende Größe der Mamille, die eine Teilung erlaubt. Die Verminderung der Größe muss mit der Patientin besprochen werden. Je nach Form und Größe der Mamille kann diese quer oder längs geteilt werden.

- Die quere Durchtrennung erfolgt, wenn das Maß der Länge der Mamille das des Durchmessers überschreitet. Der entstandene Defekt wird durch eine Tabaksbeutelnaht, z. B. mit *Vicryl rapid* 5×0, verschlossen.

- Die Längsspaltung ist indiziert bei einer breitbasigen Mamille mit im Verhältnis geringerer Projektion. Hier wird die Restmamille umgeklappt und mit einem 5×0-Faden auf der Unterlage vernäht (z. B. *Vicryl rapid* oder *Biosyn*).

- Im Empfängerbereich wird an zuvor im Stehen oder Sitzen festgelegter Stelle ein kleines passendes Mamillenpodest umschnitten und desepithelisiert. Das Transplantat wird mit Einzelknopfnähten festgenäht (*Biosyn* oder *Vicryl rapid* 5×0). Straffer Druckverband auf Fettgaze für etwa 5 Tage (Abb. 1 und 2).

Rekonstruktion der Mamille mit der Skatetechnik (1)

Vorteile:

- Stabilste Variante der lokalen Lappenplastiken, dennoch etwa 50% Projektionsverlust über die Zeit.
- Sichere Technik.

Nachteile:

- Bei Bedarf einer größeren Projektion ist eine Hauttransplantation für die Areola notwendig.

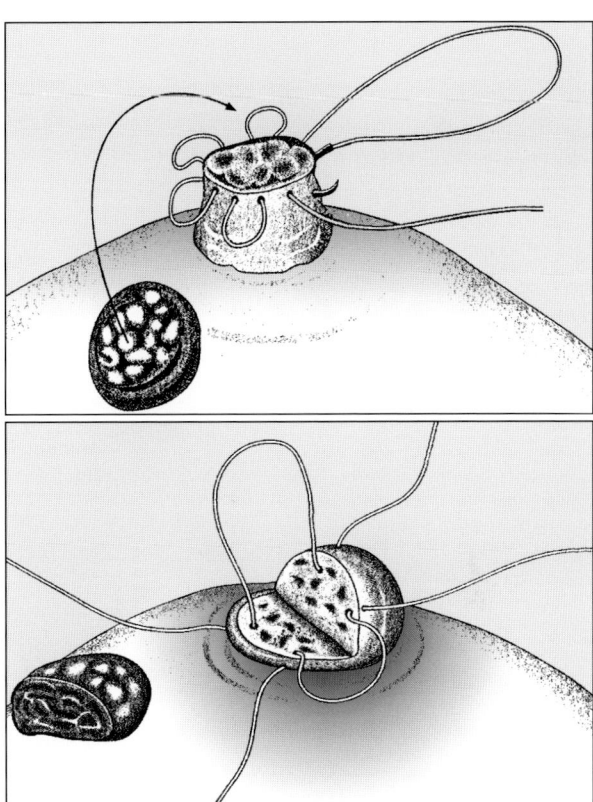

Abb. 1 und 2
Teilungsmodalitäten
der kontralateralen Brustwarze

○ Um ausreichende Stabilität und Größe gewährleisten zu können, muss ein ausreichender Untergrund vorhanden sein.

Daher: Beste Eignung bei Lappenplastiken; weniger geeignet für dünne Abdeckung bei Implantatrekonstruktionen.

Die Orientierung des Skatedesigns muss sich an eventuell vorliegenden Narben orientieren und diese gegebenenfalls durch eine entsprechende Rotation vermeiden.

Zuerst wird das obere Drittel des eingezeichneten und umschnittenen Areolarunds desepithelisiert. Anschließend erfolgt die Präparation der Skateflügel als nahezu Vollhautpräparat. Der zuvor markierte Stiel der Mamille wird keilförmig aus dem subkutanen Fettgewebe ausgelöst. Die Stabilität dieses Keils garantiert die spätere Projektion des neuen Nippels. Die Basis der neuen Mamille wird nicht unterminiert, und auch die Verbindung der tiefen Dermis bleibt kranial ungestört. Die Spitze der Flügelfigur wird mit einem Einzinker vorsichtig angehoben und senkrecht gestellt. Die Hautflügel werden um den Fettkern gelegt und senkrecht mit Einzelknopfnähten von 5×0-*Biosyn* verschlossen (Abb. 3–12).

Rekonstruktion der Mamille mit der Startechnik

Sie ist eine Modifikation des sog. Omegaflaps von CARL HARTRAMPF und wurde als Starflap von SCOTT SPEAR entworfen (1, 2).

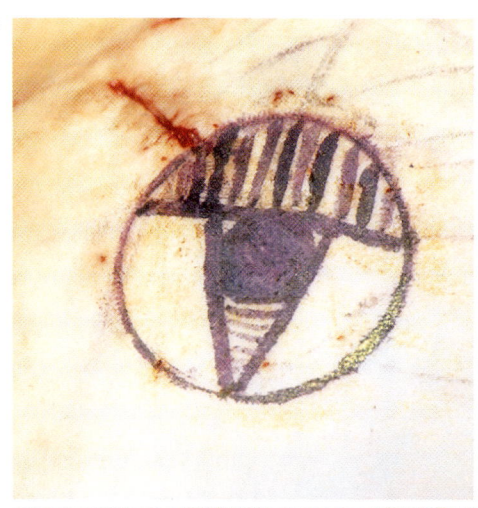

Abb. 3–12
Operationszeichnung zum Skatenippel mit Präparation der Hautflügel und Aufnaht der Neomamille. Die verbrauchte Haut wurde durch ein Transplantat ersetzt

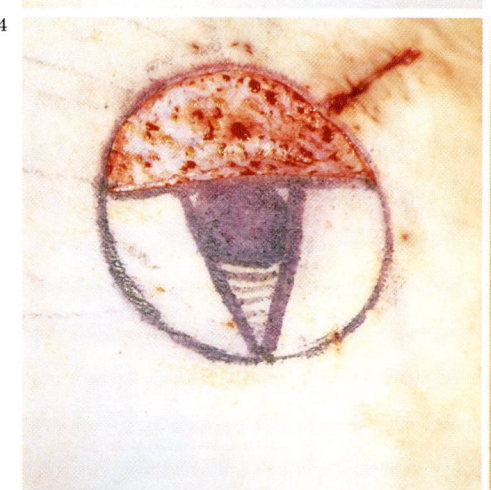
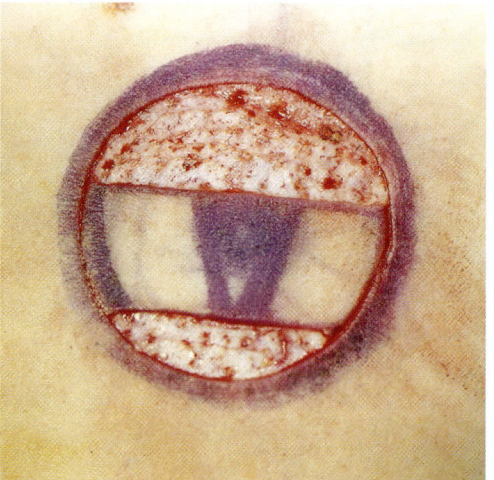
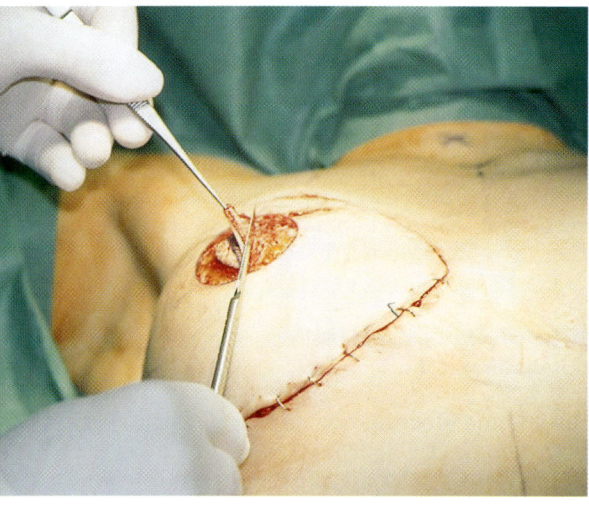
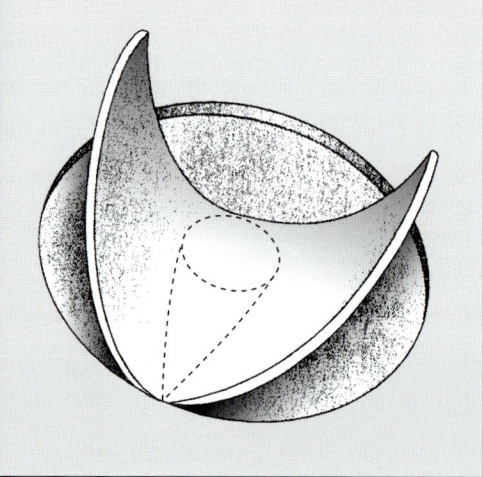

8/9

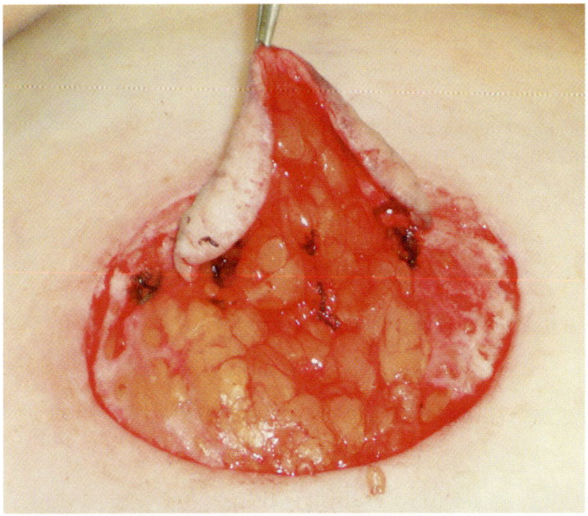

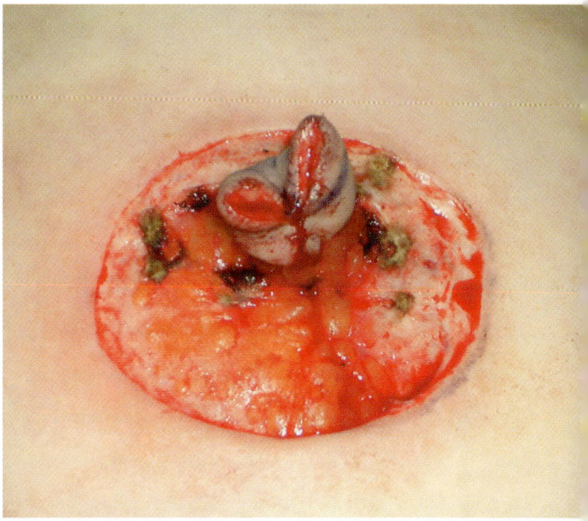

10/11

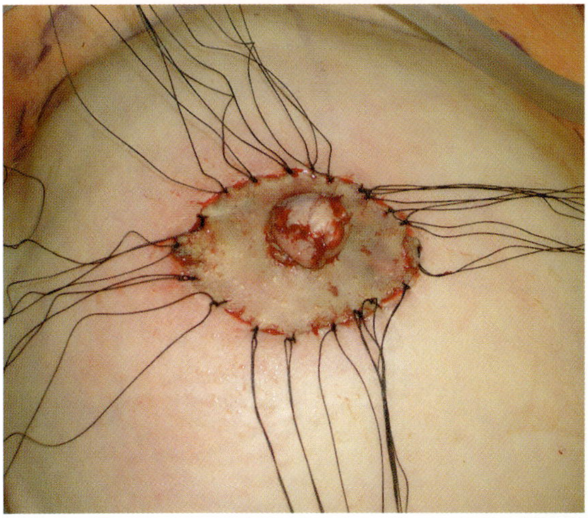

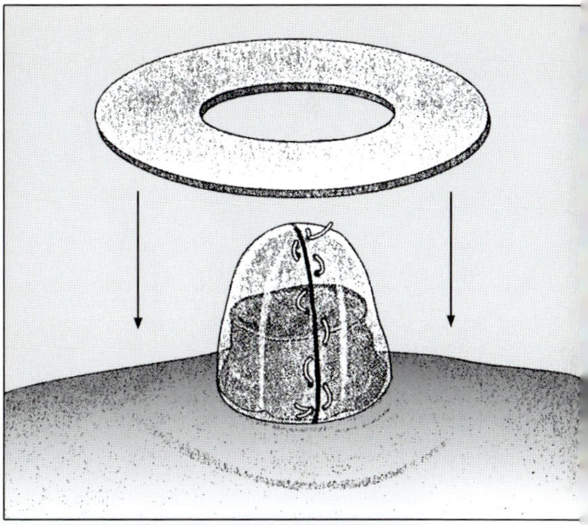

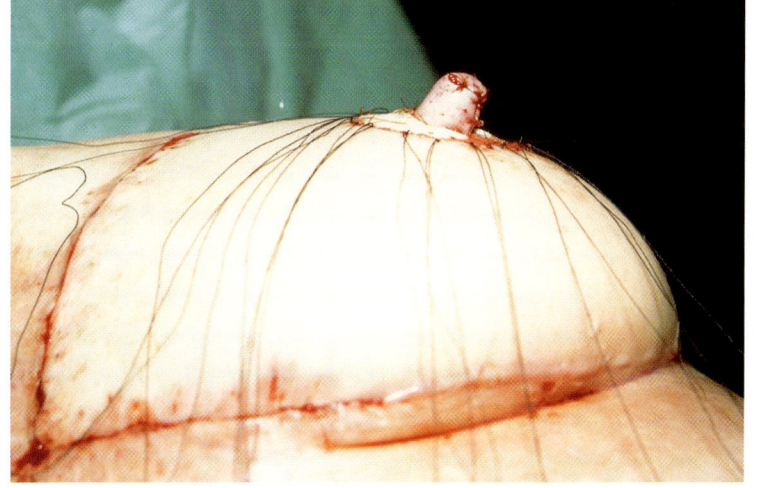
12

175

13

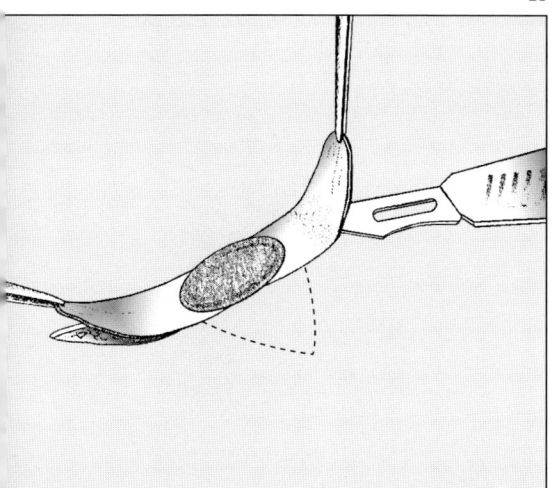

Abb. 13–17
Starflap nach SPEAR; dreizipflige Umschneidungsfigur mit einem zentralen fingerförmigen Ausschnitt aus dem Fettgewebe wie beim Skatenippel

14/

16/

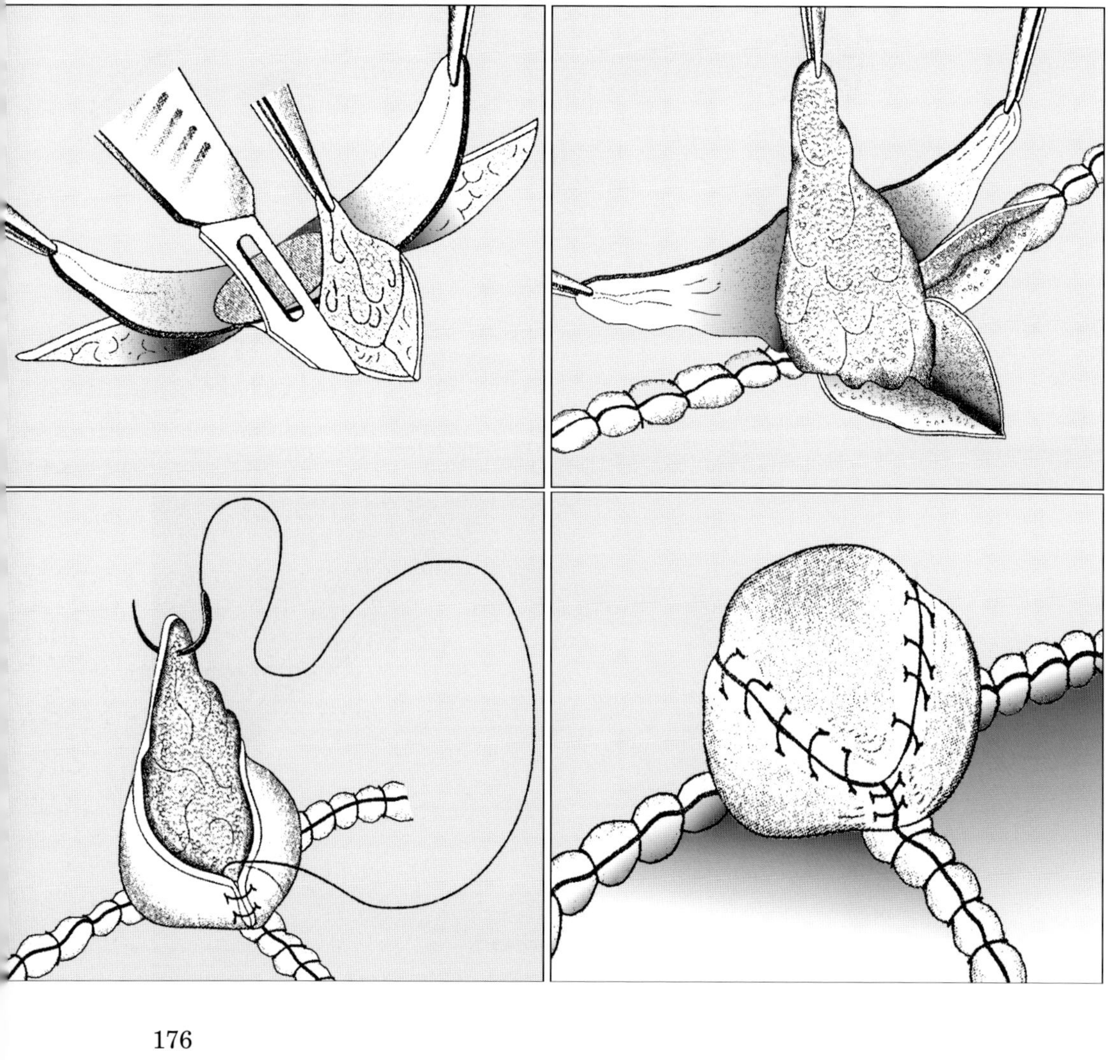

Abb. 18–20
Inzision und Aufnaht eines sog. HAMMOND-Flaps mit kleiner horizontaler Narbe

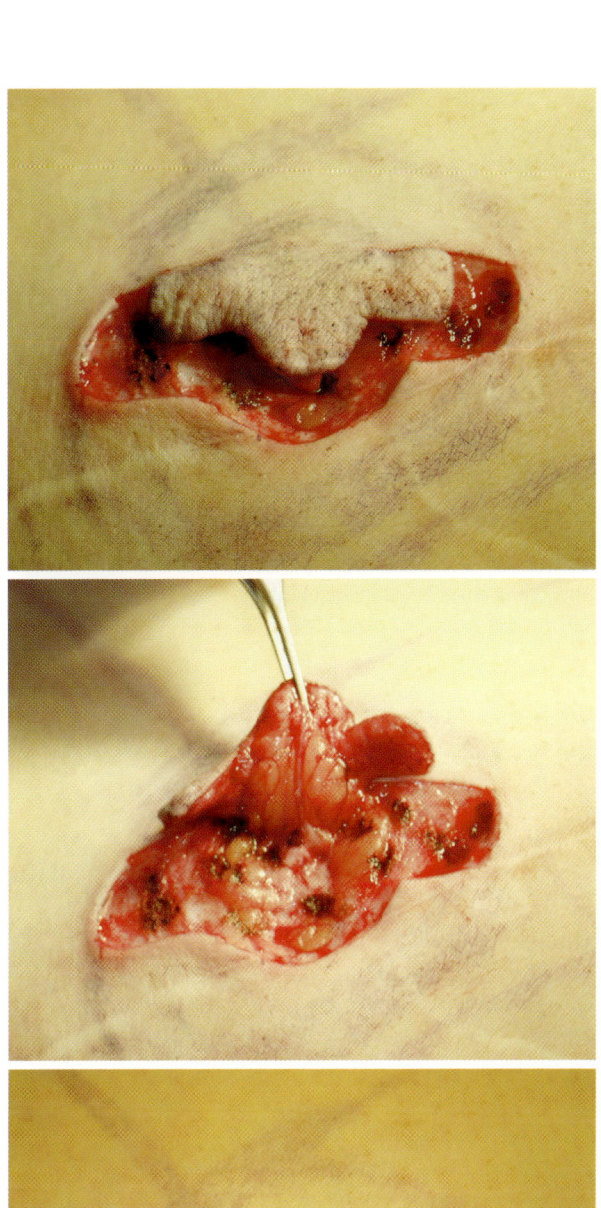
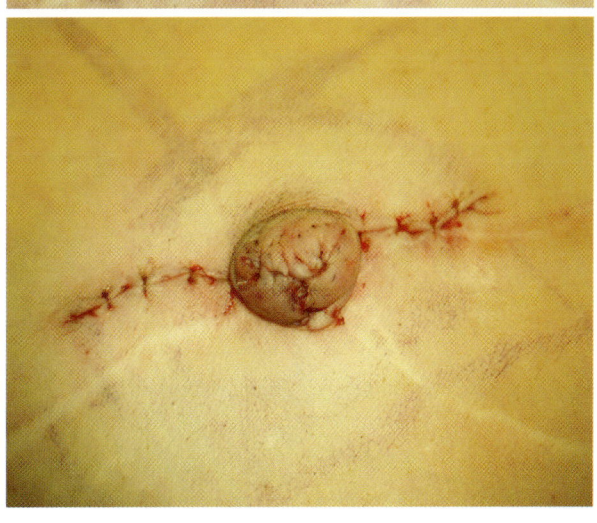

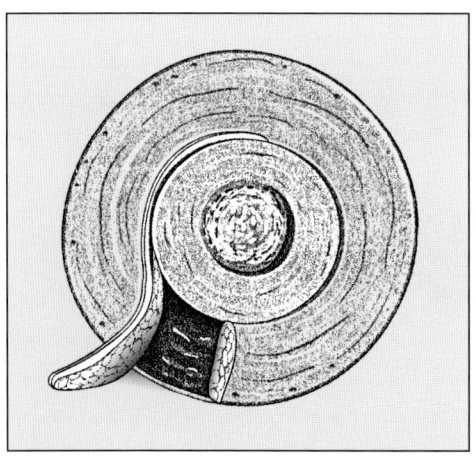

Abb. 21
Abtragung eines Areolatransplantats

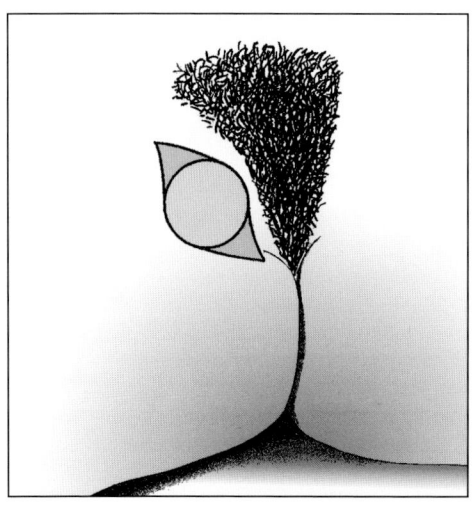

Abb. 22
Entnahme von Haut für die Rekonstruktion der Areola aus der Schenkelbeuge

Nach Festlegung der Position wird die Kontur der Areola mit einem Mamillenring angezeichnet, im Zentrum des Kreises eine dreizipflige Sternfigur ausgeschnitten, angehoben und mit 5×0-Fäden vernäht. Der Durchmesser der Neomamille wird, wie beim Skate, durch die Basis des vertikalen Sternarmes bestimmt, die Höhe durch die Breite der Querärmchen, wobei eine mindestens 50%ige Schrumpfung mit einzukalkulieren ist (Abb. 13–17).

Vorteil:

○ Keine zusätzliche Hauttransplantation zur Deckung nötig.

Nachteile:

○ Geringere Projektion bzw. Stabilität als beim Skatenippel.
○ Bei Spannung Narbenhypertrophie möglich.

Rekonstruktion der Mamille mit der HAMMOND-Technik

Sie ist eine weitere Modifikation des Omegaflaps, bei der die kleine vertikale Narbe entfällt. Da die Projektion der Neomamille nur begrenzt ist, ist diese Technik nur für relativ flache Mamillen geeignet (Abb. 18–20).

Techniken der Areolarekonstruktion

Rekonstruktion der Areola durch Hauttransplantation

Es gibt verschiedene Spenderregionen, wobei die Labien von den meisten Patientinnen abgelehnt werden, es sei denn, es besteht gleichzeitig der Wunsch nach einer Verkleinerung derselben.

Die kontralaterale Areola ist die ideale Spenderregion, sofern eine kontralaterale Angleichung bzw. Mastopexie oder Reduktionsplastik angestrebt wird

Abb. 23–25
Resektion eines sog. »dog ears«;
Entfernen von Fett und
überschüssigem Bindegewebe eines
Hauttransplantats;
Hauttransplantat um einen
aufgenähten Skatenippel vor der
Einnaht

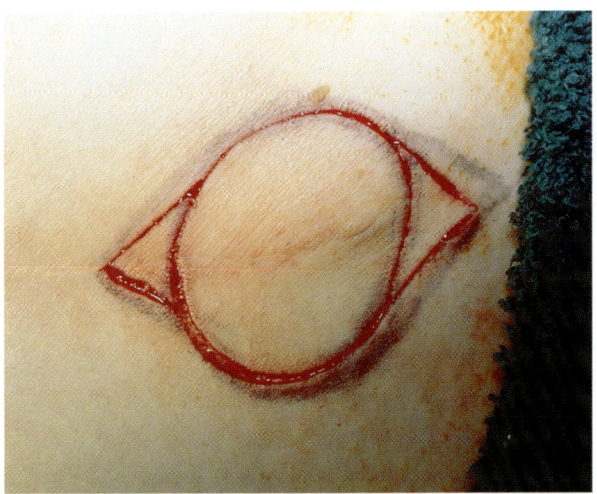

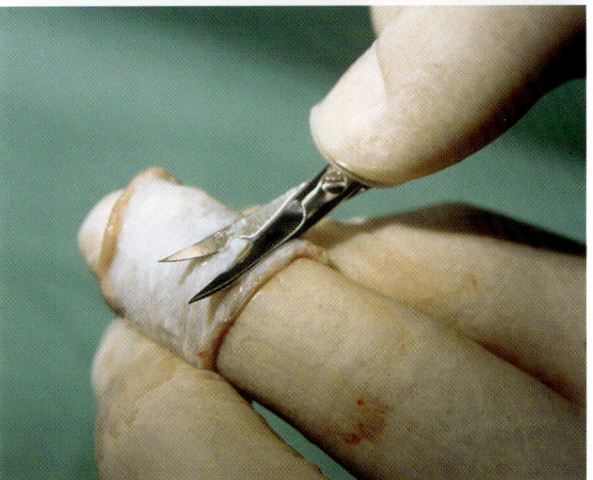

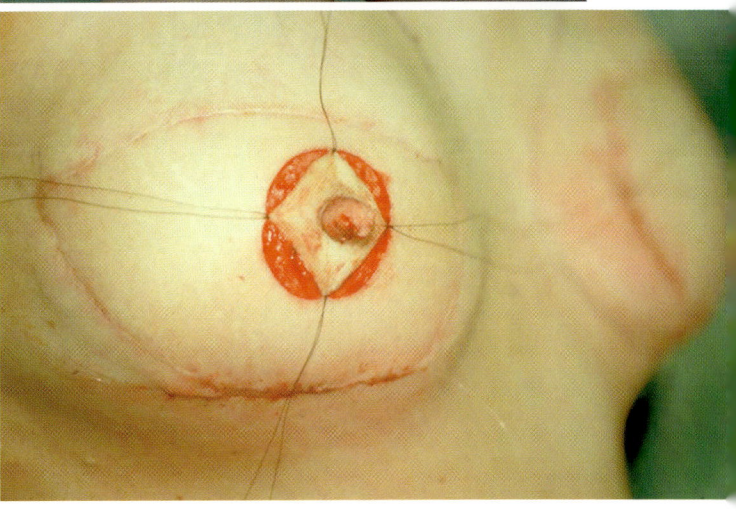

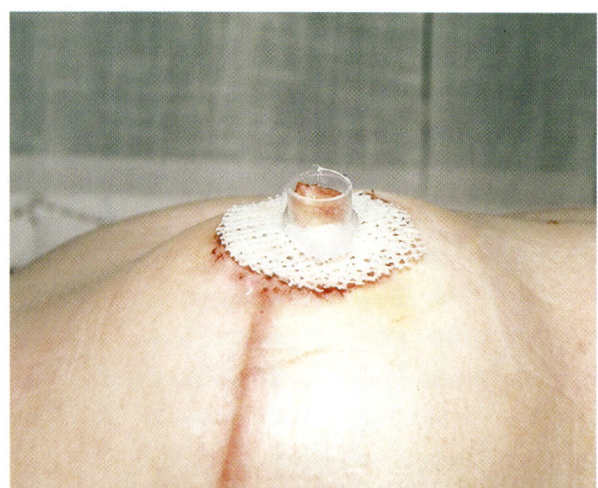

Abb. 26–28
Applikation einer Mamillenschiene zum Schutz der neu aufgenähten Mamille, eventuell unterlegt durch eine Silikonscheibe.
Die rekonstruierte Brustwarze wird mit Salbe angefeuchtet und ein Drucktupfer für 5 Tage mit den Haltefäden fixiert

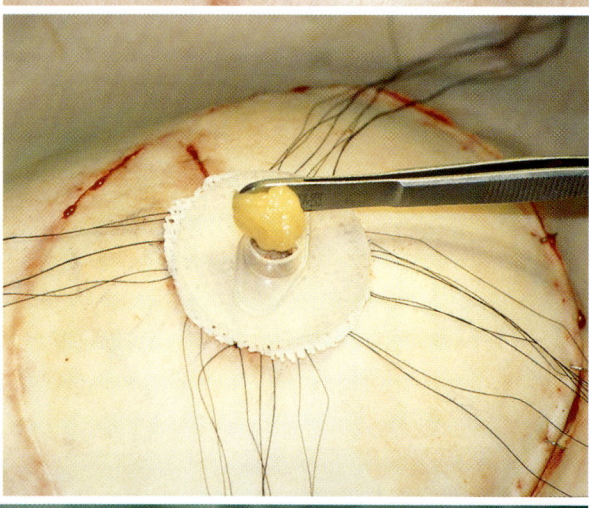

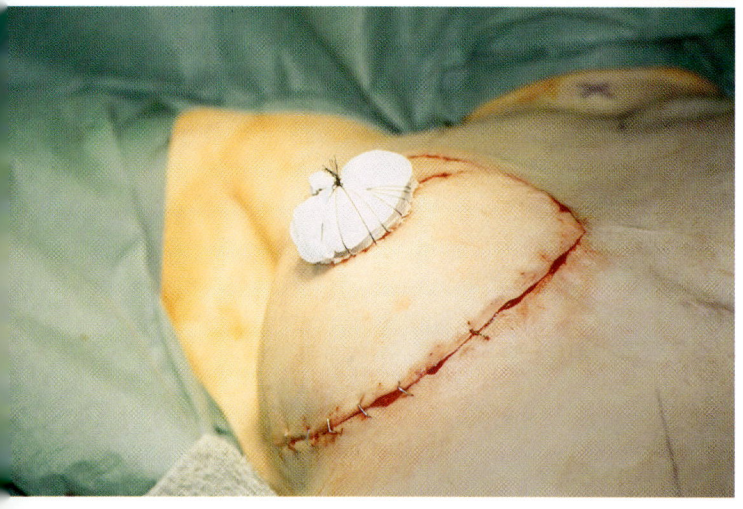

und die Areola einen ausreichend großen Durchmesser aufweist. Die Areola wird mit etwa 4 cm Durchmesser umschnitten, der pigmentierte Randbereich der Areola mit etwa 2 cm Breite als Hauttransplantat abgetragen und auf die kontralaterale Seite transplantiert (Abb. 21). Das Transplantat wird mit 5×0-Fäden, z. B. Seide oder *Vicryl rapid,* kontralateral auf der vorbereiteten Unterlage fixiert, wobei die nicht gekürzten Fäden einen Drucktupfer über einer Fettgazeunterlage für 5 Tage fixieren.

Die Haut aus der S c h e n k e l b e u g e ist eine vergleichbare Spenderregion und weist ebenfalls eine pigmentierte Haut auf. Vorteil ist die versteckte Lage der Spendernarbe, Nachteil die häufige Mitnahme einiger Schamhaare und die relativ empfindliche Natur der Spenderregion. Auf jeden Fall muss Sorgfalt darauf verwendet werden, die Haarbälge am Transplantat zu entfernen (Abb. 22). Die Fixierung des Transplantats entspricht dem eben erwähnten Vorgehen.

Haut aus einem A b n ä h e r, einem sog. »dog ear«: Überschüssige Haut von einem Narbenpol ist gut als Hautersatz geeignet, zumal dort keine neue Narbe entsteht und z. B. auch der Hautüberschuss eines sog. »dog ear« gleichzeitig entfernt wird. Der Farbabgleich erfolgt nach Abheilung bzw. nach etwa 3 Monaten durch Mikropigmentierung (Abb. 23–25).

Wundverband und postoperative Pflege

Als Wundverband für einen rekonstruierten Mamillen-Areola-Komplex bevorzugen wir den »klassischen« Drucktupfer (Abb. 26–28). Um ein Verkleben dieses Tupfers mit der transplantierten Haut zu verhindern, wird Fettgaze unterlegt, z. B. *Jelonet.* Nach dem Entfernen der Erstversorgung nach 5 Tagen wird die Mamille über der erneuerten Fettgaze mit gelochten 5×5 cm großen Kompressen für weitere 4–6 Wochen geschient, um ein Umknicken oder Abflachen der Mamille zu

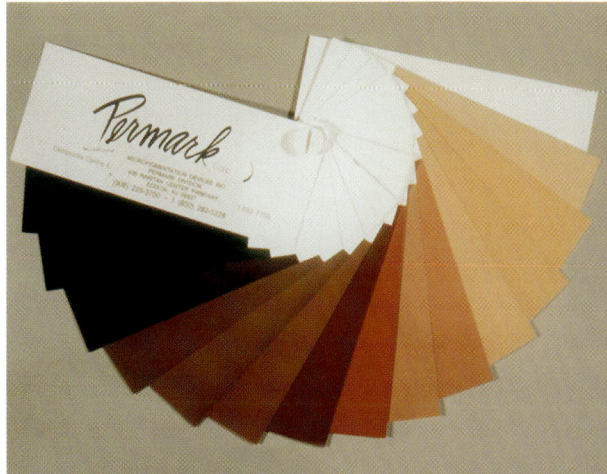

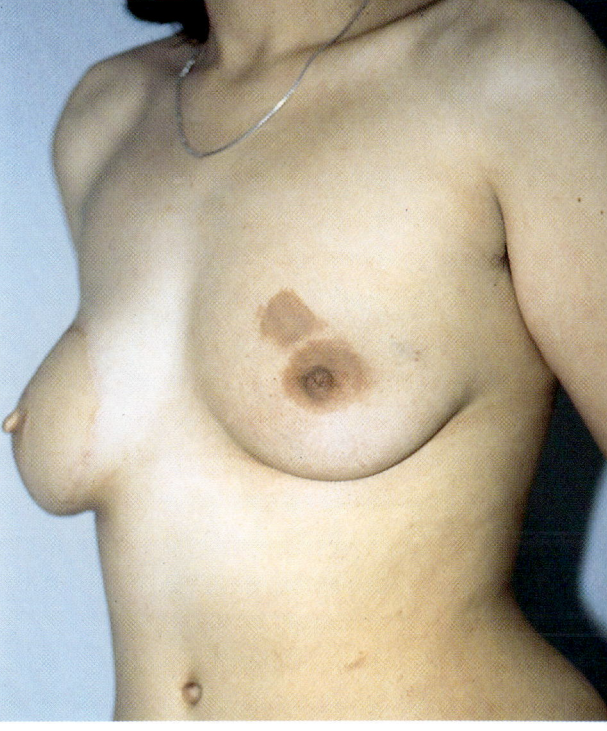

Abb. 29
Farbpalette für eine Mikropigmentierung des Mamillen-Areola-Komplexes

Abb. 30
Farbwahl vor der Pigmentierung in Abstimmung mit der kontralateralen Areola

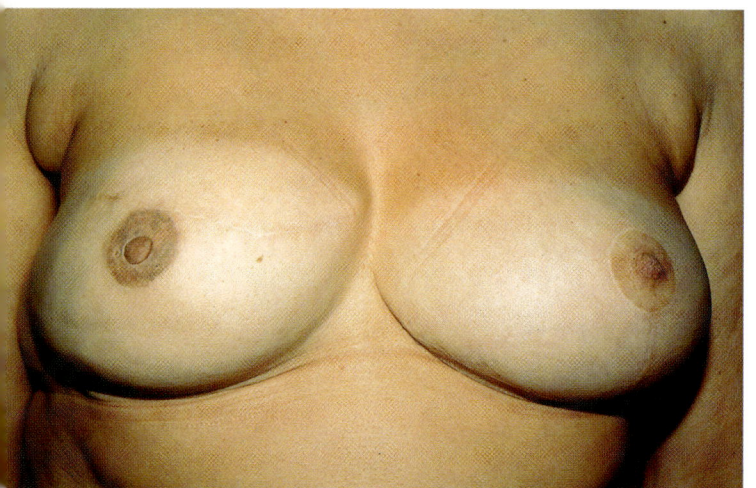

Abb. 31
Zustand nach sequenzieller Expanderrekonstruktion rechts und angleichender Reduktionsplastik links. Der Mamillen-Areola-Komplex rechts wurde mikropigmentiert (Skatenippel)

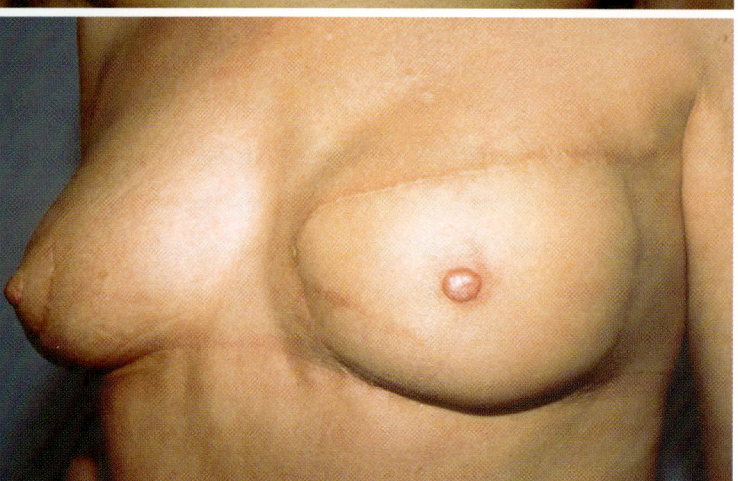

Abb. 32 und 33
Vor und nach einer Mikropigmentierung bei ortsständiger Haut. Die Mamille wurde durch Teilung der kontralateralen Brustwarze gewonnen

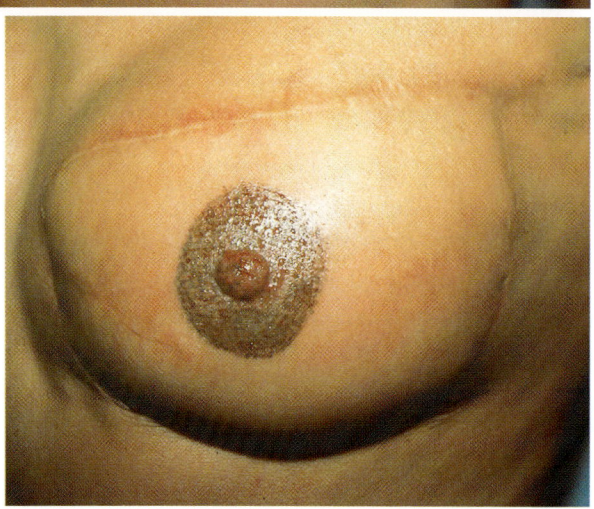

verhindern. Bei ungestörtem Heilungsverlauf sollte der Verband etwa alle 5 Tage gewechselt werden.

Mikropigmentierung

Die Technik der Mikropigmentierung ermöglicht die Verwendung unpigmentierter Haut bei der Rekonstruktion des Mamillen-Areola-Komplexes. Entsprechende Gerätschaften werden von der Industrie angeboten, z. B. das Mikropigmentiergerät der Firma *POLYTECH SILIMED Europe*, das sich als sehr handlich erweist. Dazu gehören auch entsprechende Farbsortimente (Abb. 29).

Die Areolae werden vor der Mikropigmentierung auf Form und Symmetrie überprüft und die Grenzen der zu pigmentierenden Fläche markiert sowie fotodokumentiert. Anhand einer Farbskala wird bei natürlichem Licht zusammen mit der Patientin die gewünschte Farbe ausgesucht, zur Probe auf die Haut aufgetragen (möglichst in die Nähe der kontralateralen Areola) und nach kurzem Einwirken abgewischt; so erhält man einen annähernd realistischen Eindruck von der Wirkung der Farbgebung. Eventuell muss beidseitig pigmentiert werden, z. B. bei blasser Areola, wodurch die Farbabstimmung erheblich erleichtert wird (Abb. 30).

Nach der Farbauswahl wird die Pigmentierfläche desinfiziert und mit einem Lokalanästhetikum mit Adrenalinzusatz unterspritzt. Hierdurch soll, abgesehen von der gewünschten Anästhesie, das Austreten von Blut verhindert werden, das sich mit der Farbe vermischen und diese verändern oder auswaschen könnte.

Die Nadelführung erfolgt senkrecht zur Haut mit langsamen, gleichmäßigen Bewegungen, in Kreisen oder Linien, wobei Verletzungen der Haut zu vermeiden sind. Die Haut wird während der Pigmentierung leicht angespannt gehalten. Für die bewegliche Mamille ist eine scharf tupfende Pigmentiertechnik unter Umständen effektiver als eine gleitende. Blut und überschüssige Farbe werden zur besseren Beurteilung der Farbeinwirkung regelmäßig nach einem Durchgang mit einem Alkoholtupfer abgewischt.

Die Färbung kann durch mehrere Durchgänge intensiviert werden und muss zum Abschluss deutlich intensiver und dunkler wirken, da temporäre Hämosiderinpigmente die Farbwirkung in den ersten Wochen deutlich dunkler erscheinen lassen. In der Regel werden Mikropigmentierungen über die Zeit etwas abblassen und müssen unter Umständen später wiederholt werden (Abb. 31–33).

Verband und Nachbehandlung

○ Initial steriler Mullverband mit *Nebacetin*-Salbe.
○ 3–4 Tage lang wird die mikropigmentierte Haut 2-mal täglich mit *Nebacetin*-Salbe sparsam eingerieben.
○ Zur Abdeckung weiterhin sterile Mullkompressen auflegen.
○ 1 Tag nach der Pigmentierung darf wieder geduscht werden.
○ Die pigmentierte Fläche darf nicht gebürstet werden.
○ Schwimmen oder Baden erst, wenn die Pigmentierung abgeheilt ist (etwa nach 5 Tagen).
○ Krusten nicht entfernen, sondern vorsichtig mit *Bepanthen* einreiben.

Literatur

1. Little JW. Nipple-areola reconstruction. In: Spear SL, et al., editors. Surgery of the breast: Principles and art. Philadelphia: Lippincott-Raven; 1998. p. 661.
2. Hartrampf CR, Wagner DS. Nipple-Areola Reconstruction. In: Hartrampf CR. Breast Reconstruction with Living Tissue. New York: Raven; 1991. p. 327.
3. Becker H. The use of intradermal tattoo to enhance the fine result of nipple-areola reconstruction. Plast Reconstr Surg 1986; 77: 673.
4. Little JW, Spear SL. The finishing touches in nipple-areola reconstruction. Perspect Plast Surg 1988; 2: 1.

MAMMAREDUKTIONSPLASTIKEN

Allgemeine Hinweise zu Reduktionsplastiken

S. Granitzka, Frankenthal

Nachdem die operative Gewichtsreduktion voluminöser Brüste als medizinische Indikation faktisch anerkannt worden war, haben die Reduktionsplastiken in der Bundesrepublik Deutschland eine weite Verbreitung gefunden. Inzwischen wird die medizinische Indikation aufgrund des Kostendrucks im Gesundheitswesen wieder restriktiver gehandhabt.

Die wesentlichen Grundlagen für viele der heute angewendeten Operationsmethoden zur Brustreduktion wurden bereits in den 20er- und 30er-Jahren des vergangenen Jahrhunderts gelegt. Neben Thorek (1), Kraske (2), Axhausen (3) u. a. sind es besonders Biesenberger (4, 5) und Schwarzmann (6) gewesen, deren Operationskonzepte die Geschichte der Reduktionsplastik geprägt haben.

3–4 Jahrzehnte später wurden diese Konzepte von Strömbeck (7), Wise (8), Penn (9), Dufourmentel und Mouly (10, 11), Pitanguy (12, 13), McKissock (14) u. a. weiterentwickelt. Für die am häufigsten angewendeten Operationsmethoden hat man 2 unterschiedliche Wege beschritten.

Strömbeck (7) entwickelte eine fast mathematisch berechenbare exakte Operationsmethode, bei der mit einer standardisierten Schablone und relativ klaren Maßangaben für bestimmte Distanzen (Jugulum – Brustwarze, Brustwarze – Inframammarfalte) Fixpunkte geschaffen wurden, die es ermöglichten, nach nahezu festen Regeln zu operieren und so selbst dem Anfänger eine relative Sicherheit vermitteln zu können, ihn aber auch »von empirisch-intuitiven Vorgehen befreien«

(15). Ausgehend von der Idee einer idealen Brustform, bestimmt bei diesem standardisierten Vorgehen die Operationsmethode die zu schaffende Brustform.

STRÖMBECKS Methode hat aufgrund ihres logischen und berechenbaren operativen Vorgehens und der Einfachheit der typischen Schritte weltweit viele Anhänger gefunden. Sie gilt auch heute noch in einigen Ländern als eine Standardoperationsmethode, lässt jedoch wenig Möglichkeiten der individuellen Gestaltung zu und behindert so ein wesentliches Element plastisch-chirurgischen Operierens: das freie künstlerisch intuitive Gestalten. Deshalb ist diese Methode auch von vielen Operateuren verlassen worden, deren Ziel die individuelle Modellierung der Brust ist.

Eine mehr formend-modellierende Operationsmethode hat PITANGUY (12, 13) entwickelt, wobei nicht die berechnende Operationsplanung im Vordergrund steht, sondern die Entwicklung der Brustform intraoperativ erfolgt. Ausgehend von dem Gedanken eines individuellen operativen Vorgehens, das sich oft erst bei der Formung der Brust ergibt, steht hier die Maxime im Vordergrund, dass die gewünschte Brustform durch ein operatives Vorgehen geschaffen werden soll, das sich an der präoperativen Brustform orientiert. Die gewünschte Form bestimmt die Methode.

Allein schon die Vielfalt der bis heute entwickelten Reduktionsplastiken und deren Modifikationen sind auch als Ausdruck der Unzulänglichkeit zu werten, allen geforderten Bedingungen bei der Formung der Brust zu entsprechen.

Der Grund für die Vielfalt unterschiedlicher Operationsmethoden liegt in der Variabilität der Brustformen. Es gibt weder eine Standardbrust noch die universelle Idealbrust, da die Brust nicht unabhängig vom dazugehörigen Körper betrachtet werden kann.

Die Hoffnung, eine ideale Methode zur Reduktion hypertropher Brüste zu entwickeln, konnte sich und wird sich auch nicht erfüllen. Damit ist der Ausweg aus dieser Situation vorgezeichnet. Soll ein ästhetisch befriedigendes Ergebnis bei der Reduktion und Formung der hypertrophen Brust erreicht werden, dann ist – ausgehend von der präoperativ existierenden Brustform – eine operative Methode zu wählen, mit der das individuelle Ziel am besten erreicht werden kann.

Die Kenntnis mehrerer Operationsmethoden zur Reduzierung und Formung der weiblichen Brust ist daher notwendig.

Operationsmethoden, die einen möglichst weiten Raum für intraoperative Variationen zulassen, kommen der individuellen Formung der Brust am ehesten entgegen. Nicht die Operationsmethode soll die Brustform bestimmen, sondern die gewünschte Brustform durch adäquate operative Schritte erreicht werden.

Als ein Beispiel für diese Operationskonzeption kann die Positionierung des Mamillen-Areola-Komplexes die Situation verdeutlichen. Ist der endgültige Sitz von Areola und Mamille bereits bei der präoperativen Planung durch Berechnung und Operationsschablone festgelegt und wird die Mamillenlokalisation bereits zu Beginn der Operation präpariert, dann ist diese Position nicht mehr oder nur unter Schwierigkeiten, eventuell zu Lasten der Brustform, korrigierbar.

Besonders bei großvolumigen Brüsten ist eine endgültige Positionierung der Brustwarze oftmals nicht im Voraus berechenbar. Selbst Abweichungen der Mamille von wenigen Millimetern werden postoperativ deutlich als Fehlstellung wahrgenommen. Die Brustwarze sollte an d i e Position gebracht werden, die die endgültig modellierte Brust erfordert. Wir sind deshalb der Ansicht, dass die Festlegung der Mamillenposition vor Resektion und endgültiger Formung der Brust ein grundsätzlicher und auch vermeidbarer Irrtum ist.

Ähnliches kann auch zur frühzeitigen Festlegung der Distanz zwischen Brustwarze und Inframammarfalte gelten. Das Gegenargument, dass es trotzdem genügend ästhetisch befriedigende Resultate bei den standardisierten Mammareduktionsplastiken gibt, ist deshalb nicht überzeugend, weil es genügend andere Ergebnisse gibt, die wenig befriedigend sind.

Ist eine Brust nur geringgradig verformt, und ist die Resektionsmenge moderat (weniger als 400–500 g), können wohl mit jeder der heute bekannten Reduktionsmethoden gute Ergebnisse erzielt werden. Dies gilt aber häufig nicht bei stärker verformten Brüsten und großen Makromastien.

Ein Problem bei Reduktionsplastiken war und ist die zum Teil ausgedehnte Narbenbildung. Besonders bei Patientinnen mit Neigung zur Narbenhypertrophie oder Keloidbildung kann das Endergebnis einer Reduktionsplastik dadurch erheblich geschmälert werden. Deshalb weisen wir besonders auf den neu aufgenommenen Beitrag von Frau NESTLE-KRÄMLING hin (siehe Seite 247), der sich mit der Darstellung der Reduktionstechnik mit ausschließlich vertikaler Narbe nach LEJOUR befasst.

Soll plastisch-chirurgisches Operieren gelingen und den Operateur weiterhin motivieren, sind Talent, Liebe zum Detail, Geduld und Erfahrung notwendig. Eigenschaften, die mit der heute zur Verfügung stehenden reichhaltigen Literatur gefördert werden können.

Literatur

1. Thorek M. Possibilities in the reconstruction of the human form. N Y Med J Rec 1922; 116: 572.
2. Kraske H. Die Operation der atrophischen und hypertrophischen Hängebrust. Münch Med Wochenschr 1923; 70: 672.
3. Axhausen G. Über Mammaplastik. Med Klin 1926; 22: 1437.
4. Biesenberger H. Eine neue Methode der Mammaplastik. Zentralbl Chir 1928; 55: 2382.
5. Biesenberger H. Weitere Erfahrungen auf dem Gebiete der operativen Brustkorrektur. Wien Med Wochenschr 1932; 82: 734.
6. Schwarzmann E. Die Technik der Mammaplastik. Chirurg 1930; 2: 932.
7. Strömbeck JO. Mammaplasty: Report of a new technique based on the two-pedicle procedure. Br J Plast Surg 1960; 13: 79.
8. Wise RJ. A preliminary report on a method of planning the mammaplasty. Plast Reconstr Surg 1956; 17: 367.
9. Penn J. Breast Redukton II. In: Transaction of the International Society of Plastic Surgeons. Second Congress, London, 1959. Edinburgh: Livingstone; 1960. p. 502.
10. Dufourmentel C, Mouly R. Plastie mammaire par la methode oblique. Ann Chir Plast 1961; 6: 45.
11. Dufourmentel C, Mouly R. Reduction Mammaplasty by the Lateral. In: Goldwyn RM, editor. Plastic and Reconstructive Surgery of the Breast. Boston: Little Brown and Company; 1976.
12. Pitanguy I. Une nouvelle technique de plastic mammaire. Ann Chir Plast 1962; 7: 199.
13. Pitanguy I. Personal Preferences for Reduction Mammaplasty. In: Goldwyn RM, editor. Plastic and Reconstructive Surgery of the Breast. Boston: Little Brown and Company; 1976.
14. McKissock PK. Reduction Mammaplasty with a vertical dermal flap. Plast Reconstr Surg 1972; 49: 245.
15. Kunert P. Form und Methode – zur Therorie der Mammareduktionsplastik. Der Frauenarzt 1989; 6: 565.

MAMMAREDUKTIONSPLASTIKEN

Reduktionsplastik nach STRÖMBECK

H. KLINGEMANN und
M. HÖTZELDT, Goslar

Die Reduktionsplastik nach STRÖMBECK ist eine etablierte Methode zur operativen Verkleinerung der weiblichen Brust. Sie kombiniert simultan 2 operative Ziele: die Reduktion und die Mastopathie. Das heißt:

○ Verkleinerung des Hautmantels.
○ Resektion von Haut-, Fett- und Drüsengewebe, hauptsächlich im kaudalen Bereich der Brust.
○ Transposition eines gestielten Areola-Mamillen-Komplexes nach kranial.

Indikationen

○ Makromastie.
○ Ptose und Makromastie mit konsekutiv orthopädischen Beschwerden (Haltungsanomalie, Rundrücken etc.) im Schultergürtelbereich; Ausbildung von Schnürfurchen sowie intertriginöse Ekzeme in den Submammarfalten.
○ Unilaterale Makromastie (Anlagestörung/POLAND-Syndrom).

Eine zusätzliche Indikation ist die Reduktion und damit die Angleichung einer makromastischen Brust bei Zustand nach Mastektomie und Rekonstruktion wegen Mammakarzinoms der kontralateralen Seite.

Planung

Zur Planung gehört die Erklärung über die Kostenübernahme der Krankenkasse, da es sich um einen Wahleingriff handelt. In der Regel reicht eine gutachterliche Stellungnahme der operierenden Klinik zur Vorlage bei der Krankenkasse aus.

Das Anlegen einer Fotodokumentation prä- und postoperativ ist obligat.

In einem Vorgespräch mit der Patientin muss geklärt werden, welches Erscheinungsbild für die Brustkorrektur wünschenswert ist, wobei die Vorlage von bildlichem Demonstrationsmaterial hilfreich und im forensischen Sinne auch erforderlich ist. In dem präoperativen Aufklärungsgespräch des durchführenden Arztes mit der Patientin müssen sowohl die Komplikationsrate als auch eventuelle Nebenwirkungen berücksichtigt werden (z. B. Areola-Mamillen-Nekrosen, Wundheilungsstörungen, hyperplastische Narbe, Stillschwierigkeiten, hyposensibler Areola-Mamillen-Komplex).

Zu einer guten Operationsvorbereitung gehört eine Hämodilution durch Entnahme von 500–1000 ml Vollblut, die intraoperativ als Autotransfusion der Patientin wieder zugeführt wird.

Am Tag vor der Operation wird an der stehenden Patientin mit einem Fettstift die Resektionsfigur nach STRÖMBECK angezeichnet. Verwendet wird eine Schablone, die – legt man ihre Kanten aneinander – die Form einer normoplastischen Brust ergibt (Abb. 1).

Die Mittellinie der Schablone liegt deckungsgleich auf der angezeichneten Medioklavikular-Mamillenlinie. Die neue Lokalisation des Areola-Mamillen-Komplexes sollte sich nur bedingt an vorgegebene Maße (Fossa jugularis/neuer Areolarand 18–22 cm) orientieren. Es ist vielmehr ratsam, sich an der Submammarfalte zu orientieren, deren Projektion nach ventral die Höhenposition des neuen Areola-Mamillen-Komplexes ergibt. Die Breite der seitlichen Stege beträgt 5 cm oder auch 6 cm und bestimmt postoperativ den Abstand von der Unterkante des Areolakomplexes zur Submammarfalte.

Beachtenswert ist besonders der Winkel zwischen der periareolären Rundung zur Steglinie, da er u. a. entscheidend für die spätere Brustform ist. Stumpfe Winkel (langer medialer und lateraler Steg) ergeben eine eher leicht ptotische Brustform, wohingegen spitze Winkel (kurzer medialer und lateraler Steg) eher prominente Brustformen mit oftmals deutlicher Betonung des kranialen Brustbereiches zur Folge haben.

Die möglichst kurze Resektionslinie im Submammarfaltenbereich muss einige Millimeter unterhalb der ursprünglichen Submammarfalte angelegt werden, weil so der horizontale Narbenverlauf der neuen Submammarfalte fast unsichtbar im Faltenbereich positioniert ist und nicht im sichtbaren Brustbereich. Nach zunächst zeichnerischer Verbindung der oberen und unteren Stegkanten durch eine nach unten leicht konkave Linie ist die Anzeichnungsfigur komplettiert (Abb. 2).

Es wird jetzt deutlich, dass der neue Areolaort im kranialen Bereich vollständig reseziert, im medialen Bereich zwischen den beiden Stegen mit Ausnahme der Areola desepithelisiert und im kaudalen Bereich wiederum vollständig reseziert werden muss.

Operationsschritte

Nach Lagerung der Patientin auf dem Operationstisch mit rechtwinklig abgespreizten Armen wird die schlüssellochförmige Resektionslinie anhand der vorgezeichneten Linien in die Haut geritzt.

Um besser Desepithelisieren zu können, ist das Turgeszieren der Brust mit einem Tuchband (Bandage) im Bereich der Basis hilfreich (Abb. 3).

Zunächst wird die Areola mit einem sog. Areolamarkierer (Durchmesser variabel von 35–50 mm) markiert und umschnitten (Abb. 4). Es folgt die Desepithelisation

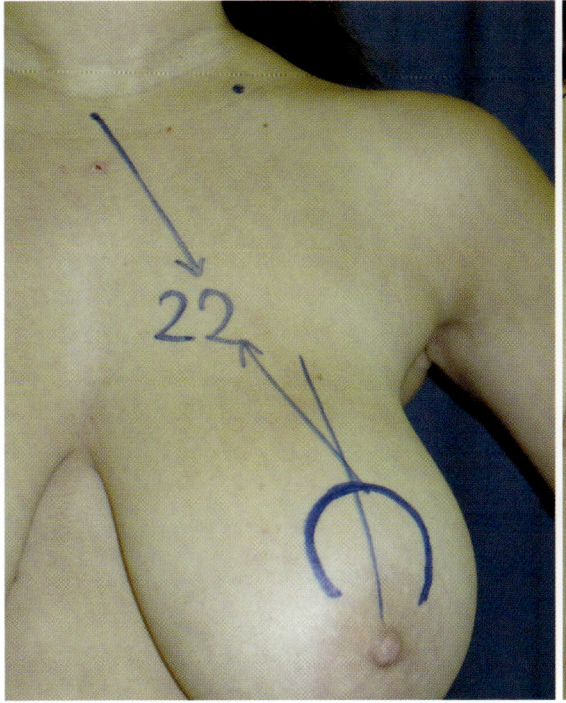 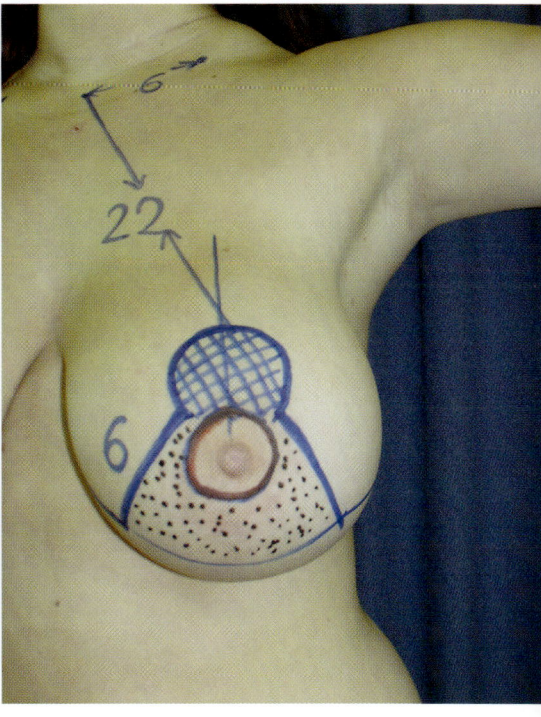

Abb. 1
Festlegung der Höhe der neuen Lokalisation des Areola-Mamillen-Komplexes

Abb. 2
Komplettierte Anzeichnungsfigur

im mittleren Teil der Brust zwischen den angezeichneten Stegen (Abb. 5). Die desepithelisierten Areale benötigen im Allgemeinen keine gesonderte Blutstillung.

Ist die 1. P h a s e der Operation mit der Umschneidung der Areola und der Desepithelisation im Mittelteil der Brust abgeschlossen (Abb. 6), folgt als 2. P h a s e die Präparation bzw. Resektion des neuen Areola-Mamillen-Ortes. Mit senkrecht geführtem Skalpell wird der neue und später areolatragende Ort kreisförmig und nach kaudal kegelförmig bis zur Pektoralisfaszie ausgestanzt (Abb. 7).

Nach Entfernung des turgeszierenden Tuchbandes folgt die eigentlich reduzierende 3. P h a s e der Operation. Etwas unterhalb der Submammarfalte (entsprechend der Anzeichnung) wird bis zur Faszie des M. pectoralis major inzidiert, dann entlang dieser Faszie kranialwärts die Brustdrüse teils scharf, teils stumpf gelöst (Abb. 8). Der gesamte kaudale Brustanteil kann jetzt abgesetzt werden (Abb. 9), wobei darauf zu achten ist, dass der mediale Stegbereich in seiner Ansatzbasis nicht zu schmal geschnitten wird. So bleibt die wichtige arterielle Versorgung (A. mammaria interna) erhalten.

Zwischen dem oberen, runden und in die Tiefe kegelförmigen Resektionsort und dem unteren, breitbasigen, ist eine Kommunikation entstanden. Die Stege wer-

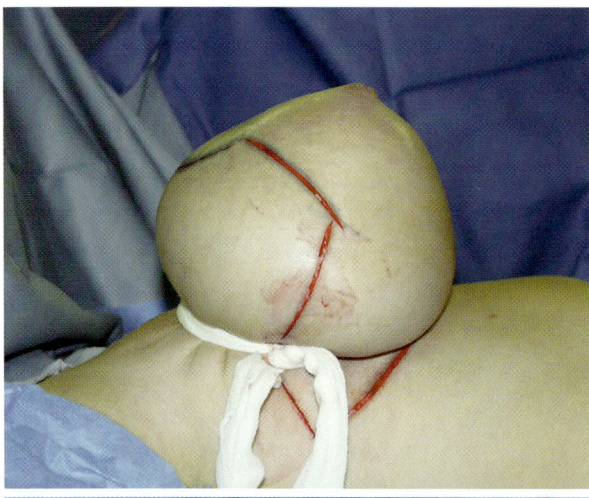

Abb. 3
Turgeszieren der Brust mit einem Tuchband

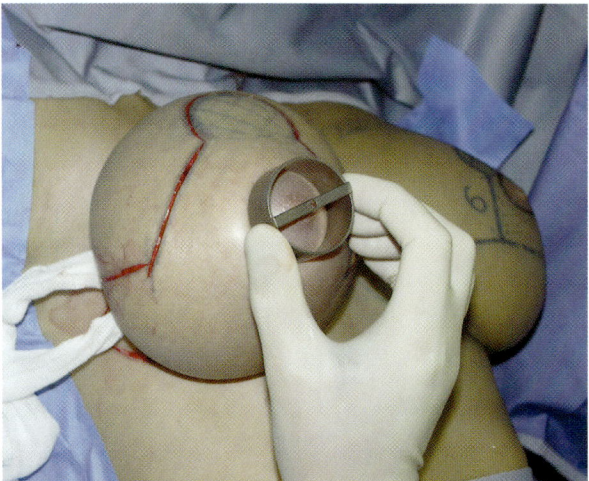

Abb. 4
Aufsetzen des sog. Areolaschneiders, damit nach der runden Drucklinie inzidiert werden kann

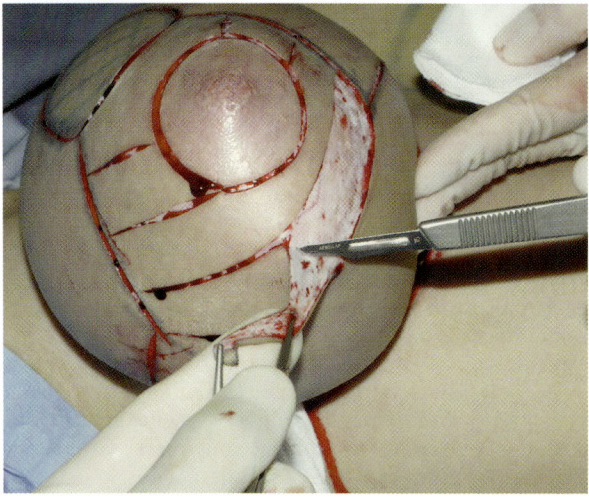

Abb. 5
Desepithelisierung der Haut

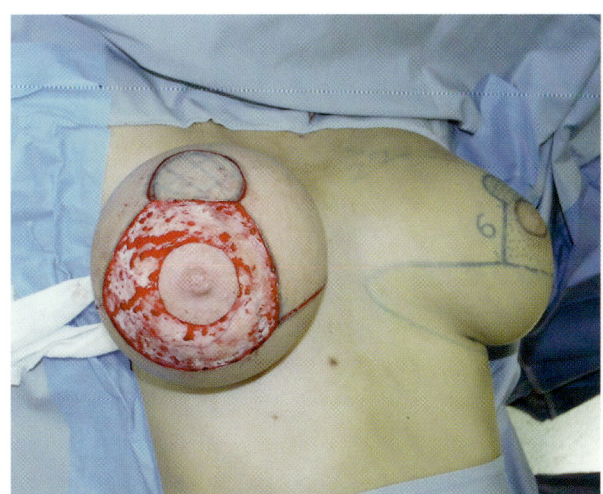

Abb. 6
Brust mit abgeschlossener Desepithelisation

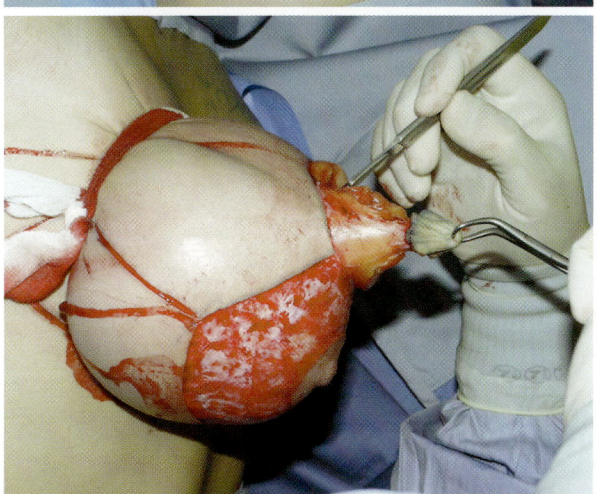

Abb. 7
Nach Umschneidung des neuen Areolaortes senkrechtes Ausstanzen eines Gewebekegels, der optimalerweise bis zur Faszie des M. pectoralis major reichen sollte

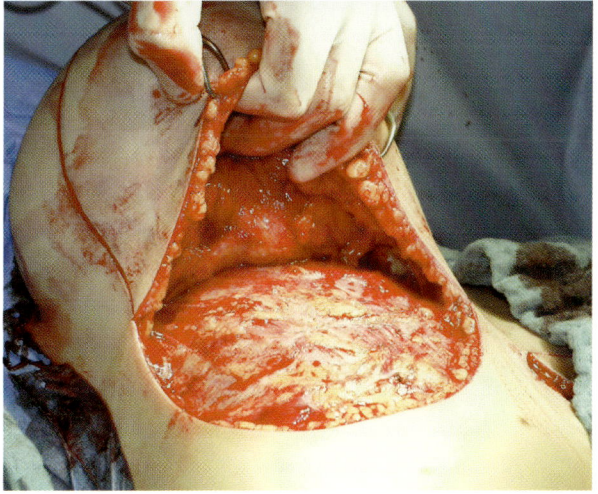

Abb. 8
Präparation entlang der Faszie des Pectoralis major nach kranial und Thermokoagulation größerer blutender Gefäße

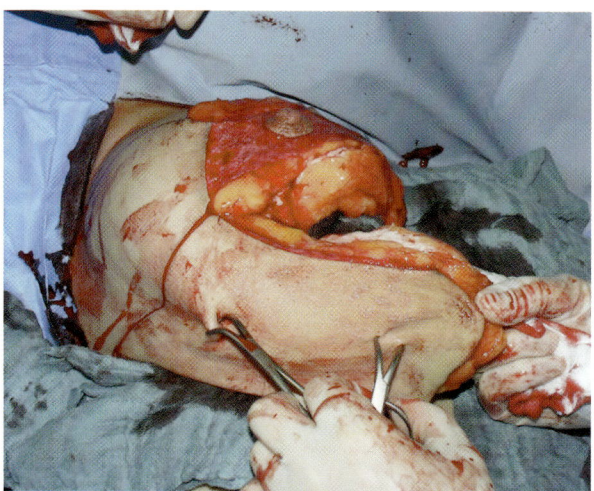

Abb. 9
Absetzen des breitbasigen kaudalen Brustbereiches

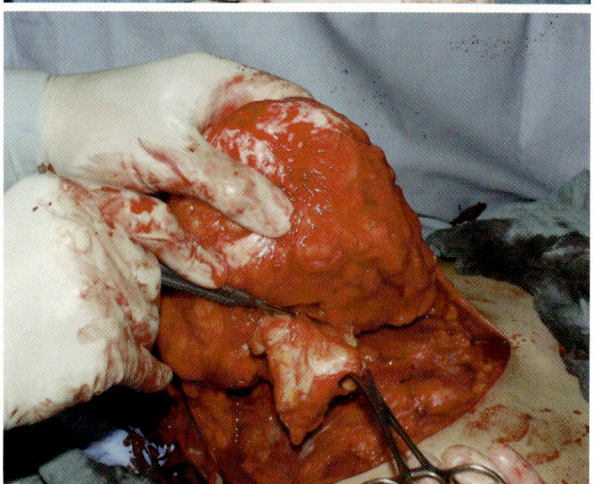

Abb. 10
Eventuell notwendig werdende Nachresektion des kaudalen Resektionsbezirkes

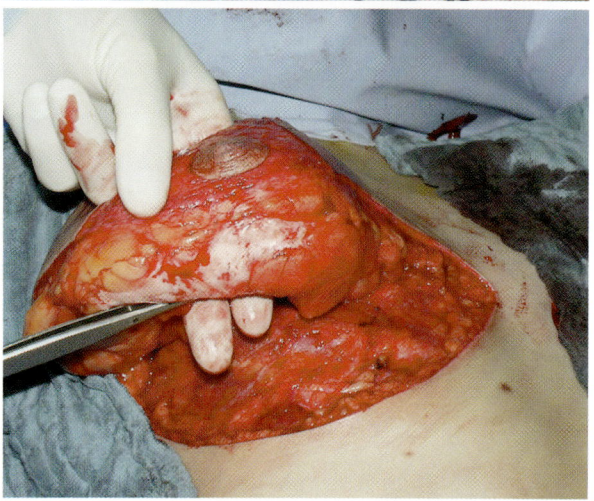

Abb. 11
Die Resektionsphasen im kranialen und kaudalen Bereich der Brust sind abgeschlossen. Es besteht eine Kommunikation zwischen oberem und unterem Resektionsort.
Die horizontal gelegenen Hautstege sind mit der desepithelisierten areolatragenden Hautbrücke noch verbunden

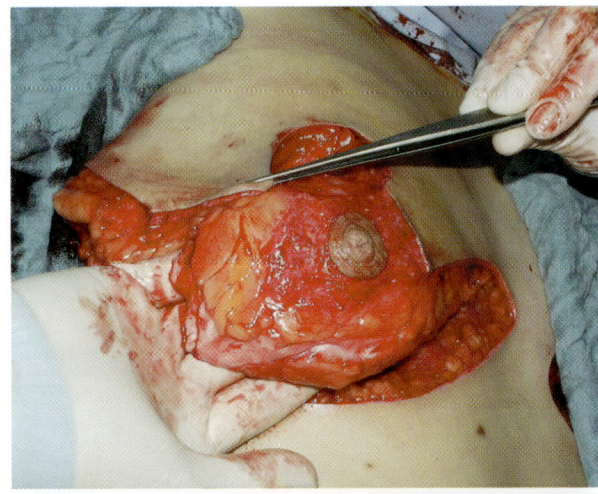

Abb. 12
Durchtrennung des lateralen Steges

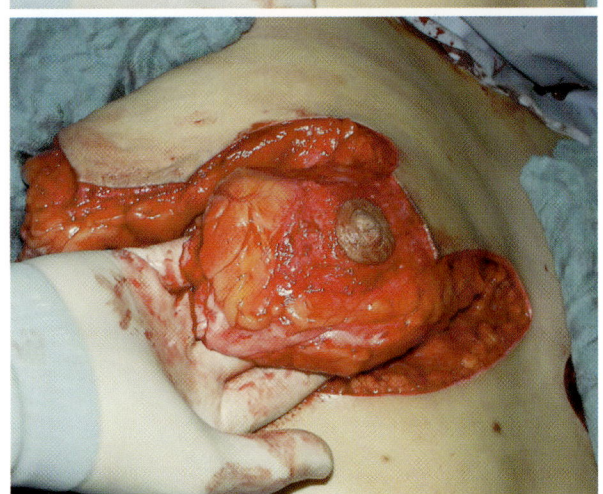

Abb. 13
Der laterale Steg ist komplett durchtrennt. Der Areola-Mamillen-Komplex ist medial gestielt. Der alleinig gefäßversorgende mediale Stiel ist breitbasig gehalten

den vom desepithelisierten mamillentragenden Mittelteil noch verbunden (Abb. 10 und 11).

Eine obligate Durchtrennung des jeweils lateralen mamillentragenden Stegbereiches ist empfehlenswert, damit dieser spannungslos und nicht ischämisierend in den neuen Areolaort einrotiert werden kann (Abb. 12 und 13). Die dann alleinige Gefäßversorgung aus dem breitbasigen medialen Stegbereich ist ausreichend.

Die Blutstillung erfolgt elektrochirurgisch; ein oder zwei Saugdrainagen oder auch Easy-Flow-Drainagen sollten angelegt werden.

Selbstverständlich ist das Wiegen der Resektatmenge, damit symmetrische Verhältnisse hergestellt werden können.

Die rekonstruktiven Phasen beginnen mit der Einrotation des areolamamillentragenden medial gestielten Steges in

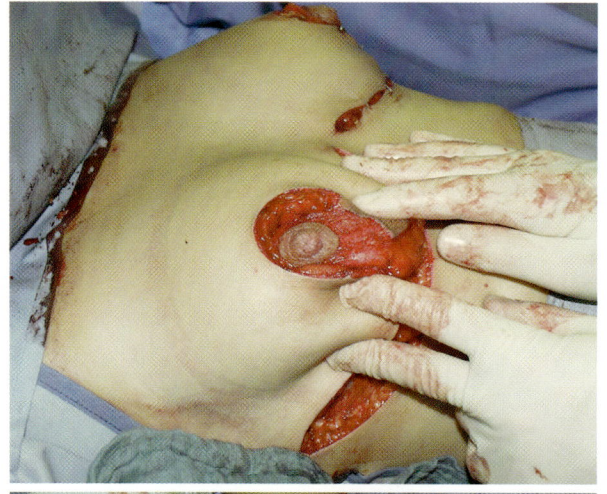

Abb. 14
Spannungsloses Einrotieren des medial gestielten Areola-Mamillen-Lappens auf der rechten Patientinnenseite im Uhrzeigersinn zum neuen Areola-Mamillen-Ort

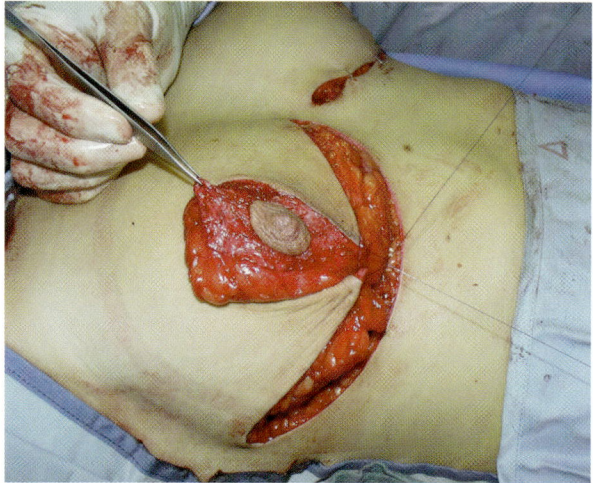

Abb. 15
Vereinigungsnähte der beiden Hautstege, hier zunächst des unteren, jeweils als sog. 3-Punkte-Stichnaht

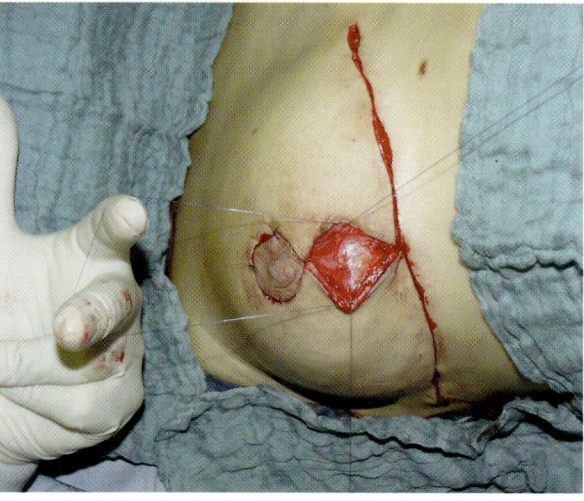

Abb. 16
Nahttechnik mit subkutan gestochenem Faden und innenliegendem Knoten

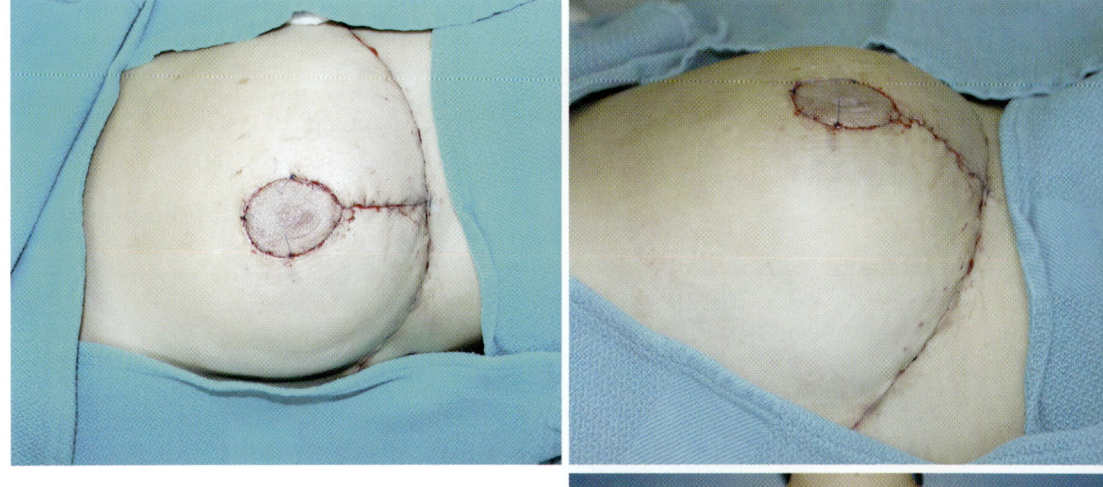

Abb. 17
Subkutane Einzelknopfnaht der Areola/Mamille

Abb. 18
Die Reduktionsplastik der rechten Brust ist bis auf wenige subkutane Nähte abgeschlossen

Abb. 19
Ergebnis 10 Tage nach der Operation

den zuvor präparierten, nach kranial verlagerten Areolaort (Abb. 14). Auf der rechten Seite erfolgt diese Rotation im Uhrzeigersinn und auf der linken Seite entgegen dem Uhrzeigersinn.

Die jeweils kaudalen Ecken der beiden Stege werden mit einem sog. 3-Punkte-Stich in der Verlängerung der Mamillenverschiebelinie in der Submammarfalte vernäht (Abb. 15). Die Areola kann dann mit Situationsnähten in ihrer neuen Position fixiert werden. Nach der Vereinigungsnaht der kranialen Stegdecken, die man auch als 3-Punkte-Stich unter Miteinbeziehung des tiefsten Punktes der Areola ausführen kann (6 Uhr), erfolgt die restliche Wundversorgung.

Als sehr günstig hat sich die zweischichtige Versorgung mit subkutanen transkorialen Nähten (synthetisches, spät resorbierbares Nahtmaterial) mit innenliegendem Knoten erwiesen (Abb. 16). Die Haut wird mit einem monofilen synthetischen, nicht resorbierbaren Nahtmaterial intrakutan fortlaufend verschlossen. Die Areola kann durchaus mit Einzelknopf- oder Rückstichnähten versorgt werden (Abb. 17–19).

Die Reduktionsplastik nach STRÖMBECK bringt optimale Ergebnisse bei Resektionsmengen von etwa 500–1500 g pro Seite. Sind Resektionsmengen unter- oder oberhalb dieser Quantität zu erwarten, sollte man andere Techniken anwenden, da diese dann bessere Ergebnisse zeigen.

Intraoperative Komplikationen

Zu den intraoperativen Komplikationen zählen die Anzeichen einer mangelhaften bzw. nicht mehr ausreichenden Areoladurchblutung durch unterbrochene Gefäßversorgung. Auch zu große Spannung, besonders im Bereich der Stege, führt zur Ischämie.

Sind Maßnahmen zur besseren Vaskularisierung nicht erfolgreich und droht die Areola definitiv abzusterben, empfiehlt sich noch intraoperativ die vollständige Resektion und sofortige Transplantation auf einen desepithelisierten neuen Areolasitz.

Postoperative Komplikationen

Zu den postoperativen Komplikationen gehören die schwerwiegende spät einsetzende Areola-Mamillen-Teil- und -Vollnekrose, Hämatome, Fettgewebsnekrosen und Wundheilungsstörungen durch Dehiszenzen besonders im kaudalen Stegbereich (vertikale Naht).

Im Verlaufe von Monaten können sich hyperplastische Narben ausbilden und ästhetisch sehr störend wirken.

So liegt die Rate der Areolanekrosen, die oft mit retroareolären Fettgewebsnekrosen vergesellschaftet sind, bei nur 0,2%, die der Teilnekrosen bei 0,6% im eigenen Patientengut.

Eine dehiszente vertikale Naht resultiert bei etwa 6% der operierten Patientinnen. Nur die Narbenhyperplasie ist in ihrer Entstehung wohl unbeeinflussbar und variiert individuell und abhängig vom Patientinnentyp. Das Risiko lässt sich anhand einer eventuell vorhandenen Appendektomienarbe einschätzen.

Behandlung der Komplikationen

Zeigt sich postoperativ eine weiße oder blass-livide Areola, kann durch Infusionen mit hochmolekularem Dextran versucht werden, eine bessere Mikrozirkulation zu erreichen. Führt diese Maßnahme nicht zum Erfolg, sollte man mit der Abtragung einer nekrotischen Areola nicht zu lange warten. Nach Resektion und Sekundärnaht empfiehlt sich nach Ablauf von einigen Monaten eine Neo-Areola-Mamille aus Vollhauttransplantat von der pigmentierten Innenseite des Oberschenkels nahe der Vulva. Auch Fettgewebsnekrosen sollten baldmöglichst reseziert werden.

Den Wundheilungsstörungen bzw. Dehiszenzen, besonders im vertikalen Nahtbereich der Stege, liegen immer zu kurze Stege (in horizontaler Richtung) mit Ausbildung von ischämisierenden Spannungen zugrunde.

Nach Abheilung und bei entsprechender Defektgröße muss man die unterhalb der Submammarfalte gelegene Haut im Sinne einer Weichteilraffung nach kranial verschieben. Es ist jedoch sorgfältig abzuwägen, ob ein neuer Narbenverlauf mit teilweiser Entrundung der Submammarfalte in Kauf genommen werden kann.

Eine vielfach diskutierte Behandlungsmöglichkeit hyperplastischer Narben ist die Anwendung von Druck. Gesicherte Erfolge haben sich jedoch noch nicht gezeigt, sodass hyperplastische Narben reseziert werden müssen. Bei Rezidiven empfiehlt sich die Antikeloidbestrahlung mit etwa 5–10 Gy Dosisleistung. Ein Nachteil ist dann allerdings die Entstehung von strahlenbedingten Hyperpigmentierungen.

Die Reduktionsplastik nach STRÖMBECK ist eine etablierte, sichere und erfolgreiche Methode zur operativen Verkleinerung der weiblichen Brust. Nach Literaturangaben und im eigenen Patientengut zeigen sich über 90% der Patientinnen mit dem Ergebnis sehr zufrieden.

Literatur

1. Goldwyn RM. The Patient and the Plastic Surgeon. Boston-Toronto-London: Little, Brown and Company; 1991.

2. Goldwyn RM. Reduction Mammaplasty. Boston-Toronto-London: Little, Brown and Company; 1990.

3. Strömbeck JO. Kosmetische Mammachirurgie. In: Knapstein PG, Friedberg V, Hrsg. Plastische Chirurgie in der Gynäkologie. Stuttgart-New York: Thieme; 1987. S. 11.

4. Lemperle G, Nievergelt J. Plastische Mammachirurgie – Ein Operationsatlas. Berlin-Heidelberg-New York: Springer; 1989.

5. Strömbeck JO. Reduction Mammaplasty. In: Strömbeck JO, Rosato FE, editor. Surgery of the Breast. Diagnosis and Treatment of Breast Diseases. Stuttgart-New York: Thieme; 1986. p. 277.

6. Weatherley-White RCA. Plastische Mammachirurgie. Stuttgart: Enke; 1983.

Reduktionsplastik mit kaudalem und zentralem Stiel

S. GRANITZKA, Frankenthal

Nach intensiven Erfahrungen in den Mammareduktionstechniken nach STRÖMBECK (1–3) und MCKISSOCK (4, 5) haben wir uns ab 1986 einer Technik zugewandt, die in den Grundprinzipien eine Weiterentwicklung der MCKISSOCK-Operation ist. Neben der kaudalen Brustwarzenstielung kommt bei dieser Operationstechnik die zentrale Brustwarzenstielung hinzu, bei der das Gewebe unterhalb der Brustwarze belassen wird. Bei nachträglicher Betrachtung bietet sich dieser Operationsschritt aus anatomischen Gründen zwanglos an.

Unser Erstaunen nach einiger Erfahrung mit der neuen Technik war umso größer, da die zentrale Stielung nicht nur mehr Sicherheit für die Blutversorgung der Brustwarze bietet, sondern auch die Formung der Brust sowie den sicheren Sitz der Mamille erleichtert. Zusätzlich bietet diese Methode eine relativ weite intraoperative Möglichkeit, sowohl bei Resektionsmengen als auch bei Resektionslokalisationen zu variieren.

Weil auf die »exakte« präoperative Fixierung der neuen Brustwarzenlokalisation bei dieser Technik verzichtet wird, kann die Brustwarze in bestimmten Grenzen am Ende von Gewichtsreduktion und Formung der Brust festgelegt werden. Ein Vorteil, der besonders bei Reduktionsplastiken mit großen Resektionsmengen wichtig ist, da gerade dort eine exakte Vorausberechnung der neuen Brustwarzenlokalisation sehr schwierig, zum Teil sogar unmöglich ist.

Auch eine freie Transplantation der Brustwarze als Ultima ratio bei intraoperativ sichtbaren Durchblutungsstörungen der Brustwarze, oder wenn der kaudale Stiel sich nicht zwanglos einfügen lässt, ist bis zum Ende dieser Operationstechnik möglich (Abb. 28–34).

Da sowohl eine ausschließlich kaudale Stielung der Brustwarze bei ausreichend breitem Steg möglich ist, wie bei der McKissock-Technik (4), als auch eine rein zentrale Stielung der Brustwarze ausreichen kann (Abb. 26 und 27), stehen mit dieser Operationstechnik mehrere Optionen zur Verfügung, die je nach Brustform oder aber neu zu formender Brust variiert werden können. Besonders bei der Anpassung einer hypertrophen Brust an die andere Seite, wie z. B. bei Anisomastie oder bei der Angleichung der kontralateralen Seite nach Brustrekonstruktion, kann die intraoperative Variabilitätsmöglichkeit von großem Nutzen sein.

Diese Operationsmethode, unseres Wissens erstmals von Bostwick (6) publiziert, ist aufgrund der Variationsmöglichkeiten zu unserer Standardoperationsmethode geworden, die wir bei etwa 80% der Makromastien anwenden können. Durch die Reduktionstechnik mit unterem und zentralem Stiel hat sich auch die Häufigkeit der Reduktionsoperationen mit freier Transplantation der Brustwarze verringert.

Aufgrund der Ergebnisse und unserer Erfahrungen bei Kontrolluntersuchungen nach 16 Jahren werden wir diese Operationsmethode voraussichtlich auch in den nächsten Jahren weiter anwenden.

Indikationen und Kontraindikationen

Mit dieser Reduktionsmethode operieren wir Brüste unterschiedlicher Form und Größe. Die Resektionsmengen reichten bisher von geringgradig unter 400 g bis knapp über 2000 g. Der größte Teil der Reduktionsplastiken liegt jedoch zwischen 600 g und 1200 g Reduktionsmasse. Die Form der Brüste ist dabei nicht von wesentlicher Bedeutung. Sowohl schlaffe, ptotische als auch pralle Brüste, schmale und breite, drüsen- als auch fettreiche Brüste können bei Patientinnen unterschiedlichen Alters mit dieser Reduktionsmethode operiert werden.

Eine Kontraindikation ergibt sich, wenn die Distanz zwischen Brustwarze und Inframammarfalte länger als 15 cm und die Konsistenz der Brust eher fest als weich ist. Bei diesen Patientinnen mussten wir einige Male zur sekundären freien Transplantation der Brustwarze übergehen, da die Brustwarze sich nicht zwanglos in die Brustform einfügen ließ oder die Brustform erheblich verschlechtert worden wäre.

Diese Möglichkeit des Übergangs von der gestielten Brustwarzentechnik zur freien Transplantation der Brustwarze ist zwar eine Möglichkeit, Brustwarzennekrosen zu vermeiden bzw. ästhetisch ansprechendere Brustformen zu erreichen; wir bevorzugen aber eindeutig die Brustwarzenstielung, da sie die natürlichere operative Gestaltungsmethode ist, bei der die Sensibilität der Brustwarze weitgehend erhalten bleibt.

Das aufklärende Gespräch

Vor einer formverändernden Operation bitten wir die Patientinnen rechtzeitig und möglichst lange vor der stationären Aufnahme zum Gespräch und zur Untersuchung in die Ambulanz.

Dem 1. Aufklärungsgespräch zwischen Arzt und Patientin messen wir wesentliche Bedeutung zu. Es zeigt die Beschwerden der Frau auf und legt deren Wünsche und Vorstellungen offen. Der Arzt kann nach aufmerksamem Zuhören durch Aufklärung über die operativen Möglichkeiten und Risiken, über das zu erwartende postoperative Ergebnis und die Langzeitresultate, Einfluss auf die Vorstellungen der Patientin nehmen.

Es ist wichtig, der Patientin klar zu machen, dass nicht alles machbar ist, und dass das Machbare nicht immer sinnvoll sein muss, wenn mögliche Komplikationen, wie z. B. die Bildung hypertropher Narben, mit bedacht werden müssen. Die nicht selten zu hohen Erwartungen können dabei oft in realistische Vorstellungen gelenkt werden. Nicht selten gelingt es auch, eine Patientin von einer unsinnigen Vorstellung abzubringen, sodass sie nach dem Gespräch von der geplanten Operation Abstand nimmt. In den letzten Jahren haben wir im Durchschnitt jede 4. Patientin dazu bewegen können, entweder vorläufig oder auf Dauer (?) auf die Operation zu verzichten.

Für das Erstgespräch zur Information über eine plastische Brustkorrektur in unserer Sprechstunde planen wir im Durchschnitt 30 Minuten ein. Die Patientin erhält Informationsmaterial zu der geplanten Operation und einen Frage- bzw. Erhebungsbogen. Danach lassen wir sie über ihr Anliegen berichten. Bei der anschließenden Unterhaltung (meist ein halbstrukturiertes Gespräch) und der Untersuchung erklären wir die Operation anhand von Bildern sowie durch Zeichnungen auf Papier oder an der Brust. Es kann auch unter manueller Formung der Brust (besonders bei weichen und ptotischen Brüsten) die neue Form angedeutet werden, was auch für die Vorstellung des Arztes zur geplanten Operation wichtig ist.

Unterstützt durch den Erhebungsbogen notieren wir die Maße zwischen Brustwarze und Jugulum und zwischen Brustwarze und Inframammarfalte. Zur Symmetrie der Brüste, wenn nicht eindeutig sichtbare Unterschiede bestehen, befragen wir die Patientin. Besonders bei großen Makromastien, wenn die Brüste erheblich verkleinert werden, fallen unterschiedliche Brustgrößen postoperativ stärker auf. Ein Unterschied von 100–200 g bei Brüsten z. B. über 1500 g Gesamtgewicht fällt kaum auf. Nach Resektion von 1000 g ist der Unterschied aber erheblich.

Diese Differenz wird an der auf dem Operationstisch liegenden oder aufgerichteten Patientin nicht so bemerkt wie an der postoperativ stehenden Frau.

Manchmal beansprucht die zweimalige (ambulante und stationäre) präoperative Aufklärung, verbunden mit der fotografischen Dokumentation und dem Anzeichnen der Umschneidungsfigur, mehr Zeit als die Operation selbst.

Präoperative Planung

Die Umschneidungsfigur (Abb. 1–5)

Die Umschneidungslinien werden an der relaxiert stehenden Patientin eingezeichnet. Es ist wichtig, die Brüste in Ruhe aus der Nähe und aus der Distanz zu betrachten. Hilfreich ist zusätzlich die Betrachtung durch das Kameraobjektiv. Dabei wird im Telebereich der Blickwinkel auf das Wesentliche eingeschränkt.

Die Bestimmung der neuen Brustwarzenlokalisation

Danach wird die Strecke zwischen Fossa jugularis und Brustwarze gemessen.

Die Bestimmung der neuen Brustwarzenposition erfolgt 1–2 cm höher als der gedachte Schnittpunkt zwischen Inframammarfalte und mittlerer Brustlinie auf der Brustvorderseite. Dazu geht man mit dem Zeigefinger an den Schnittpunkt zwischen mittlerer Brustlinie und Inframammarfalte und hebt die Brust von der Unterseite nach vorne an. Diesen Punkt kann man auch auf die Linie zwischen Fossa jugularis und Bauchnabel auftragen. Ist die Brust schwer und wird dadurch stärker nach unten gezogen, sollte man sie beim Anzeichnen leicht mit der Hand unterstützen.

Die eingezeichnete neue Brustwarzenlokalisation liegt gewöhnlich 18–24 cm von der Fossa jugularis entfernt auf der mittleren Brustlinie. BOSTWICK gibt diese Dis-

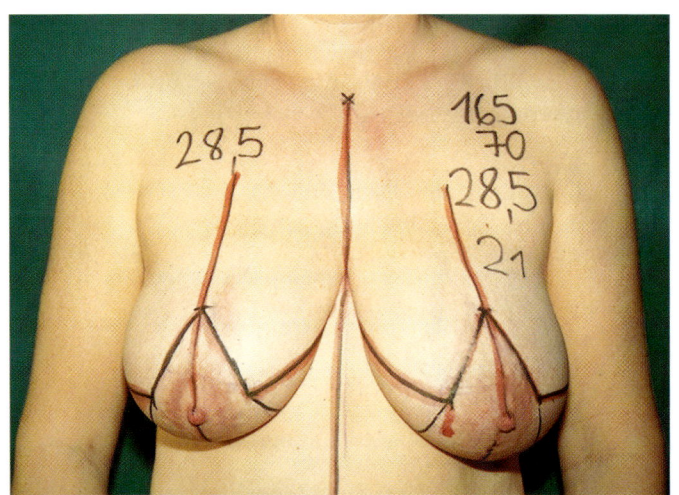

Abb. 1
Anzeichnungsfigur bei der Reduktionsplastik mit unterer und zentraler Stielung der Brustwarze von vorne. Die Brustwarzenlokalisation befindet sich originär bei 28,5 cm, die neue Brustwarzenlokalisation wird bei etwa 21 cm liegen

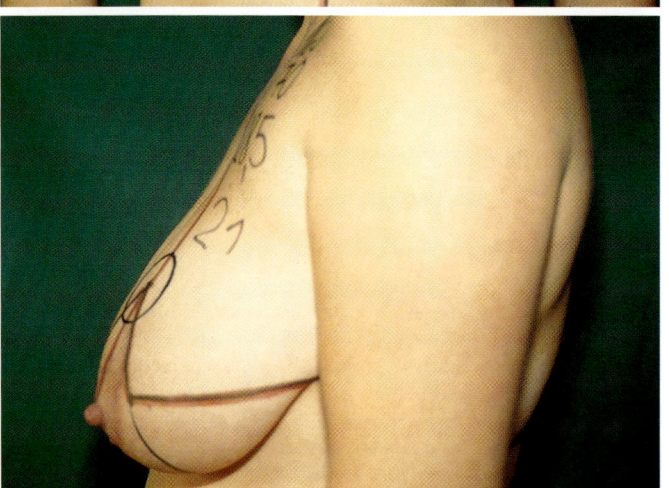

Abb. 2
Anzeichnungsfigur von der Seite. Die Linie, die vom unteren Schenkelansatz des Λ nach außen läuft und sich lateral mit der Inframammarlinie trifft, kann sowohl als gerade Linie gezogen werden als auch bogenformig nach oben oder nach unten abweichen

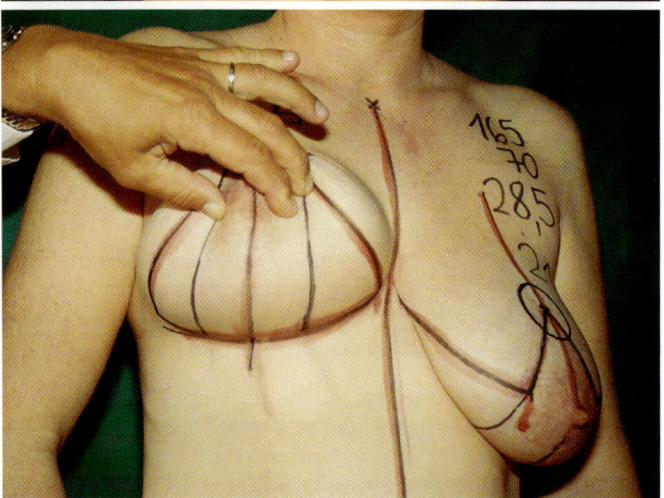

Abb. 3
Der untere Steg ist eingezeichnet
(siehe auch Abb. 5)

Abb. 4 und 5
Die schraffierten Felder auf der Brust kennzeichnen die Regionen, an denen die Hauptresektion des Brustgewebes vorgenommen wird (siehe auch Abb. 15)

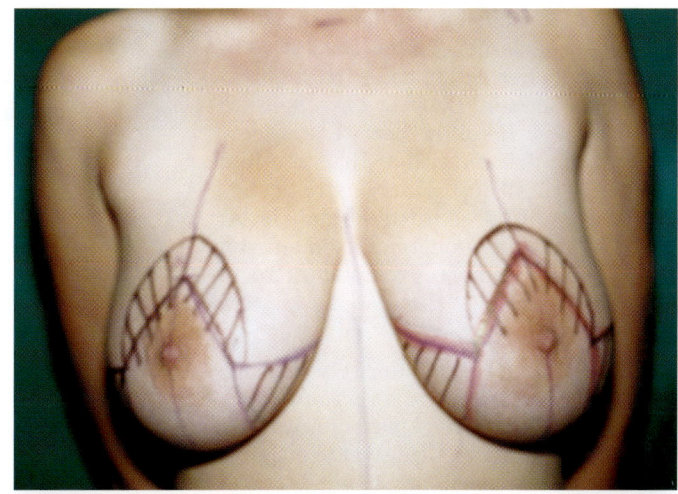

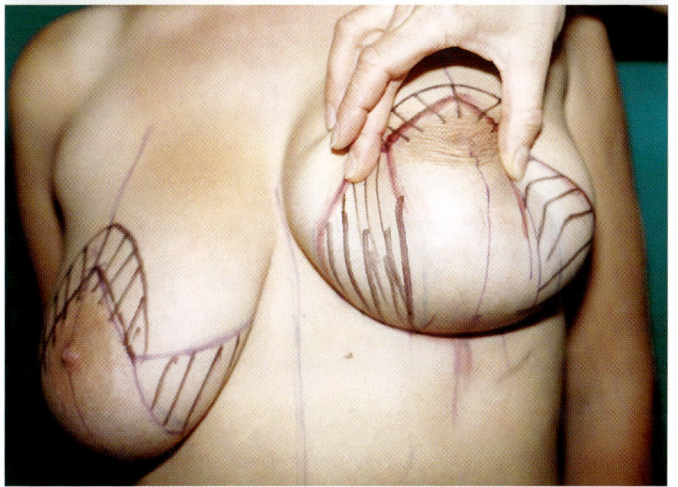

tanz mit 19–21 cm an (6). Anschließend wird die neue Brustwarzenlokalisation auf die kontralaterale Seite übertragen, gefolgt von einer nochmaligen Augenkontrolle.

Nächster Schritt ist die Einzeichnung des invertierten V (Λ) (Schenkel der Schlüssellochfigur bei den Operationen von STRÖMBECK und MCKISSOCK). Die Schenkellänge beträgt etwa 7 cm (6–9 cm). Sie sollte sich an der neu zu formenden Brust orientieren. Im Zweifel sollten die Schenkel etwas länger sein, damit bei der Adaptation der Hautränder zum Ende der Operation keine zu große Spannung auftritt (Gefahr der Wunddehiszenz und eventuell Nekrosenbildung). Überschüssige Haut kann später reseziert werden (Abb. 18).

Die Bestimmung des Winkels beider Schenkel richtet sich nach der Resektionsmenge. Ist eine starke Verkleinerung geplant, kann der Winkel größer eingezeichnet werden.

Besondere Beachtung ist der Konsistenz der Brust zu widmen. Ist das Brustgewebe weich und eher fettreich, wird die Formung der neuen Brust wahrscheinlich keine Schwierigkeiten bereiten. Anders bei prallen, drüsenreichen Brüsten: hier ist die Gestaltung einer ästhetischen Brustform oft wesentlich komplizierter und auch zeitaufwändiger. Besonders der Anfänger sollte diese Problematik nicht unterschätzen.

Bis zur Anzeichnung der Operationslinien ist die präoperative Planung sowohl für die Reduktionsplastik mit freier Transplantation der Brustwarze als auch für die Reduktionsplastik mit unterer und zentraler Stielung weitgehend identisch.

Bei der Operationstechnik mit unterer und zentraler Stielung der Brustwarze wird zusätzlich der kaudale Steg eingezeichnet. Dabei zieht man medial und lateral von der mittleren Brustlinie im Bereich zwischen Areola und Inframammarfalte eine Linie, die sich an die Schenkel des Λ anschließt und nach kaudal führt. Die Breite des kaudalen Steges beträgt je nach Größe der Brust normalerweise zwischen 4 und 7 cm (Abb. 3–5).

Die Einzeichnung der Inframammarlinie sollte nicht über die laterale und mediale Brustbegrenzung hinausgehen, da sonst bei breiter Narbenbildung das Endergebnis beeinträchtigt werden kann. Dabei treten an den medialen bzw. lateralen Narbenenden gelegentlich Bürzelbildungen (dog ear) auf, die man auf Wunsch der Patientin nach 6–12 Monaten ambulant in Lokalanästhesie beseitigen kann.

Fotografieren der Brust

Sowohl vor Beginn der Anzeichnung der Umschneidungsfigur als auch am Ende der Anzeichnung wird die Patientin von vorne und von der Seite fotografiert.

Präoperatives Vorgehen

1. Betrachtung der Brüste und Palpation des Gewebes, Fotografieren der Brüste.

2. Die Patientin fragen, wie groß die Brust werden soll (klein, mittel oder groß).

3. Anzeichnen des Punktes auf der Fossa jugularis und Verbindung dieses Punktes mit dem Nabel (Prinzip: Thoraxhalbierung) (Abb. 1).

4. Anzeichnen der mittleren Brustlinie (Medioklavikularlinie) über die Brustwarze zur Inframammarfalte (Abweichung der Brustwarzen beachten) (Prinzip: Halbierung der Brust). Die beiden Abstände vom Schnittpunkt mittlere Brustlinie – Inframammarfalte zur Linie zwischen Bauchnabel und Fossa jugularis müssen etwa gleich sein (nachmessen).

5. Messen des Abstandes Fossa jugularis zur Brustwarze.

6. Provisorisches Festlegen der neuen Brustwarzenlokalisation etwa 1–2 cm über dem Schnittpunkt der projizierten Inframammarlinie auf der Medioklavikularlinie (nachmessen, 18–24 cm). Brustwarze nicht zu hoch anzeichnen (Augenkontrolle aus der Distanz).

7. Einzeichnen des »Λ« (Schenkel der Schlüssellochfigur bei STRÖMBECK und MCKISSOCK). Die Schenkellänge beträgt etwa 7 cm (6–9 cm) und sollte der Brustform und Reduktionsmenge angepasst werden: je weniger Gewebe reseziert wird, desto kleiner wird der Winkel.

8. Der untere Steg wird eingezeichnet. Er geht von der Inframammarfalte aus zur Areola und sollte zwischen 4 und 7 cm breit sein (Abb. 3 und 5).

9. Während des Zeichnens können der Patientin die Operation und nochmals die möglichen Komplikationen erklärt werden.

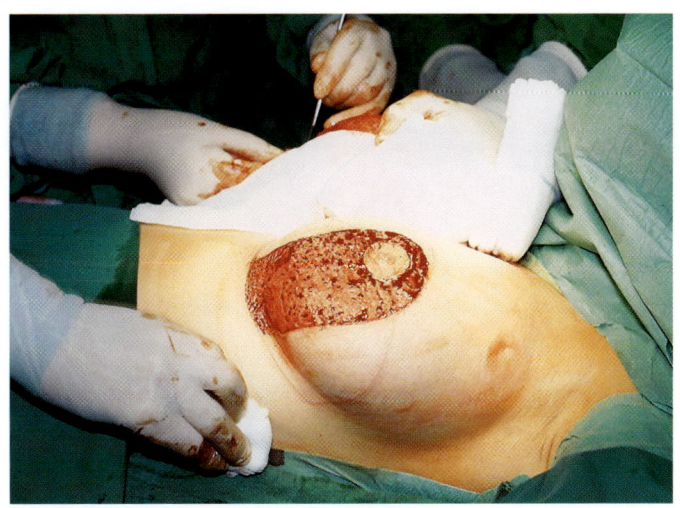

Abb. 6
Erster operativer Schritt ist die Deepithelisierung des kaudalen Steges, wobei die Brustwarze je nach Größe der Brust oder auf Wunsch der Patientin mit einem Durchmesser von 3,5–5 cm belassen wird

Operative Technik

Die Reduktionsplastik mit unterer und zentraler Stielung der Brustwarze beinhaltet folgende operative Phasen:

1. Umschneidung der Brustwarze und Deepithelisierung des kaudalen Steges (Abb. 6).

2. Resektion von Haut und Brustgewebe hauptsächlich im medialen und lateralen unteren Quadranten der Brust sowie obere Reduktion, mit der Raum für den zentralen und kaudalen Brustwarzensteg geschaffen wird (Abb. 7–15).

3. Modellierung der Brust mithilfe des Hautmantels unter eventueller Nachresektion von Brustgewebe und Haut mit dem Ziel, die geplante Brustform zu erreichen. Festlegen der neuen Brustwarzenlokalisation am Ende der geformten Brust. Ersetzen der provisorischen Hautklammern durch Intrakutannähte (Abb. 16–21).

Die Operation erfolgt à deux équipes, wobei der erfahrene Operateur die Führung der Operation hat und die Operateure miteinander korrespondieren.

Operationsphase 1

Die Operation beginnt mit dem Einritzen der am Vorabend eingezeichneten Operationslinien. Anschließend erfolgt die typische Umschnürung der Brust an der Basis, wie sie von der STRÖMBECK-Technik bekannt ist. Auf der jetzt unter Spannung stehenden Brust wird die Brustwarze mit dem Durchmesser umschnitten (oberflächliche Inzision), der vorher aufgrund der Brustgröße oder auf Wunsch der Patientin eingezeichnet wurde (3,5–5 cm, Abb. 6). Daran schließt sich die Deepithelisierung des kaudalen Stieles an.

In Höhe des Schnittpunkts zwischen mittlerer Brustlinie und Inframammarfalte lassen wir besonders bei großen Brüsten ein Hautdreieck stehen, das nützlich sein kann, wenn es trotz vermeintlich richtiger Planung bei der Zusammenführung des Hautmantels an dieser Stelle zu unerwarteten Spannungen kommt. Das Belassen des Dreiecks ist besonders den weniger erfahrenen Operateuren anzuraten (siehe Abb. 8 und 10 im Kapitel »Reduktionsplastik mit freier Transplantation von Brustwarze und Areola«, Seiten 237 und 238).

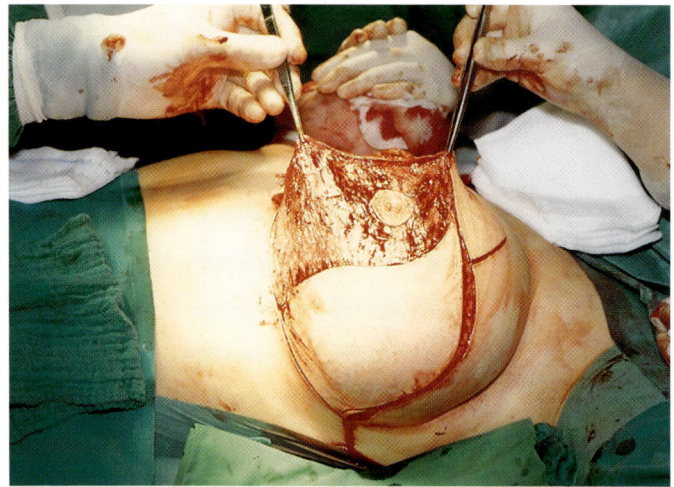
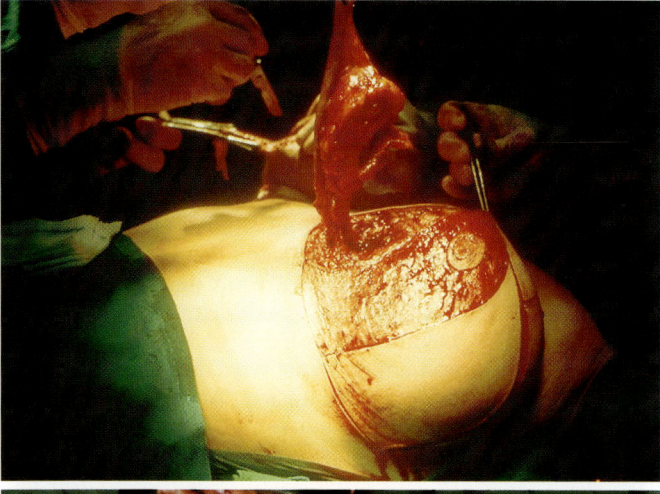
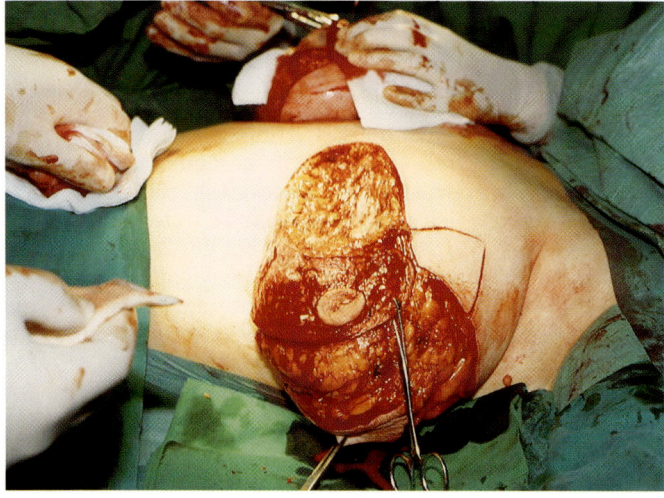

Abb. 7–9
Resektion von Gewebe im unteren inneren Quadranten der Brust medial vom unteren Steg

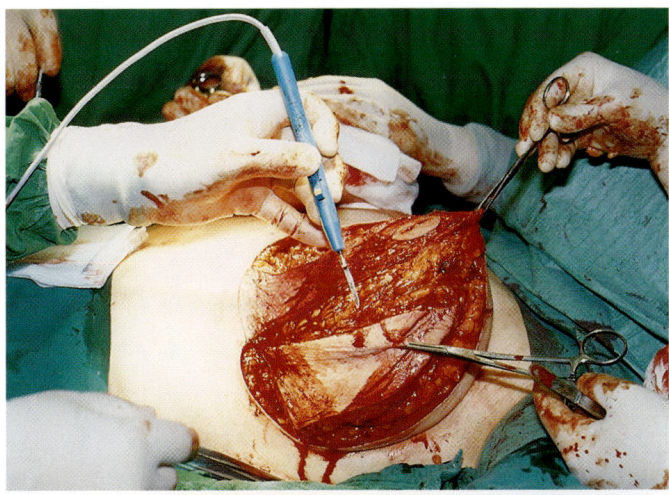

Abb. 10
Resektion im unteren äußeren Quadranten lateral vom kaudalen Steg

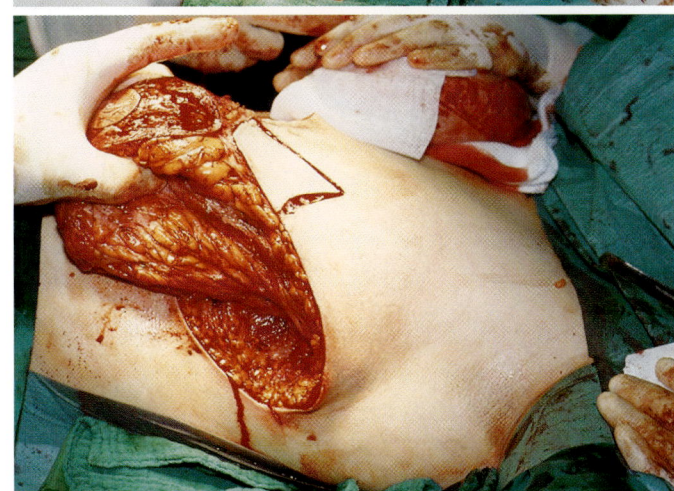

Abb. 11
Zustand nach medialer und lateraler unterer Resektion. Darstellung des unteren und zentralen Brustwarzenstiels

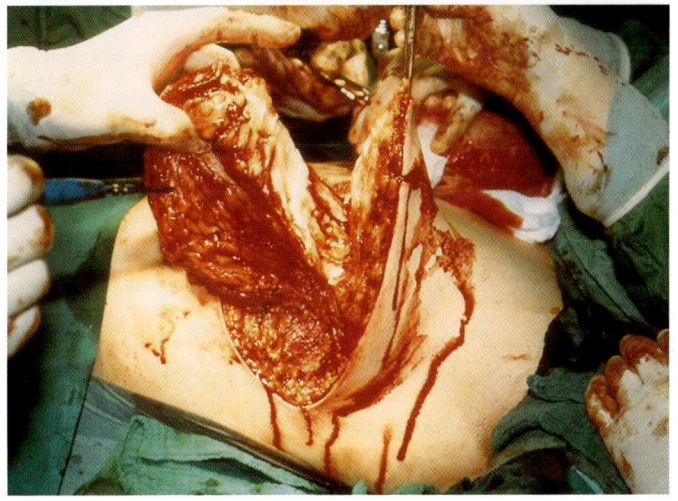

Abb. 12
Der untere und zentrale Steg ist vom oberen Bereich der Brustdrüse getrennt worden. Danach erfolgt die obere Resektion

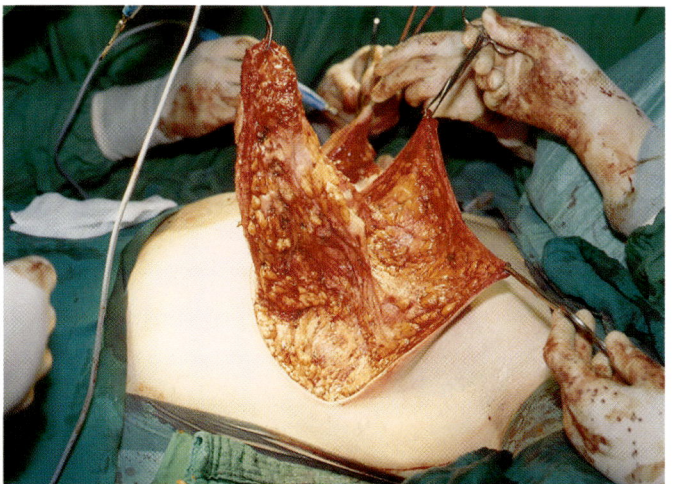

Abb. 13 und 14
Darstellung des von kaudal und zentral versorgten Brustwarzenstiels nach medialer, lateraler und oberer Geweberesektion

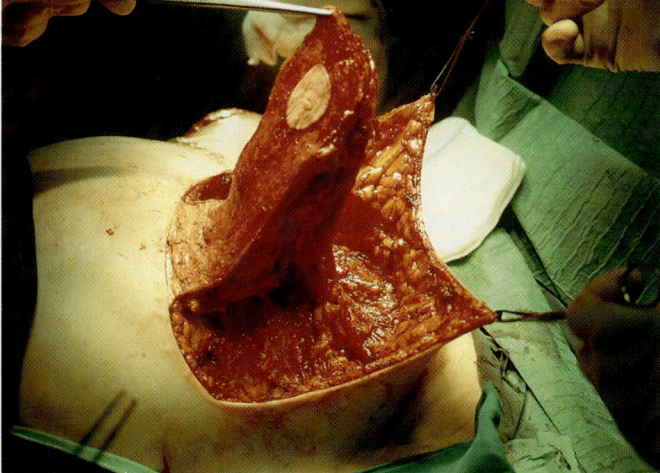

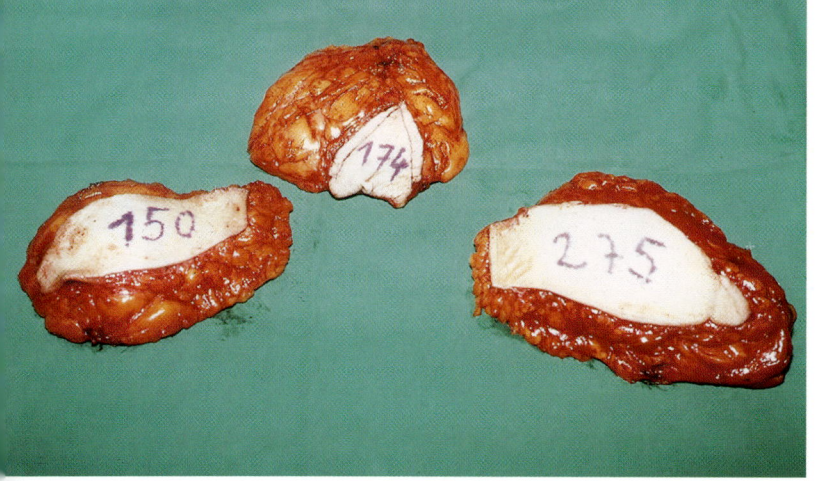

Abb. 15
Das resezierte Gewebe: medial 150 g, lateral 275 g, kranial 174 g

Abb. 16
Adaptation der Brust zur Kontrolle, ob die Gewichtsreduktion ausreichend war

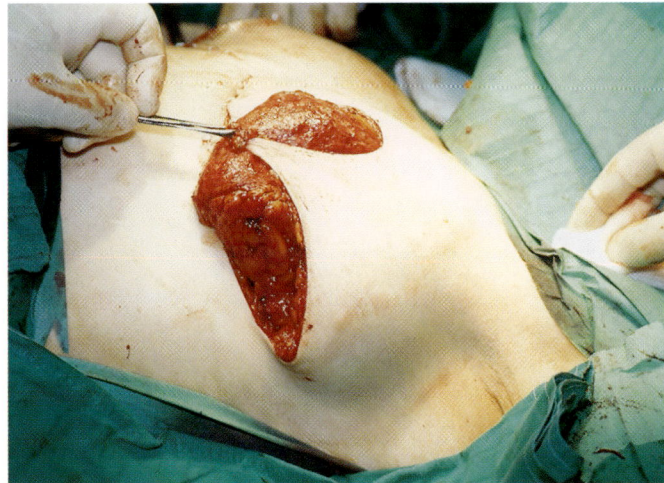

Abb. 17
Formung der neuen Brust durch provisorische Klammerung der Wundränder. Das Zusammenfügen beginnt von den äußeren Wundrändern, um dort eine Faltenbildung zu vermeiden

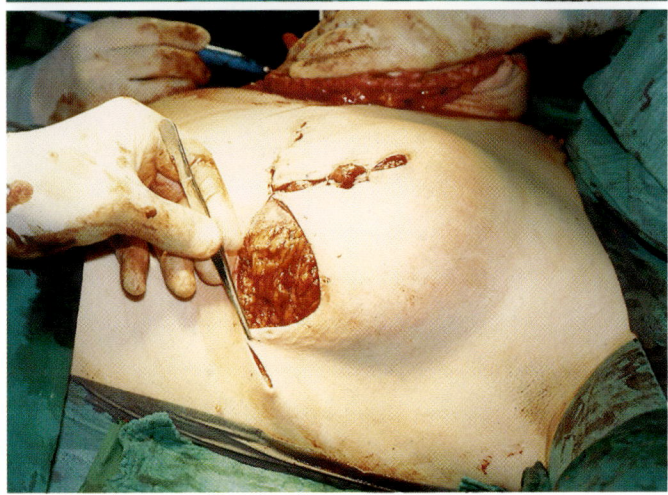

Operationsphase 2

Wir beginnen mit der Resektion von Haut und Brustdrüsengewebe im unteren inneren Quadranten der Brust (Abb. 7–9). Die Haut wird mit dem Messer durchtrennt, das restliche Gewebe mit dem elektrischen Kauter reseziert. Dabei sind die neuen Elektrokauter hilfreich, die bereits bei der Geweberesektion eine weitgehende Blutstillung schaffen. Bluttransfusionen (einschließlich Eigenblutspenden) sind dadurch auch bei großen Brüsten sehr selten geworden. Bei der Geweberesektion in der Nähe der Faszie des M. pectoralis major ist darauf zu achten, dass diese nicht verletzt wird. Es ist besser, eine 2–3 mm dicke Gewebeschicht auf der Faszie zu belassen.

Danach erfolgt die Gewebereduktion im unteren äußeren Quadranten (Abb. 10). Am medialen und lateralen Ende der Inframammarfalte wird darauf geach-

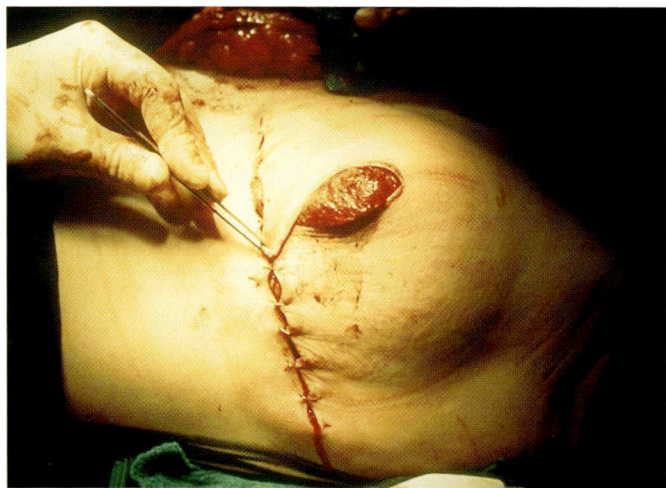

Abb. 18
Der mediale Anteil des Wundrandes im Bereich der Inframammarfalte wurde erneut geöffnet und nach lateral gezogen. Dadurch wird die Form der medialen Brustseite verändert. Die überschüssige Haut wird anschließend reseziert

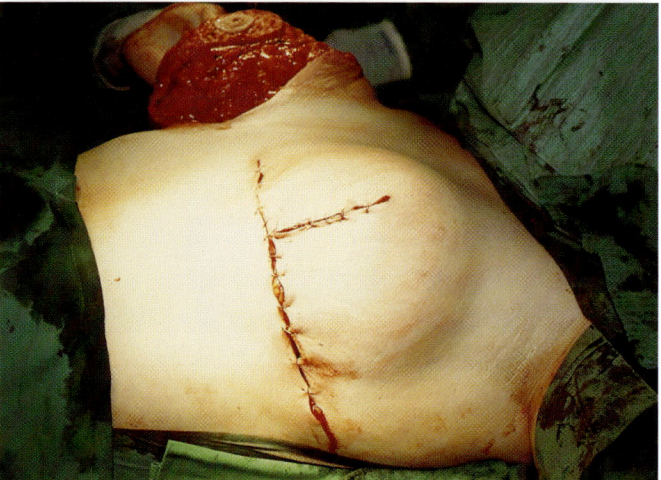

Abb. 19
Die neue Brust ist geformt. Die Wundränder sind geklammert. Die Brustwarze ist unter der Haut verborgen

tet, hier soviel Gewebe zu resezieren, dass eine Bürzelbildung möglichst unterbleibt.

Bei der Resektion des Gewebes medial und lateral vom Steg ist darauf zu achten, dass der Steg in dem geplanten Umfang erhalten bleibt. Durch Ziehen und Drücken der Brust kann es leicht zu Veränderungen in der Anatomie der Brust kommen, sodass eventuell Gewebe reseziert wird, »das man eigentlich hätte belassen wollen«. Deshalb ist es gut, wenn Assistent und Operateur zwischendurch innehalten, die Hände von der Brust nehmen und die Brust in ihre richtige Lage bringen.

Die Modellierung einer neuen Brustform gleicht nicht selten einer künstlerischen Tätigkeit, die an das Arbeiten eines Bildhauers erinnert. Formverändernde Operationen fordern nicht in erster Linie Schnelligkeit, sondern ästhetisches Verständnis und das Bemühen, etwas so gut wie möglich zu gestalten.

Abb. 20 und 21
Die neue Brustwarzen-lokalisation wird bestimmt. Sie orientiert sich ausschließlich an der neu geformten Brust

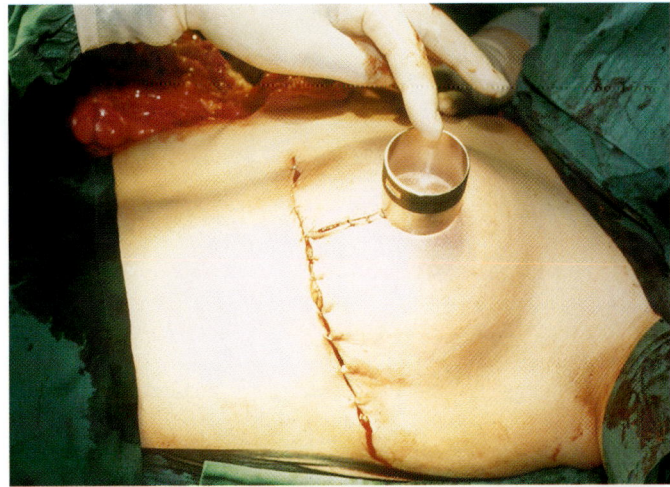

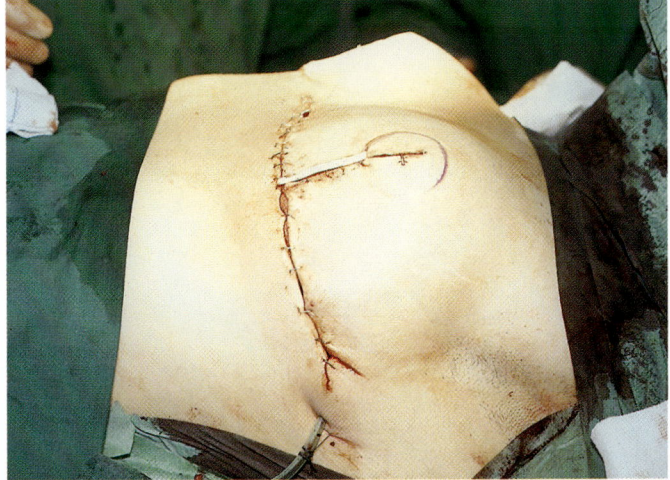

Die weitere Resektion erfolgt im oberen Bereich der Brustdrüse (Abb. 4, schraffiert). Damit wird Raum geschaffen für den nach kranial zu verschiebenden Brustdrüsenstiel.

Mit einiger Erfahrung lässt sich die Resektion, der sicherlich schwierigste Part der Operation, leichter abschätzen, sodass die Operation meist zügig vorangeht. Dem Anfänger sei jedoch geraten, sich in dieser Phase Zeit zu lassen und eher in mehreren kleineren Schritten die geplante Gewebereduktion zu erreichen. In der Einarbeitungsphase dieser Reduktionstechnik ist die Operationszeit deshalb wesentlich länger als nach einiger Übung.

Operationsphase 3

Nach sorgfältiger Blutstillung kann das übrig gelassene Gewebe mit dem Hautmantel adaptiert werden, sodass man die Brustform erkennt und auch gleichzeitig abschätzen kann, wo man noch Gewebe

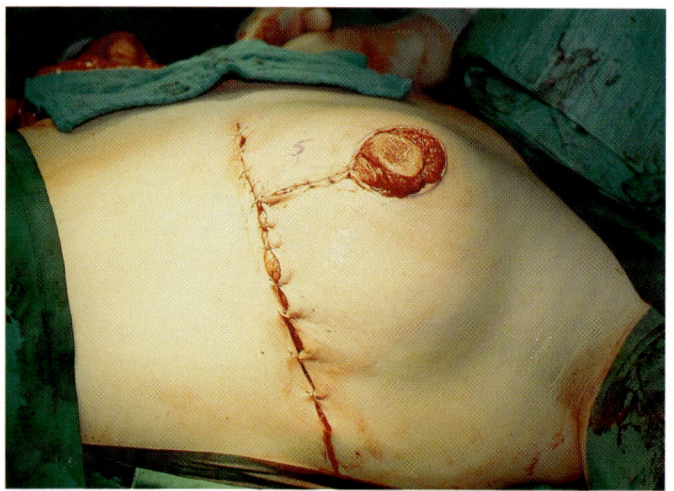

Abb. 22
Die Haut für die neue Brustwarzenlokalisation ist ausgeschnitten. Die Brustwarze sitzt locker auf dem zentral und kaudal versorgten Steg

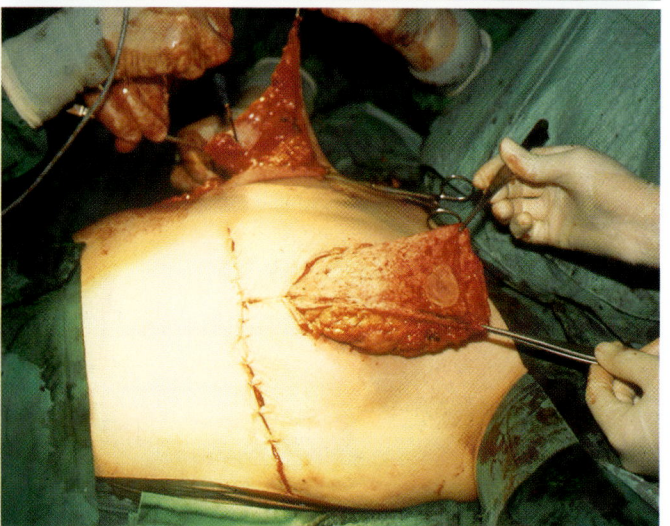

Abb. 23
Ist der venöse Abfluss im Brustwarzenstiel gestaut (erkennbar an der dunklen Verfärbung), kann noch am Steg oder nach Entfernung der Klammern in der Peripherie eine weitere Geweberesektion erfolgen

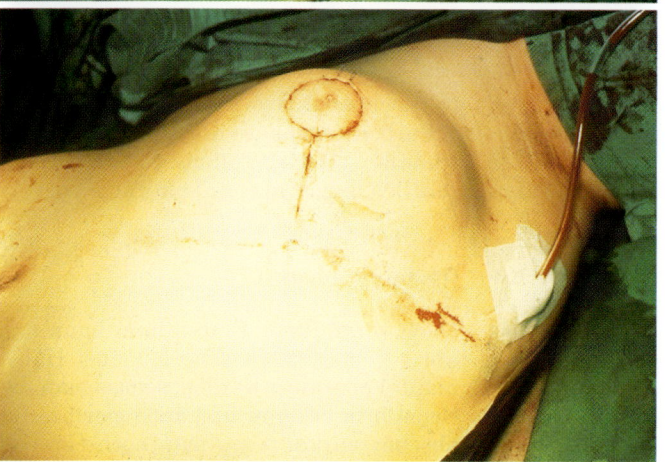

Abb. 24
Die Brustwarze ist eingenäht. Die Wunden sind intrakutan verschlossen. Die Drainage ist sichtbar

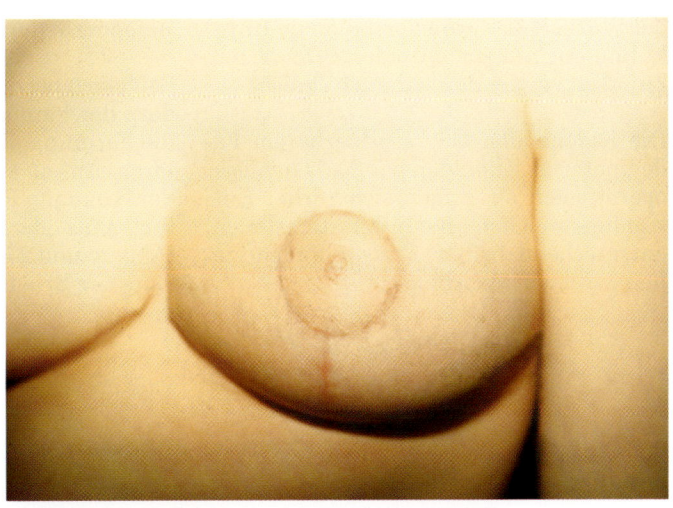

Abb. 25
Eine operierte Brust
4 Wochen post operationem

nachresezieren muss (Abb. 16). Hat die Brust die geplante Größe und Form erreicht, legen wir als nächstes eine REDON-Drainage.

Es folgt die vollständige Adaptation der Hautränder durch Klammern, die bei einer nochmalig notwendig werdenden Nachresektion sehr schnell entfernt werden können. Die Verwendung von Klammern hat eine wichtige Funktion für das schnelle Öffnen und das provisorische Verschließen der Haut, da dafür wenig Zeit notwendig ist und so das Gestalten der Brustform auch bei mehrfachem Öffnen und Schließen der Haut erleichtert wird. Besonders bei scheinbar überschüssiger Haut oder noch nicht adäquater Brustform ist es oft besser, eine Veränderung durch eine neue provisorische Adaptation der Hautränder durch Klammerung zu erreichen als sofort zu resezieren.

Ist die Modellierung der Brustform abgeschlossen, sind die Wundränder mit Klammern provisorisch versorgt (Abb. 19) und ist der Drainageschlauch gelegt, wird die neue Brustwarzenlokalisation mithilfe des Mamillotoms festgelegt (Abb. 20). Der neue Brustwarzenort wird ausschließlich durch Augenkontrolle bestimmt. Den Durchmesser für die neue Brustwarzenlokalisation (Abb. 21) wählt man 2–4 mm kleiner als den für die Brustwarze zu Beginn der Operation (Abb. 6).

Nach der Hautresektion für den Brustwarzendurchtritt sollte die Brustwarze locker in dem Ausschnitt liegen (Abb. 22). Manchmal muss dafür noch subkutanes Fettgewebe unter der angrenzenden Haut entfernt werden. Auch hier ist anschließend nochmals auf eine exakte Blutstillung zu achten. Ist die Brustwarze blau verfärbt (Ursache ist meist eine venöse Stauung), muss sie nach Entfernen einiger Klammern herausgezogen werden (Abb. 23). Nimmt die Brustwarze danach wieder eine normale Farbe an, ist eine erneute Gewberesektion empfehlenswert, um den Druck des belassenen Brustgewebes von dem Brustwarzensteg zu nehmen.

Anschließend wird nach erneuter Blutstillung und Adaptation der Haut mit Klammern die Wunde endgültig verschlossen. Dazu werden die Klammern durch wenige intrakutane Einzelknopfnähte ersetzt. Fadenmaterial: *Vicryl rapid* der Stärke 4-0, für die fortlaufende Intrakutannaht *Maxon* 5-0 oder *PDS II* 5-0. Zum Teil verwenden wir auch *Prolene*.

Die Fadenenden bei resorbierbarem Fadenmaterial schneiden wir 3 Wochen post operationem ab; zeigen sich vorher Entzündungszeichen an den Ausstichstellen, entsprechend früher. *Prolene*-Fäden ziehen wir nach 3 Wochen.

Besonderheiten in der operativen Technik

Zeigt sich bei der Modellierung der Brust, dass der kaudal-zentrale Steg besonders die Formung der geplanten Brust im unteren Anteil beeinträchtigt, dann kann der kaudale Part der Brustwarzenstielung ganz oder teilweise reseziert werden (Abb. 26 und 27). Cave: Durchblutungsstörung der Brustwarze und Areola.

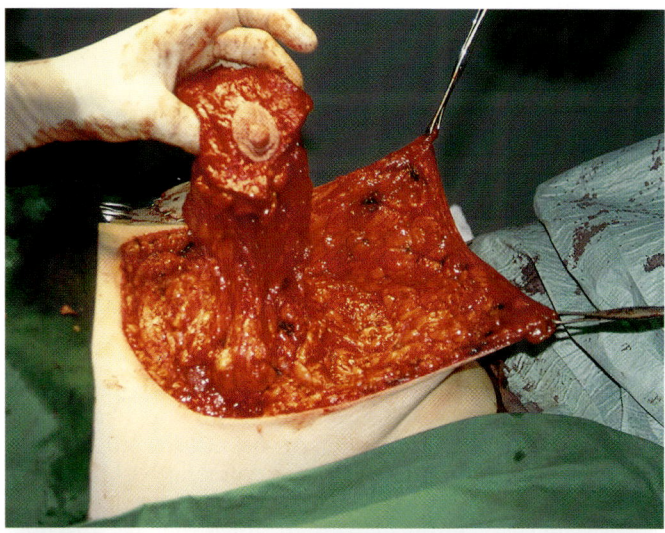

Abb. 26
Bei dieser Reduktionsplastik wurde die Brustwarze nach Resektion des kaudalen Stielanteils ausschließlich durch den zentralen Teil versorgt (der kaudale Teil beeinträchtigte die Brustform)

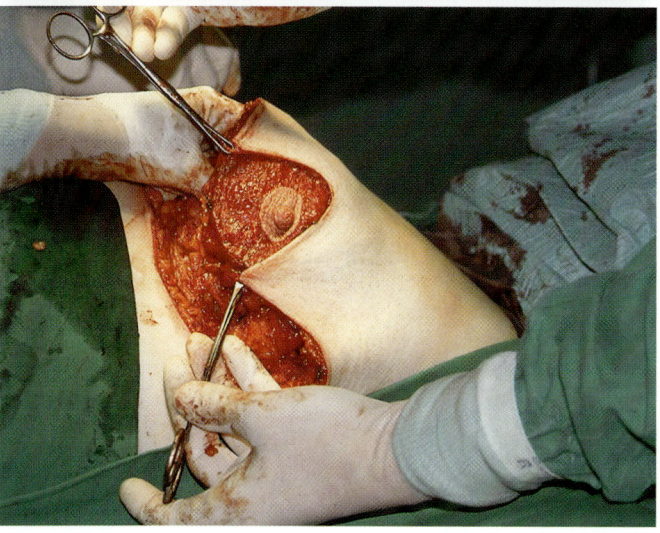

Abb. 27
Einfügen des zentralen Stiels in den Hautmantel

Abb. 28 und 29
Resektion des zentralen Teils des Versorgungssteges, um die gewünschte Größe und Form der Brust zu erreichen. Nachdem sich die Brustwarze auch dann nicht spannungsfrei einpassen ließ, wurde die Brustwarze als Vollhauttransplantat herausgetrennt

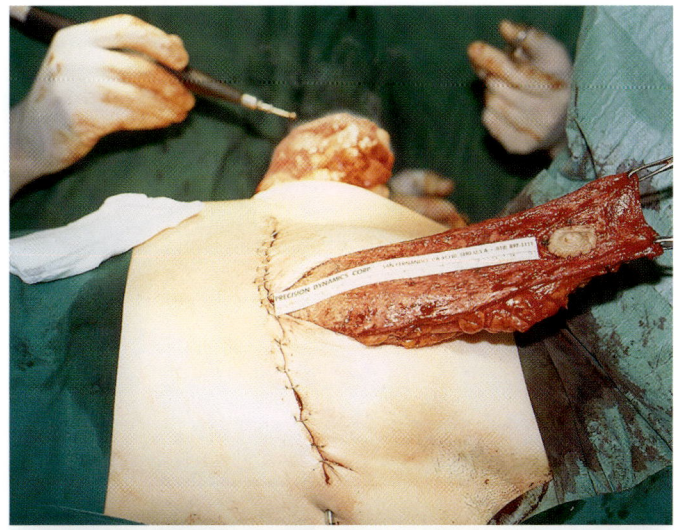

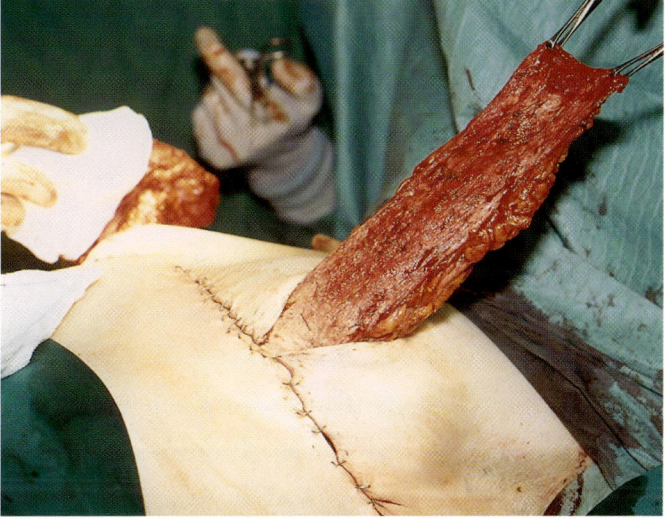

Erweist sich der Steg als zu umfangreich oder auch als zu lang, um sich zwanglos in die neue Brustwarzenlokalisation einzufügen, kann man zuerst den zentralen Anteil am Steg verkleinern oder ganz resezieren (Abb. 28 und 29). Es entsteht dann der von MCKISSOCK beschriebene inferiore Brustwarzensteg (4). Lässt sich die Brustwarze auch dann nicht zwanglos in die richtige Position bringen (eventuell durch Faltung des Stiels) oder ist die Brustwarze dunkel verfärbt, kann sie als Vollhauttransplantat herausgetrennt werden.

Ist die Haut für die neue Brustwarzenöffnung zu diesem Zeitpunkt schon reseziert, kann die Brustwarze tiefer auf dem

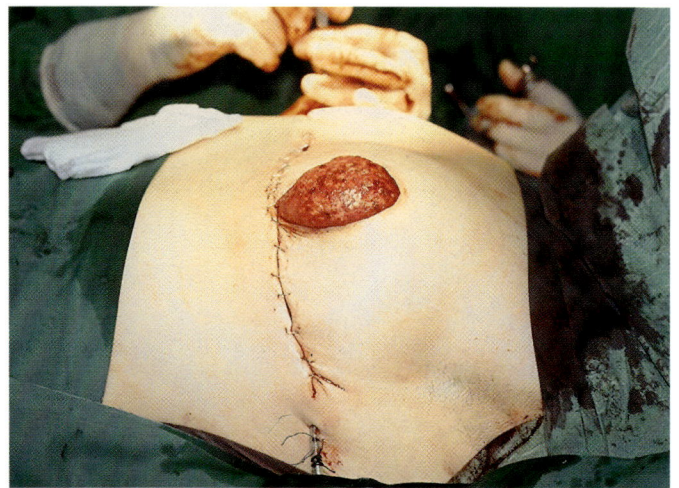

Abb. 30–33
Die Brustwarze kann sowohl auf den deepithelisierten Steg (Abb. 30 und 31) als auch auf die deepithelisierte Brusthaut (Abb. 32 und 33) transplantiert werden

Abb. 30

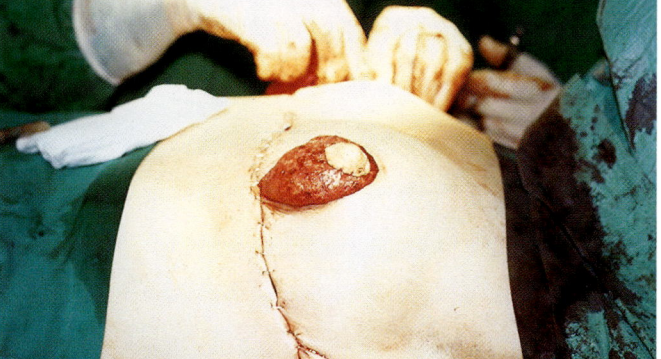

Abb. 31

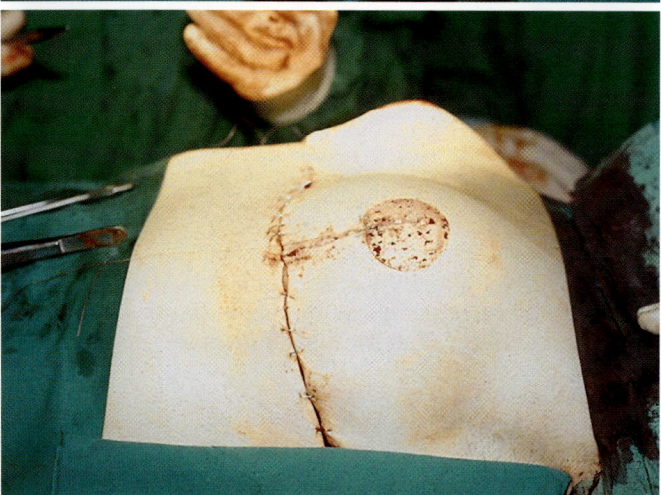

Abb. 32

Abb. 33

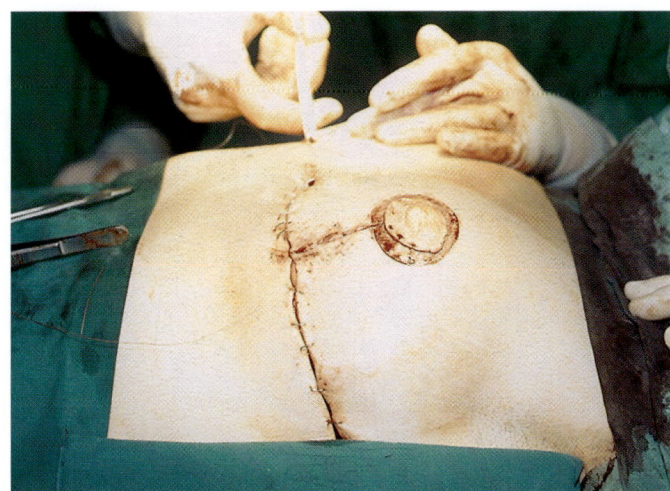

Abb. 34
Mit Bolusverband fixierte Brustwarze

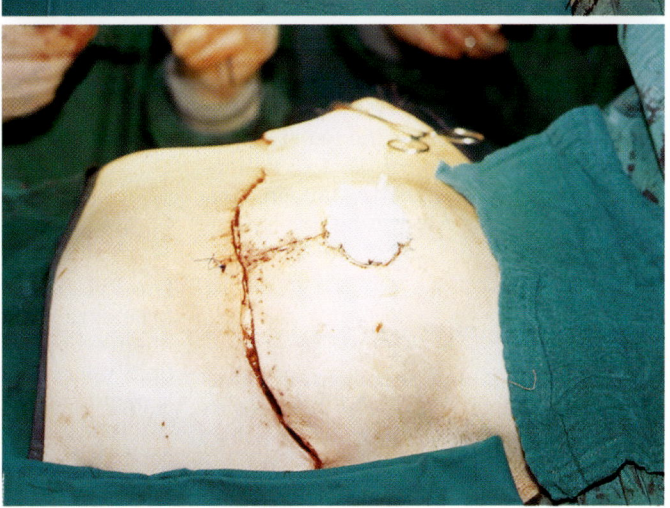

deepithelisierten Steg fixiert werden. Andernfalls wird sie wie bei der Reduktionsplastik mit freier Transplantation der Brustwarze auf die neu zu deepithelisierende Brusthaut in typischer Weise transplantiert (Abb. 32–34). Das Transplantat wird mit einem Bolusverband fixiert. Vor der Reduktion sehr großer Brüste besprechen wir dieses mögliche Vorgehen mit der Patientin.

Postoperative Komplikationen

Hämatome

Bei insgesamt geringer postoperativer Komplikationsrate sind therapiebedürftige Hämatome als Frühkomplikationen selten. Lediglich größere Hämatome, die sich relativ gut im Ultraschall nachweisen lassen, bedürfen der möglichst frühzeitigen Ausräumung unter sterilen Operationsbedingungen.

Infektionen

Seit der routinemäßigen perioperativen Antibiotikaprophylaxe mit Einmalgabe eines staphylokokkenwirksamen Cephalosporins (z. B. Cefuroxim 1500 mg) mit Beginn der Narkose sind postoperative Infektionen sehr selten. Ist die Brust gerötet, druckdolent und geschwollen, wird erneut ein Breitbandantibiotikum mit Staphylokokkenwirksamkeit eingesetzt.

Partieller oder totaler Brustwarzen-Areola-Verlust

Totale Brustwarzen-Areola-Nekrosen sind selten. Wir fanden nur eine totale Nekrose bei insgesamt 963 operierten Brüsten und 2 partielle Areolanekrosen. Diese 3 Patientinnen hatten einen relativ langen Heilungsprozess nach Abtragung der Nekrosen.

Wundheilungsstörungen

Kleine Wundheilungsstörungen sind häufiger als erwartet (9). Meist handelt es sich dabei um eiternde intrakutan gelegte Einzelknopffäden. Besonders an der Schnittstelle zwischen mittlerer Brustlinie und Inframammarfalte fanden sich gehäuft Fadengranulome und Entzündungen, meist bedingt durch Fadenmaterialien, deren Resorptionszeit wesentlich länger ist als vom Hersteller angegeben.

Komplikationen bei der Narbenbildung

Während die hypertrophe Narbenbildung eine relativ häufige Komplikation ist, sehen wir echte Narbenkeloide selten. Die hypertrophe Narbenbildung beobachten wir am häufigsten im Bereich der Inframammarfalte. Seltener ist sie perimamillär und an der Vertikalnaht zu finden. Wünscht die Patientin eine Korrektur, kommen wir dem nach, raten aber zu einer 6–12-monatigen Wartezeit. Bei der neuen Naht verwenden wir ausschließlich nicht-resorbierbares Fadenmaterial (z. B. *Prolene*).

Bei echten Keloiden empfehlen wir der Patientin die postoperative Bestrahlung, mit der bereits am Operationstag begonnen werden muss.

Ein weiteres Problem bei der Narbenbildung ist die Entstehung von Hautbürzeln (dog ear) an den Wundenden (Abb. 36). Sie treten besonders dann auf, wenn die Naht in der Inframammarfalte kurz gehalten wird. Auch hier empfehlen wir die Resektion 6–12 Monate post operationem.

Reduktionsplastik und brusterhaltende Therapie bei Mammakarzinom

1987 haben wir erstmals eine Reduktionsplastik zur Brusterhaltung bei Mammakarzinom durchgeführt.

Die Patientin hatte eine erhebliche Makromastie beidseits und stimmte nach ausführlichem präoperativem Gespräch dem operativen Eingriff zu. Die Reduktionsplastik mit kaudaler und zentraler Stielung der Brustwarze konnte in typischer Weise durchgeführt werden, da der Tumor im unteren lateralen Quadranten lokalisiert war und weit im Gesunden exstirpiert werden konnte. Postoperativ schloss sich die Bestrahlung der erkrankten Brust an.

Seit dieser Zeit wurden bei voluminösen Brüsten und Mammakarzinom unterschiedliche Reduktionsplastiken eingesetzt. Die Form der Reduktionsplastik, die bei der Brusterhaltung eingesetzt werden kann, richtet sich nach dem Sitz des Karzinoms und der Resektionsart der Reduktionsplastik. Dabei ist es von großem Nutzen, unterschiedliche Formen von Brustverkleinerungsoperationen zu kennen.

Berücksichtigen sollte man, dass durch die postoperative Bestrahlung der von ei-

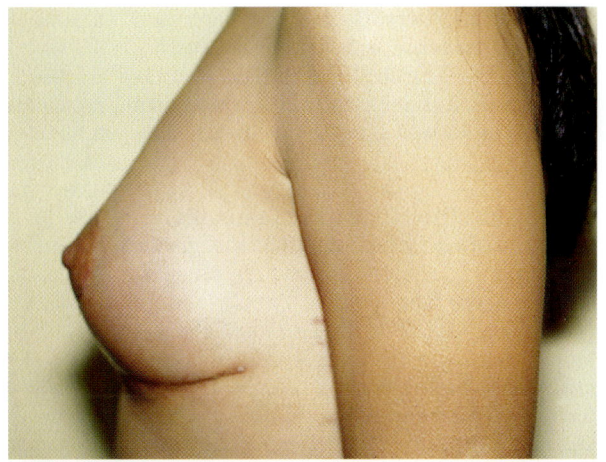

Abb. 35
Kurze inframammäre Narbe bei einer Reduktionsplastik mit unterem und zentralem Steg 5 Monate post operationem (Resektionsgewicht 730 g)

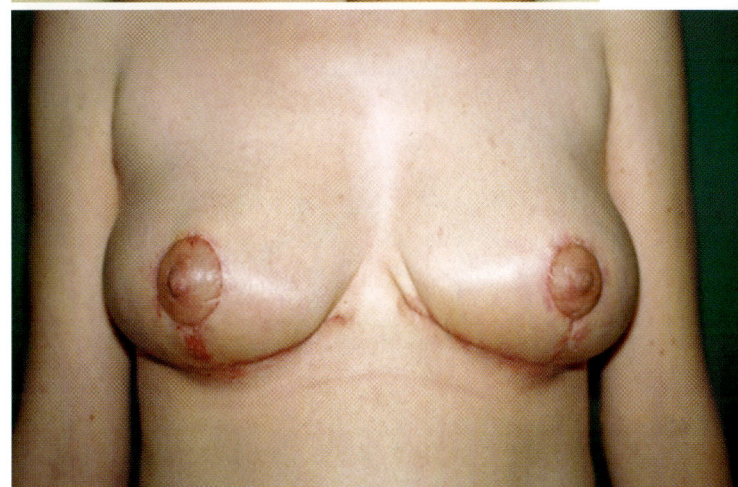

Abb. 36
Faltenbildung im medialen Anteil der Inframammarfalte 7 Wochen post operationem. Geplante Korrektur nach vollständiger Wundheilung

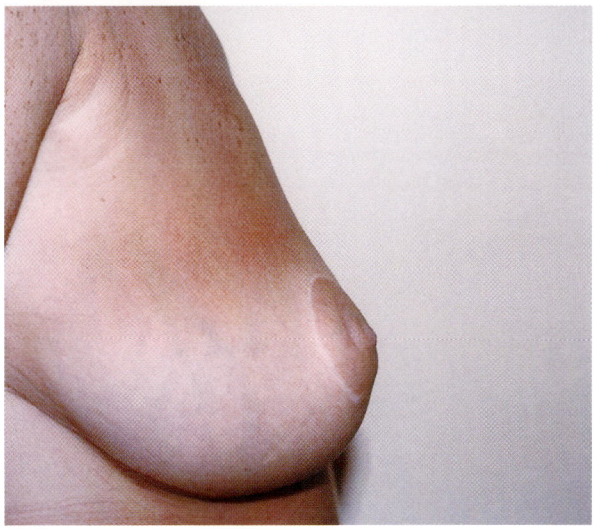

Abb. 37
Deutliche Ptosisbildung 12 Monate post operationem

nem Karzinom betroffenen Brust sich eine stärkere Atrophie entwickeln kann, sodass es bei Durchführung der Reduktionsplastik auf der kontralateralen Seite sinnvoll ist, etwas mehr Gewebe zu resezieren.

Am universellsten ist beim Mammakarzinom die Reduktionsplastik mit freier Transplantation der Brustwarze einsetzbar, wobei die Brustwarzen-Areola-Transplantation auch 2–3 Tage später erfolgen kann, wenn die Histologie des retromamillären Gewebes vorliegt. Auch eine spätere Brustwarzen-Areola-Rekonstruktion kann mit heute bekannten Operationsmethoden durchgeführt werden (siehe Kapitel »Rekonstruktion des Mamillen-Areola-Komplexes«, Seite 171).

Literatur

1. Strömbeck JO. Mammaplasty: Report of a new technique based on the two-pedicle procedure. Br J Plast Surg 1960; 13: 79.
2. Strömbeck JO. Reduction mammaplasty by upper and lower glandular resections. In: Goldwyn RM, editor. Plastic and Reconstructive Surgery of the Breast. Boston: Little Brown; 1976.
3. Strömbeck JO. Reduktionsplastik der Mamma. In: Mammachirurgie. Stuttgart-New York: Thieme; 1987. S. 309–343.
4. McKissock PK. Correction of macromastia by the bipedicle vertical dermal flap. In: Goldwyn RM, editor. Plastic and Reconstructive Surgery of the Breast. Boston: Little Brown; 1976.
5. McKissock PK. Color Atlas of Mammaplasty. Stuttgart-New York: Thieme; 1991.
6. Bostwick J. Aesthetic and reconstructive Breast Surgery. St. Louis-Toronto-London: Mosby; 1983. p. 194–205.
7. Bostwick J. Plastic and Reconstructive Breast Surgery. St. Louis, Missouri: Quality Medical Publishing; 1990. p. 377–386.
8. Bostwick J. Plastic and Reconstructive Breast Surgery. St. Louis, Missouri: Quality Medical Publishing; 2000.
9. Heyl V. Nahtmaterial und Nahttechnik. Vortrag auf der Internationalen Tagung der Arbeitsgemeinschaft für wiederherstellende Operationsverfahren in der Gynäkologie (AWO). Hildesheim, 11.–13. 6. 1993.

MAMMAREDUKTIONSPLASTIKEN

Reduktionsplastik mit »innerem Büstenhalter« und »zentraler« Unterpolsterung bei kaudaler Stielung der Brustwarze

V. Heyl und
M. Wiesmann, Wiesbaden

Die Vergangenheit hat eine Reihe von neuen Operationstechniken hervorgebracht, mit denen sehr ästhetische Ergebnisse erzielt werden können. Die intensive Beschäftigung mit aktuellen Entwicklungen führt dazu, sein eigenes Tun immer wieder zu hinterfragen, um die Operationsergebnisse zu optimieren.

Nach unseren Erfahrungen kann keine der publizierten Operationen als »universelle Technik« definiert werden. Wir sind vielmehr der Auffassung, dass Grenzsituationen individuelle Entscheidungsfindungen erfordern.

Die in diesem Buch vorgestellten Reduktionstechniken zeigen Lösungen für fast alle Ausgangssituationen auf.

Eine Grenzsituation, in der eine freie Transplantation der Mamille in Erwägung gezogen werden muss, ist weiterhin die sehr voluminöse, drüsenreiche (mastopathische) Brust mit sehr starker Ptose (großer Jugulum-Mamillen-Abstand) und langem unterem Pedikel (Abstand Mamille – Submammarfalte >18 cm).

Unser Bestreben, auch in dieser Situation eine freie Transplantation der Mamille zu vermeiden, hat zur Entwicklung der im Folgenden dargestellten Technik geführt.

Indikation und Kontraindikationen

Mit dieser Reduktionsmethode operieren wir bevorzugt Brüste mit großem Volumen und sehr starker, meist gewichtsbedingter Ptose (Abb. 1 und 2):

- Großer Abstand Jugulum – Mamille (meist >35 cm).
- Großer Abstand Mamille – Submammarfalte (meist >18 cm) (Abb. 3).

Die Patientin ist darauf hinzuweisen, dass die Stillfähigkeit in der Regel nicht erhalten bleibt.

Veränderungen der Brustwarzen-Areola-Sensibilität werden in wesentlich geringerer Häufigkeit wie bei der freien Transplantation der Mamille angegeben. Systematische Vergleiche zu klassischen Stielungstechniken liegen noch nicht vor.

Eine Depigmentierung der Brustwarze und der Areola ist nicht zu erwarten.

Operationsplanung und Anzeichnung

Planung und Anzeichnung erfolgen in »Freihandtechnik« ohne Schablone. Die neue Brustwarzenlokalisation, die Länge

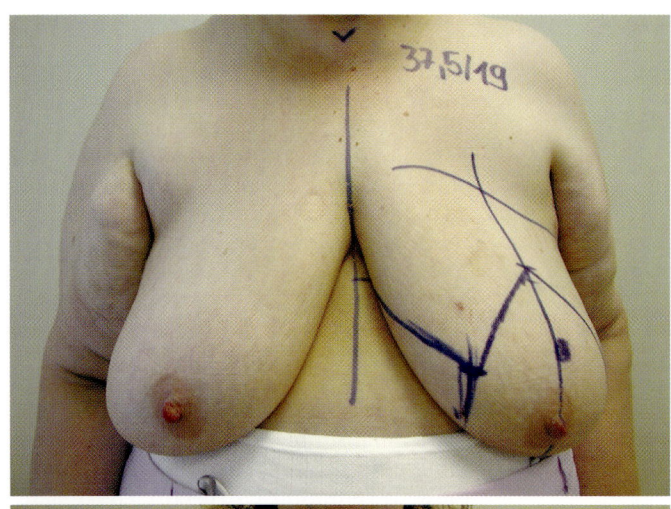

Abb. 1
Patientin zur Reduktionsmastopexie bei starken Beschwerden der Hals- und Brustwirbelsäule

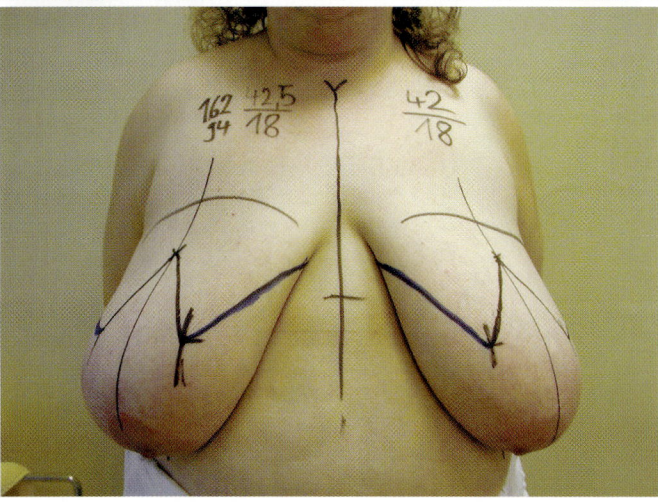

Abb. 2
Patientin mit histologisch gesichertem Mammakarzinom bei 12 Uhr vor tumoradaptierter Reduktionsmastopexie

und Breite der vertikalen Schenkel und des zu deepithelisierenden Areals zwischen den horizontalen Hautinzisionen wird in Analogie zu der von REZAI beschriebenen Technik festgelegt.

Es wird primär eine Überkorrektur angestrebt (upper filling), um der zu erwartenden sekundären Ptose entgegenzuwirken.

Operative Technik

Phase 1

Nach Torquierung der Brust an der Basis wird der Areoladurchmesser festgelegt (zwischen 3,8 cm und 4,2 cm). Danach wird das gesamte Areal zwischen horizontaler und vertikaler Anzeichnungslinie deepithelisiert (Abb. 4). Nach Hautinzision der oberen horizontalen und der vertikalen Linien wird das die Brustwirbel tragende, deepithelisierte Areal unter Belassung einer 1–1,5 cm dicken Gewebeschicht bis kurz oberhalb der Submammarfalte (Perforatoren erhalten) vom Brustdrüsengewebe abpräpariert (Abb. 5).

Jetzt wird der nicht deepithelisierte Hautfettmantel ebenfalls mit einer Dicke von 1–1,5 cm vom Brustdrüsengewebe bis zum kranialen Brustansatz abpräpariert. Das Drüsengewebe ist danach gänzlich exponiert (Abb. 6).

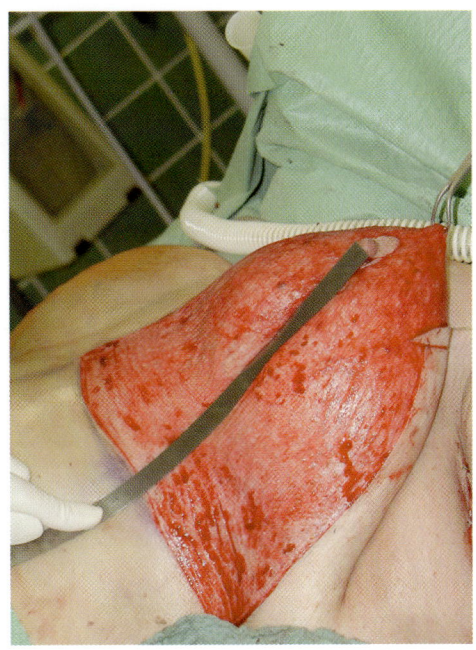

Abb. 3
Abstand von der Brustwarzenspitze zur Submammarfalte 19 cm

Phase 2
Resektion des Brustdrüsengewebes

Das Brustdrüsengewebe wird bis auf ein konisches Areal beliebiger Größe zur Formgebung der Brust und Unterpolsterung des die Brustwirbel tragenden deepithelisierten Areals reseziert, ohne auf die Durchblutung der Brustwarze achten zu müssen.

Hierbei werden meistens der gesamte obere äußere Quadrant, große Anteile des oberen inneren Quadranten und geringe Anteile des unteren äußeren und inneren Quadranten reseziert.

Volumenmäßig ist meist eine geringe zentrale Gewebemenge zur konischen Formgebung der Brust ausreichend (Abb. 7).

Phase 3
Formung der Brust im Sinne eines »inneren Büstenhalters« (Abb. 8)

Die Brust wird hauptsächlich durch das deepithelisierte Areal mittels vieler adaptierender Nähte geformt und innerlich stabilisiert sowie durch Adaptation des mobilisierten, deepithelisierten Areals vom

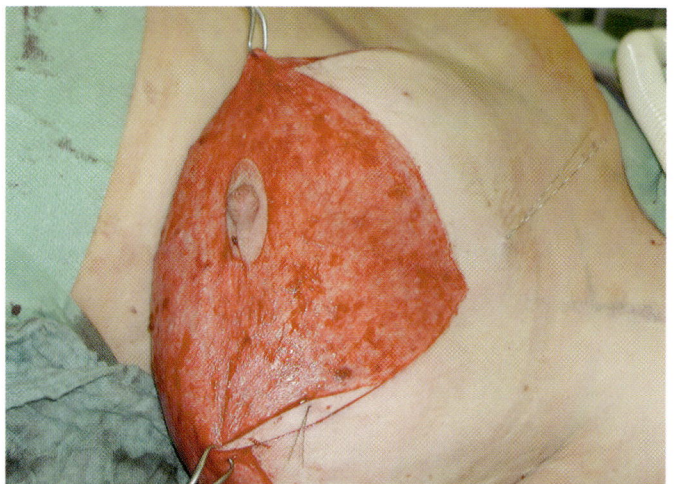

Abb. 4
Abgeschlossene Deepithelisation bei geplanter tumoradaptierter Reduktion nach stereotaktischer Markierung der suspekten Areale

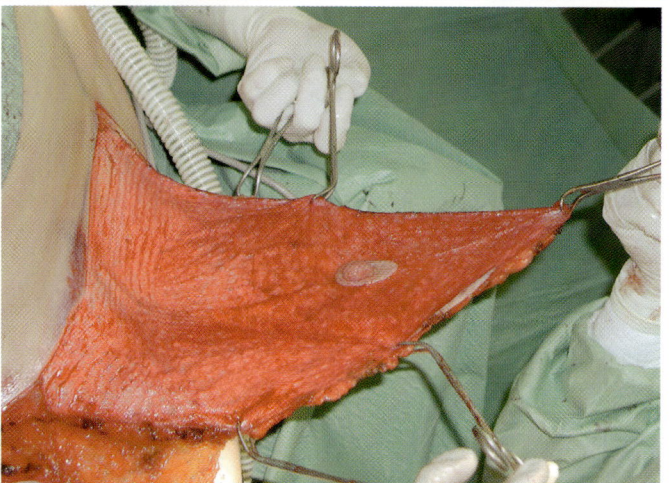

Abb. 5
Kaudal gestieltes, deepithelisiertes, vom Brustdrüsengewebe bis kurz oberhalb der Submammarfalte abpräpariertes Areal

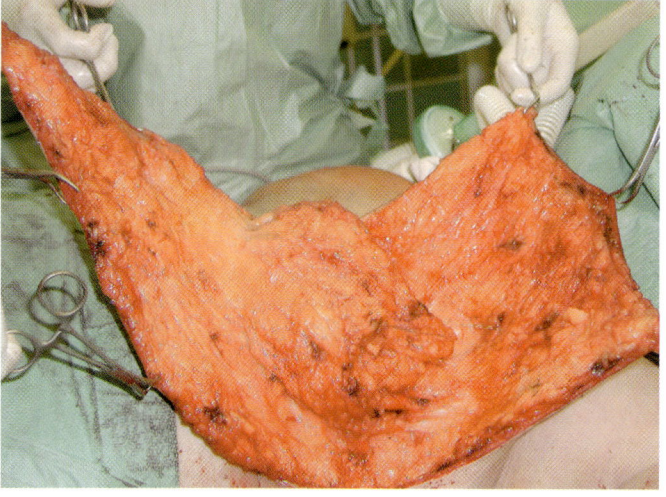

Abb. 6
Brustdrüsengewebe gänzlich exponiert

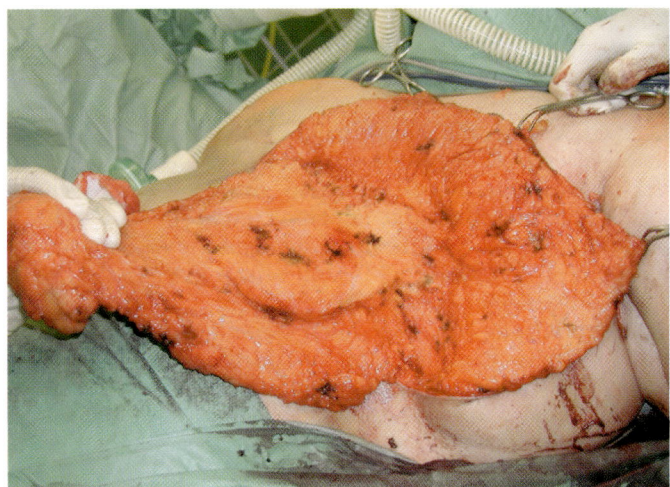

Abb. 7
Gesamtes Brustdrüsengewebe bis auf kleinen zentralen Rest entfernt

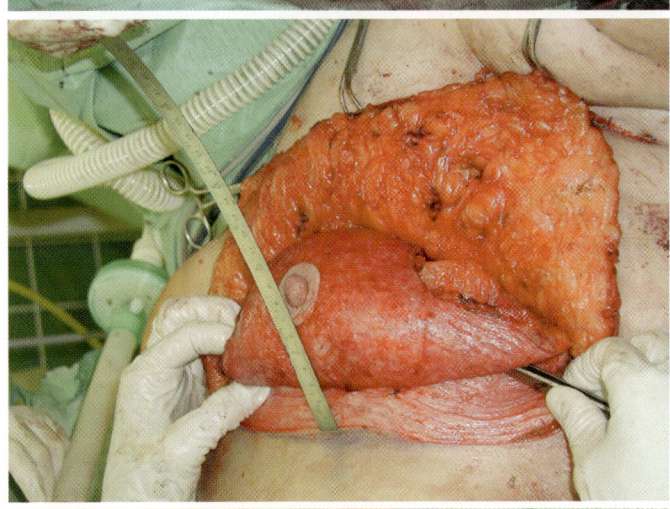

Abb. 8
»Innere Formung« der Brust durch deepithelisiertes Areal

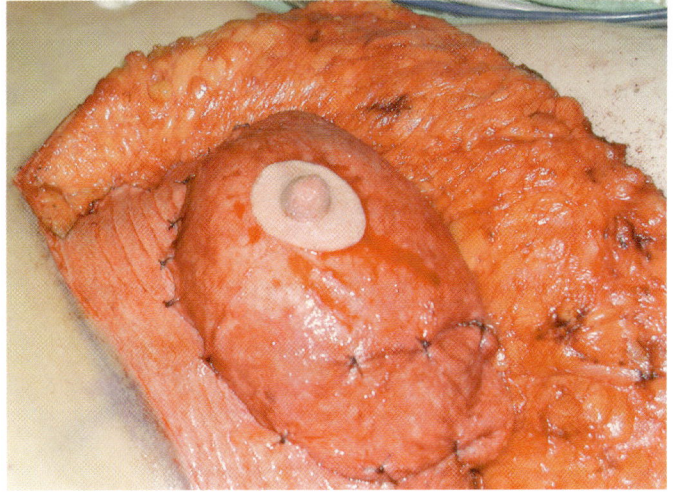

Abb. 9
Verkürzung des Mamillen-Submammarfalten-Abstandes durch adaptierende Nähte

unteren inneren und unteren äußeren Quadranten an die Muskulatur die Basis der Brust verschmälert.

Danach werden die neue Brustwarzenlokalisation festgelegt und das unterhalb der Brustwarze deepithelisierte Areal durch adaptierende Nähte auf eine Länge von 7–9 cm verkürzt (Abb. 9). Hierzu sind meistens 4–5 Einzelknopfnähte ausreichend, die zu einer »ziehharmonikaförmigen« Einfaltung des kaudalen Anteils führen. Diese Einzelknopfnähte dürfen keinesfalls zu fest gelegt werden, damit es nicht zu einer venösen Stase mit Durchblutungsstörungen der Brustwarze kommen kann.

Durch weitere adaptierende Nähte kranial am Brustansatz sowie medial und lateral an der Muskulatur kann das zentral belassene Brustdrüsengewebe meist gänzlich überdeckt werden.

Die innere Formung ist damit abgeschlossen, wobei eine Überkorrektur mit Betonung des Dekolletés bei gleicher vertikaler und horizontaler Wölbung angestrebt wird.

Phase 4
Formung der Brust durch den Haut-Fett-Mantel

Die äußere Formung der Brust erfolgt durch den Haut-Fett-Mantel wie bei den schon beschriebenen Techniken (Abb. 10).

Vor dem Ausschneiden der Haut zum Einpassen der Brustwarze wird die Durchblutung derselben überprüft. Bei Durchblutungsstörungen wäre bis zu diesem Zeitpunkt das Umschalten auf eine freie Transplantation der Brustwarze möglich, was noch bei keiner einzigen Patientin notwendig war.

Wertung der Technik

Wir wenden die Technik bei sehr langem unterem Pedikel an, bevor eine freie Transplantation der Brustwarze erwogen wird (Abb. 11–13). Sie ist entstanden als Synthese anderer von uns angewendeter Methoden.

Die Resektion des Brustdrüsengewebes ist in beliebigem Umfang möglich, ohne auf

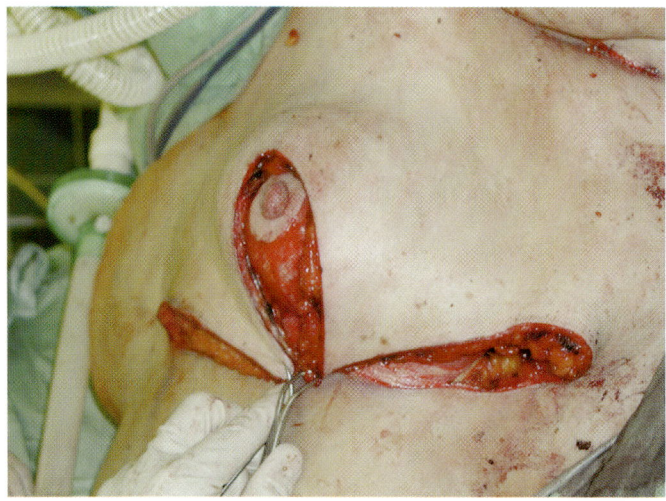

Abb. 10
»Äußere Formung« durch Haut-Fett-Mantel

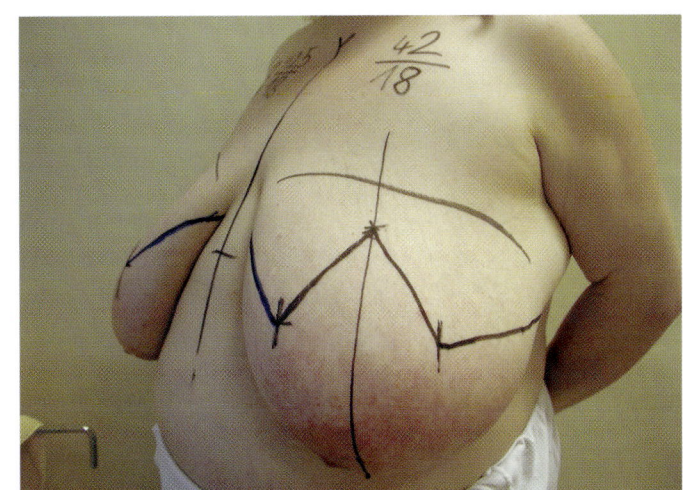

Abb. 11
Beispiel: 37-jährige Patientin mit Gigantomastie und Adipositas

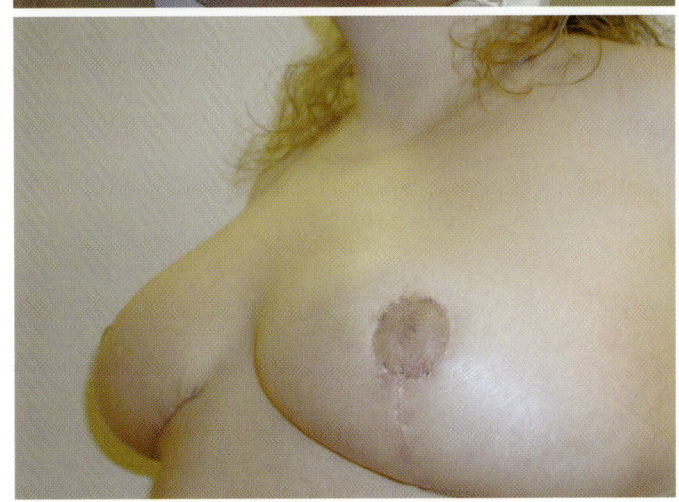

Abb. 12
Dieselbe Patientin 6 Wochen nach Operation

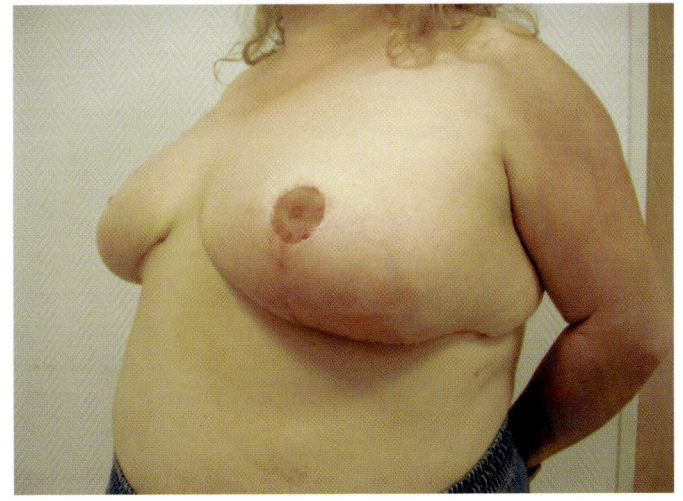

Abb. 13
Dieselbe Patientin 3 Monate nach Operation

Brustwarzen versorgende Gefäße Rücksicht nehmen zu müssen. Das große deepithelisierte Areal versorgt die Brustwarze sicher von kaudal und erlaubt die innere Formung und Stabilisierung der Brust, wodurch einer sekundären Ptose entgegengewirkt werden kann.

Beim Einpassen der Brustwarze muss diese weniger eingefaltet werden als bei kranial deepithelisiert gestielten Techniken, sodass ein spannungsfreier periareolärer Wundverschluss ohne Torquierungen und Verziehungen der Brustwarze gelingt.

Trotz der primär langen Distanz der Brustwarze zur Submammarfalte gelingt die Modellierung einer schmalen Brustbasis mit guter lateraler Taillierung. Die Gefahr einer Brustwarzen-Areola-Nekrose erscheint auch bei Risikopatientinnen sehr gering.

Reduktionsplastik mit freier Transplantation von Brustwarze und Areola

S. GRANITZKA, Frankenthal

Sicher kann nicht jede Makromastie postoperativ ein »Ausstellungsmodell« sein, besonders dann, wenn die Ausgangssituation ungünstig war (breite Brüste bei Adipositas, kurzem, gedrungenem Oberkörper und schlechten Hautverhältnissen). Die Ursache kann aber auch in der Operationsmethode selbst oder in ihrer nicht sorgfältigen Durchführung liegen. Hängt das ungünstige Resultat mit der »falschen« Operationsmethode zusammen, sollte daraus die Konsequenz gezogen werden, bei einer ähnlichen Situation in Zukunft ein passenderes operatives Vorgehen zu wählen.

Die Enttäuschung des Operateurs über ein weniger gutes ästhetisches Operationsergebnis ist nicht selten eine Demotivation für weitere derartige Eingriffe. Reduktionsplastiken werden erst dann mit Enthusiasmus ausgeführt, wenn die Fixierung auf eine einzige Operationsmethode verlassen wurde und die eigene Vorstellung sich in der Reduktion und Modellierung der Brust durchsetzt.

Aufgrund längerer Erfahrungen mit der STRÖMBECK- und McKISSOCK-Technik und den Schwierigkeiten, die unseres Erachtens methodenbedingt bei sehr großen Brüsten immer wieder auftreten, haben wir seit 1983 bei sehr voluminösen Brüsten eine Reduktionsplastik angewendet, bei der die übliche Stielung der Brustwarze verlassen wird. Statt dessen werden Brustwarze und Areola bei Beginn der Reduktionsplastik als Vollhauttransplantat herausgelöst und am Ende von Reduktion und Formung der Brust frei transplantiert.

Als erster hat THOREK (1) im Jahre 1922 eine Reduktionsmethode publiziert, bei der Brustwarze und Areola transplantiert wurden. THOREK hatte seine Operationsmethode nach längerer Erfahrung im Jahre 1946 in einer ausführlichen Arbeit erneut veröffentlicht (2). Weitere Arbeiten publizierten ADAMS (3, 4) und CONWAY (5, 6).

Neuere Darstellungen zur Reduktionsplastik der Brust mit freier Transplantation der Brustwarze stammen von WISE (7) und BOSTWICK (8, 9), der die Methode in sein Lehrbuch als Standardoperation aufgenommen hat.

Unsere Langzeitergebnisse wurden erstmals 1989 publiziert (10).

Indikation und Kontraindikation

Die Hauptindikation sehen wir in erster Linie bei sehr großen Hypermastien (etwa ab 1000 g Reduktionsgewicht), Gigantomastien und gelegentlich bei mäßig großen Makromastien mit ausgeprägter Ptose infolge eines starken Elastizitätsverlustes der Haut, besonders dann, wenn eine möglichst starke Verkleinerung der Brüste gewünscht wird.

Außerdem wenden wir diese Technik gelegentlich an, wenn große Unterschiede in Form und Größe zwischen beiden Brüsten bestehen (starke Asymmetrien).

Eine weitere Indikation sehen wir auch bei der einseitigen Reduktion voluminöser und stark ptotischer, hypertropher Brüste, wenn auf der kontralateralen Seite bei Zustand nach Mastektomie eine Brustrekonstruktion ansteht. Reduktionsplastiken mit freier Transplantation der Brustwarze bieten sich ebenfalls bei Grenzfällen mit erhöhter Gefahr der Brustwarzen-Areola-Nekrosen an sowie bei speziellen onkologischen Problemen.

Kontraindiziert ist die Operation bei Frauen ohne abgeschlossene Familienplanung, da danach keine Möglichkeit des Stillens besteht, bei Frauen, deren Brustwarzensensibilität in der Sexualität eine wichtige Rolle spielt (Totalverlust der Brustwarzensensibilität) und bei starken Raucherinnen, die nicht bereit sind, das Rauchen aufzugeben (Gefahr von starken Depigmentierungen im Areolabereich sowie oberflächliche Brustwarzennekrosen) (Abb. 28 und 29).

Das aufklärende Gespräch vor der stationären Aufnahme

Dazu verweisen wir auf den Abschnitt »Das aufklärende Gespräch« im Kapitel »Reduktionsplastik mit kaudalem und zentralem Stiel« (Seite 202) und beschäftigen uns zusätzlich mit der Situation der freien Brustwarzentransplantation. Der mögliche Totalverlust der Brustwarzensensibilität sowie die Pigmentierungen im Mamillenareal und Spitzennekrosen bei großen Brustwarzen stehen dabei im Vordergrund.

Operative Technik

Präoperative Planung

Zur präoperativen Planung der Operation verwendeten wir in den ersten Jahren die Umschneidungsfigur nach STRÖMBECK. In den letzten Jahren gehen wir bei der Anzeichnung nach einem von WISE (7) angegebenen Schema vor (siehe Kapitel »Reduktionsplastik mit kaudalem und zentralem Stiel«, Seite 201).

Bei der präoperativen Anzeichnung großer Makromastien muss besonders beachtet werden, dass das invertierte »V« nicht zu hoch angelegt wird. Durch das starke Gewicht bei großen Hypermastien und Gigantomastien kann bei starkem Elastizitätsverlust der Haut die Brust überdimensional nach kaudal gezogen werden, sodass sich die Haut nach Reduktion des Brustdrüsen- und Fettgewebes in ihren ursprünglichen Bereich nach kranial zurückzieht und dann zu »kurz« ist.

Abb. 1 und 2
Präoperative Markierung der Umschneidungsfigur bei der Reduktionsplastik mit freier Transplantation der Brustwarzen

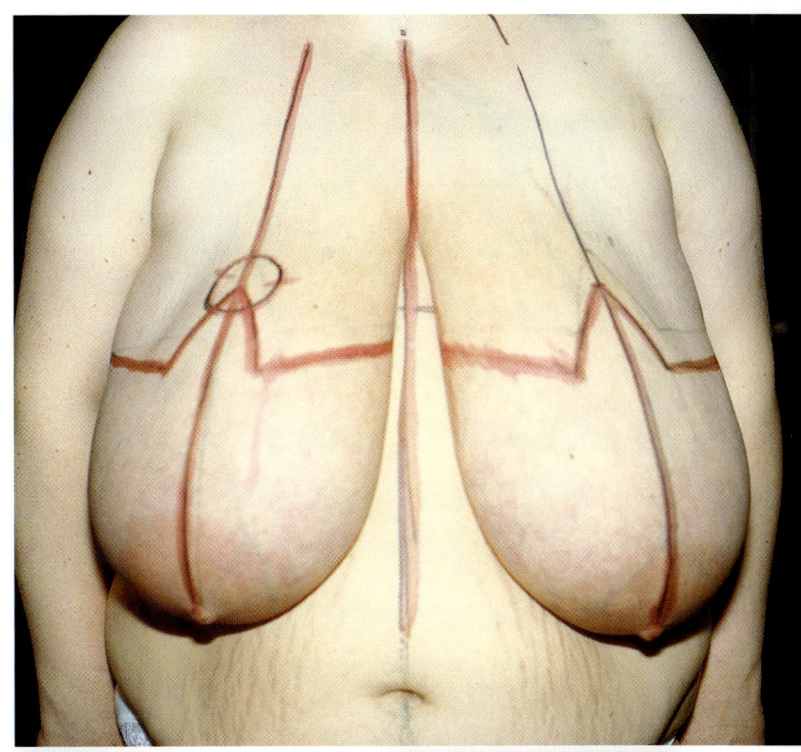

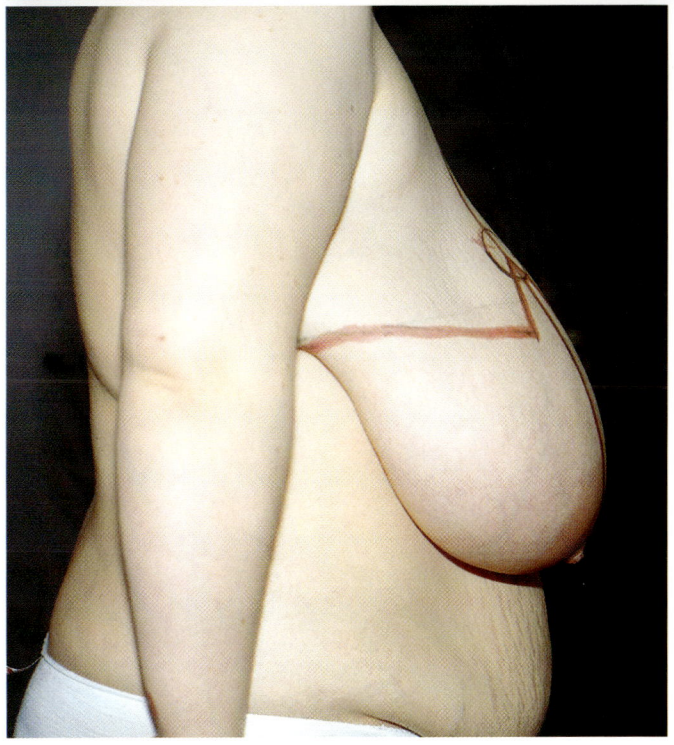

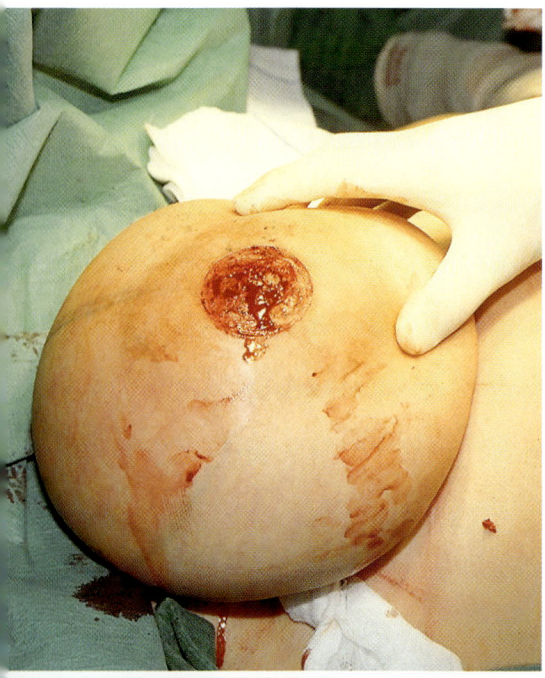

Abb. 3
An der Basis der Brust wurde das typische Tourniquet durchgeführt und dadurch die Brust passager gestrafft, um Brustwarze und Areola leichter als Vollhauttransplantat abtrennen zu können

◁

▽

Abb. 4 und 5
Demonstration der Resektion des Brustdrüsen- und Fettgewebes

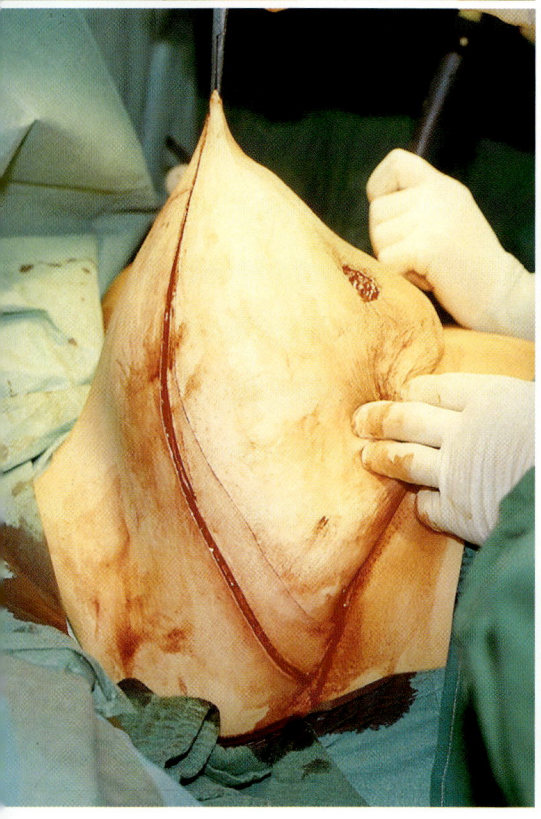

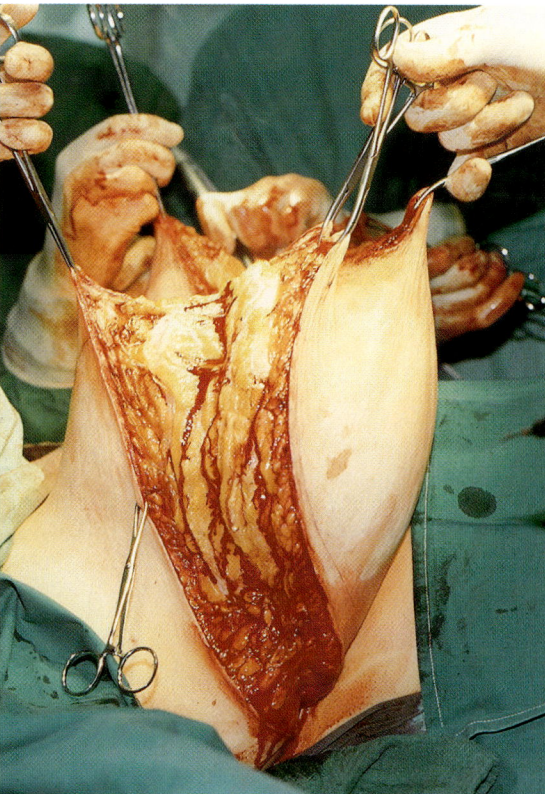

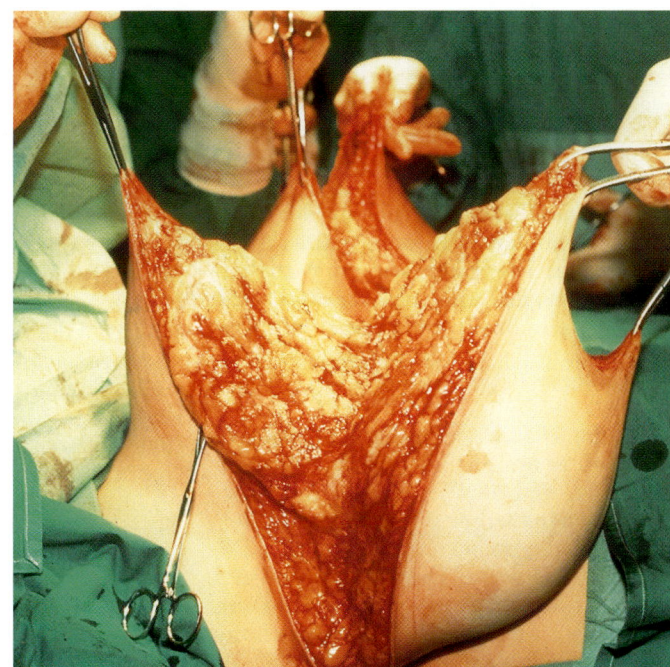

Abb. 6
Demonstration der Resektion des Brustdrüsen- und Fettgewebes

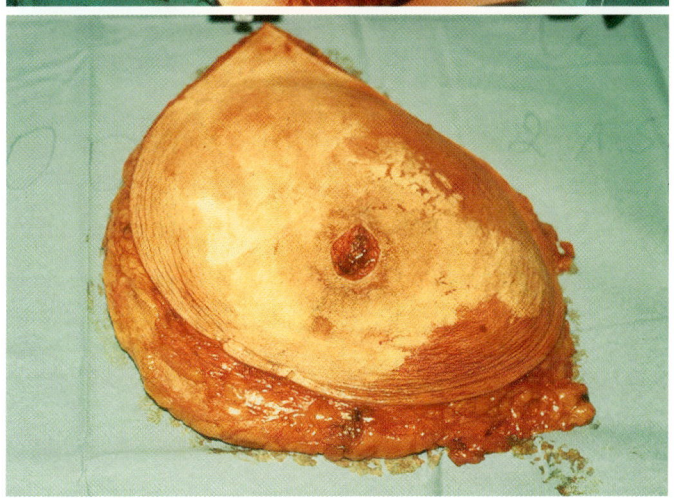

Abb. 7
Das en bloc resezierte Brustgewebe

Es ist deshalb sinnvoll, die Brust bei der Anzeichnung zu stützen, sodass der Zug an der Brust zum Teil wieder aufgehoben wird. Auch die Inframammarfalte kann durch größeres Gewicht nach kaudal verzogen sein.

Zu beachten ist ferner, dass die Schenkel des invertierten »V« eventuell verlängert werden müssen, besonders dann, wenn als Endresultat nach Reduktion eine immer noch große Brust gewünscht wird. Bei einer zwar verkleinerten, aber trotzdem noch großen Brust ist die Distanz zwischen Brustwarze und Inframammarfalte gewöhnlich länger als die normalerweise eingeplanten 7 cm.

Generell sollte beachtet werden, dass die Haut nicht unter zu starken Zug gerät, da daraus eine Überbeanspruchung der meist schon verminderten Hautelastizität resultieren kann. Die Folgen können Wundheilungsstörungen und postoperativ eine relativ rasch einsetzende Ptose sein. Dadurch kann das Langzeitergebnis erheblich beeinträchtigt werden.

Wird die Distanz zwischen Brustwarze und Inframammarfalte eher großzügig bemessen und der Winkel des invertierten »V« eher kleiner gehalten, treten selten Spannungen bei der Endnaht der Reduktionsplastik auf. Besteht andererseits am Ende des operativen Eingriffes ein Überschuss an Haut, so kann dieser ohne Schwierigkeit sowohl in horizontaler als auch in vertikaler Richtung reseziert werden. Besonders für den Anfänger ist diese Vorgehensweise wichtig, da ihm die Einschätzung über den Umfang der Hautresektion schwer fällt.

Operatives Vorgehen

○ Resektion von Haut, Brustdrüsen- und Fettgewebe, hauptsächlich im kaudalen, medialen und lateralen Anteil der Brust (Abb. 3–7).
○ Modellierung der neuen Brustform mithilfe der Hauthülle und mit Nachresektionen von Brustdrüsen- und Fettgewebe an den Stellen, die eine ästhetische Form beeinträchtigen (Abb. 8–14).
○ Festlegen und Deepithelisierung der Brustwarzen-Areola-Position und Fixierung der Areola mit einem Bolusverband (Abb. 15–22).

Markierung der Umschneidungsfigur

Die präoperative Fotodokumentation und das Anzeichnen der Umschneidungsfigur erfolgen beim erneuten Aufklärungsgespräch am Vortag der Operation.

Das Anzeichnen der Schnittfigur geschieht in gleicher Weise wie im Kapitel »Reduktionsplastik mit kaudalem und zentralem Stiel« (Seite 201) beschrieben, nur die Markierung des unteren Steges entfällt (Abb. 1 und 2). Um den Bezug zur Markierungsfigur bei STRÖMBECK (11) zu verdeutlichen, ist in Abb. 1 auf der rechten Brust die neue Position der Brustwarze eingezeichnet. Davon sind wir abgerückt, da die präoperativ angezeichnete Brustwarzenposition gerade bei Reduktion größerer Brüste besser am Ende der Operation festgelegt wird.

Die eigentliche Operation beginnt mit dem Abbinden der Brust an der Basis und der Entnahme des Brustwarzen-Areola-Komplexes als Vollhauttransplantat (Abb. 3). Es folgen die Resektion von Haut, Brustdrüsen- und Fettgewebe (Abb. 4–6). Das Brustdrüsen- und Fettgewebe wird mit dem Elektrokauter reseziert, wobei dem Anfänger zu empfehlen ist, eher etwas weniger als geplant zu resezieren. Nachresezieren lässt sich schnell, wenn sich bei der anschließenden Formung der Brust aus dem Restbrustgewebe zeigt, dass die Brust noch zu groß ist.

Das resezierte Gewebe (Abb. 7) wird anschließend zum Vergleich mit der kontralateralen Seite gewogen. Das Wiegen ist auch deshalb sinnvoll, da der Operateur die präoperativ geschätzte Gewichtsreduktion mit der tatsächlichen vergleichen kann und damit eine wachsende Sicherheit bei der präoperativen Beurteilung der Resektionsmenge erwirbt.

Die Abb. 8 zeigt den Zustand nach Hauptresektion und Blutstillung. Die Blutstillung wie auch die Geweberesektion erfolgen sehr sorgfältig mit dem elektrischen Kauter, damit Nachblutungen möglichst vermieden werden.

Die Formung der Brust und die Information über die verbliebene Größe können

Abb. 8 und 9
Das verbliebene Restbrustgewebe, aus dem provisorisch die Brustgröße angedeutet wird

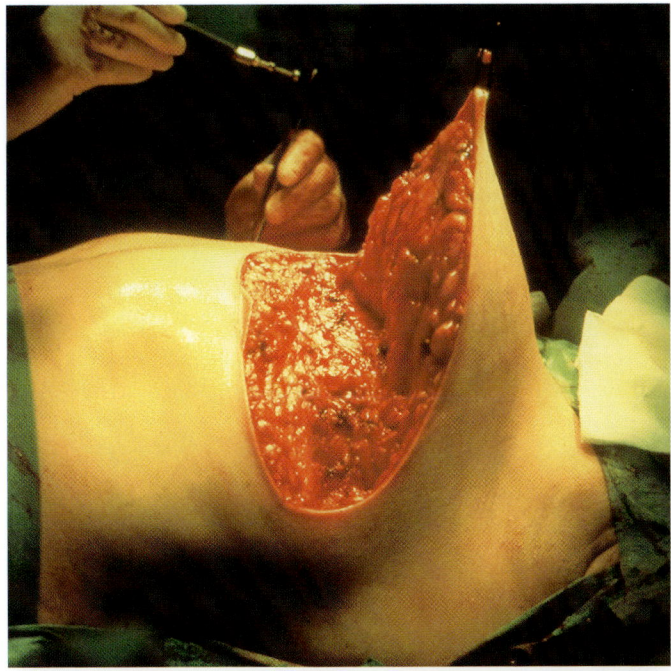

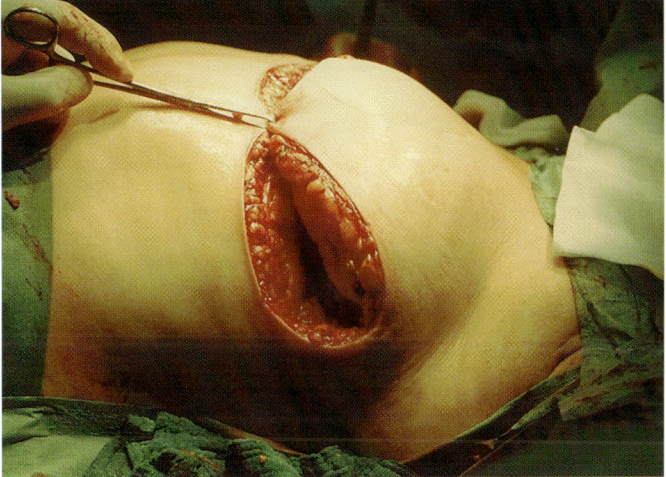

provisorisch durch Adaptation des Restbrustgewebes mit der Inframammarfalte erfolgen (Abb. 9). Anschließend können die Wundränder adaptiert werden (Abb. 10). Wir beginnen die Wundränder von lateral zur Mitte hin zu klammern, anschließend von den sternalnahe gelegenen Wundrändern ebenfalls in Richtung Mitte zum Schnittpunkt zwischen mittlerer Brustlinie und Inframammarfalte. Dabei bildet sich in der Mitte ein »rüsselartiger« Gewebeüberschuss (Abb. 10). Dieser kann

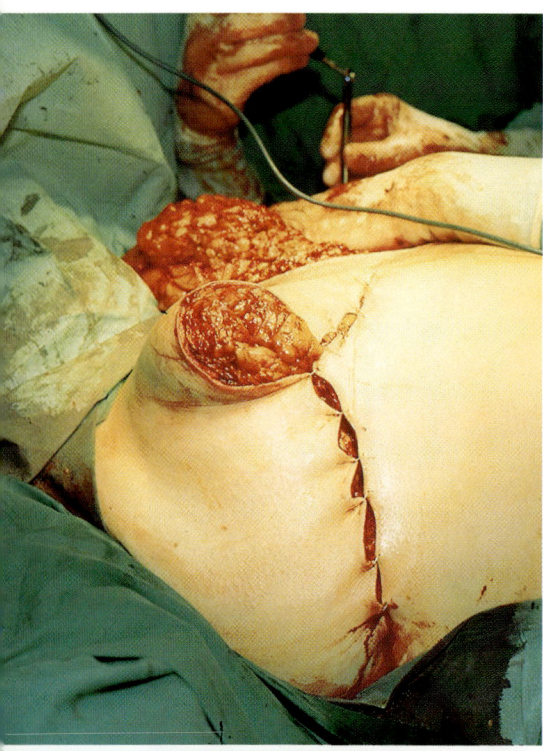

Abb. 10
Provisorische Adaptation der Wundränder mit Stahlklammern. Beginn der Brustformung

Abb. 11 und 12
Die Klammern werden durch intrakutane Einzelknopfnähte ersetzt und das Gewebe in der Mitte der neugeformten Brust versenkt

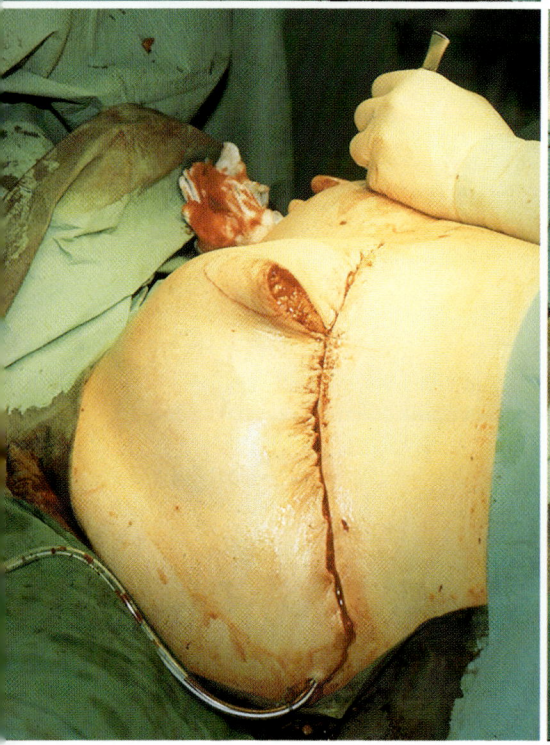
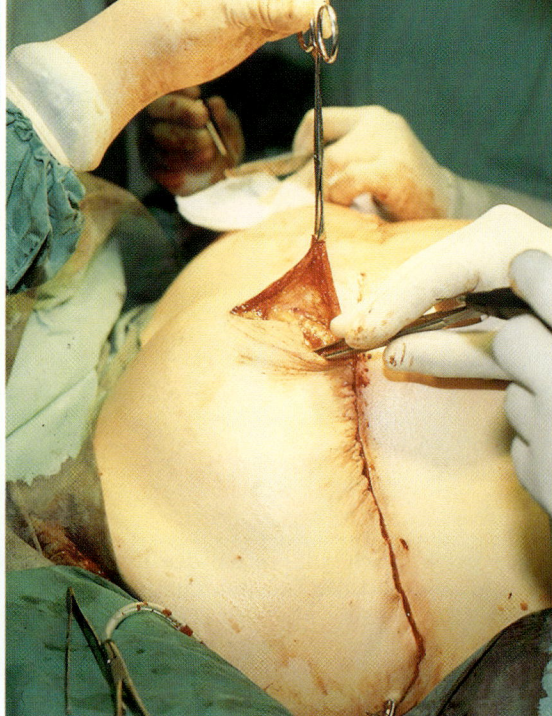

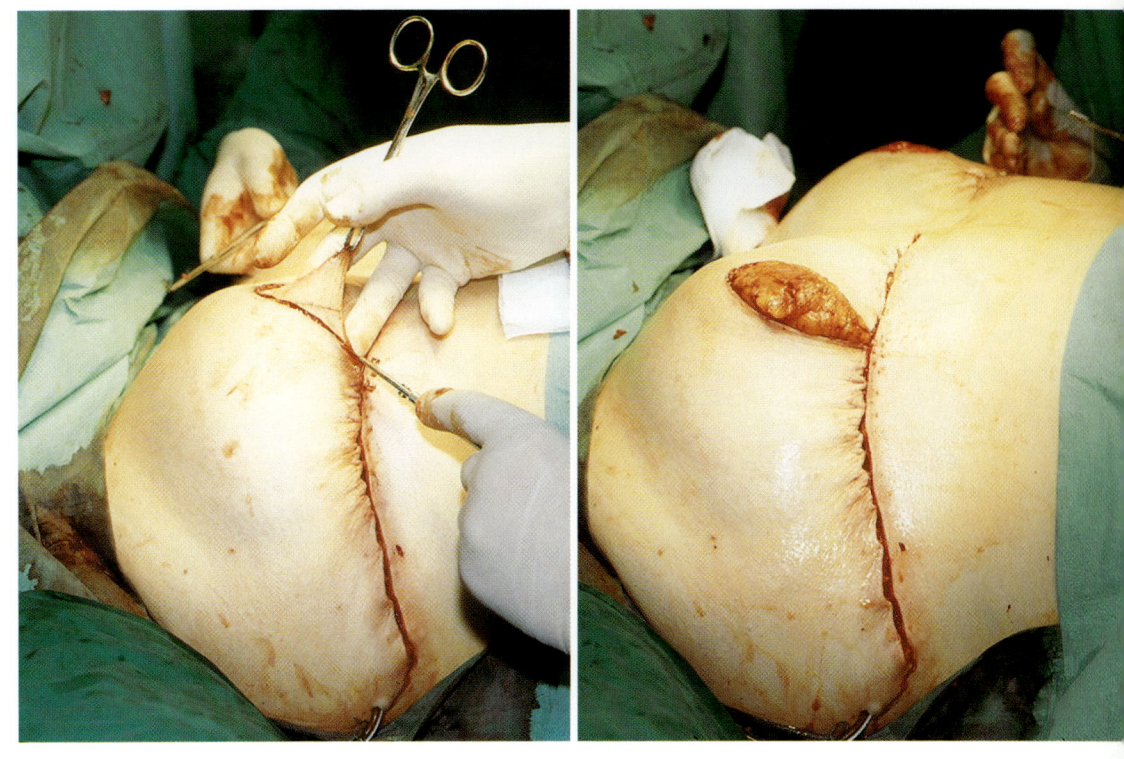

Abb. 13 und 14
Die überschüssige Haut in der Brustmitte wird reseziert

meistens in die Brusthülle versenkt werden, wodurch die Rundung der Brustform mitgestaltet werden kann (Abb. 11 und 12). Ist dort jedoch zu viel Gewebe vorhanden, wird es reseziert.

Im Anschluss daran wird die überschüssige Haut in der Mitte reseziert (Abb. 13 und 14). Es folgt der letzte Operationsschritt, die Positionierung von Mamille und Areola an der liegenden oder aufgerichteten Patientin nach Augenmaß (Abb. 15–17). Der Brustwarzendurchmesser wurde präoperativ mit der Patientin besprochen. Er richtet sich meistens nach der Brustgröße und beträgt üblicherweise 3,5–5,5 cm.

Der nächste Operationsschritt ist die Deepithelisierung der festgelegten Brustwarzenposition (Abb. 18). Danach wird die Areola auf dem deepithelisierten Bereich fixiert (Abb. 19–22). Dabei legen wir 8 Nähte, die sich auf dem Areolarand gleichmäßig verteilen. Diese Fäden werden für den nachfolgenden Bolusverband lang gelassen (Fadenmaterial: *Vicryl* 3/0 o. a.). Der gesamte Rand der Areola wird dann mit einem 5-0-*Maxon*-Faden zirkulär adaptiert (überwendelnde Naht).

Der Bolusverband besteht aus 2 Lagen eines salbenhaltigen Netzes (beispielsweise *Branolind),* das direkt auf die Mamille ge-

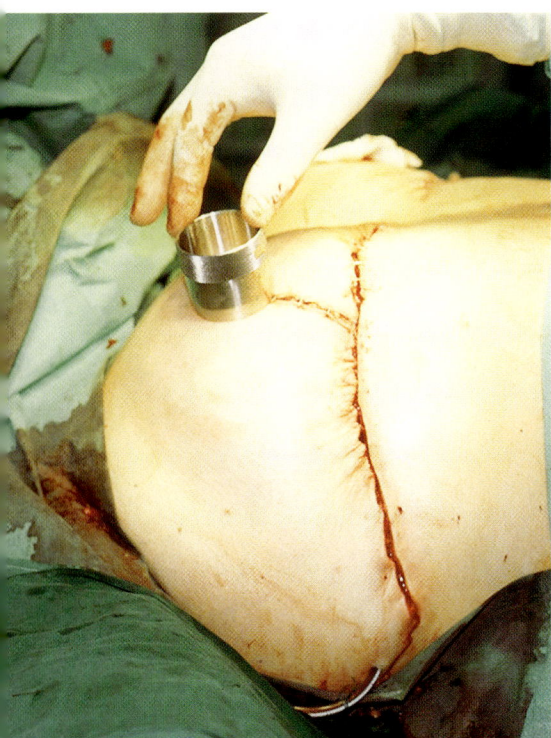

Abb. 15–17
Festlegen der neuen Position von Brustwarze und Areola

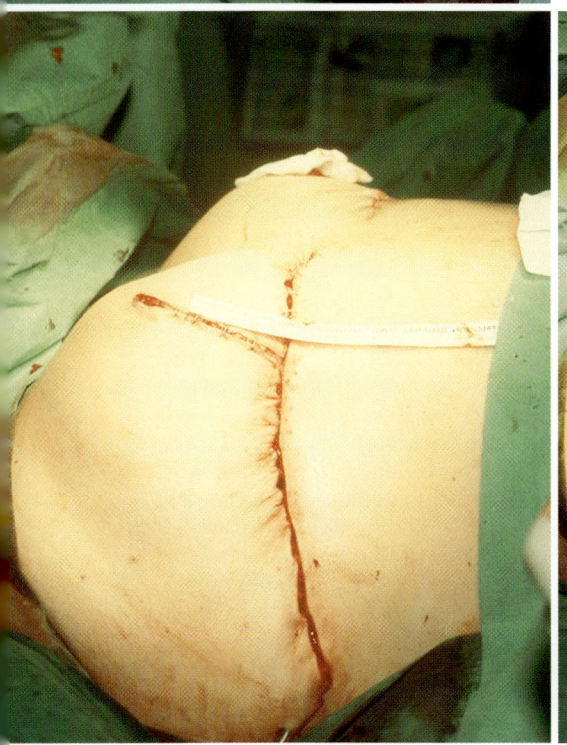

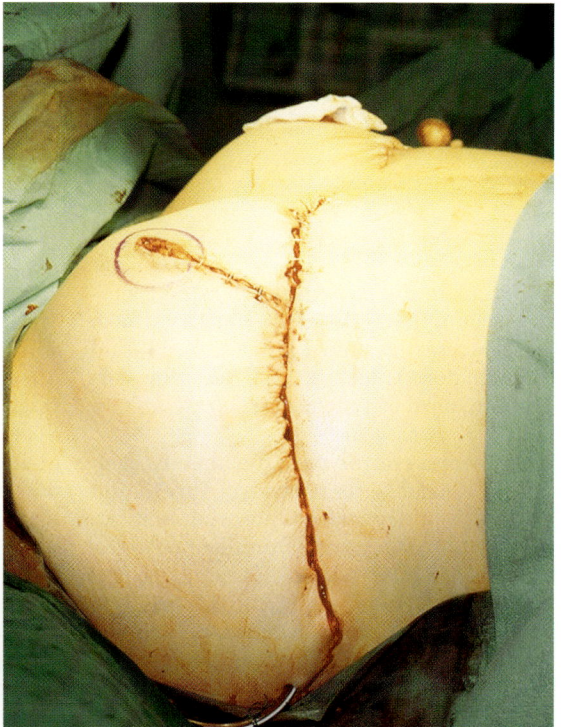

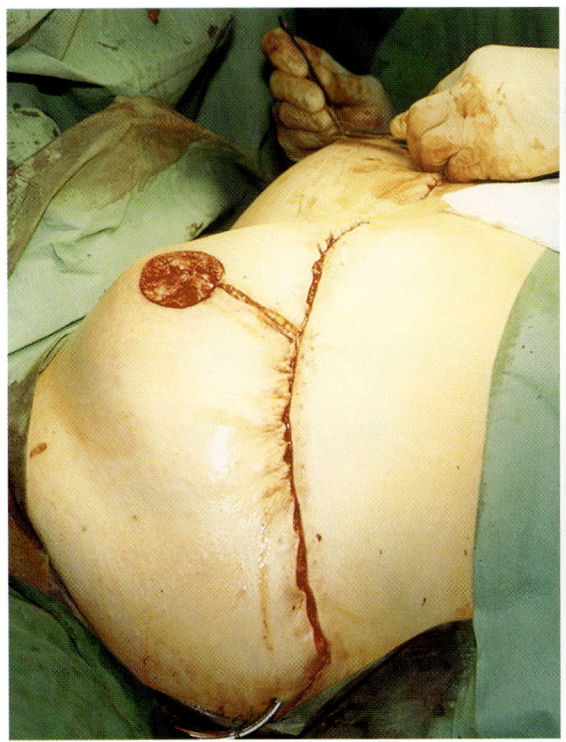

Abb. 18
Die Grundlage für den neuen Brustwarzen-Areola-Komplex wurde deepithelisiert

Abb. 19
Die Brustwarze wird frei transplantiert

legt wird. Darauf werden mehrere Schichten Verbandmaterial gelegt, das die Operationsschwester bereits aus den vorhandenen Kompressen zugeschnitten hat. Über diesem Verband werden die lang gelassenen *Vicryl*-Fäden verknotet und so die Brustwarze mit mäßigem Druck auf dem deepithelisierten Bereich fixiert.

Die intrakutan mit z. B. *Maxon* 5-0 verschlossenen Wunden verkleben wir mit einem transparenten Pflaster, das oft bis zu 8 Tagen hält. Der Bolusverband wird nach einer Woche entfernt (Abb. 23–25). Die Abb. 26 und 27 zeigen Endresultate 12 Monate post operationem.

Vorteile der Operationstechnik

Die Reduktionsplastik mit freier Transplantation von Brustwarze und Areola kann ohne Rücksicht auf die Brustwarzendurchblutung beliebig umfangreich bei guter Formungsmöglichkeit der Brust durchgeführt werden. Die Technik ist einfach, bei ungefähr 30% kürzerer Operationszeit im Vergleich zu Stielungstechniken.

Die Gefahr der Areolanekrose ist nahezu ausgeschlossen. Bisher hatten wir lediglich oberflächliche Nekrosen im Bereich der Mamille.

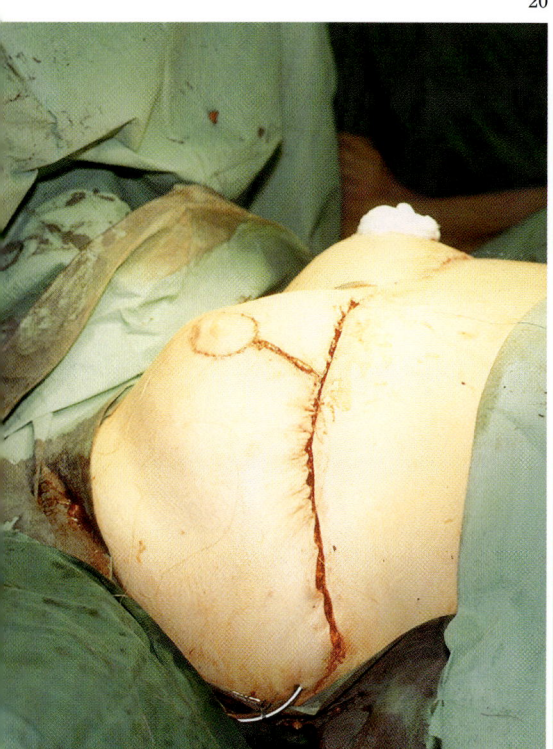
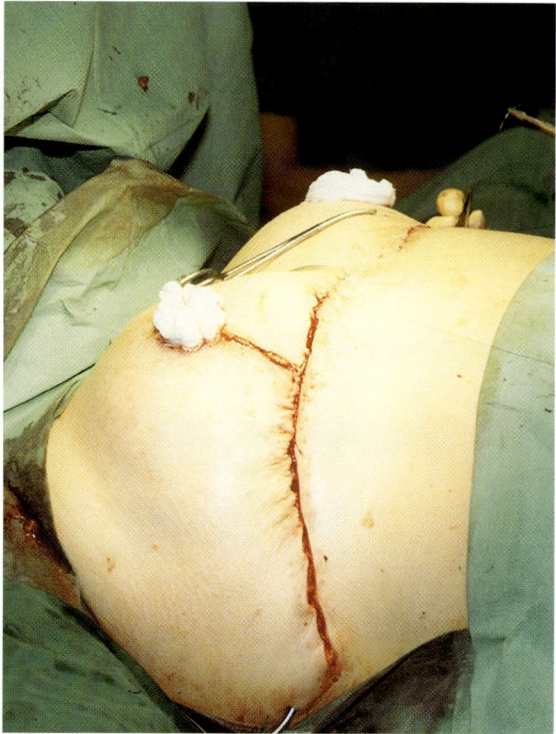
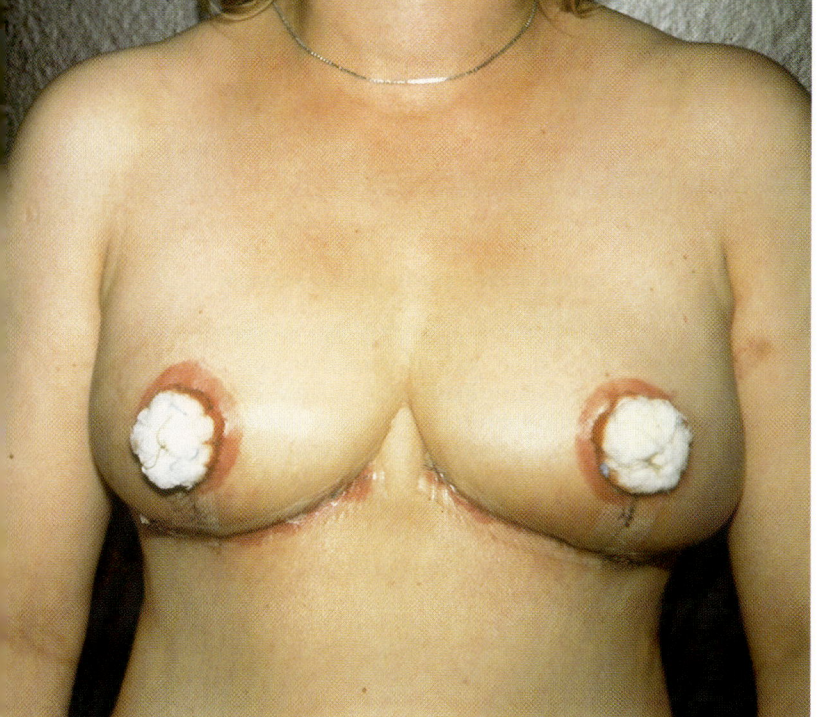

Abb. 20–22
Brustwarze und Areola werden frei transplantiert. Die Areola wird an den Rändern der deepithelisierten Haut festgenäht. 8 Fäden werden lang gelassen und über dem Bolusverband so verknotet, dass Brustwarze und Areola mit mäßigem Druck auf dem deepithelisierten Areal fixiert werden können

Abb. 23–25
Der Bolusverband wird nach einer Woche mit Wasser durchfeuchtet und entfernt

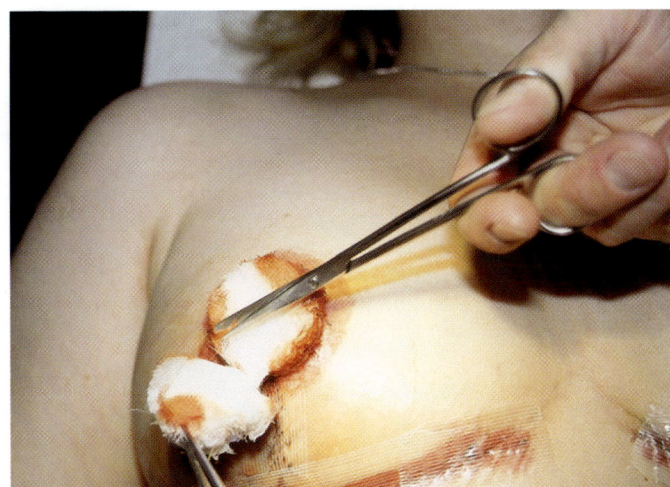

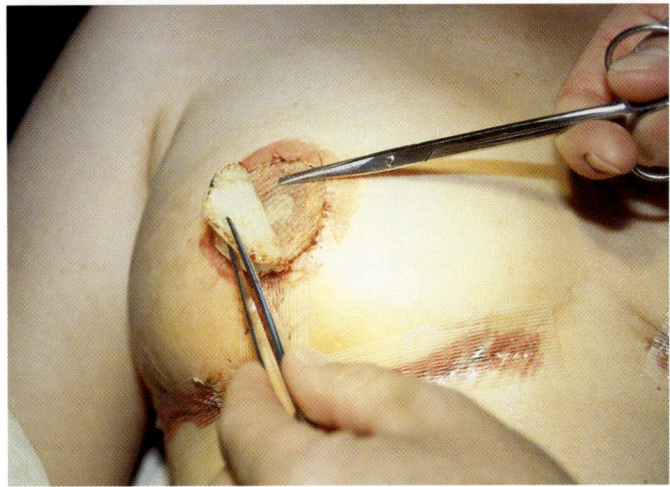

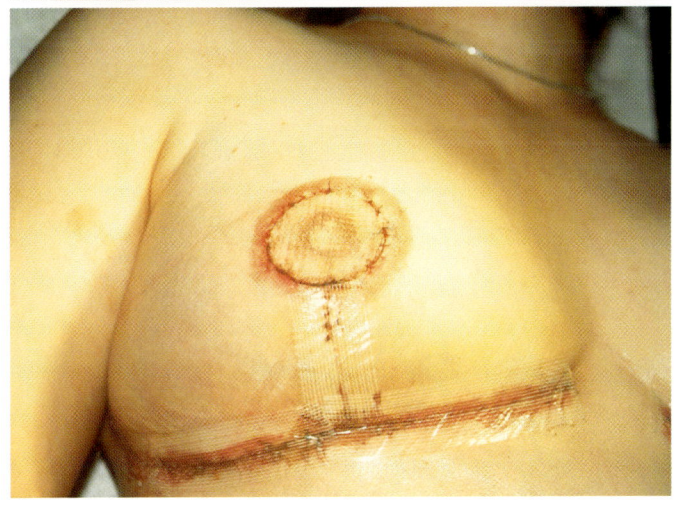

Nachteile

Die Qualität der präoperativen Brustwarzensensibilität geht zum Teil ganz verloren bzw. ändert sich, da ein Teil der Patientinnen postoperativ über eine sich langsam entwickelnde Brustwarzensensibilität berichten. Besonders bei Raucherinnen, auch wenn sie bereits einige Monate das Rauchen eingestellt haben, zeigen sich häufiger Depigmentierungen im Areola-Mamillen-Bereich. Teilweise treten vornehmlich bei prominenten Brustwarzen oberflächliche Nekrosen auf (Abb. 28 und 29).

Der wohl gravierendste Nachteil ist bei jüngeren Frauen der Verlust der Stillfähigkeit. Aus diesem Grund sollte diese Technik bei Frauen mit noch nicht abgeschlossener Familienplanung entweder gar nicht oder nur mit großer Zurückhaltung und ganz bewusstem Einverständnis der Patientin angewendet werden.

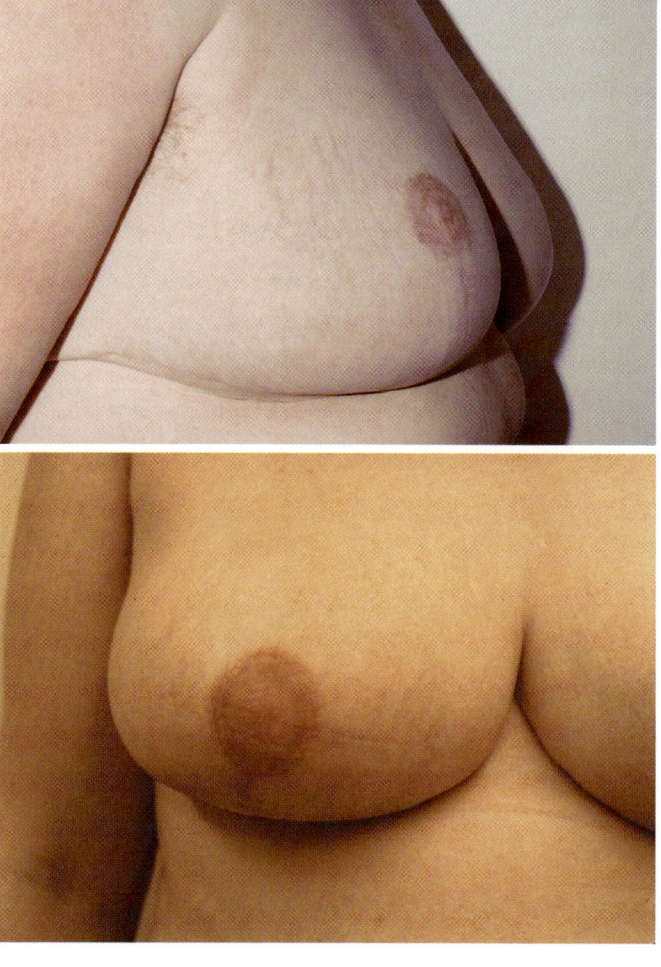

Abb. 26 und 27
Endresultat 1 Jahr
post operationem

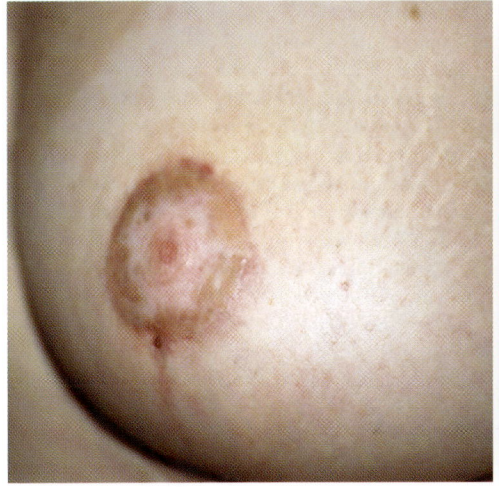
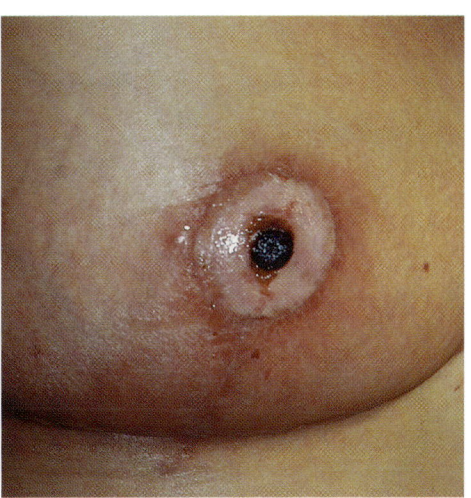

Abb. 28
Bleibende Depigmentierung
an Brustwarze und Areola
nach freier Transplantation

Abb. 29
Oberflächliche Nekrosenbildung
an der Spitze der Brustwarze
(10. Tag post operationem)

(Die Abbildungen entstammen
unterschiedlichen Operationen)

Reduktionsplastik mit freier Transplantation der Brustwarze und brusterhaltende Therapie bei Mammakarzinom

Dazu sei auch auf das Kapitel »Reduktionsplastik mit kaudalem und zentralem Stiel« (Seite 201) verwiesen.

Die Reduktionsplastik mit freier Transplantation der Brustwarze ist bei voluminösen Brüsten und Brusterhaltung bei Mammakarzinom nach unserer Ansicht am universellsten einsetzbar (Abb. 5–7).

Dabei ist nicht nur die Resektion der beiden unteren Quadranten wie gewohnt möglich, sondern auch eine Resektion von Tumoren im oberen inneren und oberen äußeren Quadranten. Bei entsprechender Tumorlokalisation wird dann mehr Gewebe in dem korrespondierenden unteren Quadranten zur Auffüllung des oben liegenden Defektes stehen gelassen.

Zusätzlich bietet die Resektion von zentral liegendem Gewebe bei entsprechender Tumorlokalisation die Möglichkeit, mamillennah Karzinome brusterhaltend zu operieren. Dabei kann es notwendig sein, den Brustwarzen-Areola-Komplex eventuell völlig zu entfernen. Eine 2–3 Tage spätere freie Transplantation von Brustwarze und Areola ist entsprechend dem histologischen Ergebnis durchführbar. Die als Vollhauttransplantat herausgelöste Brustwarze und die Areola werden 2–3 Tage in RINGER-Lösung bei 4–8°C in einem normalen Kühlschrank aufbewahrt.

Die Temperatur ist mit einem gesonderten Thermometer zu kontrollieren. Anderenfalls kann ersatzweise eine Brustwarzen-Areola-Rekonstruktion durchgeführt werden. Berücksichtigen sollte man, dass sich durch die postoperative Bestrahlung der von einem Karzinom betroffenen Brust eine stärkere Atrophie entwickeln kann, sodass es bei Durchführung der Reduktionsplastik auf der kontralateralen Seite sinnvoll ist, etwas mehr Gewebe zu resezieren.

Der Anteil von Frauen, bei denen wir eine Reduktionsplastik mit freier Transplantation der Brustwarze anwenden, beträgt 7%. Die Anzahl hat in den letzten Jahren schrittweise abgenommen; wir glauben aber, dass wir auch in Zukunft auf diese Operationstechnik nicht ganz verzichten werden können.

Literatur

1. Thorek M. Possibilities in the reconstruction of the human form. N Y Med J Rec 1922; 116: 572.
2. Thorek M. Plastic Reconstruction of the Breast and Free Transplantation of the Nipple. J Inst Coll Surg 1946; IX (2): 194–224.
3. Adams WM. Free transplantation of the nipples and areolae. Surgery 1944; 15: 186.
4. Adams WM. Free composite grafts of the nipples in mammaryplasty. South Surgeon 1947; 13: 175.
5. Conway H. Mammaplasty: Analysis of 100 consecutive cases with end-results. Plastic Reconstr Surg 1952; 10: 303.
6. Conway H, Smith J. Breast plastic surgery: Reduction mammaplasty, mastopexy, augmentation mammaplasty and mammary construction. Plastic Reconstr Surg 1958; 12: 8.
7. Wise RJ. Breast Reduction with Nipple Transplantation. In: Goldwyn RM, editor. Plastic and Reconstructive Surgery of the Breast. Boston: Little Brown; 1976.
8. Bostwick J. Aesthetic and reconstructive Breast Surgery. St. Louis-Toronto-London: Mosby; 1983. p. 194–205.
9. Bostwick J. Plastic and Reconstructive Breast Surgery. St. Louis, Missouri: Quality Medical Publishing; 2000. p. 464–471.
10. Granitzka S. Reduktionsplastik großer Hypermastien mit freier Transplantation der Brustwarze. Vortrag auf der 37. Jahrestagung der Deutschen Gesellschaft für Plastische Wiederherstellungschirurgie. Hannover, 19.–21.10.1989.
11. Strömbeck JO. Reduktionsplastik der Mamma. In: Strömbeck JO, Rosato FE, Hrsg. Mammachirurgie. Stuttgart-New York: Thieme; 1987. S. 309–343.

Reduktionsplastik mit vertikaler Narbe (nach LEJOUR)

CAROLIN NESTLE-KRÄMLING,
Düsseldorf

Die zum Teil ausgedehnten inframammären Narben nach den Standardreduktionstechniken mit dem Narbenbild eines invertierten »T« können erheblich stören und sogar die Kleiderwahl einer Patientin einschränken. Daher bestand immer ein Bestreben, für die Mammareduktionsplastik narbensparende Operationstechniken zu entwickeln.

Bereits 1925 beschrieb DARTIGUES (1) eine Technik mit dem Endbild einer vertikalen Narbe. 1957 publizierte ARIE (2) eine vertikale Reduktionstechnik für kleinere hypertrophe Mammae. 1964 schließlich inaugurierte LASSUS (3, 4) eine Technik der Reduktionsplastik mit vertikaler Narbe, die eine keilförmige zentrale Drüsenresektion, eine kraniale Mamillenstielung sowie eine vertikale Verschlussnaht ohne Hautunterminierung vorsah und die er 1969 erstmals publizierte. Die Ergebnisse wiesen allerdings eine lange und über die neue Inframammarfalte hinausreichende vertikale Narbe auf, was ästhetisch unbefriedigend erschien und den Autor selbst zu passageren Modifikationen wie zu einer kleinen queren inframammären Narbe bewog (3, 4).

MADELEINE LEJOUR entwickelte in den 80er-Jahren diese Methode weiter, indem sie das Prinzip der Hautunterminierung vom kaudalen Drüsenkörper einführte und damit eine weitergehende Hautraffung und Narbenverkürzung im Bereich der vertikalen Narbe vornehmen konnte. Zudem wurden eine einzelne präpektorale Mastopexienaht mit deutlicher, aber vorübergehender postoperativer Überkorrektur und eine additive Liposuktion vorgesehen.

Die Erstpublikation der Methode durch LEJOUR erschien 1990 (5), weitere Publikationen zu dieser Technik mit Modifikationen folgten in den 90er-Jahren (6–10). Ab Mitte der 90er-Jahre fand die Methode als operative Alternative weitere Verbreitung auch im deutschsprachigen Raum und gilt seit der Jahrhundertwende als eine Standardmethode (11), die in kommerziell erhältlichen Aufklärungsbögen zur Reduktionsplastik neben die Technik mit invertiertem »T« gestellt wird.

Inzwischen liegt eine Vielzahl von Publikationen mit Erfahrungen anderer Autoren sowohl mit der Originalmethode als auch mit geringfügigen Modifikationen vor (12–14) und belegen Sicherheit, gute ästhetische Ergebnisse und Praktikabilität der Methode. Dennoch besteht weiterhin eine gewisse Zurückhaltung in der Anwendung dieser Technik, vor allem im angloamerikanischen Raum (15), da sie als technisch etwas anspruchsvoller und in ihrem ästhetischen Resultat als weniger gut vorhersehbar gilt.

Indikationen und Kontraindikationen

Als gute Indikation für eine vertikale Technik nach LEJOUR gilt die leichte bis mäßige Mammahyperplasie mit Resektionsvolumina von etwa 500 g pro Seite und elastischen Hautverhältnissen, bei der eine nicht allzu langstreckige Hautraffung nötig ist sowie günstige Voraussetzungen für eine komplette Rückbildung der Hautfältelung bestehen. Erfahrungsgemäß bestehen aber keine Kontraindikationen in Bezug auf Größe oder Hautbeschaffenheit, vielmehr wurden in größeren Serien Mammae mit mehr als 1 000 g Resektionsgewicht pro Seite oder auch mit einer ausgeprägten Ptose erfolgreich operiert (9,14).

Wie auch bei anderen Reduktionstechniken steigt aber mit zunehmendem Resektatgewicht und Bodymass-Index sowohl die Rate an Komplikationen als auch operativen Korrekturen an. Hinsichtlich der Komplikation einer Mamillennekrose wiederum ist die Technik nach LEJOUR aufgrund der kombinierten kranio-zentralen Mamillenstielung mit einer breiten Stielbasis im Bereich der Moscheekuppel ein sehr sicheres Verfahren (9, 12, 14, 16, 17).

Präoperative Planung

Die generelle Vorbereitung umfasst eine aktuelle Mammographie und eine Mammasonographie zum Ausschluss abklärungsbedürftiger Befunde. Wie üblich sollte eine ausführliche Aufklärung über das gewünschte Operationsziel (Lokalisation und Ausmaß der Reduktion sowie Besonderheiten der geplanten Operationsmethode) vorliegen. Am besten ist es, unter Verwendung von Schemazeichnungen und Fotobeispielen das unmittelbare und spätere postoperative Erscheinungsbild zu beschreiben und auf die Besonderheiten der Überkorrektur, der Hautraffnaht und deren Rückbildung sowie auf die Möglichkeiten, die Häufigkeit und den Zeitpunkt eines eventuellen späteren Korrektureingriffs einzugehen.

Die Fotodokumentation erfolgt wie üblich in Standardpositionen von vorne und beiden Seiten im Stehen, jeweils ohne Anzeichnung. Im Idealfall wird zusätzlich eine Fotodokumentation mit Anzeichnung im Stehen von vorne erstellt. Die Patientin bringt einen festen Sportbüstenhalter in der geplanten Körbchengröße zur Operation mit.

Perioperativ wird routinemäßig eine Antibiotikaprophylaxe mit einer Tagesdosis am Operationstag (z. B. Cefalosporin der 2. Generation) verabreicht.

Anzeichnung

Die Anzeichnung erfolgt als Freihandtechnik im Stehen. Es werden, wie bei anderen Reduktionstechniken, 4 Grundlinien angebracht:

○ Die Mittellinie auf dem Sternum, ausgehend vom Jugulum.

○ Die Medianlinie jeder Brust bis zur Medioklavikularlinie.
○ Die Inframammarfalte.
○ Im Abstand von jeweils 10 cm wird von der Mittellinie eine Orientierungslinie von der Inframammarfalte nach kaudal markiert, welche die Platzierung der späteren vertikalen Stegnaht wiedergibt (Abb. 1).

Nach der Festlegung dieser individuellen Grundlinien kann unter manueller Lateralisierung (Abb. 2) und Medialisierung (Abb. 3) der Brust jeweils die mediale und laterale senkrechte Stegmarkierungslinie von der zuvor angebrachten Orientierungslinie auf der Brust nach kranial aufgetragen und damit das Ausmaß der Resektion definiert werden (Abb. 4).

Die beiden geraden Linien werden nach kaudal in einem Halbkreis verbunden, der etwa 2 cm oberhalb der alten Inframammarfalte bleibt. Kranial enden die beiden senkrechten Linien jeweils am Ende der halbkreis- bzw. moscheekuppelartig verbundenen zukünftigen Nippelposition. Diese wird individuell in Höhe der Projektion der Inframammarfalte und damit entsprechend einem Jugulum-Areola-Abstand von etwa 18–22 cm festgelegt.

Die Linienlänge der Moscheekuppel sollte etwa 14–16 cm betragen. Die Kuppel der Moschee muss nicht spitz geplant werden, sondern kann durch Zusammenführen der vertikalen Schenkel am Resultat überprüft und ausgerundet werden.

Orientierende Längenangaben der geplanten Inzisionsstrecken sind in Abb. 6 im Bereich der rechten Brust, die Drüsenresektionsareale und Areale der Hautunterminierung auf der linken Brustseite wiedergegeben.

Je umfangreicher die geplante Resektion, umso flacher ausgezogen verläuft die Kuppel (z. B. wie ein flach auseinander gezogener Halbkreis). Bei entsprechender Brustgröße kann die mediale Partie der Anzeichnungsfigur nach Anzeichnen der ersten Brust durch Zusammenführen beider Brüste in der Mitte auf die kontralaterale Seite »kopiert« (Abb. 4) und so die Symmetrieherstellung in der Anzeichnung erleichtert werden (Abb. 5).

Sinnvoll ist neben der Anzeichnung der Hautinzisionen auch eine Schraffierung der geplanten kaudalen keilartigen Drüsenresektionen – entsprechend dem subkutan zu resezierenden lateralen und medialen Dreieck. Damit wird gleichzeitig auch die angestrebte Länge der seitlichen Drüsenpfeiler von etwa 6–8 cm Länge bestimmt. Ebenso sollte eine zunächst restriktiv geplante Hautunterminierung im Bereich der verbleibenden Drüsenpfeiler markiert werden, um die intraoperative Orientierung zu verbessern (Abb. 6).

Zu vermeiden ist eine primär unnötig ausgedehnte Hautunterminierung wegen der Problematik nachfolgender Durchblutungsstörungen. Noch während des Hautverschlusses über die vertikale Raffnaht kann bei Auftreten von Einziehungen die Hautunterminierung nach Bedarf komplettiert werden.

Operationstechnik

Umschneidung der Anzeichnungsfigur

Die Anzeichnungsfigur wird unter Turgeszenz, beginnend mit Umfahren der Areola, einer passenden Mamillenschablone (etwa 38–42 mm Durchmesser) nur mit Exposition des Koriums komplett mit dem Skalpell umfahren. Dies vermeidet bereits unnötigen Blutverlust über eröffnete koriale Gefäße. Der kraniale Mamillenstiel wird im gesamten Bereich der Moscheekuppelbreite zum kaudalen Areolarand zulaufend (bis etwa 1–2 cm kaudal um diesen herumreichend) deepithelisiert (Abb. 7).

Anschließend wird das Korium um den kaudal-zentralen Block sowie am Unterrand der Deepithelisierung mit dem Elektrokauter eröffnet. Entlang der Moscheekuppelränder erfolgt die Fortführung der Koriuminzision über jeweils etwa 1,5 cm la-

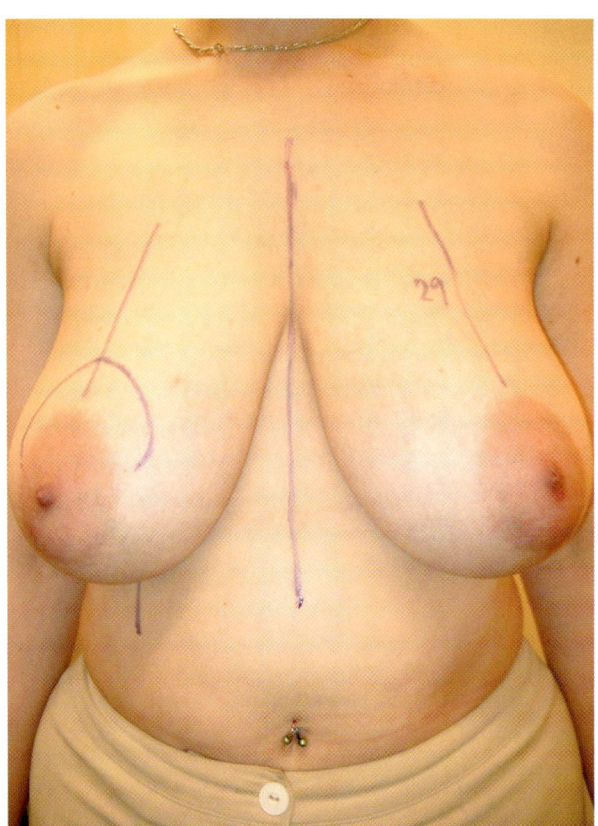

Abb. 1
Anzeichnung der Grundlinien und der »Moscheekuppel« als neue Mamillenposition

◁

▽

Abb. 2 und 3
Anzeichnung der medialen (Abb. 2) und lateralen Steglinie (Abb. 3) in senkrechter Verlängerung der Orientierungslinie und Vereinigung der beiden Linien über einen Halbkreis – hier durch die Ptose verdeckt

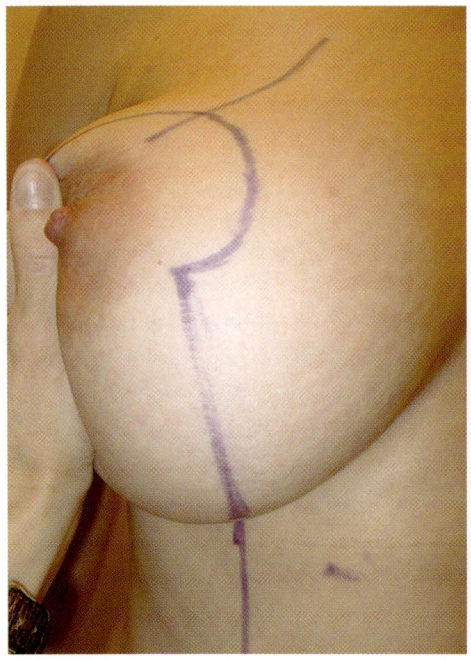

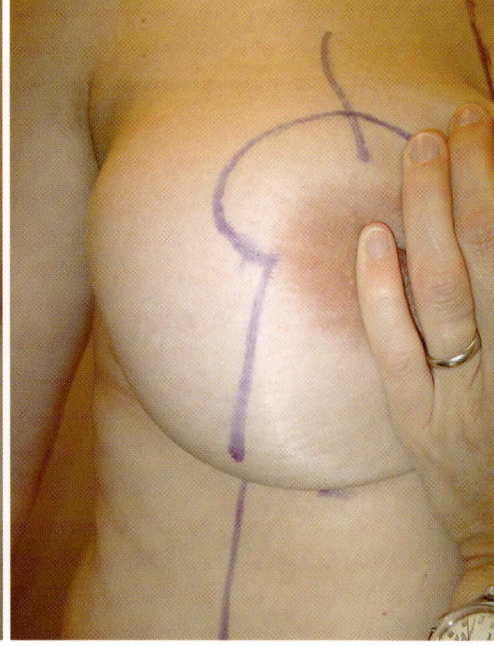

Abb. 4 und 5
Übertragung auf die kontralaterale Seite

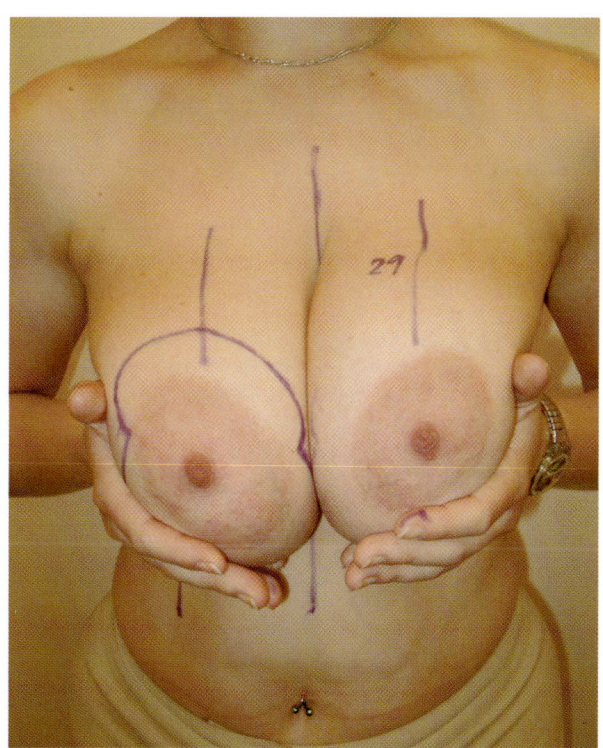

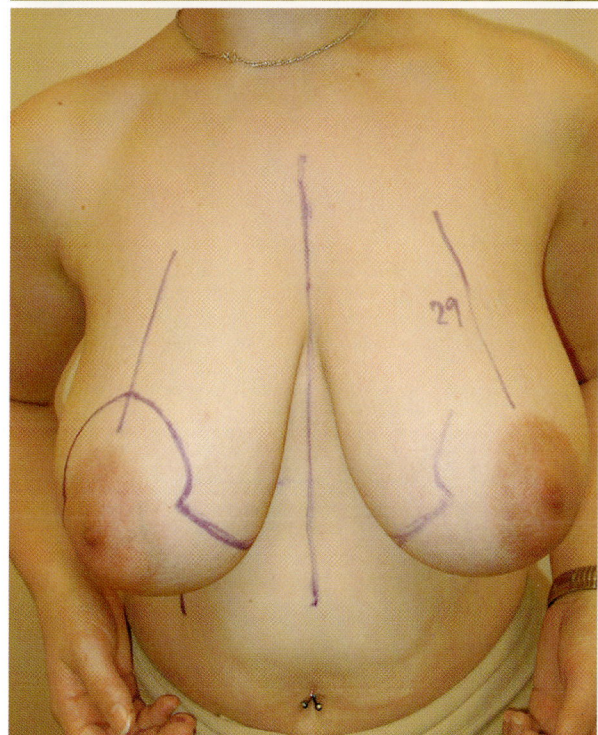

teral und medial zur späteren spannungsfreien Mamilleneinpassung bei 6 Uhr (Abb. 8). Diese Mobilisation verschmälert den kranialen Mamillenstiel und sollte so sparsam wie möglich erfolgen, um die Mamillendurchblutung nicht zu kompromittieren.

Hautunterminierung

Die Hautunterminierung wird unter Anspannung der medialen Koriumkante, z. B. mit 2 Einzinkerhaken, beginnend vom kranialen Ende der medialen oder lateralen Steglinie nach kaudal fortgeführt, bis zum Erreichen des kaudalen parasternalen und axillären Brustdrüsenrandes (Abb. 9). Insgesamt genügt die subkutane Mobilisation entlang einer geraden Linie zwischen Moscheekuppeleck und kaudalem Brustrand medial und lateral. Die Hautunterminierung wird dann nach medial, nach kaudal bis zur alten Inframammarfalte (Abb. 10) und nach lateral komplettiert und die Subkutanschicht gleichmäßig unter weitgehender Schonung der subdermalen Hautgefäße auf maximal etwa 3–5 mm Restdicke der subkutanen Fettschicht ausgedünnt.

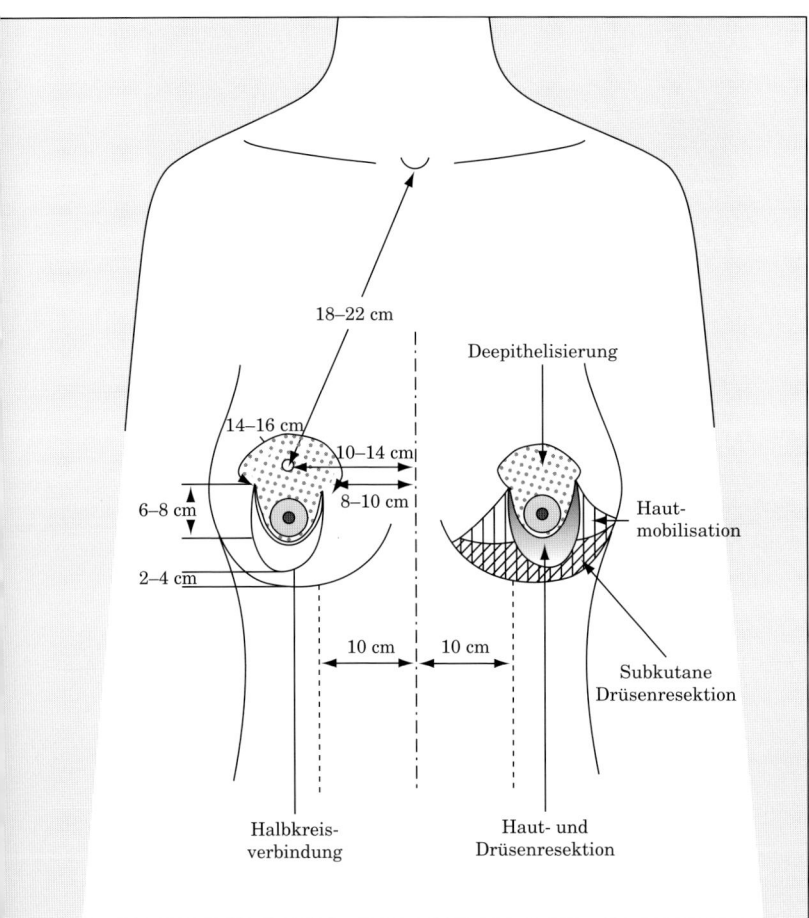

Abb. 6
Darstellung der Streckenlängen und Abstände der Inzisionslinien von Haut und Korium (durchgehende Linie) und der Deepithelisierungszone (rechte Brust); Darstellung der Areale von Haut- und Drüsenresektion, subkutaner Drüsenresektion und der Hautunterminierungszone (linke Seite)

Abb. 7–22
Einzelne Operationsschritte

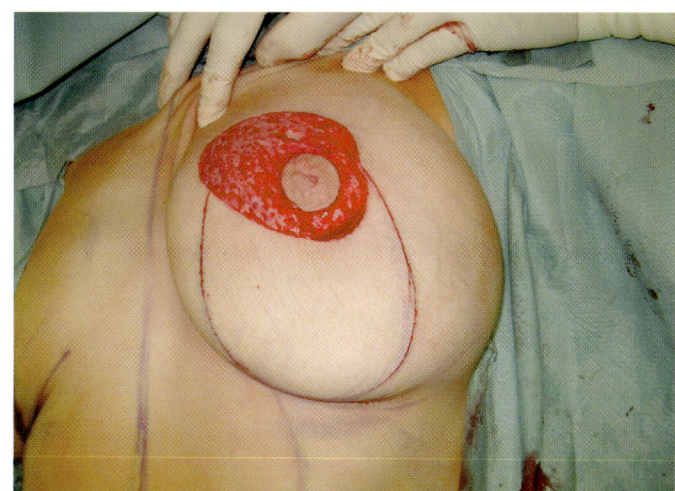

Abb. 7

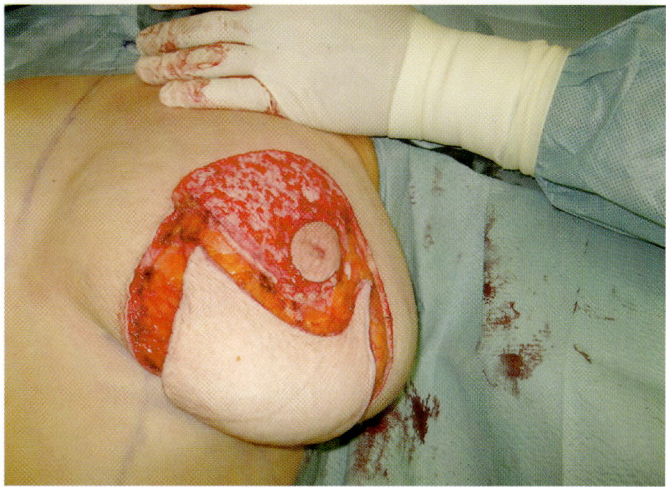

Abb. 8

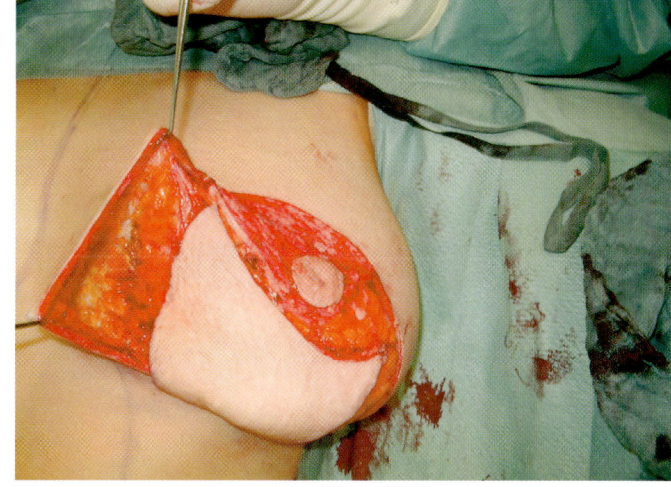

Abb. 9

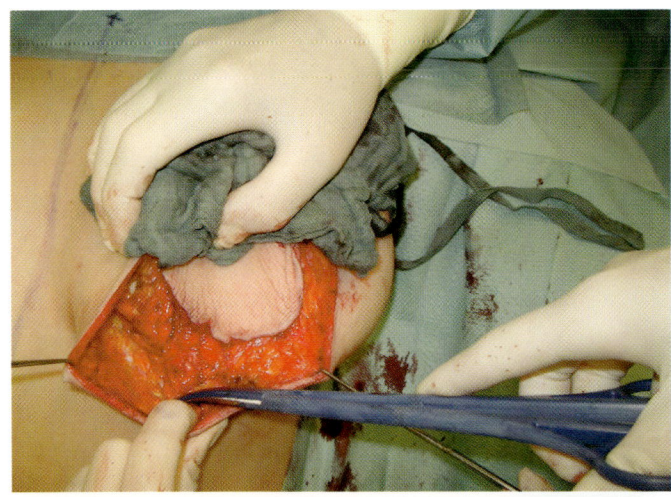

Abb. 10

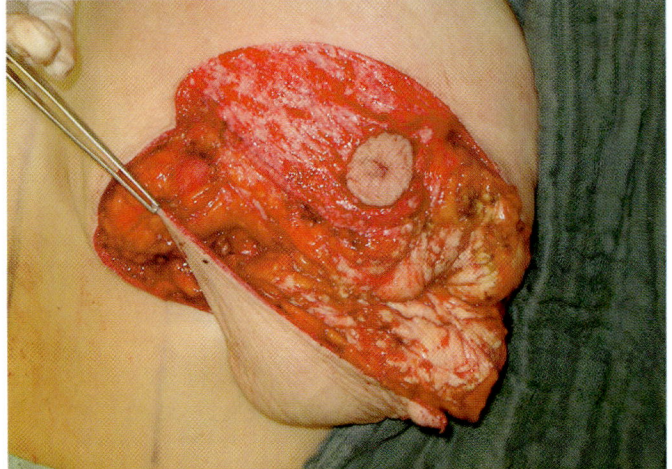

Abb. 11

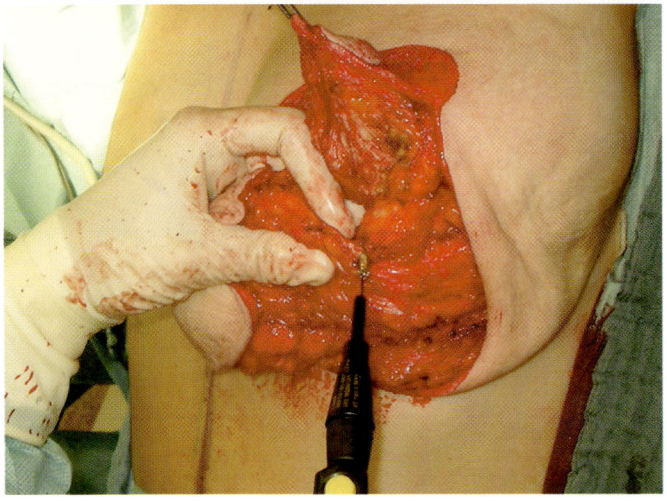

Abb. 12

Abb. 13

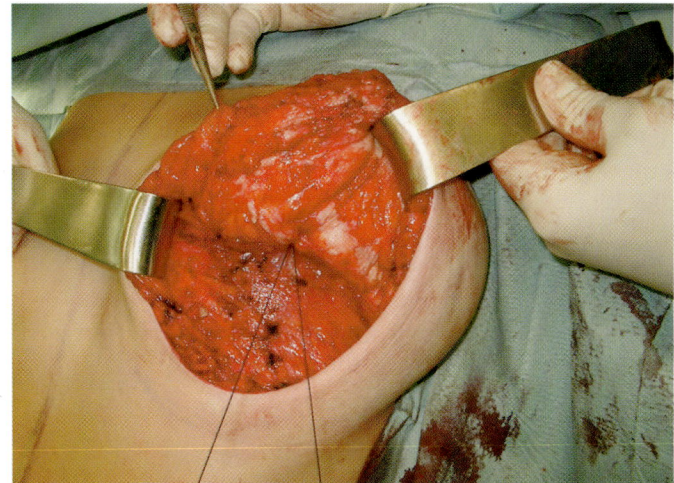

Abb. 14

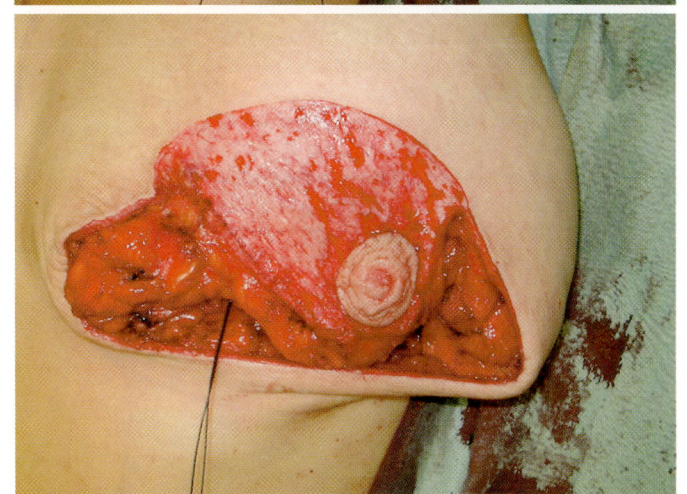

Abb. 15

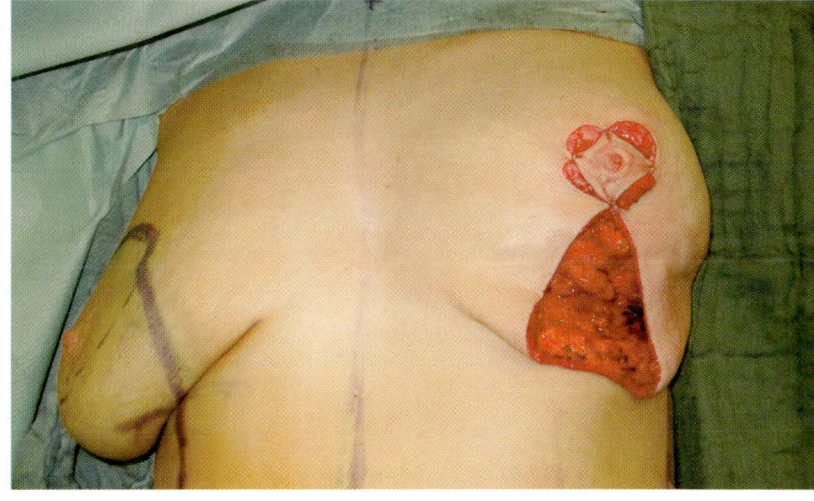

Haut- und Drüsenresektion

Die Drüseninzision beginnt praktikablerweise halbkreisförmig am kaudalen Rand der Deepithelisierung unterhalb der Areola und führt senkrecht bzw. etwas nach kranial und dorsal ansteigend bis zur Thoraxwand (Abb. 11). Hierdurch wird der mamillentragende kraniozentrale Stiel gebildet und dieser gleichzeitig zum besseren Einpassen des Mamillen-Areola-Komplexes kaudal mäßig ausgedünnt.

Danach kann der zu resezierende zentralkaudale Hautdrüsenblock mit der Hand gefasst und die Drüsenkörperinzision medial und lateral, wiederum senkrecht bis zur Thoraxwand, unter Bildung des medialen und lateralen Drüsenpfeilers fortgeführt werden. Dabei kann man sich gut durch Hinhalten der prospektiven senkrechten Drüseninzisionslinien auf die kaudal an der Haut markierten Steglinien orientieren (Abb. 12). Hierdurch kann besonders eine Überresektion vermieden werden.

Die kaudale Begrenzung der beiden Drüsenpfeiler ergibt sich durch anschließende subkutane Exzision des medial-kaudalen und lateral-kaudalen Dreiecks, die auch übersichtlich en bloc mit dem zentralkaudalen Hautdrüsenblock vorgenommen werden kann.

**Präpektorale Präparation,
präpektorale Drüsenresektion
und Mastopexienaht**

Durch zentrales Anspannen des Drüsenkörpers nach kranial, z. B. durch ROUX- oder LANGENBECK-Haken, und Präparation eines medianen, etwa 4 cm breiten präpektoralen Tunnels bis in Höhe des 2./3. Interkostalraumes ergibt sich der Zugang für die Mastopexienaht. Diese ist im Operationskonzept nicht unabdingbar, aber bei größeren Reduktionen oder Liftingstrecken empfehlenswert.

Die präpektorale Präparationsebene kann dann auch für weitere Drüsenresektionen genutzt werden, die z. B. zur Reduktion der kranialen oder zentralen Drüsenpartien wünschenswert erscheinen. Hier kann bei Bedarf der präpektorale Zugang zur dorsalen Drüsenebene breiter präpariert werden; die präpektorale Drüsenresektion erfolgt dann tangential scheibenförmig.

Zur Mastopexie wird zentral an der Drüsenkörperhinterseite, also etwa in Höhe des Mamillen-Areola-Komplexes, eine einfache *Vicryl*-Naht (Stärke 0) bis in Höhe des 3. Interkostalraumes auf dem M. pectoralis major fixiert (Abb. 13 und 23). Das Ergebnis ist eine vorübergehende deutliche und unnatürliche Überbetonung der oberen Brustpartie (Abb. 14), was vor allem der passageren Entlastung der späteren kaudalen Hautraffnaht dient.

**Drüsenformierung,
Drainageneinlage, Hautverschluss**

Nach provisorischem Einpassen der Areola durch 4 ALLGÖWER-Nähte (Intrakutanstich peripher im Hautbereich) bei 12, 3, 6 und 9 Uhr werden die Drüsenpfeiler in der Steglinie durch 2–3 kräftige, den Drüsenpfeilerrand leicht einstülpende *Vicryl*-U-Nähte adaptiert. Die kaudal gelegene U-Naht kann bei Bedarf im Sinne einer zusätzlichen Mastopexienaht noch an der Thoraxwand fixiert werden. Damit ist die Neuformung des Drüsenkörpers abgeschlossen (Abb. 15).

Weitere Korrekturen, wie eine Glättung der Konturen oder eine die Brustprojektion noch weiter abflachende Resektion vom kaudalen Rand des Drüsenkonus, können aber problemlos und bei bereits liegenden Nähten erfolgen. Um eine Belastung der unterminierten Haut und Hautraffnaht mit Wundsekretverhalt zu vermeiden, empfiehlt sich die Einlage einer REDON- oder Fächerdrainage mit Sog nach präpektoral und kaudal bis subkutan drainierend.

Abb. 16

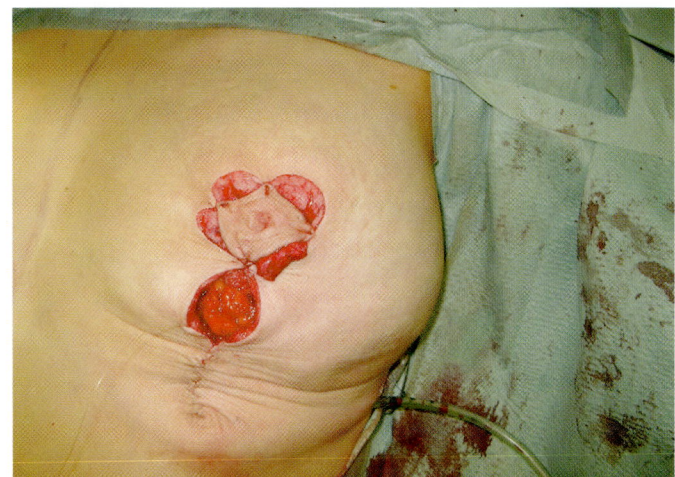

Abb. 17

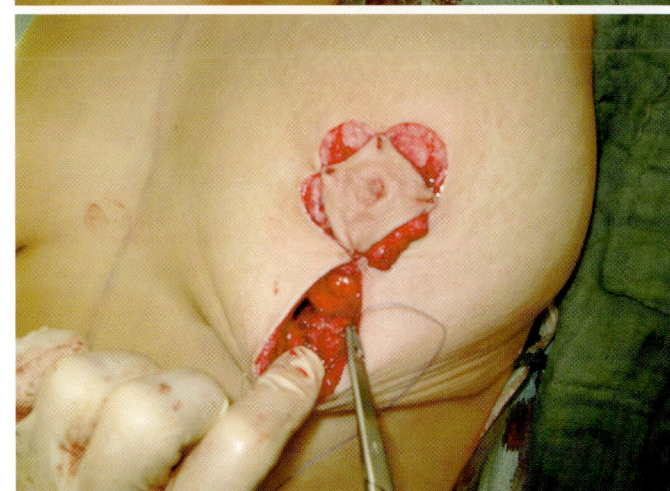

Abb. 18

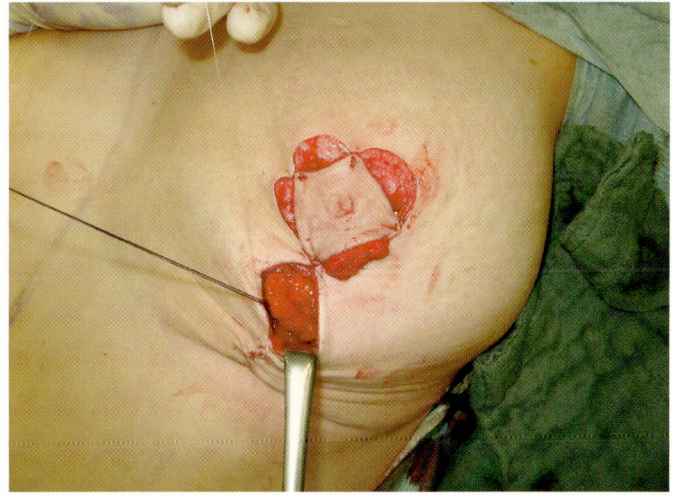

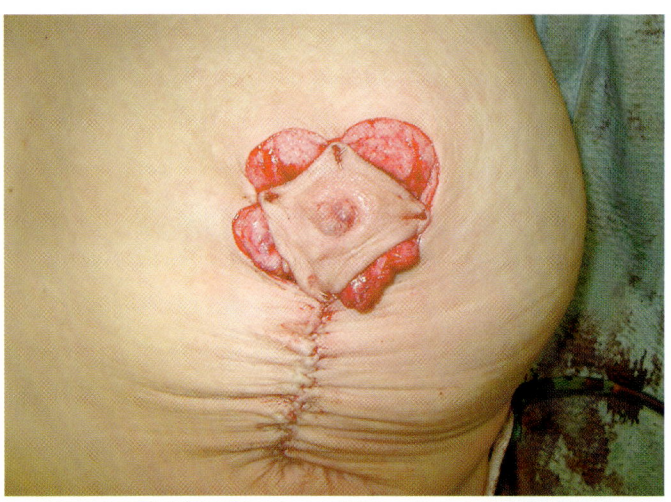

Abb. 19

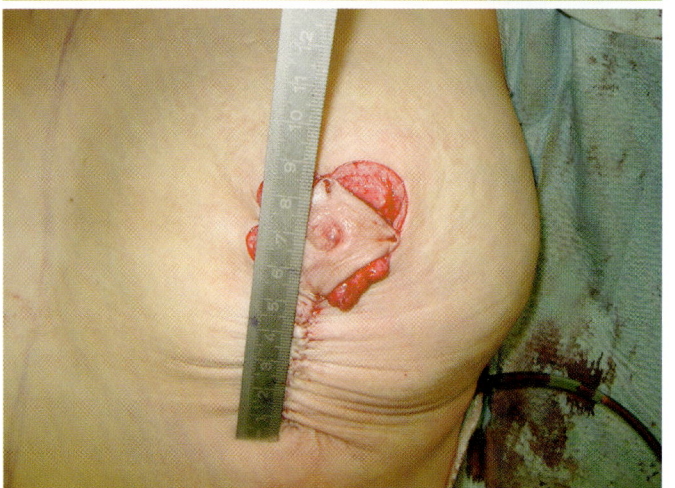

Abb. 20

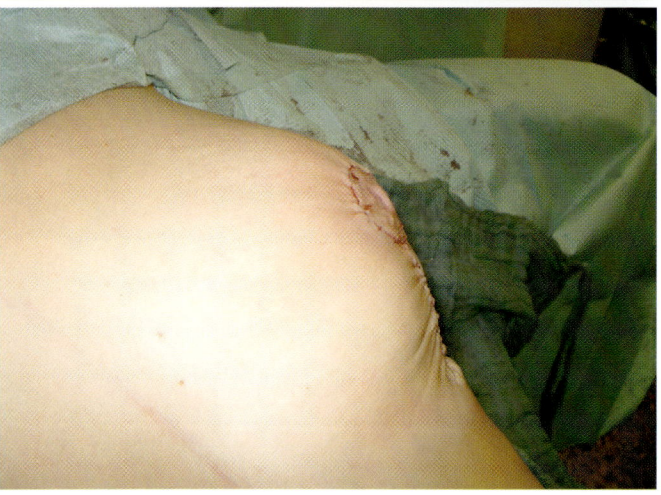

Abb. 21

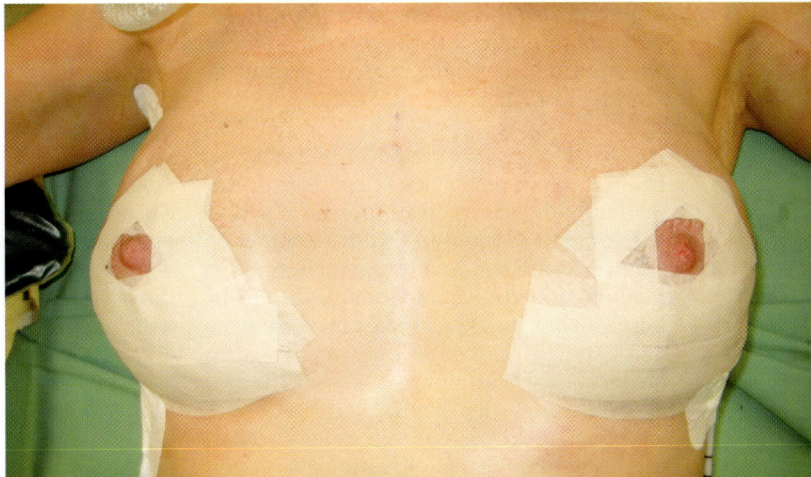

Abb. 22

▽

Abb. 23
Mastopexienaht mit Fixation der mittigen Drüsenhinterwand in Höhe des 2. oder 3. Interkostalraums mit resultierender kranialer Überkorrektur

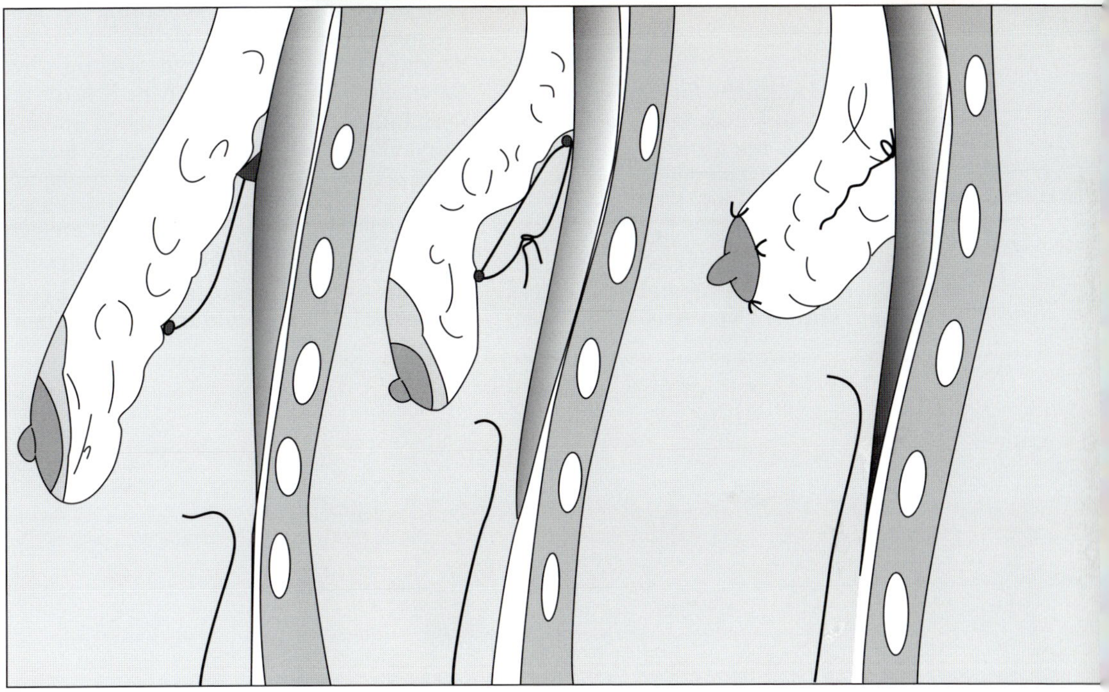

Die vertikale Hautraffnaht wird danach von 6 Uhr kaudal beginnend unter Bildung von 2 gleich langen Hauträndern verschlossen. Diese Naht wird mit *Monocryl* 3-0 und versenktem Knoten begonnen und nicht am Drüsenkörper fixiert, sondern als intrakutane Raffnaht bis zur Hälfte der Stegstrecke fortgeführt und liegen gelassen (Abb. 16).

Um das kaudale Stegende der Raffnaht exakt in der neuen Inframammarfalte zu fixieren, wird diese nun von subkutan separat mit einer 2-0-Einzelknopf-*Vicryl*-Naht an den Drüsenkörperunterrand fixiert (Abb. 17).

Im Unterschied zur Originalmethode von LEJOUR (die bereits mit dem Beginn der fortlaufenden Subkutannaht die Haut an das kaudale Stegende fixiert) können so trichterförmige Einziehungen besser vermieden und die Einzelknopfnaht leicht korrigierbar und optimal platziert werden (Abb. 18). Dabei ist die von subkutan gestochene Fixationsnaht etwas kranial des unteren Endes der Hautraffnaht subkutan an ein korrespondierendes Drüsenareal ebenfalls etwas kranial der neuen Inframammarlinie in der Steglinie optimal.

Anschließend kann die fortlaufende vertikale Raffnaht mit dem zuvor abgelegten *Monocryl*-Faden bis zum Unterrand der Areola komplettiert werden (Abb. 19). Die definitive Steglänge wird dann unter mäßigem Zug und entsprechender Raffung auf etwa 6 cm Länge gebracht (Abb. 20). Das Fadenende wird medial oder lateral etwa 1 cm entfernt von Areola und vertikaler Raffnaht ausgestochen und epikutan zur sicheren Haltung der Raffnaht geknotet.

Zuletzt näht man die Areola durch *Monocryl* 4-0 o. ä. intrakutan ein und entfernt gegebenenfalls gleichzeitig die ALLGÖWER-Situationsnähte. Das Ergebnis beinhaltet eine deutliche kraniale Überkorrektur sowie die vertikale Hautraffnaht, die kaudal in der neuen Inframammarfalte endet (Abb. 21).

Verbände

Da die neue Brustform auch auf der optimalen Verteilung und Anheilung der mobilisierten Hautpartien beruht, ist ein gut sitzender Andrückverband wichtig. Wir verwenden hierzu hautfarbene Steristripverbände mit breiten, elastischen und optimal haftenden Steristrips (z. B. *Suture Strip plus* 25 × 125 mm), die quer zur Hautraffnaht dachziegelartig appliziert werden (Abb. 22). Damit werden eine Tapefunktion zur Kompression mit gleichzeitiger Glättung der Hautfältchen und eine verbesserte Narbenbildung erfüllt. Eben-

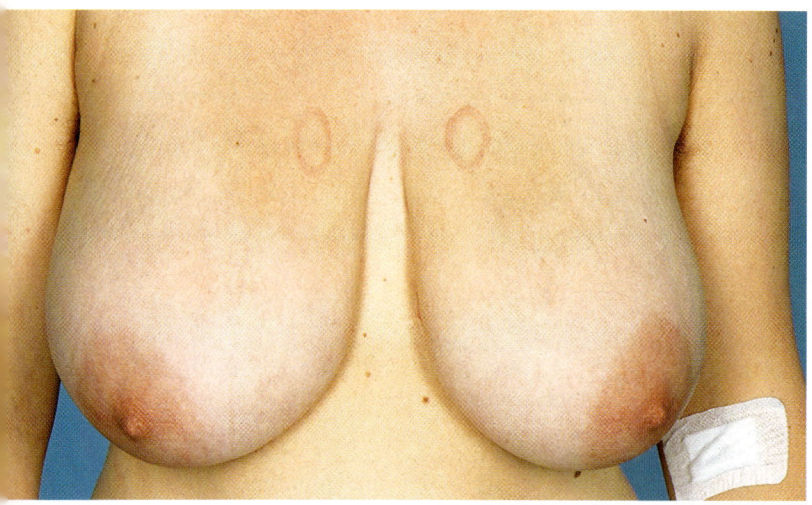

Abb. 24–31
Verlauf der Brustform nach beidseitiger Reduktionsplastik nach LEJOUR innerhalb eines Jahres postoperativ (Resektatgewicht rechts 480 g, links 460 g)

Abb. 25

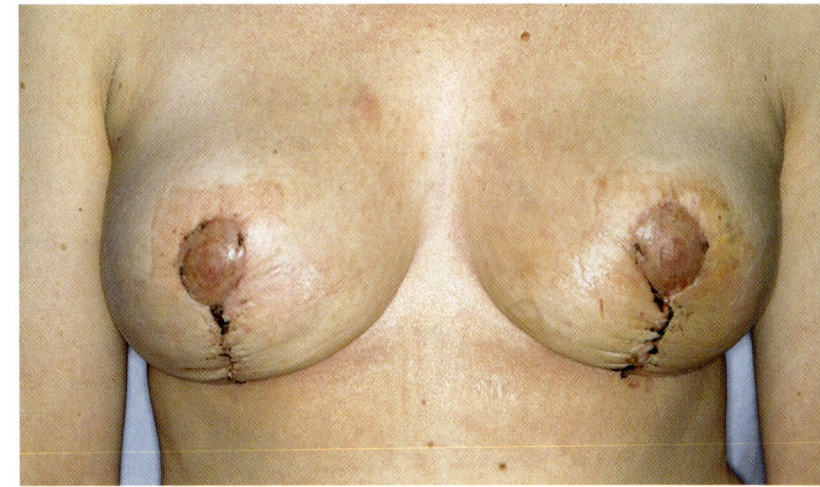

Abb. 26

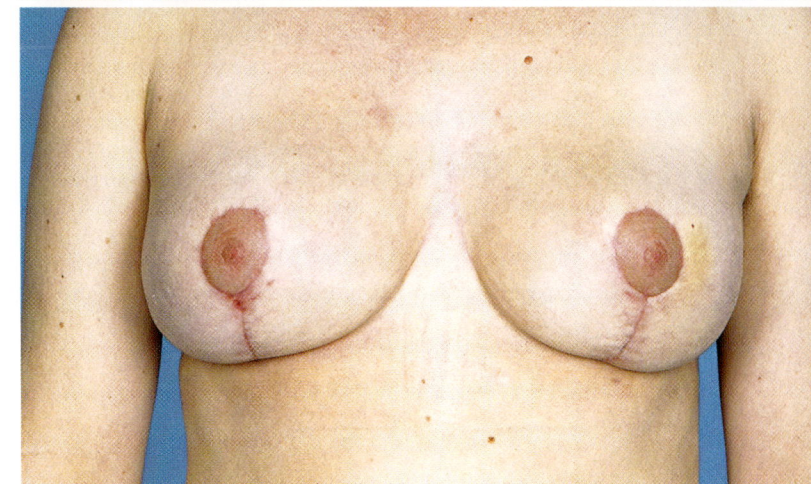

Abb. 27

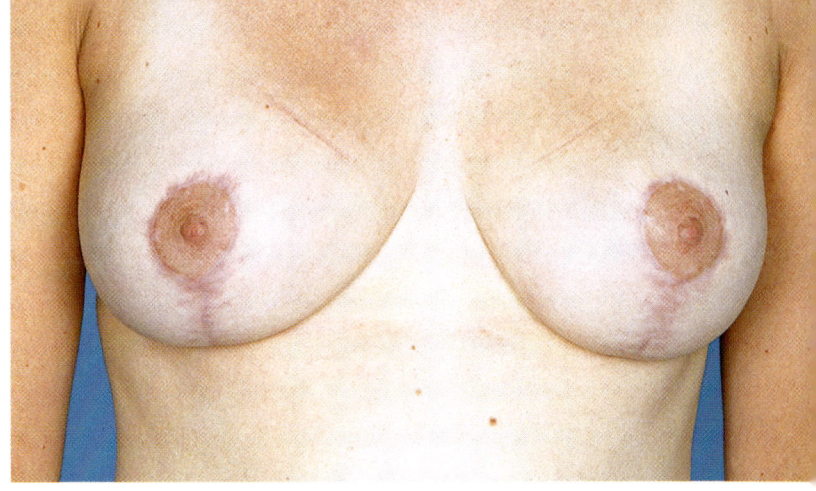

so erfolgt eine periareoläre Abdeckung mit halbierten Steristrips. Nach Auflage von Kompressen wird ein zirkulärer Druckverband angelegt, der mit Kompression von kaudal nach kranial die Überkorrektur unterstützt und für 2 bis maximal 3 Tage verbleibt.

Frühe postoperative Komplikationen

Größere Hämatome oder Nachblutungen liegen mit 1–4% in vergleichbarer Höhe wie bei anderen Brustoperationen. Die häufigsten Komplikationen sind Wundheilungsstörungen, die überwiegend am kaudalen und kranialen Ende der vertikalen Raffnaht auftreten. Je nach Resektionsgewicht und Bodymass-Index der Patientin treten Wundheilungsstörungen mit einer Frequenz zwischen 5% bei durchschnittlichen Reduktionsgewichten und 50% bei adipösen Patientinnen mit entsprechender Makromastie auf (9).

In der eigenen Serie wurde insgesamt eine Sekundärheilungsrate von 7,4% beobachtet. Partielle Mamillennekrosen berichtet LEJOUR bei 0,6% ihrer Patientinnen, andere Autoren bei bis zu 6% bei sehr ausgedehnten Reduktionen über 1000 g oder bei sehr langer Liftingstrecke (14); im eigenen Patientinnengut (n = 130 operierte Mammae) waren es 1,6%. Bemerkenswert ist, dass komplette Mamillennekrosen nirgends angegeben werden, sodass die Technik hinsichtlich der Mamillenperfusion als sehr sicheres Verfahren erscheint.

Postoperatives Management

Wir entfernen die Drainagen bei einer Fördermenge von ≤ 20 ml/24 h, was in der Regel am 1. oder 2. postoperativen Tag möglich ist. Nach 2–3 Tagen wird der zirkuläre Druckverband durch einen Kompressionsbüstenhalter ersetzt, der in den ersten 6 Wochen Tag und Nacht und in den ersten 2–3 Monaten tagsüber sowie bei sportlicher Betätigung getragen werden soll. Die elastischen Steristrips werden für 2–3 Wochen belassen, wobei die Patientin unter Abdeckung der Steristrips duschen darf.

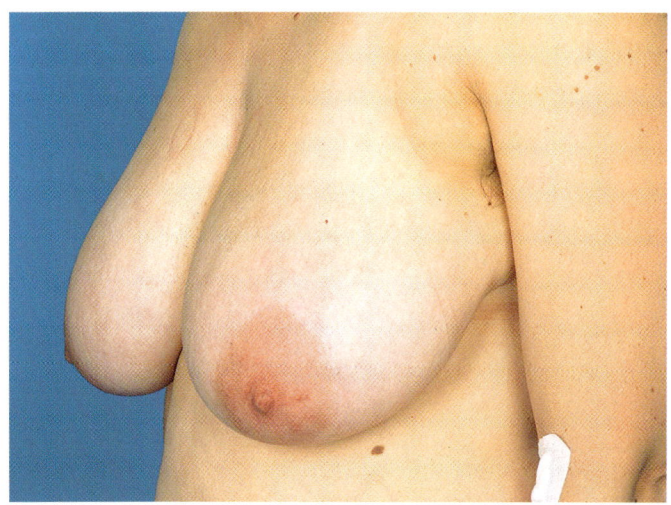

Abb. 28–31
Gleiche Patientin wie Abb. 24–27, seitlich-vorne aufgenommen

Abb. 29

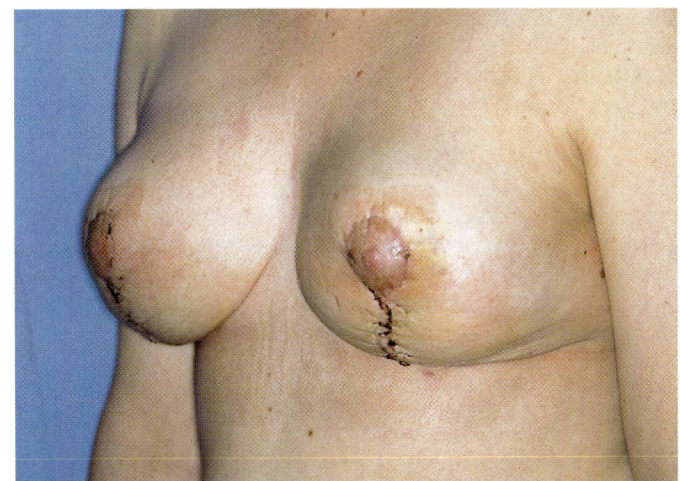

Abb. 30

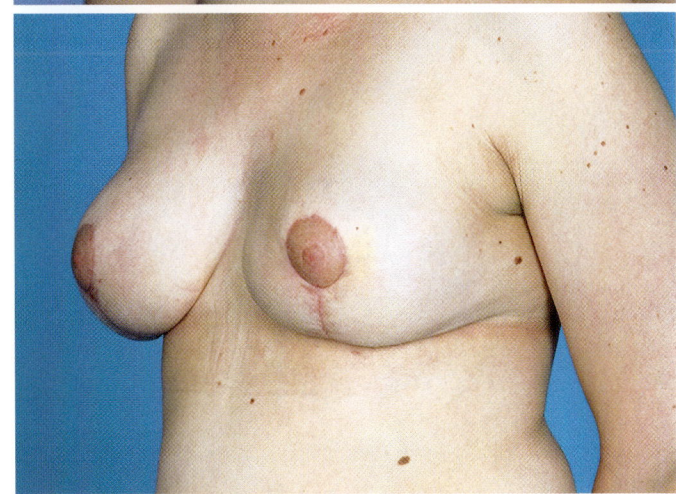

Abb. 31

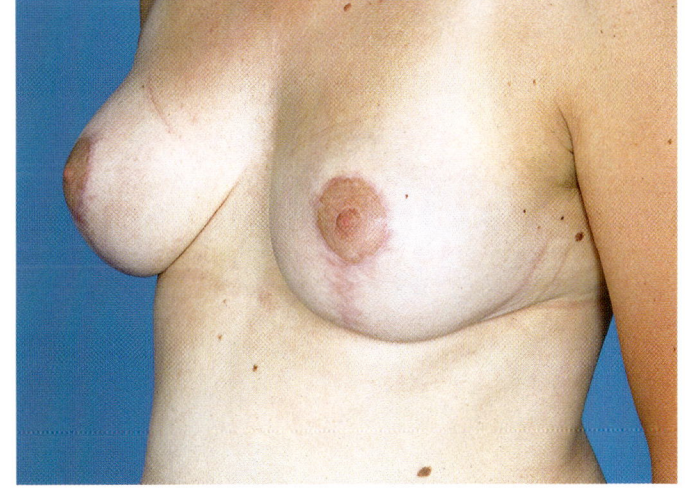

Kontrollen des funktionellen und ästhetischen Ergebnisses inklusive Fotodokumentation werden nach 6 und 12 Monaten sowie nach 2 und 4 Jahren empfohlen. Sowohl das Absinken der überkorrigierten Brust (Abb. 24–31) als auch die Rückbildung der Hautfalten im Bereich der vertikalen Raffnaht (Abb. 32 und 33) sind nach etwa 3–6 Monaten zu erwarten und nach 1 Jahr weitgehend abgeschlossen.

Langzeitergebnisse und operative Korrekturen

Bei insgesamt sehr guten ästhetischen Ergebnissen und einer hohen Zufriedenheit der Patientinnen hinsichtlich Form und Narbenbild (18) kommt es nach eigenen Erfahrungen bei etwa 5% der Frauen zu korrekturbedürftigen Ergebnissen, vor allem aufgrund von Wundheilungsstörungen am kaudalen Stegende im Bereich

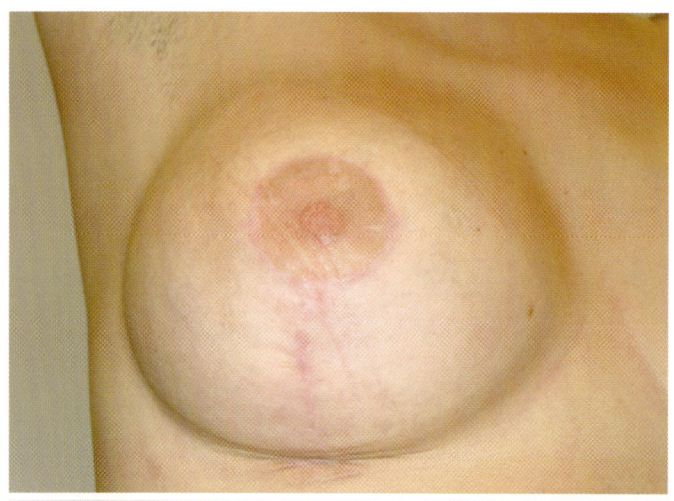

Abb. 32
Rückbildung der Hautfältelung im Bereich der vertikalen Raffnaht

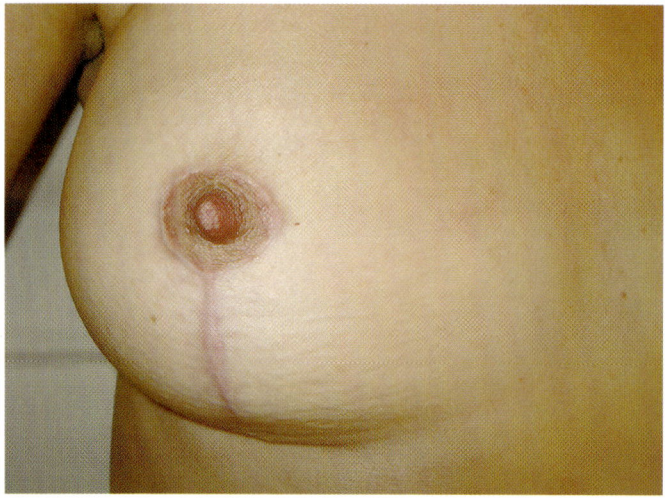

Abb. 33
Seltene mäßige Keloidbildung im Bereich der vertikalen Narbe

der tabaksbeutelartigen Raffung. Durch die damit verbundene Aufhebung der erzielten kaudalen Nahtadaptation und Hautspannung kann durch seitliches Abweichen eine Doppelfaltenbildung meist lateral im Bereich der Inframammarfalte resultieren.

Bei Verlagerung der Inframammarfalte um mehr als 2 cm kann es auch trotz sorgfältig platzierter Fixationsnaht des kaudalen Stegendes dort zu einer störenden Einziehung kommen. Die entsprechende Korrektur kann in beiden Fällen nochmals über eine rein vertikale Inzision und Neuverteilung erfolgen, bei ausgeprägteren Verlagerungen sollte sie aber über eine kleine T-Narbe angegangen werden.

Operative Nachkorrekturen gibt LEJOUR für maximal 12% aller Patientinnen an, andere Autoren für 5–22% (12, 18). Im eigenen Patientengut betrug die Rate an Korrektureingriffen 5% und war damit etwa doppelt so häufig wie nach anderen Reduktionstechniken mit invertiertem »T«. Allerdings hatte dies keinen Einfluss auf die hohe Zufriedenheit mit dem Gesamtergebnis nach der Operation.

Korrekturen sollten generell frühestens 6–12 Monate postoperativ geplant werden. Bei eventuellen Wundheilungsstörungen müssen diese unter den üblichen konservativen Maßnahmen abgewartet und keinesfalls frühzeitige operative Interventionen angestrebt werden. Selbst zunächst ausgeprägte Wundheilungsstörungen heilen meist ohne gravierende ästhetische Problematik ab und sind, falls dennoch gewünscht, im abgeheilten Zustand sicher zu korrigieren.

Modifikationen und Besonderheiten der operativen Planung

Verschiedene Aspekte der von LEJOUR propagierten Operationstechnik wurden oder werden als problematisch im Hinblick auf eine längere Lernkurve oder auch eine erhöhte Komplikations- und Spätrevisionsrate angesehen. Als ursächlich für eine längere Lernkurve gilt die Freihandanzeichnung der LEJOUR-Technik, sodass sich mehrere Publikationen mit einer vereinfachten und schematisierten Anzeichnungs- und Präparationstechnik befassen (11, 13, 19, 20).

Dabei folgt die Anzeichnung zunächst der Anzeichnungstechnik zur Reduktion mit zentroinferiorem Stiel. Die endgültige Nippelpositionierung wird ebenfalls am Ende des Eingriffs festgelegt, was viele Operateure als Vereinfachung sehen. Uns erscheint die präoperative Planung auch der neuen Nippel-Areola-Position konsequenter, und kleinere Korrekturen, wie Ausrundungen der Areola am Ende des Eingriffs, sind problemlos möglich.

Weitere Modifikationen betreffen die Hautmobilisation, die mit einer erhöhten Wundheilungsrate und Durchblutungsstörungen der Haut in Verbindung gebracht wird und daher aus verschiedenen modifizierten Konzepten eliminiert wurde (4, 20). Die Verkürzung der Steglänge durch Raffung wird allerdings durch die Hautuntergrabminierung sicher erleichtert, weshalb wir bisher nicht darauf verzichtet haben, sondern nur – den individuellen Verhältnissen angepasst – eine restriktive Mobilisation durchführen.

Weitere Modifikationen schließlich umfassen wiederum die Einführung einer zusätzlichen inframammären Narbe in Form einer kurzen inframammären Narbe (21) oder einer L-Narbe (22), sofern sich ein Problem der ausschließlich vertikalen Hautraffung ergeben sollte. Eleganter wird dieses Problem aber z. B. über eine zusätzliche periareoläre Hautresektion und Hautraffung gelöst, was sowohl aus operationstechnischer Sicht als auch hinsichtlich des definitiven Narbenbildes günstiger erscheint (23).

Da die superiore Mamillenstielung der Technik nach LEJOUR vor allem bei langen Transpositionsstrecken des Nippel-Areola-Komplexes als komplikationsträchtig im

Hinblick auf Mamillennekrosen angesehen wurde, ist außerdem der Wechsel auf eine mediale (oder laterale) (14, 24, 25) oder auch kaudale Stielung Gegenstand von Modifikationen in der Technik (26).

Literatur

1. Dartigues L. Traitemant chirurgical du prolapsus mammaire. Arch Franc Belg Chir 1925; 28: 313–328.
2. Arie G. Una nueva tecnica de mastoplastia. Rev Latinoam Chir Plast 1957; 3: 23–28.
3. Lassus C. A 30-year experience with vertical mammaplasty. Plast Reconstr Surg 1996; 97: 373–380.
4. Lassus C. Update on vertical mammaplasty. Plast Reconstr Surg 1999; 104: 2289–2304.
5. Lejour M, et al. Reduction of mammaplasty scars: from a short inframammary scar to a vertical scar. Ann Chir Plast Esthet 1990; 35: 369–379.
6. Lejour M. Vertical mammaplasty. Plast Reconstr Surg 1993; 92: 985–986.
7. Lejour M. Vertical mammaplasty and liposuction of the breast. Plast Reconstr Surg 1994; 94: 100–114.
8. Lejour M. Pedicle modification of the Lejour vertical scar reduction mammaplasty. Plast Reconstr Surg 1998; 101: 1149–1150.
9. Lejour M. Vertical mammaplasty: early complications after 250 personal consecutive cases. Plast Reconstr Surg 1999; 104: 764–770.
10. Lejour M. Vertical mammaplasty: update and appraisal of late results. Plast Reconstr Surg 1999; 104: 771–784.
11. Menke H, Olbrisch RR, Bahr C. Standard technique of breast reduction surgery with vertical scar. Handchir Mikrochir Plast Chir 1999; 31: 134–136.
12. Berthe JV, et al. The vertical mammaplasty: a reappraisal of the technique and its complications. Plast Reconstr Surg 2003; 111: 2192–2202.
13. Beer GM, et al. Modifications in vertical scar breast reduction. Br J Plast Surg 2001; 54: 341–347.
14. Deconinck C, et al. Report of 243 vertical mammoplasties for very large, heavy breasts and/or severe ptosis. Analysis of the result and technical. Ann Chir Plast Esthet 2002; 47: 623–632.
15. Hidalgo DA, et al. Current trends in breast reduction. Plast Reconstr Surg 1999; 104: 806–818.
16. Pickford MA, Boorman JG. Early experience with the Lejour vertical scar reduction mammaplasty technique. Br J Plast Surg 1993; 46: 516–522.
17. Tapia A, et al. Evolution of the vertical scar in Lejour's mastoplasty technique. Aesthetic Plast Surg 1996; 20: 377–384.
18. Cruz-Korchin N, Korchin L. Vertical versus Wise pattern breast reduction: patient satisfaction, revision rates, and complications. Plast Reconstr Surg 2003; 112: 1573–1581.
19. Chen CM, et al. Simplifying the vertical reduction mammaplasty. Plast Reconstr Surg 2004; 113: 162–174.
20. Hall-Findlay EJ. A simplified vertical reduction mammaplasty: shortening the learning curve. Plast Reconstr Surg 1999; 104: 748–763.
21. Marchac D, Sagher U. Mammaplasty with a short horizontal scar. Evaluation and results after 9 years. Clin Plast Surg 1988; 15: 627–639.
22. Pallua N, Ermisch C. »I« becomes »L«: modification of vertical mammaplasty. Plast Reconstr Surg 2003; 111: 1860–1870.
23. Gulyas G. Combination of the vertical and periareolar mammaplasty. Aesthetic Plast Surg 1996; 20: 369–375.
24. Asplund OA, Davies DM. Vertical scar breast reduction with medial flap or glandular transposition of the nipple-areola. Br J Plast Surg 1996; 49: 507–514.
25. Hall-Findlay EJ. Pedicles in vertical breast reduction and mastopexy. Clin Plast Surg 2002; 29: 379–391.
26. Hammond DC. Short scar periareolar inferior pedicle reduction (SPAIR) mammaplasty. Plast Reconstr Surg 1999; 103: 890–902.

Reduktionsplastik mit modifizierter inferiorer Technik

M. Rezai, Düsseldorf

Es gibt keine Operationsmethode, die so oft verifiziert, modifiziert und neu entdeckt worden ist wie die Reduktionsplastik. Dies ist teilweise auf die Versuche zurückzuführen, die Methoden mit der Zeit an die individuellen Ansprüche der Frauen anzupassen.

Im Gegensatz zu früher sind die Methoden von heute nicht mehr schablonisiert und standardisiert im Sinne einer resektiven Chirurgie, sondern an das Gesamtkörperbild der Frau angepasst im Sinne der ästhetischen Chirurgie. Das bedeutet, dass neben der Volumenreduktion auch eine Reihe anderer Aspekte mit berücksichtigt werden müssen:

- Gewünschte Brustgröße und -form;
- Brustsymmetrie;
- Veränderung der Brustbasis;
- optimale Projektion der Mamille;
- Rekonstruktion der oberen Brustfüllung;
- narbensparendes Vorgehen;
- Vermeidung einer sekundären Ptosis;
- Korrektur der lateralen Wulstbildung;
- Erzielen einer ästhetischen Brust (äußere Ästhetik);
- innere Ästhetik (Beurteilbarkeit in bildgebenden Verfahren);
- onkoplastisches Vorgehen bei Tumorpatientinnen;
- Angleichung der kontralateralen Seite bei der Rekonstruktion nach Mastektomie;
- Überkorrektur zur Vermeidung der sekundären Ptosis.

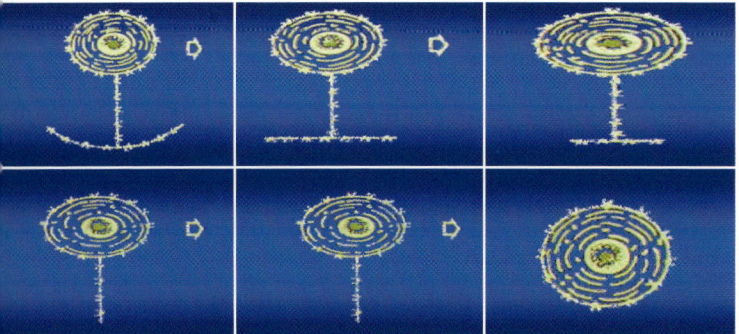

Abb. 1
Evolution der Narbengestaltung
(L. Ribeiro)

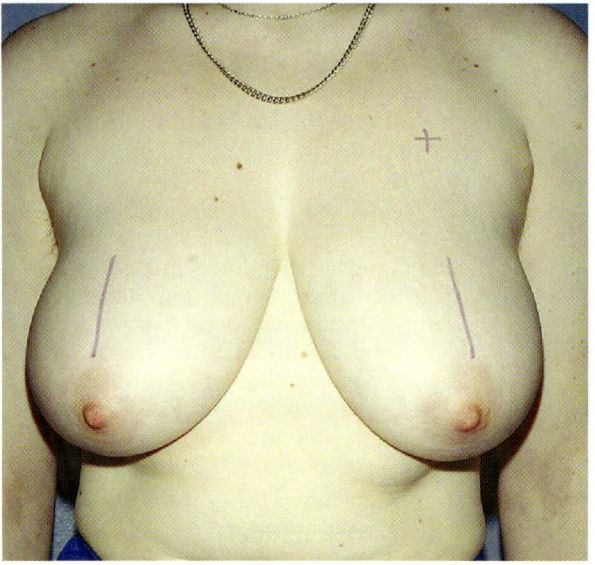

Abb. 2
Anzeichnung der Brustmittellinien

Abb. 3
Die neue Mamillenposition ist die Projektion der Inframammarfalte auf der Brustmittellinie

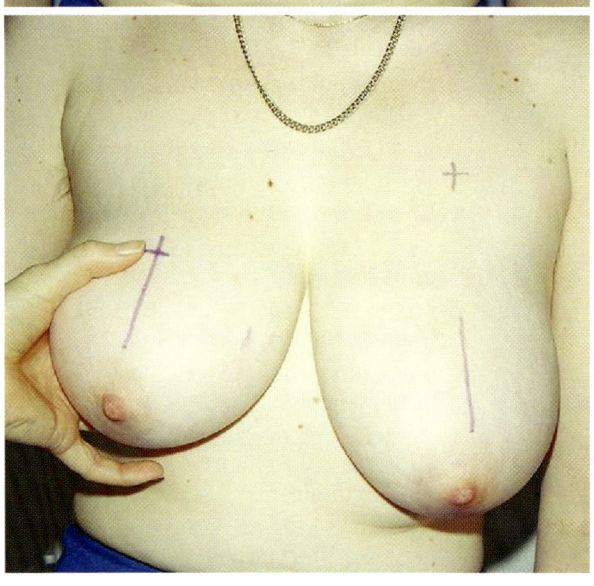

Abb. 4 und 5
Durch Zusammenkneifen der Haut wird ermittelt, wie viel überschüssige Haut für eine spannungsfreie Adaptation reseziert werden kann. Das Ergebnis wird mit 2 Punkten markiert; die Verbindungslinien mit der Mamillenposition betragen je 10 cm

Abb. 6 und 7
Bogenförmige Verbindung der unteren Punkte des umgekehrten »V« mit der Inframammarfalte

Abb. 8 und 9
Dadurch ermöglichte Verkleinerung der Brustbasis und verkürzte Narbenbildung

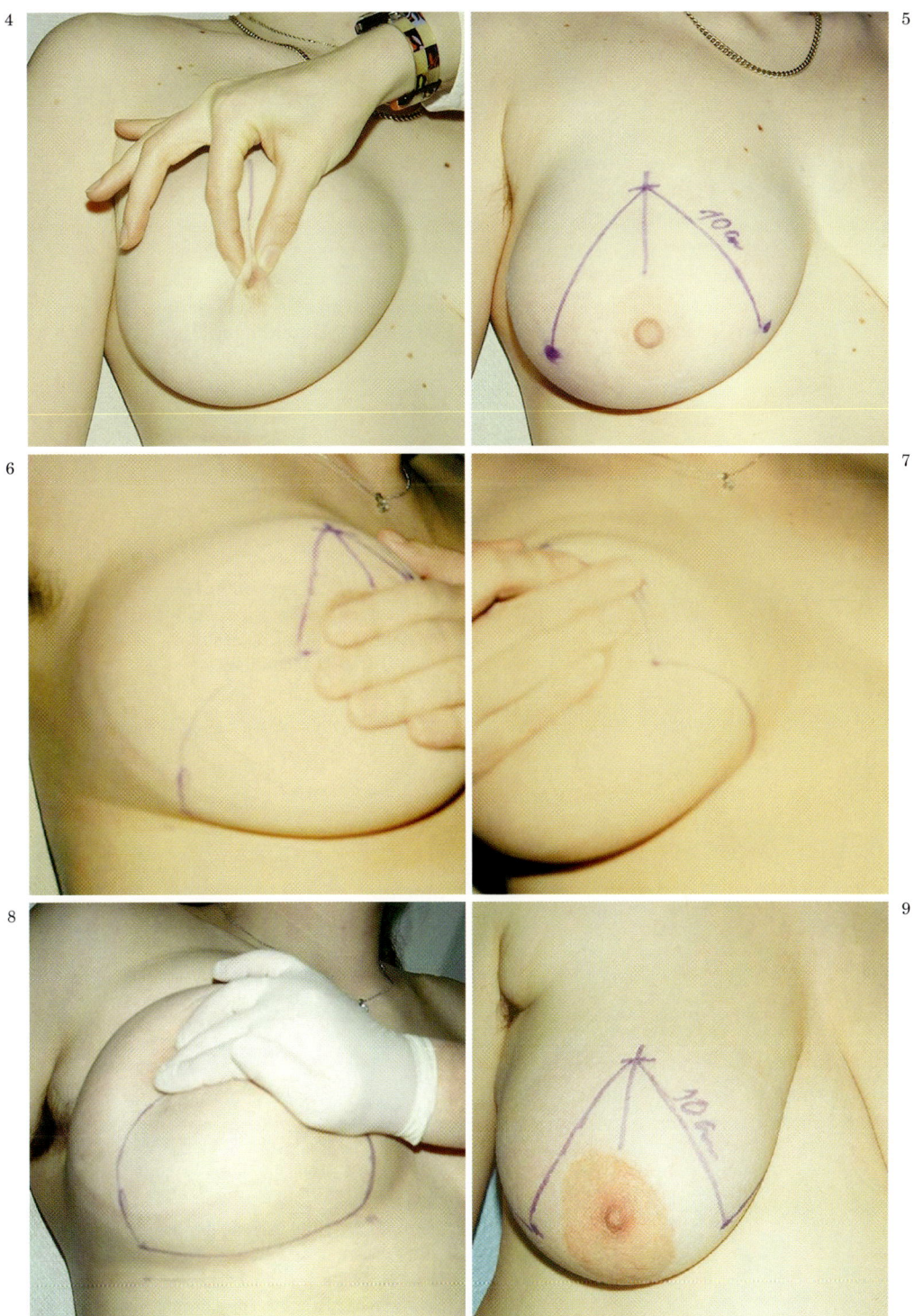

Abb. 10–15
Operatives Vorgehen

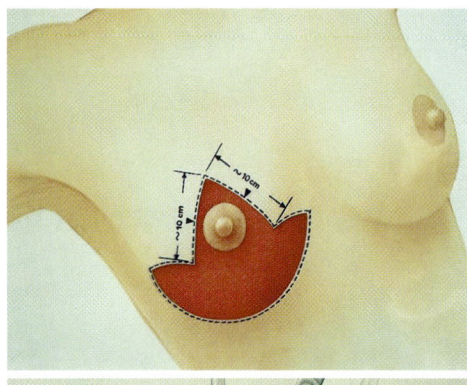

Abb. 10
Die vollständige Deepithelisierung der gesamten Anzeichnungsfigur

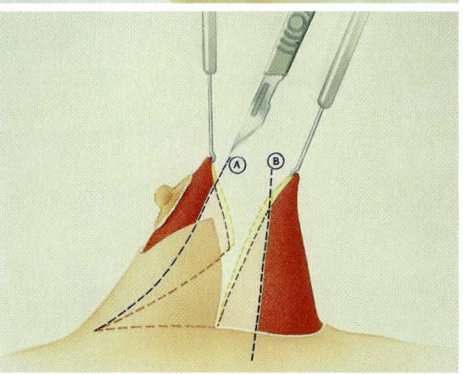

Abb. 11
Mobilisierung des gesamten Drüsenparenchyms (analog zur subkutanen Mastektomie) unter Belassung von 1–1,5 cm Schichtdicke

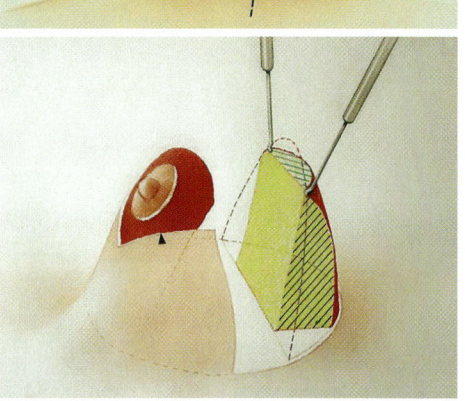

Abb. 12
Die Resektion erfolgt individuell und aus verschiedenen Quadranten je nach Bedarf und Planung. Die Mamille wird kranial gestielt

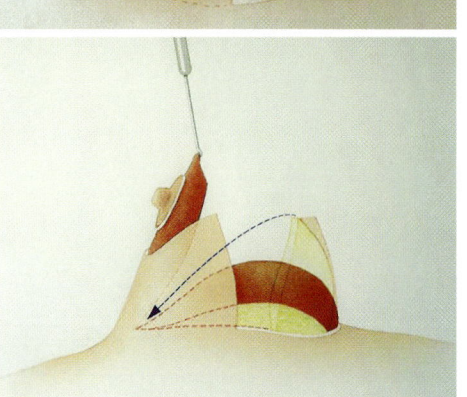

Abb. 13
Der inferiore Stiel wird an der oberen Brustbasis angebracht und modelliert. Brustbasis, Projektion, Form und Volumen der Brust werden durch den inferioren Lappen bestimmt

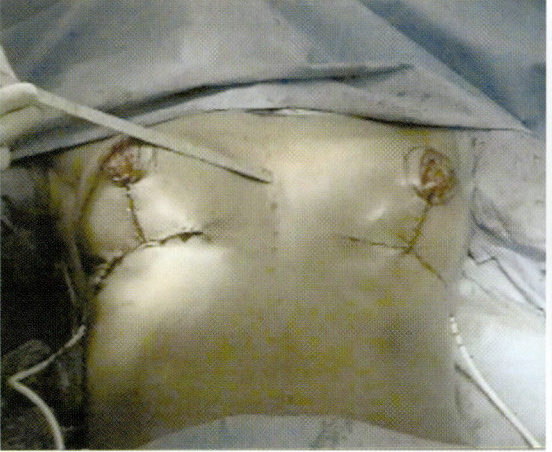 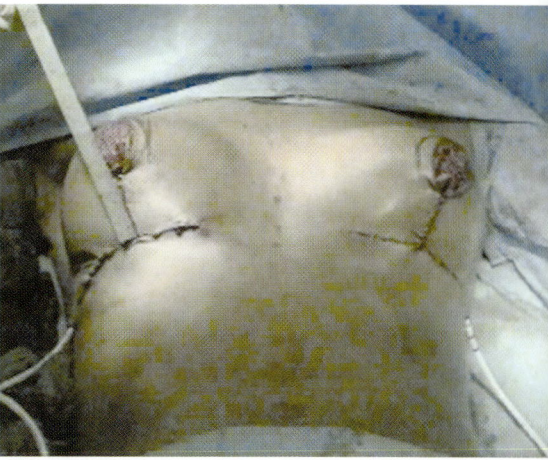

Abb. 14 und 15
Die neue Position der Mamille wird individuell bestimmt. Der Abstand von der Sternummitte bis zum Areolarand beträgt etwa 8–11 cm. Der vom unteren Mamillenrand bis zur Inframammarfalte zwischen 5 und 6 cm

Die meisten bekannten Methoden stoßen, je nach Menge des zu reduzierenden Gewebes, der Mamillenstielung und der Narbenverläufe, an ihre Grenzen. 1975 beschrieb LIACYR RIBEIRO eine neue Technik der Reduktionsplastik, bei der die Mamille auf dem inferioren Lappen gestielt war. Diese inferiore Technik gewann zunehmend an Popularität: Im Jahre 1987 ermittelte die American Society of Plastic and Reconstructive Surgery, dass 36% der Mitglieder die inferiore Technik bevorzugten (1).

Nachdem neuere Techniken mit geringerer Narbenbildung – wie die von MARCHAC (2) und LEJOUR (Vertikalnarbe) (3, 4) sowie von BENELLI (periareoläre Narbe) (5, 6) – vorgestellt wurden, verlor die inferiore Technik ihre Favoritenrolle.

Die Frage ist nun, ob wir für die unterschiedlichen Indikationen unterschiedliche Methoden brauchen oder ob es eine Operationsmethode geben wird, die die erwähnten Anforderungen erfüllt.

Meiner Erfahrung nach ist es möglich, die von mir modifizierte inferiore Technik (7) als universelle Methode einzusetzen, wenn wir die Reduktionsplastik in 2 voneinander unabhängige Schritte unterteilen:

○ Innere Reduktion (Volumenreduktion);
○ äußere Reduktion (Hautmantelresektion).

Im Gegensatz zur Originaltechnik wird dabei die Mamille kranial gestielt, selten auch auf dem inferioren Lappen bzw. eine freie Mamillentransplantation durchgeführt. Die freie Mamillentransplantation ist zwar jederzeit möglich, kommt aber selten zur Anwendung, z. B. bei den onkoplastischen Operationen in der Tumorchirurgie.

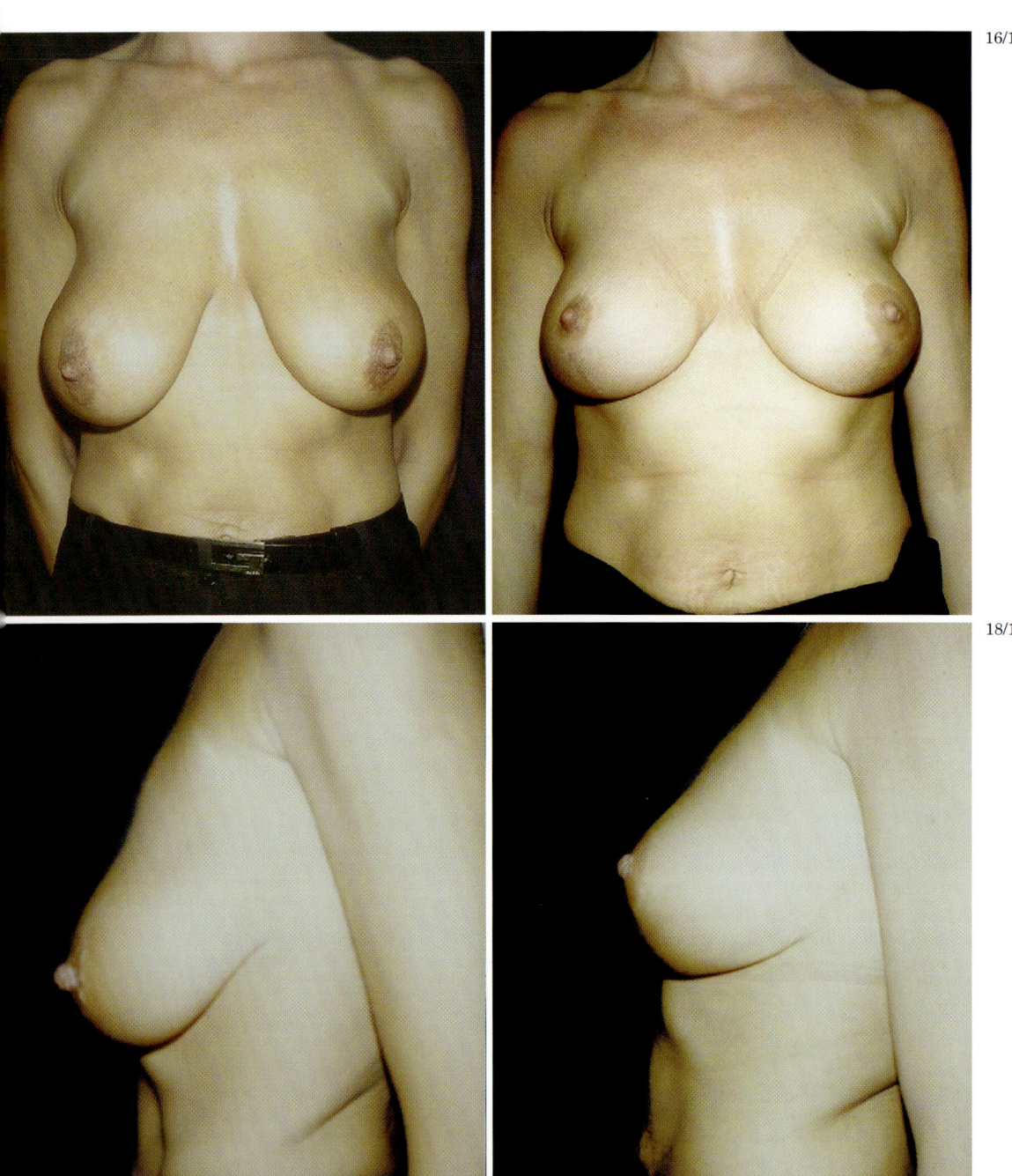

Abb. 16–19
Behandlungsergebnisse:
Korrektur der oberen Füllung und Form
mit umgekehrtem T-Schnitt

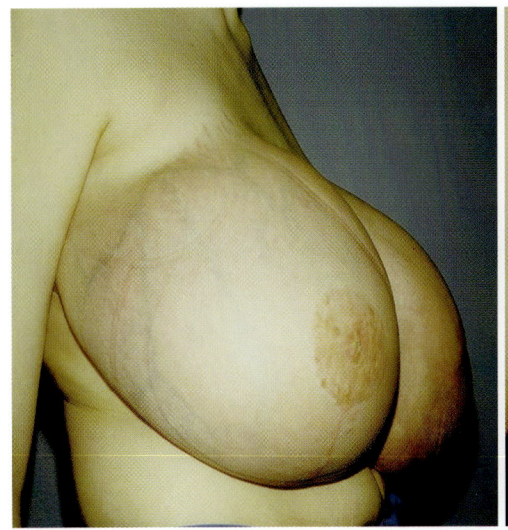
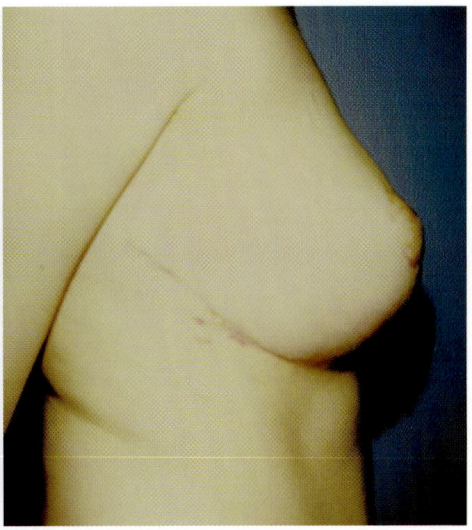

Abb. 20 und 21
Hypertrophe Brust. Verkleinerung von Brustbasis und -volumen. 14-jährige Patientin mit juveniler Makromastie. Resektionsvolumen 3500 g rechts und 2500 g links. Korrektur ohne freie Mamillentransplantation

Je nach Brustgröße und -form können unterschiedliche Narbenformen mit der inneren Reduktion kombiniert werden (z. B. umgekehrte-T-Schnitt-Narbe, L-Plastik, vertikale Narbe, periareoläre Inzision) (Abb. 1).

Seit 1993 verwende ich die von mir modifizierte und weiterentwickelte Technik – kombiniert mit unterschiedlichen Narbengestaltungen, gelegentlich mit der freien Mamillentransplantation – in jeder Situation als universelle Methode (Abb. 2–45).

Präoperative Planung

Der Erfolg der Operation hängt maßgeblich von der präoperativen Planung unter Berücksichtigung der Problematik und der Wünsche der Patientin ab. Um Missverständnisse zu vermeiden, geben wir den Patientinnen nach der 1. Konsultation ausreichend Bedenkzeit für die Entscheidung.

Die präoperative Anzeichnung erfolgt nach Bestimmung von Resektionsvolumen, Hautschnittmuster und Zugangsweg 1–2 Tage vor der Operation mit spezieller wasserfester Tinte. Das Vorgehen ist in den Abb. 2–9 dargestellt.

Onkoplastische Operation in der Tumorchirurgie

Neben den ästhetischen Aspekten spielen die Reduktionsmethoden auch eine wich-

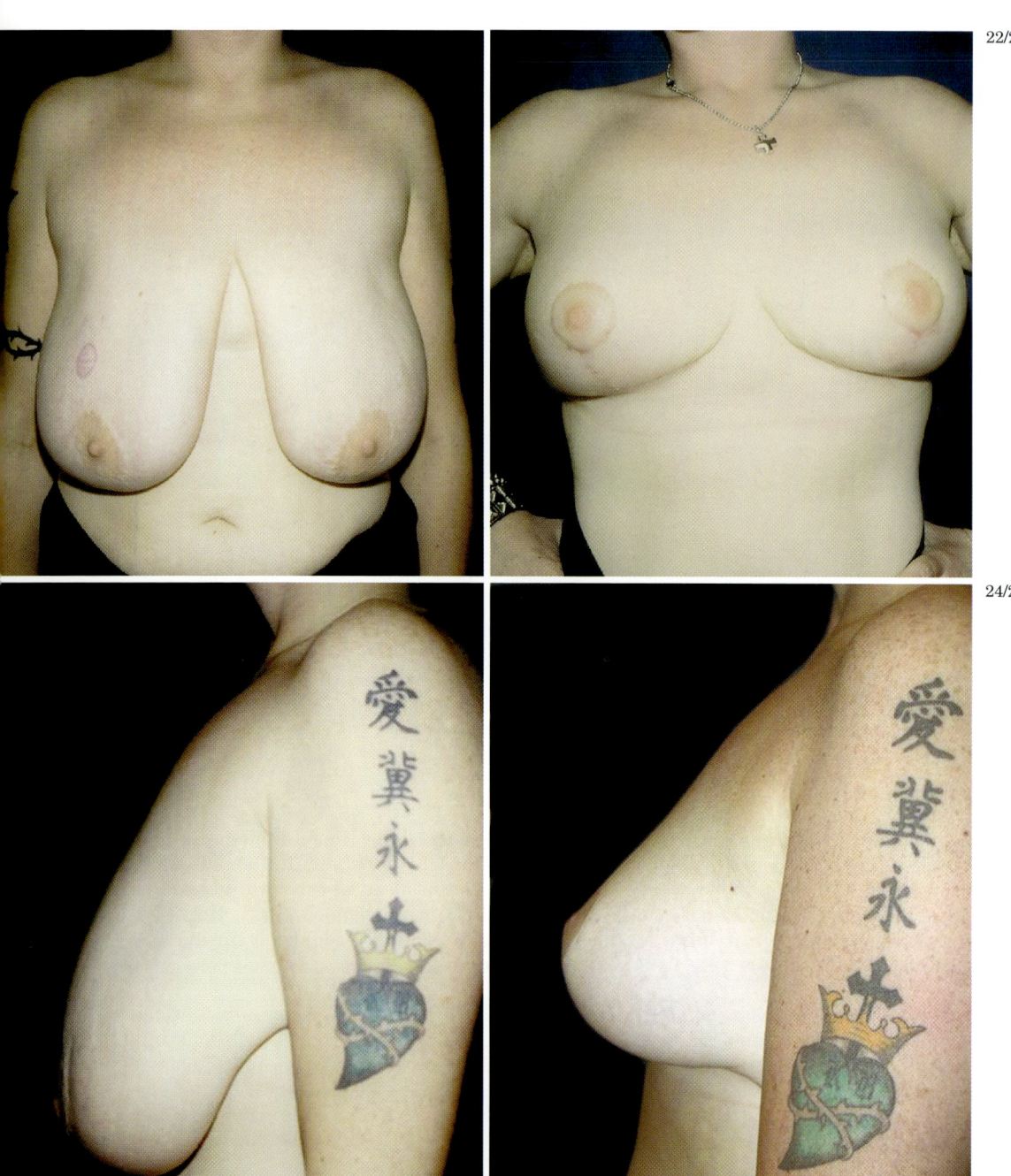

Abb. 22–25
Ptosis. Korrektur der ausgeprägten Ptosis und der fehlenden oberen Füllung. Als Nebeneffekt ergibt sich durch die neue Positionierung und Höherverlagerung der Inframammarfalte eine Straffung des Oberbauchs

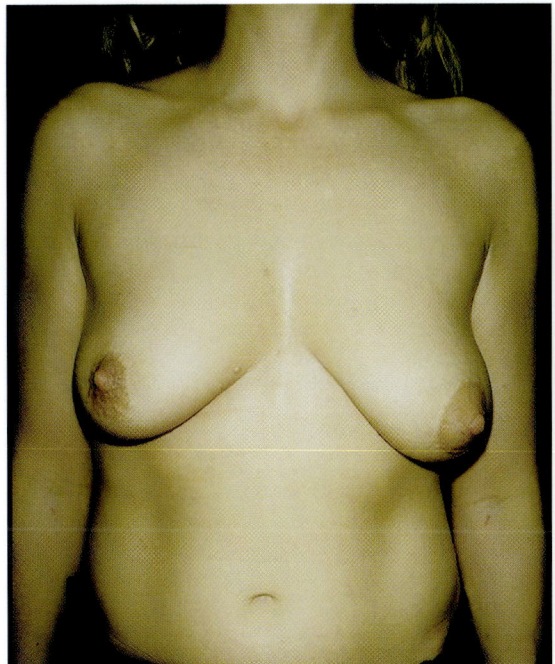 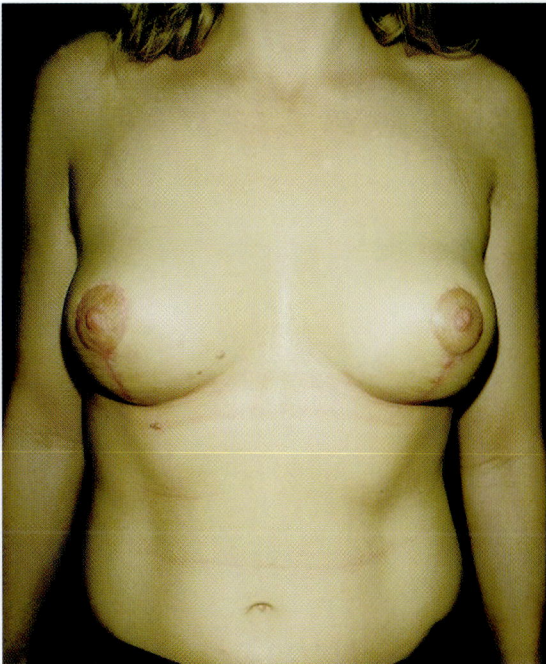

Abb. 26 und 27
Formveränderung mit vertikaler Narbe

tige Rolle im Bereich der Prävention, der Reduktion der Mammakarzinominzidenz und der Indikationserweiterung zur brusterhaltenden Therapie. Wie den beiden nachfolgend zusammengefassten Studien zu entnehmen ist, kann die Inzidenz des Mammakarzinoms erheblich reduziert werden.

Studien zur Mammakarzinominzidenz nach Reduktionsplastik

○ Studie 1:
In einer dänischen Studie von BOICE et al. (8) wurden in den Jahren 1977–1992 7720 Frauen im Alter zwischen 40 und 50 Jahren nachbeobachtet.

Ergebnis: 50% weniger Mammakarzinome nach Reduktionsplastik.

○ Studie 2:
In einer kanadischen Studie von MITCHELL H. BROWN et al. wurden retrospektiv die Daten von 30 000 Frauen aus den Jahren 1979–1993 ausgewertet.

Ergebnis: 40% weniger Mammakarzinome nach Reduktionsplastik.

Die Reduktionsmethoden haben erheblich zur Indikationserweiterung der brusterhaltenden Therapie beigetragen, vor allem bei fortgeschrittenen Befunden oder multifokalem Sitz der Tumoren.

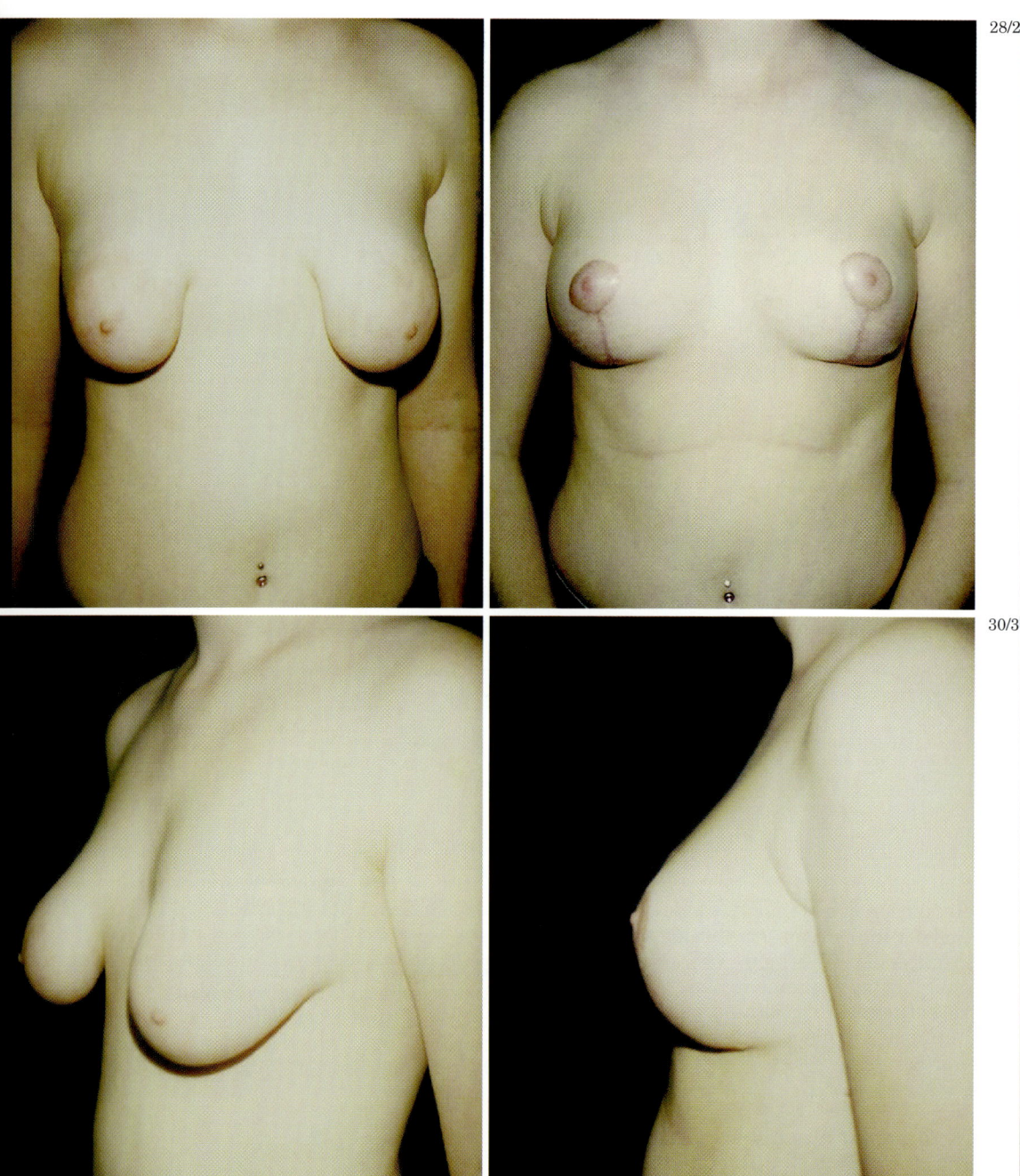

Abb. 28–31
Formveränderung mit vertikaler Narbe
bei lobulärer Brust
ohne Implantateinsatz

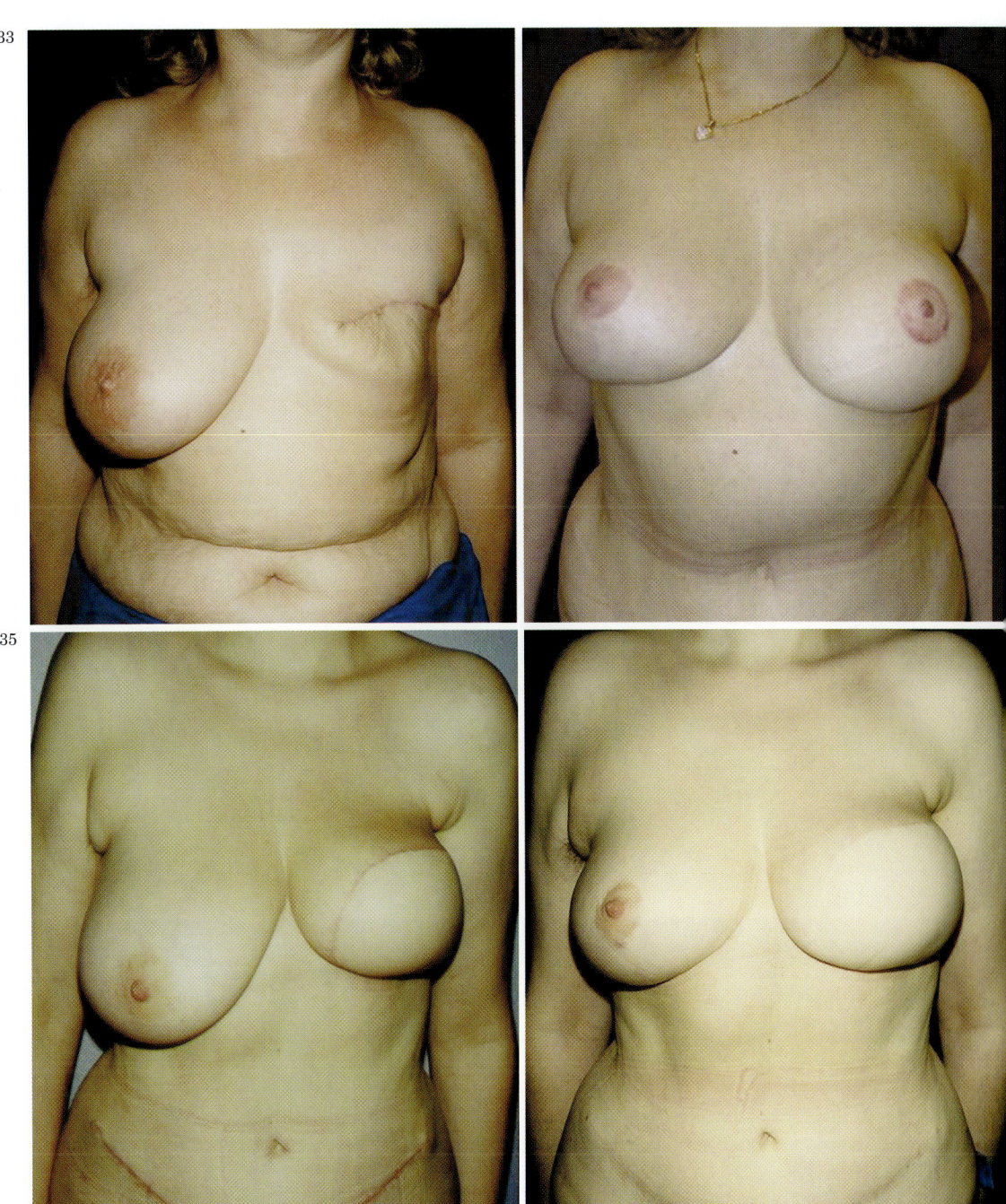

Abb. 32–35
Angleichung der kontralateralen Seite in der rekonstruktiven Chirurgie. Zustand nach Formrekonstruktion mit einseitig gestieltem Rektuslappen (one pedicle TRAM flap) und angleichende Reduktionsplastik

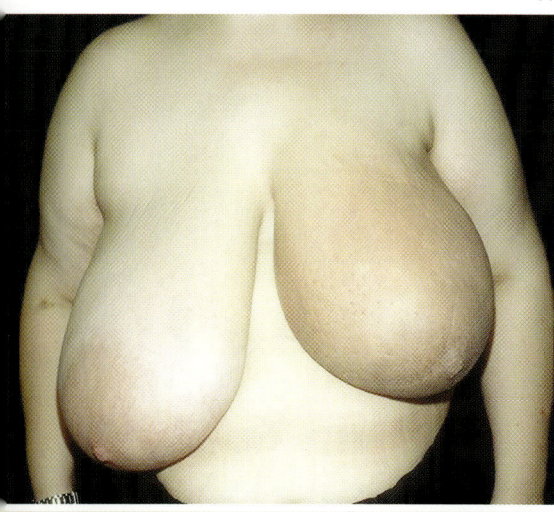

Abb. 36
Ausgeprägte Fibrose nach brusterhaltender Therapie und Bestrahlung bei T1-Tumor links

Abb. 37–40
Tumorlageradaptierte Reduktionsplastik

Abb. 37
Zustand nach neoadjuvanter Chemotherapie bei T3-Tumor unifokal rechts

Abb. 38
Zustand nach Operation und Radiatio

Abb. 39
Axilladissektion rechts

Abb. 40
Kombination der Volumenreduktion mit L-Plastik

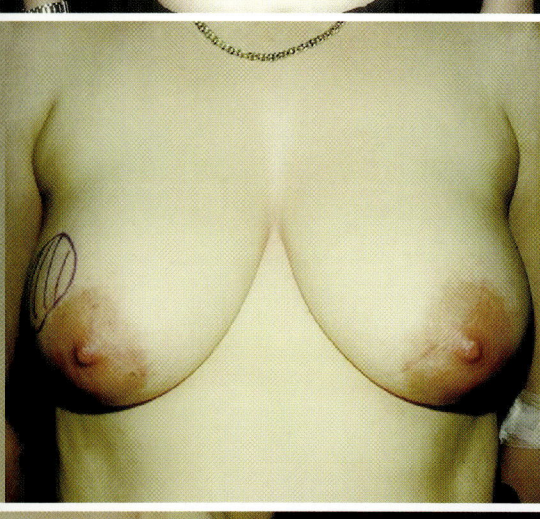
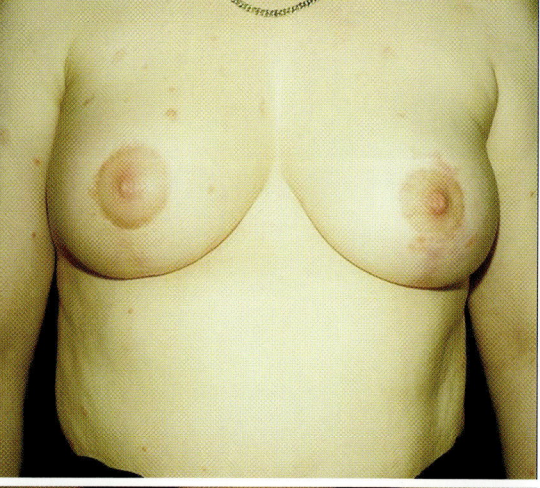
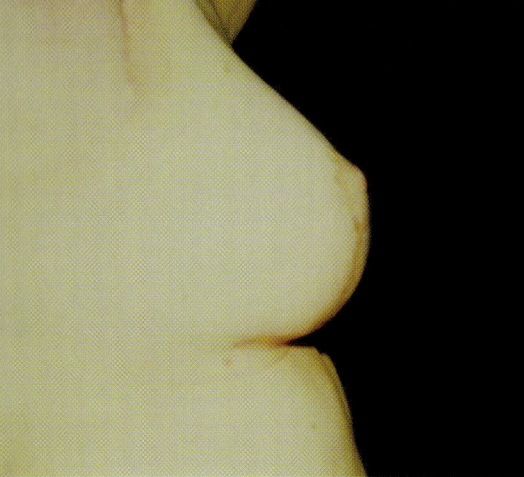
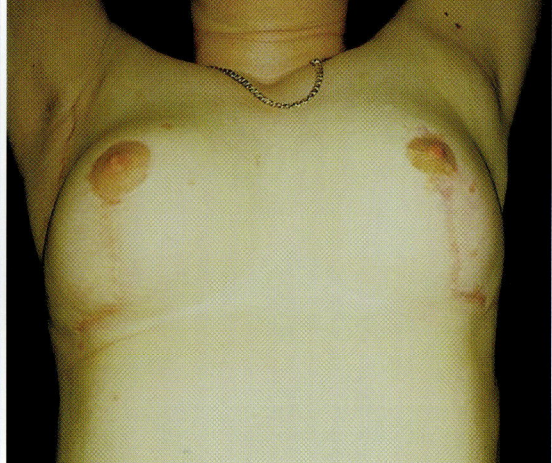

Abb. 41–45
Oberkorrektur

Abb. 41
Um das erreichte Ergebnis langfristig halten zu können, empfiehlt es sich, durch Oberkorrektur Veränderungen, wie z. B. einer sekundären Ptosis oder einem Slidingphänomen, vorzubeugen und die Mamillenposition aufrecht zu erhalten

Abb. 42 und 44
Die Verlagerung der inferioren Pedicale weit nach kranial im Sinne der Oberkorrektur

Abb. 43 und 45
Etwa 6 Monate später entsteht das vorgesehene Resultat

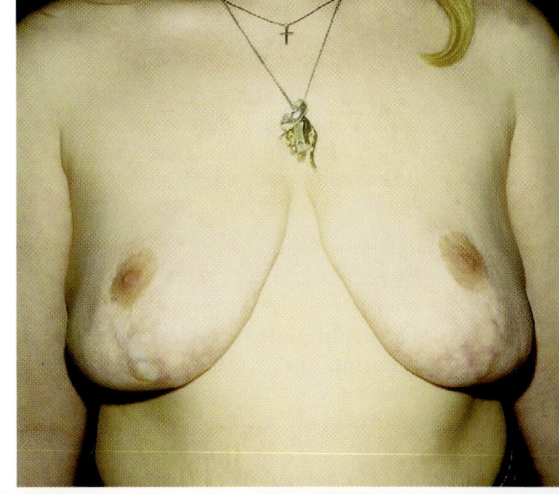

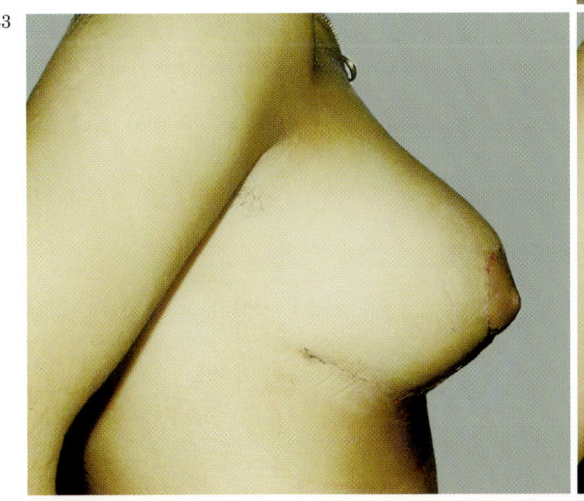

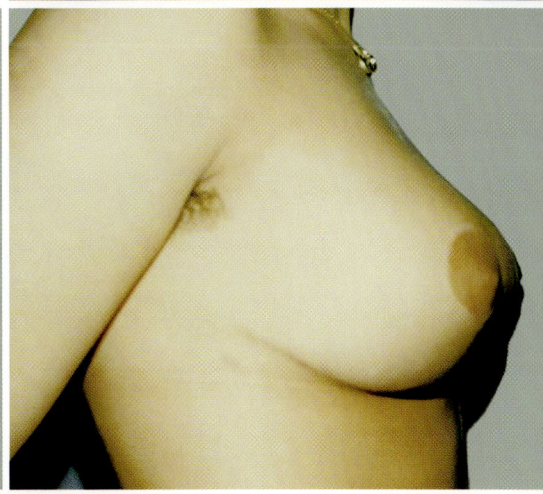

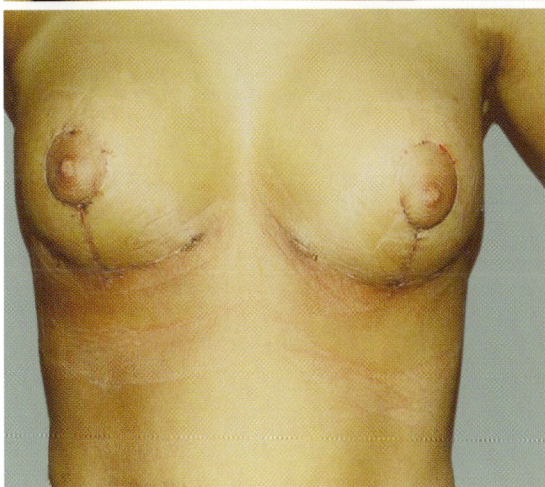

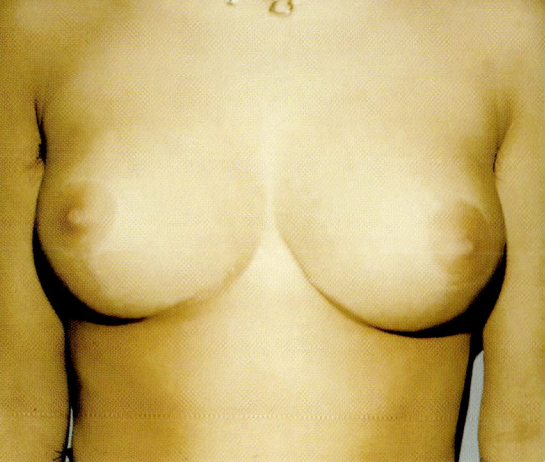

Die Gefahr von Dosisinhomogenität bzw. Dosisüberschuss ist bei voluminösen Brüsten sehr hoch, sodass sich oft sogar bei günstiger Relation von Tumor zu Brust (»T1-Tumoren«) aus strahlentherapeutischen Gründen die tumoradaptierte Reduktionsplastik empfiehlt.

Fazit

Die modifizierte inferiore Technik in Kombination mit verschiedenen Narbenformen ist als universelle Methode uneingeschränkt einsetzbar.

Literatur

1. Hoffmann S. Reduction mammaplasty: a medical-legal hazard? Aesthetics Plast Surg 1987; 11: 113–116.
2. Marchac D, de Olarte G. Reduction mammaplasty on correction of ptosis with a short inframammary scar. Plast Reconstr Surg 1982; 69: 44–55.
3. Lejour M, Abound M. Vertical mammaplasty without inframmary scar and with breast liposuction. Perspect Plast Surg 1990; 4: 67.
4. Lejour M. Vertical mammaplasty and Liposuction. St. Louis: Quality Medical Publishing; 1994.
5. Benelli L. Technique de plastie mammaire. Le »round bloc«. Rev Fr Chir Esther 1988; 50: 7.
6. Benelli L. A new periareolar mammaplasty: the »round block« technique. Aesthetics Plast Surg 1990; 14: 93–100.
7. Rezai M. Reduktionsplastik mit modifizierter inferiorer Technik als universelle Methode. 5. Düsseldorfer Symposium, 18. 6. 2004.
8. Boice JD, et al. Cancer following breast reduction surgery in Denmark. Cancer Causes and Control 1997; 8: 253–258.
9. Little JS, Spear SL, Romm S. Reduction mammaplasty and mastopexy. In: Smith JW, Aston SJ, editors. Grabb and Smith's Plastic surgery. 4th ed. Boston: Little Brown; 1991.

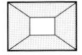 AUGMENTATIONSPLASTIK

Augmentationsplastik

K. BRUNNERT, Osnabrück

Ziel einer Augmentationsplastik ist die Vergrößerung und/oder die Formkorrektur einer weiblichen Brust oder beider Brüste.

Zur Anwendung kommen zumeist **Silikonimplantate**, in der Regel gefüllt mit Silikongel, seltener mit Kochsalz oder mit einer Kombination von beidem. Hydrogele oder andere alternative Füllsubstanzen sind momentan aufgrund zweifelhafter Haltbarkeit und fehlender Langzeitdaten nicht erhältlich.

Als Alternative kommt **Eigengewebe** in Betracht, das aber wegen des erhöhten operativen Aufwands seltener angewendet wird. Eine hormonelle Therapie zur Augmentation des Brustvolumens ist aufgrund der mangelnden Effizienz in Kombination mit gravierenden Nebenwirkungen eher ungeeignet.

Begriffsbestimmung

○ **Silikon** (engl. Silicon): Zweithäufigstes Element der Erdkruste (28%), Vorkommen hauptsächlich als Oxid oder Silikat.

Silica: Dreidimensionales Netzwerk von Silikondioxid, meist als Sand. Kommt in kristalliner und amorpher Form vor. Temperaturen von $\geq 500\,°C$ sind bei der industriellen Fertigung notwendig. Das Einatmen von kristallinem Silicastaub verursacht die Silikose. Amorphes Silica von hoher Reinheit wird bei der Verstärkung der Hülle benutzt, um die Reißfestigkeit zu erhöhen.

○ **Silikon** (engl. Silicone): Synthetisches Polymer, kommt nicht in der Natur vor. In der Medizin meist benutzt als Flüssigkeit (Öle), Gele oder

Elastomere. Hoher Grad an chemischer Trägheit, Wärmestabilität und Resistenz gegen Oxidation.

Silikonöle (engl. Silicone fluids): Zyklisch oder linear angeordnete Ketten von Polydimethylsiloxan, nicht wasserlöslich.

Silikongel (engl. Silicone gel): Vernetztes Polysiloxan (engl. cross-linked), ist mit Polydimethylsiloxan aufgeschwemmt, um eine kohäsive Masse zu bilden. Die Menge an nicht chemisch gebundenem Polydimethylsiloxan beeinflusst die sog. »Bleeding«-Rate des Gels.

Silikonelastomere (engl. Silicone elastomers): Sind ausgiebig vernetzt und enthalten wenig freies Polydimethylsiloxan. Das sog. »barrier coating« der Hülle ist ein spezielles Silikonelastomer zur Unterbindung des Gelbleedings. Dehnungsfähigkeit und Reißfestigkeit eines Elastomers werden durch die Beigabe von fest ins Polymernetzwerk eingearbeitetem amorphem Silica erhöht (1).

Silikonkrise: Politisch motivierte Einschränkung der Verwendung von Silikongelbrustimplantaten in den USA. Auslöser war das von der Food and Drug Administration (FDA) im Januar 1992 verhängte Moratorium zum Einsatz von Silikongelbrustimplantaten. In den darauf folgenden Jahren war deren Gebrauch nur in Studien und zur Wiederherstellung möglich, aber nicht bei ästhetisch motivierten Operationen an der Brust, mit dem Ziel, ausreichend Daten über den Gebrauch zu sammeln bzw. diese zu werten. Im Juli 2005 erhielt die *Mentor Corporation* erstmals in Vorbereitung eines Pre Market Approval für ihre mit Gel gefüllten Brustimplantate von der FDA einen sog. »Letter of Approvability«.

Die Brustvergrößerung mit dem Vakuumexpander, genannt »BRAVA«, als alternative Methode für Frauen, die ein Silikonimplantat ablehnen, ist in Bezug auf Ergebnisse und Compliance der (aufwändigen) Anwendung nicht belegt. Mithilfe von festen Plastikschalen, die über die Brüste gestülpt werden wie ein Büstenhalter, einer batteriebetriebenen computergesteuerten Vakuumpumpe und einer Anwendungszeit >10–12 Stunden täglich über 10 Wochen sollen die Brustvolumina dauerhaft um 55% des initialen Brustvolumens vergrößert worden sein (range 15–115%) (2, 3).

Psychologische Hintergründe

Bis 3000 v. Chr. sind die Versuche zurückzuverfolgen, das Erscheinungsbild der Brüste durch Korsetts und büstenhalterähnliche Kleidungsstücke zu verändern. Dabei schafft sich jede Zivilisation seinen eigenen Standard. 1946 nannte *Cosmopolitan* in einer Anzeige die Linien der weiblichen Figur »*die Lebenslinie – und das Ziel aller Augen*«. Eine falsche Kontur oberhalb der Taille könne den ersten Eindruck, den eine Frau auf ihr Gegenüber macht, verderben. Hierdurch könnte die Art, wie eine Frau fühlt und arbeitet, beeinträchtigt werden. Der sog. »*Life-BH*« könne »*anheben, halten, korrigieren und formen*« (4).

Die Brust gilt als ein universelles Symbol für Nahrung, Stillfähigkeit, Liebe, Weiblichkeit und Sexualität (5). Frauen auf der Suche nach einer Brustvergrößerung leiden meistens unter Zweifeln an ihrer Weiblichkeit.

Die Motive für die Operation gehen oft zurück in die Zeit der Adoleszenz, auf Schwierigkeiten in der Kindheit, Konflikte mit den Eltern sowie fehlende Sicherheit und Geborgenheit. Außerdem können frühere geburtshilfliche Komplikationen zugrunde liegen, die mit vermindertem Gefühl an Weiblichkeit und weiblicher Sexualität in Zusammenhang stehen (6). Ferner wünschen häufig Frauen, die nach einer Schwangerschaft oder Stillzeit Brustvolumen eingebüßt haben, eine Brustvergrößerung.

Ebenso wichtig wie die erforderlichen Kenntnisse in den operativen Techniken einer Brustvergrößerung sind für den behandelnden Operateur Wissen und kritische Erfahrung um die psychologischen Hintergründe und die sich daraus ergebenden Notwendigkeiten einer verantwortlichen Patientinnenauswahl.

Trotz des häufig gestylten und artikulierten Auftretens der Rat suchenden Frauen, die mit ihrer vermeintlichen Selbstsicherheit und mit ihrem Charme ihre Unsicherheit ebenso verstecken wie das fehlende Brustvolumen mit einem ausgepolsterten Büstenhalter, leben diese Frauen häufiger in unglücklichen Ehen oder in Scheidung, leiden unter einem emotionalen Unwohlsein und einem höheren Depressionsgrad (7).

Nach GOIN und GOIN (8) gibt es 3 Gruppen von Frauen, die eine Augmentation der Brüste anstreben:

○ Frauen, die sich in ihrer Weiblichkeit unsicher fühlen.
○ Frauen mit einer Post-partum-Involution der Brust, die angeben, zuvor mit Form und Volumen zufrieden gewesen zu sein.
○ Frauen mit exhibitionistischen Motiven.

Eine 4. Gruppe wären m. E. Transsexuelle: »Mann zur Frau«.

KASLOW und BECKER (9) sowie ANDERSON (10) haben die psychologisch motivierten Wünsche einer eine Augmentation suchenden Patientin wie folgt zusammengefasst:

○ Größenzunahme wegen Mikromastie.
○ Bessere Form und Festigkeit, z. B. nach einer Schwangerschaft und bei bzw. nach Gewichtsabnahme, bzw. -zunahme.
○ Zunahme an Selbstvertrauen.
○ Bessere Körpersilhouette in Kleidern.
○ Bessere physische Erscheinung.
○ Gefühl gesteigerter Weiblichkeit.
○ Bessere körperliche Proportionen.
○ Gesteigerter Sex-Appeal.
○ Nackt besser auszusehen, denn überraschend viele Patientinnen geben an, sich vor dem Partner nicht nackt zeigen zu können.
○ Den Partner zufriedenzustellen.

In Kenntnis dieser psychologischen Hintergründe und Motive, sollte der beratende Arzt folgende Fragen berücksichtigen:

○ Hat die Patientin Schwierigkeiten bei der Darstellung der gewünschten Veränderungen?
○ Liegt bei der Patientin nur eine geringfügige Deformität vor?
○ Legt die Patientin auffällige oder gar bizarre Verhaltensweisen an den Tag, die auf eine tief greifende psychische Störung hinweisen können?
○ Setzt die Patientin unangemessene und überzogene Erwartungen in die Operation, oder wirkt sie zwanghaft?
○ Wirkt die Patientin extrem deprimiert oder ängstlich, ist sie psychomotorisch verlangsamt oder agitiert?
○ Gibt es Hinweise auf eine Lebenskrise?
○ Hat die Patientin eine Vorgeschichte mit kosmetischen Operationen oder gar mit Enttäuschungen bei derartigen Eingriffen?
○ Gibt es Hinweise auf Störungen der geschlechtlichen oder sexuellen Identität?

Müssen eine Frage oder mehrere dieser Fragen bejaht werden, bedarf es der Klarstellung, mindestens in einem weiteren Gespräch, bevor ein Operationstermin angesetzt wird (10).

MATARASSO (11) empfiehlt, bei Patientinnen, die von der Anatomie her und bei Patientinnen, die aufgrund ihrer emotionalen Konstitution ungeeignet sind, von einer Operation abzusehen.

Als **problematisch** gelten Patientinnen mit:

○ Unrealistischen Erwartungen;
○ starker Zwanghaftigkeit;
○ plötzlichem Entschluss aus einer Laune heraus;
○ mangelnder Entscheidungsfähigkeit;
○ grobem, unverschämtem Auftreten;
○ stark schmeichelndem Auftreten;
○ geringer oder eingebildeter Deformität;
○ schlechtem Erinnerungsvermögen über medizinische Vorgeschichte oder Operationen;
○ VIP-Status;

- schlechter Kooperation und Compliance;
- starker Depression;
- dem Verdacht, ein »plastischer surgaholic« zu sein;
- Verwicklung in einen medizinischen Schadenersatzprozess.

Bei Durchsicht der Literatur ist die überwiegende Mehrheit der operierten Patientinnen mit dem Ergebnis der Operation zufrieden. So berichten SCHLEBUSCH und MAHRT (12) aufgrund einer Studie über psychologische Langzeitergebnisse bei Augmentationen über Verbesserungen im seelischen Befinden und im Körperbild. BANBURY et al. (13) stellen im Zuge einer prospektiven Studie von subpektoral augmentierten Patientinnen in 96% eine Verbesserung des Körperbildes bei zu vernachlässigendem funktionellen Effekt auf Muskulatur und Nerven fest.

Indikationen zur Augmentationsplastik

- Angeborene Fehlbildungen der Brust:
Jugendliche Mikromastie;
POLAND-Syndrom;
tubuläre Brust;
Asymmetrie.

- Erworbene Fehlbildungen der Brust:
Sekundäre Mikromastie
nach Schwangerschaft/Laktation;
altersbedingte Ptose;
nach operativer oder strahlentherapeutischer Vorbehandlung.

- Brustrekonstruktion:
Kontralaterale Angleichung;
Lappenaugmentation.

- Wunsch der Patientin bei normaler Brust.

Implantattechnologie

Die Vergrößerung bzw. Augmentationsplastik der Brust wird aufgrund des relativ geringen operativen Aufwandes in der Regel mit Silikongelbrustimplantaten durchgeführt. Diese haben eine äußere Hülle aus Silikonelastomer und sind entweder mit Kochsalzlösung oder mit Silikongel gefüllt.

Die Silikongelbrustimplantate haben CRONIN und GEROW (14) im Jahr 1962 eingeführt. Die Komposition der Bestandteile Hülle und Gel ist wichtig für die Haltbarkeit der Implantate und für ihre Komplikationsrate.

Die 1. Generation von Silikongelbrustimplantaten besaß eine dicke äußere Hülle mit glatter Oberfläche und war gefüllt mit einem viskösen Silikongel. Die Implantate hatten eine sog. »Teardrop«-Form und trugen an der Rückseite zur Fixation sog. »Dacron-patches«. Diese Implantatgeneration wurde von Beginn der 60er- bis etwa Mitte der 70er-Jahre verwendet und zeichnete sich durch 3 Charakteristika aus:

- Ausgeprägtes sog. »Gel-bleeding«;
- hohe Rate an Kapselkontrakturen;
- geringe Rupturrate, und wenn, dann meist am Rande der »Fixationspatches«.

In der Intention, die Implantate zu verbessern und die Ergebnisse natürlicher zu gestalten, schuf man in der Mitte der 70er-Jahre die 2. Generation von Silikongelbrustimplantaten mit runder Form, einer dünnen, nahtlosen, glattwandigen Hülle und gefüllt mit einem weniger viskösen Silikongel ohne »Fixationspatches«. Ob hierdurch die Rate an Kapselkontrakturen reduziert wurde, ist zweifelhaft, jedenfalls erhöhten sich Rupturrate und Silikonbleeding.

In den 80er-Jahren wurde die 3. Generation kreiert: Ziel war, durch eine Verstärkung der immer noch glattwandigen Hülle Festigkeit und Dichtigkeit der Implantate zu erhöhen. Die Hüllen wurden verdickt und verstärkt mit 2 Lagen eines »High-performance«-Elastomers mit ei-

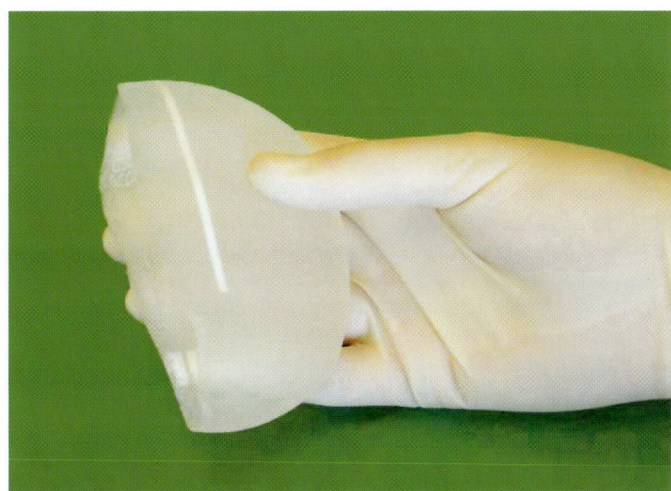

Abb. 1 Eingeschnittenes texturiertes Silikonbrustimplantat der 3. Generation mit nicht flüssigem, vernetztem Kohäsivgel

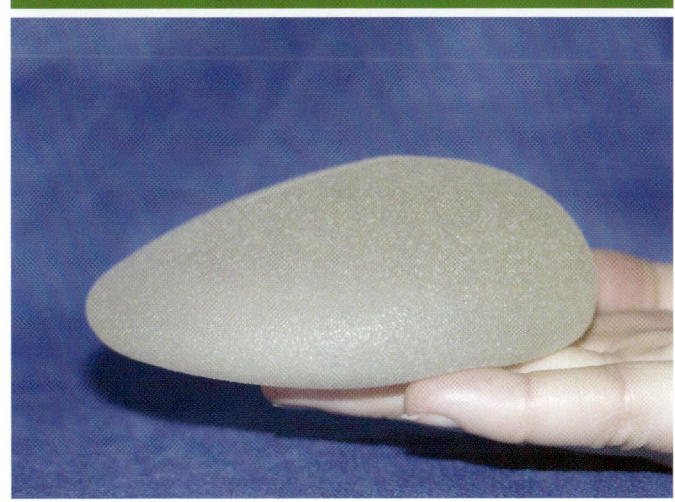

Abb. 2 Modernes anatomisch geformtes texturiertes Silikongelbrustimplantat

ner zusätzlichen dünnen Schicht eines »barrier coat« aus Fluorosilikon. Hierdurch konnten Ruptur- und Kapselfibroserate verringert werden.

Außerdem wurden Silikongelbrustimplantate in zunehmendem Umfang mit einem quervernetzten Kohäsivgel ausgestattet, das nicht nur eine stabile Formgebung, das anatomische Implantat, ermöglichte, sondern auch die Silikonwanderung verhinderte, ein Auslaufen mit Bildung von Silikonomen im Falle einer Implantatruptur und eingerissener umgebender Bindegewebskapsel (Abb. 1 und 2).

Weitere Modifikationen und Verbesserungen an den Brustimplantaten

○ Mit Kochsalz auffüllbares Implantat, 1965 erstmals vorgestellt von ARION in Frankreich (15). Vorteile: Schmalerer Zugang, relativ geringe Rate an Kapselfibrosen. **Nachteile**: Höhere Deflationsrate, härter und schwerer als Silikon, Faltenbildung.

○ **Doppellumenimplantat**, 1976 entwickelt von HARTLEY (16) zur Vermeidung von Kapselfibrosen, mit einem Silikonkern und einer außen gelegenen auffüllbaren Kochsalzkammer. Durch allmählichen Verlust des Kochsalzes verbleibt ein etwas kleineres Implantat in einem relativ größeren Implantatlager. Manche Operateure haben die äußere Kammer dazu benutzt, Steroide oder Antibiotika einzufüllen.

1985 führte die Firma *Mentor* das sog. BECKER-Implantat ein, einen runden Permanentexpander mit einer externen Gelkammer, die 25% des Volumens ausmacht, und einer Kochsalzkammer, die über ein entfernbares Ventil aufgefüllt werden kann. 1991 kam eine Modifikation dieses Implantats mit 2 gleich großen Kammern auf den Markt und 2004 der anatomische *Siltex-CP-BECKER-35,* versehen mit einer 35% des Volumen umfassenden Kohäsivgelkammer; dieses Implantat garantiert aufgrund einer veränderten Architektur eine bessere Form und Projektion, ohne die störenden Falten bei einer Unterfüllung. In Konkurrenz steht ein Zweikammerimplantat der Firma *Inamed*, das *Style 150,* bei dem im Gegensatz zum BECKER-Implantat Füllventil und Schlauch nicht entfernt werden können.

○ **Oberflächenmodifikationen**: ASHLEY (17, 18) berichtete 1970 über ein Silikongelbrustimplantat mit **Polyurethanbeschichtung**. Aufgrund des hohen Reibungskoeffizienten hatte man sich ursprünglich nur eine Vermeidung der Dislokation erhofft. Nun beobachtet man aber bei der Einheilung ein Durchwachsen der schwammartigen Beschichtung mit einem vielzelligen und stark vaskularisierten Bindegewebe.

Die für die Glattwandprothese typische zirkuläre Faserbildung unterbleibt zugunsten einer Bildung von Mikrokapseln. Hierdurch wird eine zirkuläre Schrumpfung des Kapselgewebes in der Regel verhindert; es resultiert eine deutliche Reduzierung der Kapselfibroserate, bei der Augmentation sogar auf weniger als 2%.

Wurde beim Glattwandimplantat die weiche Konsistenz der Brust durch eine größere Implantatloge mit einem mobilen Implantat darin erreicht, so ist beim beschichteten Implantat dieses fixiert und trotzdem weich (19–21).

Aufgrund der günstigen Fibroserate gilt das mit Polyurethan beschichtete Implantat als das Implantat der Wahl bei der operativen Behandlung einer bestehenden Kapselfibrose (Abb. 3 und 4).

Der hohe Reibungskoeffizient der mit Polyurethan beschichteten Implantate und die sich daraus ergebende sichere Platzierung erlauben die Kombination verschiedener Implantate und verschiedener Implantatformen (sog. »Stacking«), z. B. zur Verbesserung der Projektion einer Brust, ohne den Durchmesser des Implantates verändern zu müssen, oder zum Ausgleich von Niveauunterschieden, z. B. der Thoraxwand beim POLAND-Syndrom (Abb. 5 und 6). Polyurethanbeschichtete, sog. MPS-Implantate, werden von der Firma *POLYTECH SILIMED Europe* vertrieben.

Beim Polyurethanschaum findet eine Biodegradierung über die Jahre hinweg statt. Als Esterverbindung ist das Material einer Hydrolyse ausgesetzt. Dabei wurde die Freisetzung des angeblich karzinogenen Stoffes Toluendiamin unterstellt. Eine von der FDA initiierte Studie mit dem Ziel des Nachweises von Toluendiamin im Harn bzw. im Serum von Implantatträgerinnen im Vergleich zu einer Kontrollgruppe ohne Implantate konnte ein Risiko für die Trägerinnen von mit Polyurethan beschichteten Silikongelbrustimplantaten nicht erheben (22).

Aufgrund der Erfolge mit der Polyurethanbeschichtung versuchte man, durch alleinige Mikrostrukturierung bzw. durch Aufrauen der Silikonoberfläche ähnliche Ergebnisse zu erzielen. 1986 stellte die Firma *McGhan Medical* die *Biocell-*

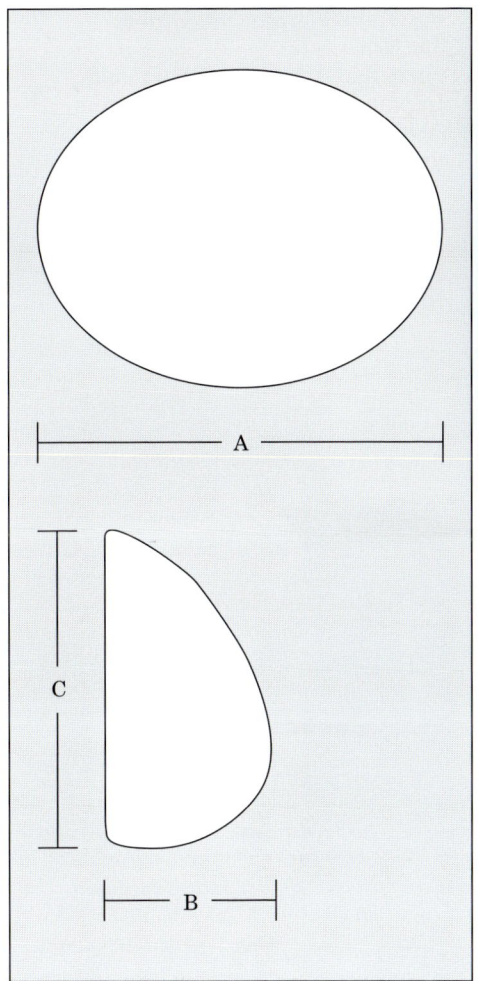

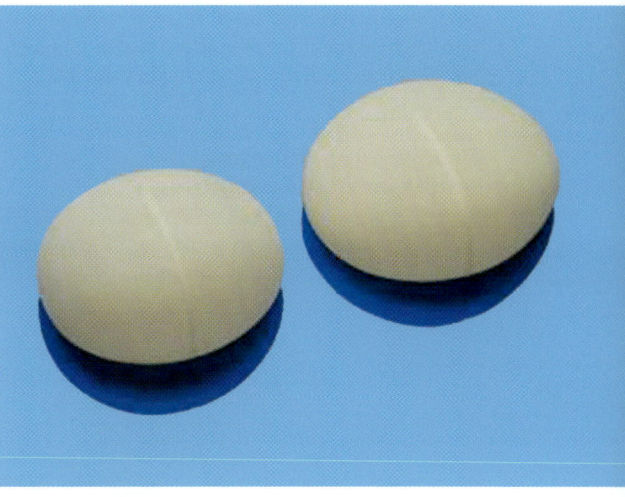

Abb. 3 und 4
Mit Polyurethan beschichtete anatomische
Implantate mit quer-ovaler Form:
der quere Durchmesser A ist etwa 1 cm
breiter als der vertikale Durchmesser

Texturierung von Silikongelbrustimplantaten und Expandern vor. Diese Texturierung wird durch eine »lost salt technique« geschaffen, wodurch offene, unregelmäßige Poren an der Implantatoberfläche mit einer durchschnittlichen Größe von 289 μm (37–648 μm) gebildet werden. Es kommt hierdurch zu einer weitgehenden guten Haftung der Implantate, der sog. »immobility with softness« (23, 24).

Ebenfalls im Jahr 1986 führte die Firma *Mentor* mit *Siltex* eine – allerdings weniger aggressive – Texturierung vor. Hier wird die Texturierung durch den Negativabdruck eines Schaumstoffs mit einer dichten Ansammlung von ungleichmäßigen kleinen Vorsprüngen (Höhe 65–150 μm, Breite 60–275 μm) erzeugt. Es entsteht keine Implantathaftung (24).

Bei einem Vergleich zwischen 3 495 glatten, mit Polyurethan beschichteten und texturierten Implantaten über einen Beobachtungszeitraum von 15 Jahren zeigte sich nur das mit Polyurethan beschichtete Implantat bezüglich des Risikos einer Kapselfibrose überlegen. Texturierte Implantate zeigten gegenüber dem Glattwandimplantat nur über einen kurzen Zeitraum Vorteile (26).

Präoperative Planung und Operationszeichnung

Mit der Patientin müssen die folgenden Punkte und deren Problematik besprochen werden:

○ Form und gewünschte Größe der Brust.
○ Form und Art des zu wählenden Implantates müssen in größerem Abstand zur Operation ausführlich und ohne Zeitdruck besprochen werden.
○ Dazu gehören auch der Zugangsweg zum Implantatlager, die entstehenden Narben und die Lokalisation des Implantatlagers.

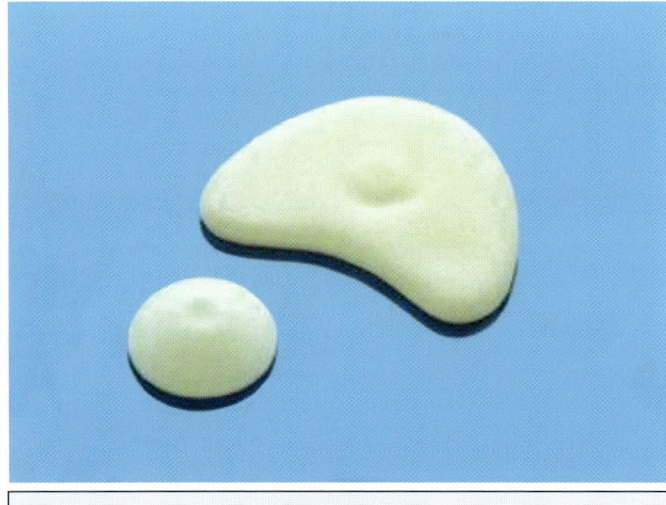

Abb. 5
Mit Polyurethan beschichtete Kombinationsimplantate sind in verschiedenen Formen erhältlich. Links ein kleines rundes Implantat zur subareolären Einlage

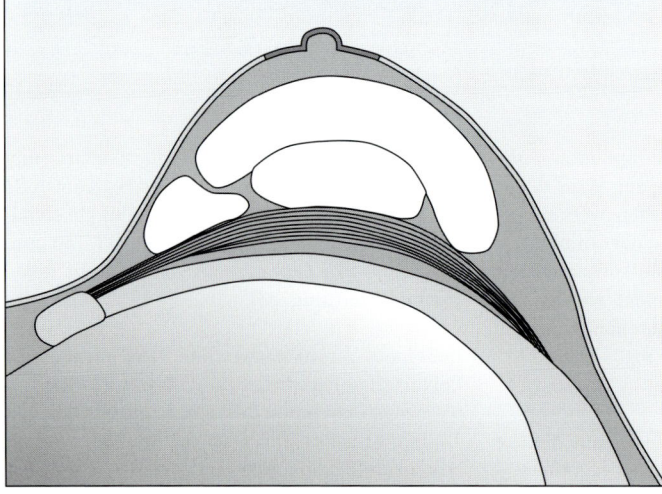

Abb. 6
Eine Kombination von mit Polyurethan beschichteten Implantaten

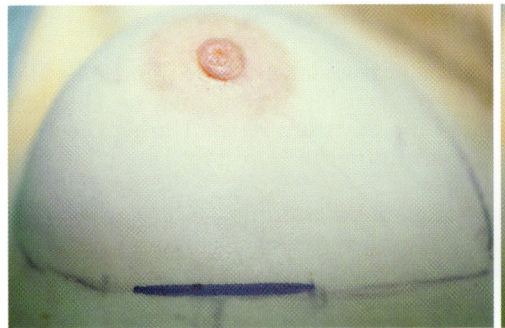 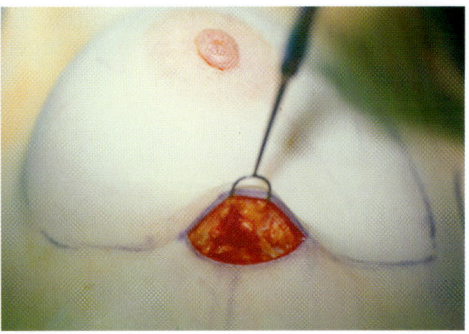

Abb. 7 und 8
Platzierung der Inzision exakt in die präoperativ festgelegte Umschlagfalte der Brust

- Bildmaterial ist dabei hilfreich, besonders, wenn es gilt, die optischen Vorstellungen der Patientin zu eruieren.
- Dazu gehört die Demonstration von Implantaten, welche von der Patientin in die Hand genommen und befühlt werden sollen.
- Selbstverständlich müssen die möglichen Komplikationen erörtert werden.
- Die Patientin muss anschließend ausreichend Zeit haben, das Besprochene zu verarbeiten und eine Entscheidung zu treffen.
- Das Aufklärungsdokument sollte möglichst 24 Stunden vor der Operation und nicht nach 20 Uhr abends unterschrieben werden.

Die meisten Frauen, die sich zu einem Beratungsgespräch vorstellen, wünschen sich eine natürliche Brust – niemand soll sehen können, dass eine Implantateinlage stattgefunden hat. Sie möchten einfach auf natürliche Art und Weise schön sein. Orientiert der Operateur die Wahl des Implantates an den gegebenen Dimensionen von Brust und Thorax, kann dem Wunsch der Patientin entsprochen werden.

Submammärer Zugang

Er ist der einfachste und sicherste Zugangsweg und damit auch die 1. Wahl. Dabei sollte die Inzision exakt in der Umschlagfalte liegen, was bedeutet, dass bei einer notwendigen Absenkung der Umschlagfalte im Zuge der Implantateinlage diese vorgeplant und im Vorfeld an der stehenden Patientin eingezeichnet werden muss.

Das Vorgehen erlaubt einen direkten Zugang zum prä- oder subpektoralen Implantatlager und lässt das Drüsenparenchym unberührt. Das Implantatlager kann direkt digital ausgeformt werden, ohne zusätzlichen Instrumenteneinsatz. Wichtige interkostale Gefäße und Nerven werden nicht scharf durchtrennt, sondern digital zur Seite geschoben.

Merke: Der ventrale Ast des 4. N. intercostalis versorgt zusammen mit dem 3. und 5. Ast die Mamille sensibel.

Die inframammäre Inzision wird meistens in der Umschlagfalte gut kaschiert und von der Brust abgedeckt. Eine Länge von 4–5 cm ist für die Implantation ausreichend. Im Falle einer Reoperation ist dieser Zugang ebenfalls zu bevorzugen (Abb. 7 und 8).

Periareolärer Zugang

Er hinterlässt von allen Zugangswegen die unauffälligste Narbe. Von der Länge und der Zugänglichkeit zum Implantatlager ist die Narbe mit dem Schnitt in der Umschlagfalte vergleichbar. Je nach Ausrichtung der Schnittführung wird die Brustdrüse mehr oder weniger tangiert, und es besteht die Gefahr einer Kontamination des Implantatlagers mit Keimen aus den Milchgängen oder der Ausbildung von Narben im Drüsengewebe. Ist hingegen eine Mastopexie (gleichzeitig oder später) in der Diskussion, spricht das für diesen Zugangsweg.

Ich präpariere – wenn möglich – vom unteren Areolarand nach kaudal auf der Oberfläche der Brustdrüse, bis der Brustmuskel erreicht ist. Günstig ist ferner, dass Veränderungen an der submammären Falte unabhängig von der Schnittführung sind (Abb. 9).

Axillärer Zugang

Er gilt bei vielen Patientinnen als der »verborgenste« Zugangsweg im Hinblick auf die Platzierung der Narbe. Dies hat aber zahlreiche N a c h t e i l e :

○ Bei rasierter Axilla ist die Narbe dort u. U. verräterisch.
○ Es ist keine digitale Präparation der Implantatloge möglich, die Verwendung von endoskopischem Instrumentarium ist notwendig.
○ Die asymmetrische Ausformung der Implantatloge bzw. der Umschlagfalte ist häufiger als bei den anderen Zugängen.
○ Änderung des Zugangs bei Blutungen.
○ Die Einlage von beschichteten Implantaten ist wegen des Reibungskoeffizienten und der fehlenden Möglichkeit der Platzierung per Hand problematisch.

B e a c h t e : Die Länge der Inzision muss eine schonende Implantation des Silikongelbrustimplantats ohne starke Traumatisierung der Implantatoberfläche erlauben. Besonders die übermäßige punktuel-

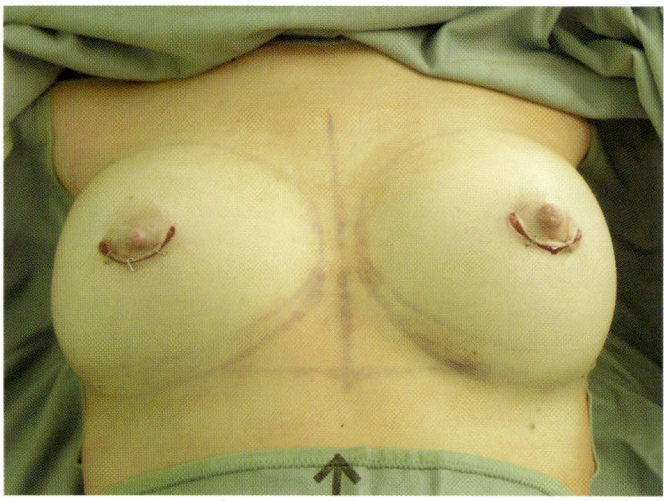

Abb. 9
Periareolärer Zugang; Zustand nach Einlage verschieden geformter Probeimplantate, sog. »Sizer«, zur Demonstration der unterschiedlichen Ausformung der Brust: in der rechten Brust der Patientin liegt ein quer-ovales, links ein rundes Implantat

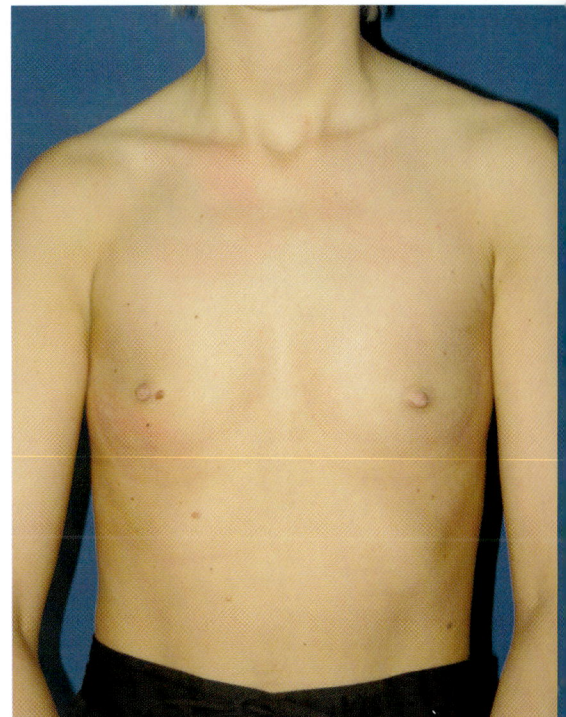

Abb. 10–18
Sequenz einer Augmentationsplastik bei einer 30-jährigen Patientin von mit Polyurethan beschichteten quer-ovalen anatomischen Implantaten, moderates Profil und 255 ml Volumen beidseits, partiell subpektorale Einlage mit inframammärem Zugang. Präoperative Anzeichnung mit Absenkung der Umschlagfalte auf beiden Seiten. Postoperatives Ergebnis nach 18 Monaten

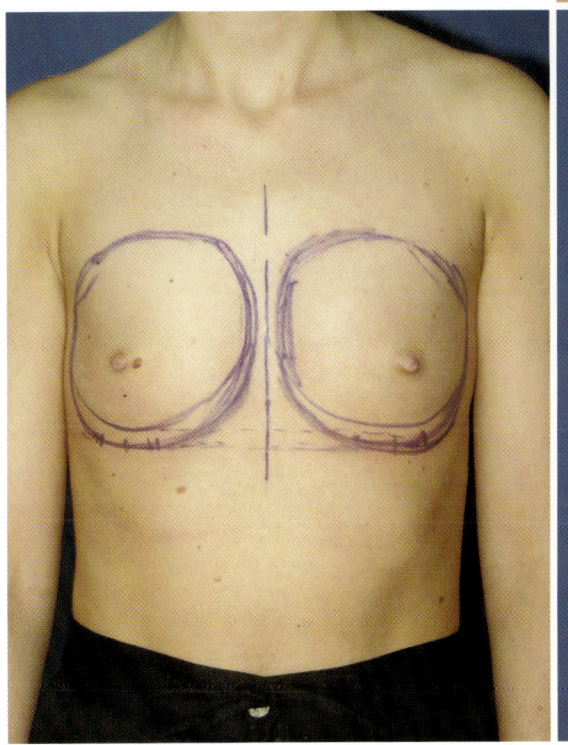

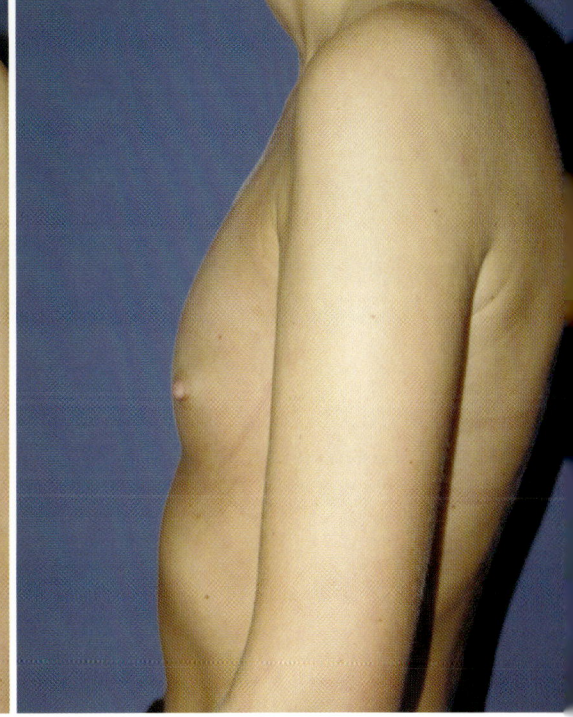

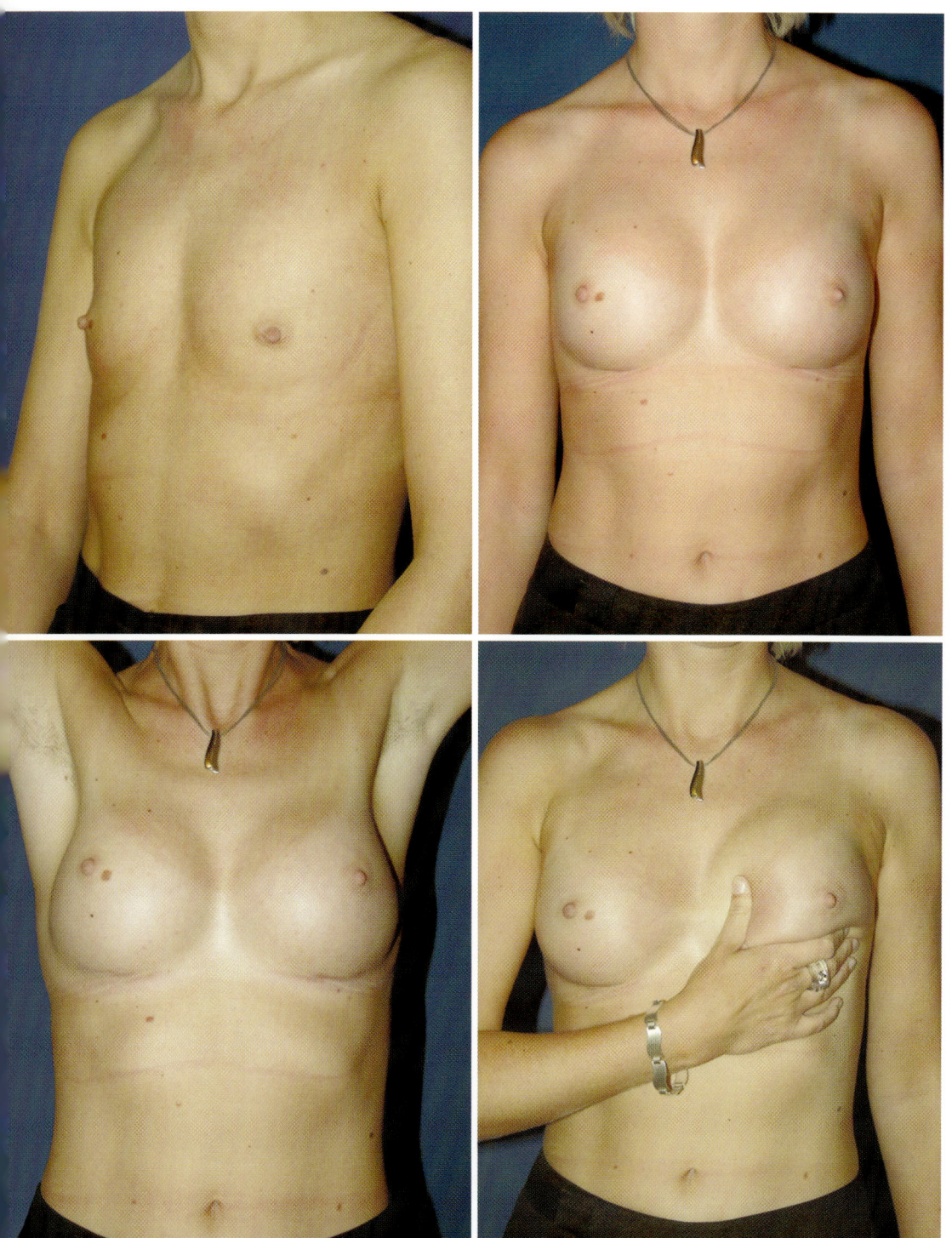

292

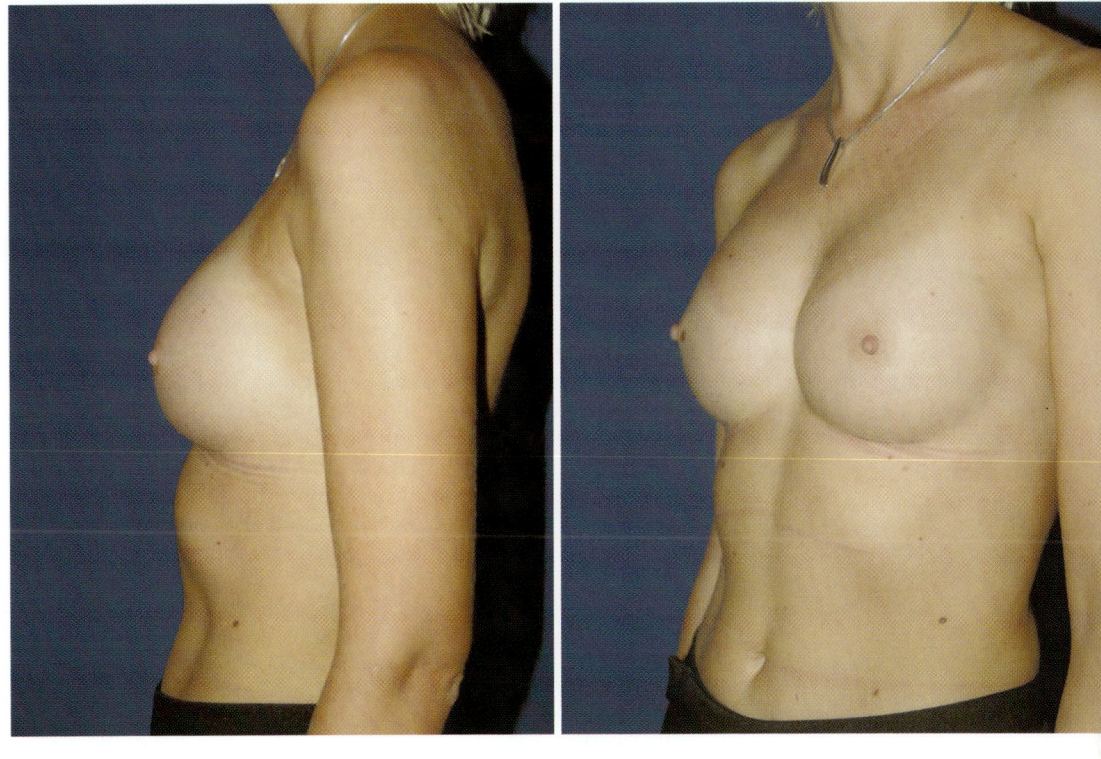

le Druckausübung auf die Implantathülle kann langfristig zu einer vorzeitigen Ruptur des Silikongelbrustimplantats führen. Außerdem besteht Gefahr für den Erhalt der intendierten Gelstruktur.

Präoperative Operationszeichnung

Sie wird nach einer Fotodokumentation an der stehenden Patientin durchgeführt: Nach der Markierung der Medianlinie von Thorax und Brust wird die Basis der Brust umfahren, was zur Darstellung von möglichen Asymmetrien hilfreich ist. Sie müssen bei der Platzierung des Implantats berücksichtigt werden. Auf derartige präoperativ existente Ungleichheiten, die möglicherweise postoperativ persistieren oder gar akzentuiert werden können, sollte die Patientin hingewiesen werden (Abb. 10–18).

Auswahl des Implantats

Der Abstand zwischen Mamille und Umschlagfalte sollte bei einem runden Implantat dem Radius des Implantats entsprechen, zumindest sollten 50–60% des Brustvolumens kaudal der Mamillenebene platziert sein, anderenfalls wirkt die Brust, besonders in der Seitenansicht, kopflastig und unproportioniert. Die Breite des Implantats muss dem Durchmesser der Brust entsprechen; die gegebene Dicke des Weichteilmantels der Brust ist hierbei zu berücksichtigen.

Wünsche in Bezug auf die Form der Brust, so z. B. der Grad der Betonung der kranialen Brustkontur, müssen ebenfalls beachtet werden und in die Operationsstrategie mit einfließen. Implantathersteller bieten unterschiedlich ausgeprägte Projektionen an, die u. a. eben über die Durchmesser der Implantate gesteuert werden können (Abb. 19).

Lagerung

Die Patientin wird auf den Rücken gelagert, mit symmetrisch um 80–90° ausgelagerten und sicher fixierten Armen, damit sie intraoperativ zur Überprüfung der Symmetrie stabil aufgesetzt werden kann.

Operative Technik

Standardvorgehen bei angeborener Fehlbildung: jugendliche Mikromastie
(Abb. 20 und 21)

Der Eingriff erfolgt in Vollnarkose. Nach Hautdesinfektion und steriler Abdeckung werden beide Brüste mit 50 ml einer Tumeszenzlösung, die zur Reduzierung der Blutungsbereitschaft Suprarenin enthält, in einer Verdünnung von 1:200 000 unterspritzt. Nach letzter Überprüfung der präoperativen Anzeichnung wird die Inzision in der Mitte der vorgesehenen Umschlagfalte über etwa 4,5 cm mit einem Skalpell vorgenommen und anschließend mit dem elektrischen Messer die Kante der Pektoralismuskulatur aufgesucht.

Bei der subpektoralen Augmentation werden die Muskelfasern in Höhe der Inzision durchtrennt; der Zeigefinger geht in die Lücke ein und schiebt die Fasern auf der Thoraxwand in den vorgezeichneten Grenzen zur Seite, ohne größere Nerven oder Gefäße zu durchtrennen. Dies ist im Normalfall eine recht blutarme Prozedur. Auf die Einlage einer Drainage kann in der Regel verzichtet werden.

Eine präpektorale Implantateinlage ist möglich bei einer Gewebedicke am Brustansatz von >2 cm und geboten bei schlaffem Gewebe und deutlicher Ptose (Abb. 22–25).

Bei texturierten oder beschichteten Implantaten sollten die Dimensionen der Implantatloge denen des Implantats ent-

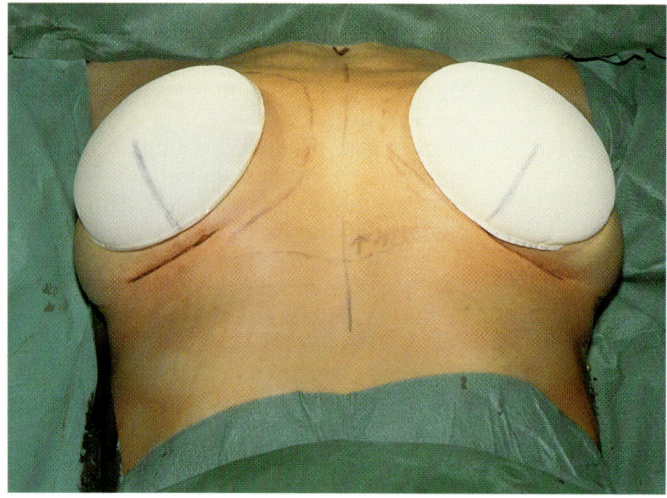

Abb. 19
Die Dimensionen eines Implantats müssen den Dimensionen der Brust entsprechen

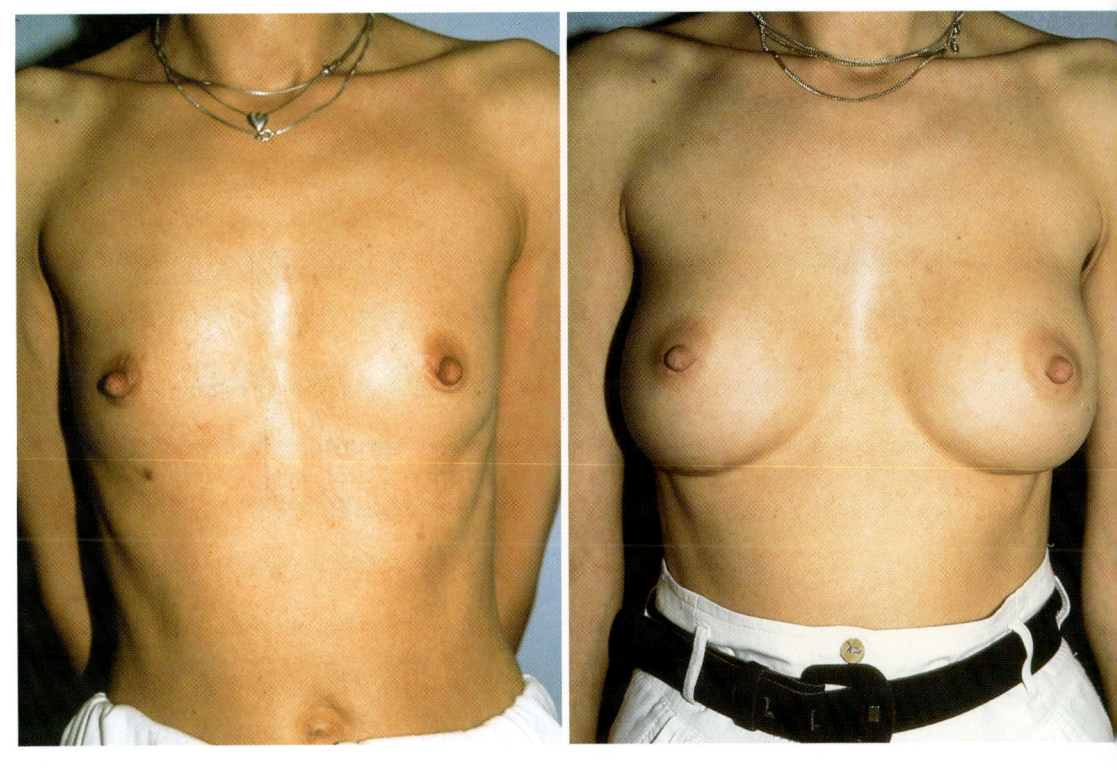

Abb. 20 und 21
Junge, schlanke Patientin mit angeborener Mikromastie vor und nach einer Augmentation von mit Polyurethan beschichteten runden tropfenförmigen Implantaten

sprechen, um eine Faltenbildung durch Stauchen des Implantates oder bei zu großer Loge ein Verrutschen zu vermeiden. Um die Dimensionen zu überprüfen, ist der Einsatz eines sog. Sizers (wiederverwendbares Probeimplantat) sinnvoll.

Das Implantat sollte so wenig wie möglich manipuliert und nur vom Operateur berührt werden, um eine Kontaminierung zu vermeiden. Es wird in der mitgelieferten Verpackungsschale angereicht und in einer desinfizierenden Lösung, wie z. B. Taurolidin *(Taurolin),* gebadet, um etwaige Produktionsrückstände zu entfernen. Mit *Taurolin* wird auch die Operationshöhle gesäubert, danach wechselt das Operationsteam die Handschuhe.

Vor der Einlage wird das Implantat auf Unversehrtheit überprüft. Es sollte schonend eingelegt werden, ohne gewaltsamen Druck auf die Oberfläche, besonders ohne übermäßigen punktuellen Druck, der die Implantathülle oder die Gelstruktur beschädigen könnte.

Eine sinnvolle Schutzmaßnahme ist die sog. Einführhilfe nach DOLSKY, welche eine Bakterienkontamination mit Hautkeimen verhindern kann und ferner als Gleithilfe bei der Einführung fungiert, was besonders bei Implantaten mit hohen Reibungskoeffizienten sinnvoll ist. Die Gleitfähigkeit kann durch Benetzung der Innenseite der Einführhilfe mit einem sterilen Gleitgel, z. B. Instillagel, noch verbessert werden. Den mit Polyurethan beschichteten Silikongelbrustimplantaten liegt eine solche sterile Einführhilfe in der Packung bei.

Vor dem endgültigen Nahtverschluss wird die Implantatlage im Sitzen auf Symmetrie überprüft, anschließend die Wunde mit monofilen resorbierbaren Fäden dreischichtig verschlossen, subkutan, intrakoreal und intrakutan, zumindest die letzten beiden Schichten fortlaufend.

Asymmetrie und normale Brustform

Zur Auswahl stehen 3 operative Wege:

○ Einlage von 2 unterschiedlich großen Implantaten. Cave: Unterschiedlicher Basisdurchmesser.

○ Stacking-Verfahren: Unterlegen eines kleineren Kombiimplantats, sog. hinteres Stacking. Nach Einlage des Hauptimplantats wird das nierenförmige oder runde Kombiimplantat so implantiert, dass es möglichst komplett vom Hauptimplantat abgedeckt wird, um Unregelmäßigkeiten beim Abtasten der Implantatkombination

Abb. 22–25
55-jährige Patientin, prä- und postoperative Ansicht. Es wurden 215 ml große anatomisch geformte Implantate präpektoral eingesetzt

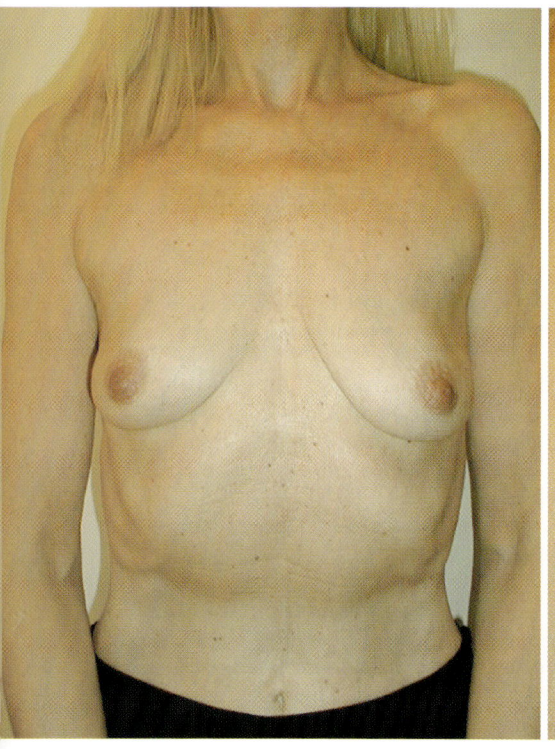
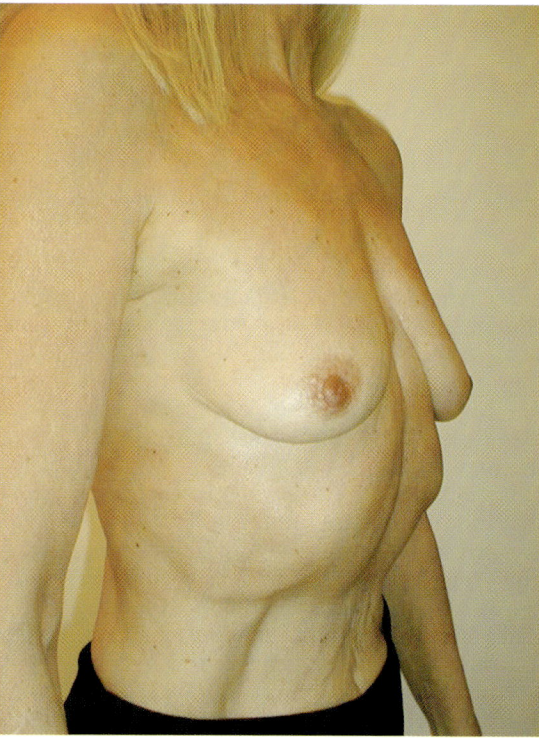

zu vermeiden. Bei ausreichender Gewebeabdeckung ist auch ein vorderes Stacking möglich, wobei auf ein flaches Aufliegen des Kombiimplantats geachtet werden muss. M e r k e : Nur durchführbar bei mit Polyurethan beschichteten Implantaten (Abb. 26–32).

○ Der sog. Permanentexpander, z. B. ein runder oder ein anatomisch geformter BECKER-Expander. Der neue *Siltex Contour Profile BECKER 35*-Expander hat eine quer-ovale anatomische Form und ist aufgrund seiner stabilen Formgebung in der Lage, gezielt die untere Brustkurvatur zu optimieren. Der am Implantatrand in einer gesonderten Tasche einzusetzende »Micro Dome« ermöglicht eine nachträgliche Volumenveränderung. Der Füllschlauch kann während des Ersteingriffs oder zu einem beliebigen späteren Termin gezogen werden, womit der Expander in ein Permanentimplantat verwandelt wird. Hiermit kann die Symmetrisierung protrahiert gestaltet und auch eine Nachdehnung der Haut gefördert bzw. abgewartet werden (Abb. 33).

Tubuläre Brust

Die tubuläre Brust weist unter den angeborenen Fehlbildungen eine Sonderproblematik auf.

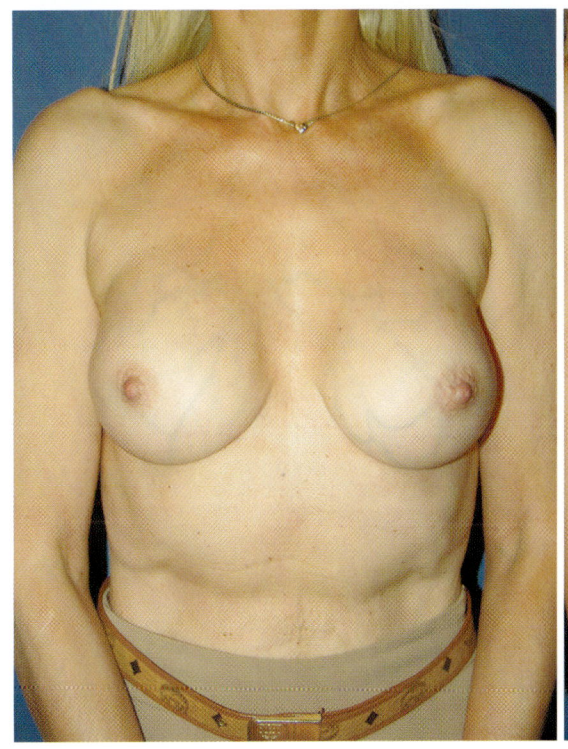
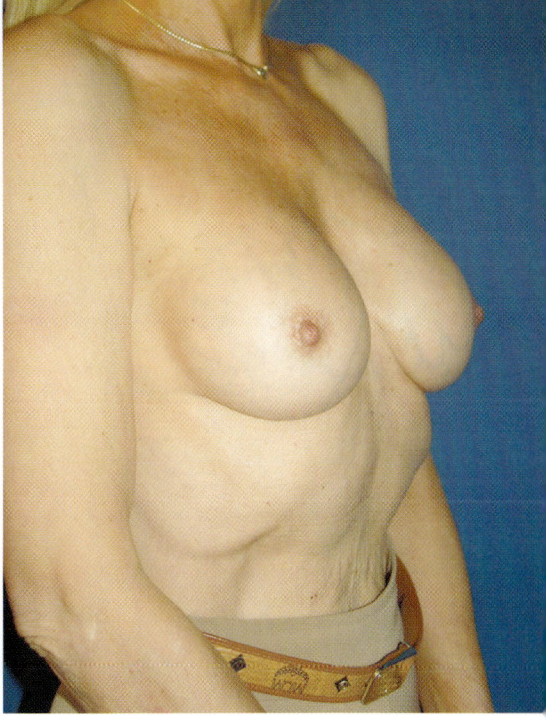

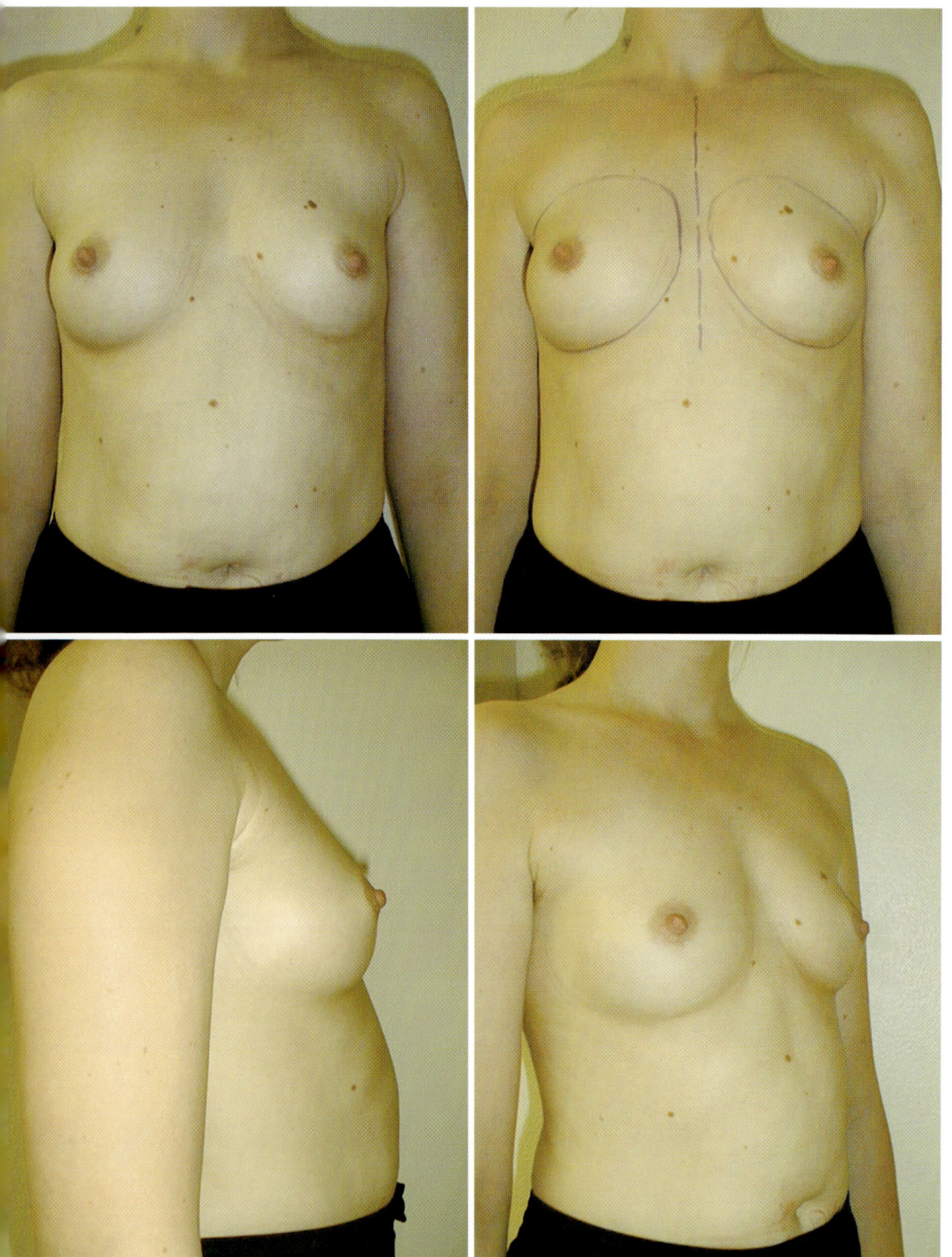

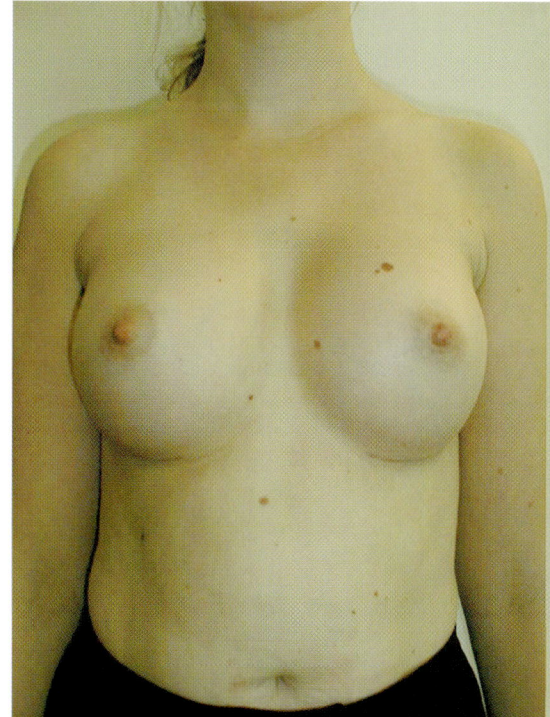

30

Abb. 26–32
28-jährige Patientin mit einer leicht asymmetrischen Mikromastie und dem Wunsch nach einer runden Brust. Auf beiden Seiten Einlage von mit Polyurethan beschichteten Implantaten mit rund-hohem Profil, 295 ml. Links wurde ein hinteres Stacking durchgeführt, mit Unterlegen eines nierenförmigen Kombiimplantats von 20 ml

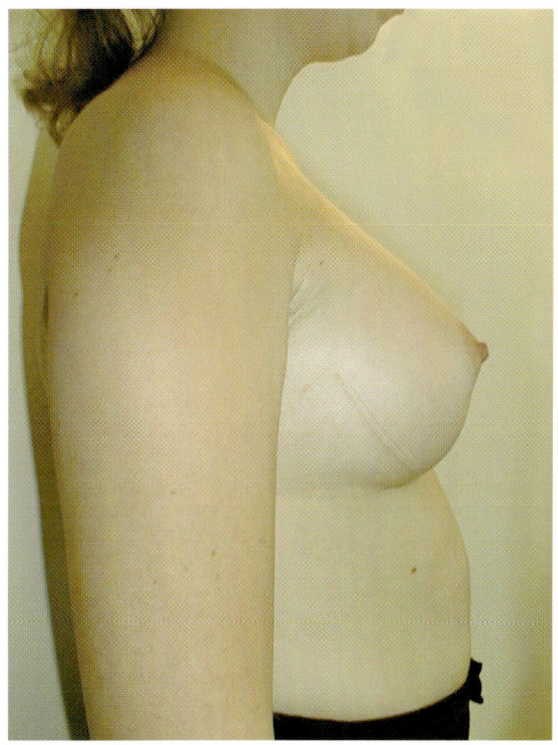

31

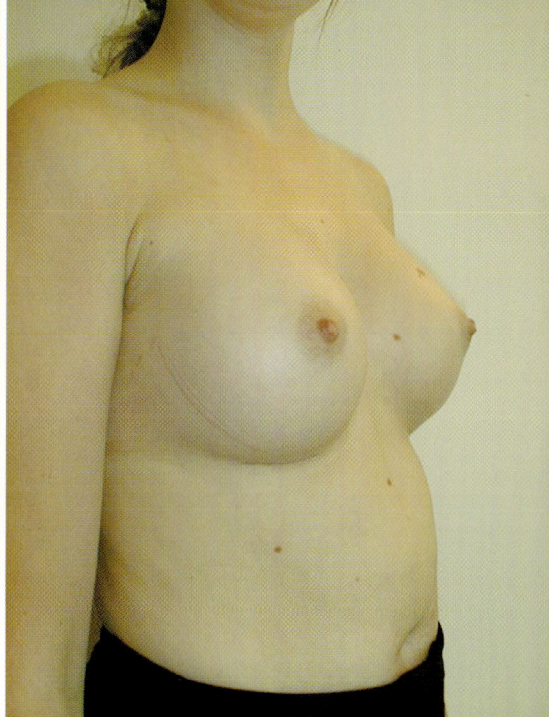

32

Kennzeichen der tubulären Brust sind:

○ Überdehnte und herniierte Areola.
○ Eingeschränkter Basisdurchmesser.
○ Verkürzte, konkav geformte kaudale Brustkontur.
○ Abnormal hohe und straffe Umschlagfalte.
○ Häufige Kombination mit Hypoplasie und Asymmetrie.

Diese individuell und vielfältig kombinierten Charakteristika bedürfen einer besonderen dimensionalen Planung und in der Regel eines Vorgehens in mehreren Schritten. Darauf ist die Patientin unbedingt präoperativ vorzubereiten.

Operationsschritte:

○ Subglanduläre Implantateinlage mit periareolärem Zugang, Lösung der Striktur bei 6 Uhr; je nach Hautkonsistenz wird ein definitives Silikongelimplantat, ein Permanentexpander oder ein Differenzialexpander eingesetzt.
○ Gegebenenfalls Mastopexie mit endgültiger Ausformung der Brüste und definitiver Implantateinlage (Abb. 34–40).

POLAND-Syndrom

Das sog. POLAND-Syndrom tritt nach einer Definition von HARTRAMPF in 3 Schweregraden auf:

○ G r a d 1: Einseitige Entwicklungshemmung von Brust und Pektoralismuskulatur.
○ G r a d 2: Hypo- oder Aplasie einer Brust bei Fehlen des M. pectoralis major, eventuell Fehlen des Mamillen-Areola-Komplexes.
○ G r a d 3: Einseitige Aplasie von Brust, Mamillen-Areola-Komplex und M. pectoralis major bei gleichseitiger Deformität von Arm und Thorax.

Bei Grad 1 entspricht das operative Vorgehen dem bei der tubulären Brust; definitives Implantat, Permanentexpander oder Differenzialexpander mit späterem Austausch gegen ein definitives Implantat. Bei den Graden 2 und 3: Expander- bzw. Implantateinsatz mit und ohne Latissimus-dorsi-Lappen oder Verwendung von Eigengewebe, wie z. B. dem TRAM-Lappen. Je nach Situation kann eine kontralaterale Mastopexie sinnvoll sein (Abb. 41–44).

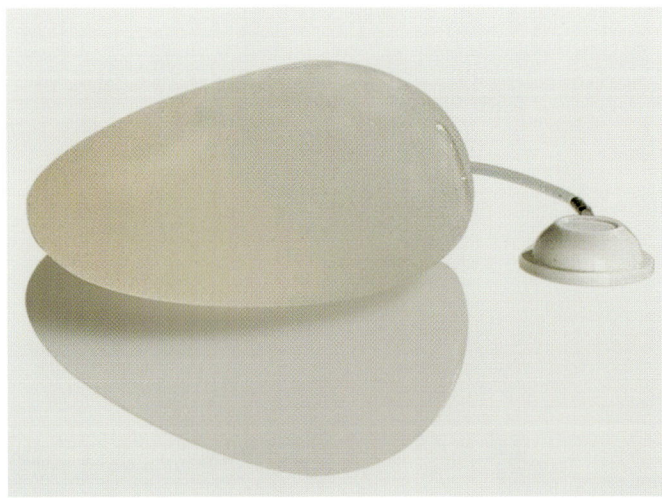

Abb. 33
Der neue anatomisch geformte BECKER-Expander mit einem 35%igen Gelanteil

Augmentationsplastiken mit lebendem Gewebe

Größere Lappenplastiken zur Augmentationsplastik werden nur bei genereller Ablehnung von Silikonimplantaten durch die Patientin oder nach erfolgloser Verwendung von Implantaten, wie rezidivierenden Kapselfibrosen und starker Gewebeschädigung nach Einsatz von Silikonbrustimplantaten zur Anwendung kommen.

Wundverband und postoperative Pflege

Die Naht wird mit Steristrip abgeklebt, die Brust mit einem festen Büstier fixiert und mit einem Druckverband für 24 Stunden versehen. Dieser Druckverband sollte derart gelegt werden, dass eine Dislokation des Implantats nach kranial verhindert wird. Die anschließende Verwendung des sog. »Stuttgarter Gürtels« kann ebenfalls bei der Fixierung des Implantats hilfreich sein.

Zur Ruhigstellung der Brust empfiehlt sich das Tragen eines gut sitzenden Büstenhalters für 4–6 Wochen postoperativ, in den ersten 2–3 Wochen auch nachts. Eine Massage des Implantats ist bei texturierten und beschichteten Implantaten nicht sinnvoll. Auch sollte in den ersten 6 Wochen nach der Augmentation kein Sport betrieben oder körperliche Arbeit verrichtet werden. Besonders zu vermeiden ist das häufige Anheben der Arme über die Schulterebene.

Zur Infektionsprophylaxe wird perioperativ ein Antibiotikum verabreicht, z. B. ein Cephalosporin der 2. Generation wie Cefazolin (2 g *Basocef* in 3–4 Gaben).

Zum Ausschluss von Seromen oder Hämatomen sollten 3–5 Tage und 3–4 Wochen postoperativ sonographische Kontrollen des Implantatlagers stattfinden.

Größere Serome werden unter Ultraschallkontrolle und sterilen Bedingungen punktiert, Hämatome frühzeitig revidiert, da Serome und Hämatome die Ausbildung einer Kapselfibrose begünstigen können.

Probleme und Lösungswege

○ Mangelhafte Ausformung des Brustgewebes und relativ zu kraniale Implantatposition, z. B. bei subpektoraler Implantateinlage und leichter Ptosis mammae 1. Grades (Position des Mamillen-Areola-Komplexes noch oberhalb der Brustumschlagfalte und geringfügiger glandulärer Ptose von <3 cm Absenkung über die Umschlagfalte) (25).

Abhilfe: Subglanduläre Konversion des Implantatlagers oder zumindest sog. »Dual plane«-Position des Implantats, das heißt lediglich kraniale muskuläre Abdeckung für das Implantat und kaudales Ablösen von Muskelfasern des Brustmuskels bis in die kaudale Sternumhöhe parasternal.

Liegt eine zweit- bis drittgradige Ptosis mammae vor, muss die Augmentation mit einer Mastopexie kombiniert werden.

○ Doppelkontur der Umschlagfalte, sog. »Double-bubble«. Abhilfe: Ablösen des Drüsenkörpers von der Brustmuskulatur, besser auch in Kombination mit einer subglandulären Implantation. Eventuell auch radiäre Inzisionen an der Unterseite des Drüsenkörpers.

○ Faltenbildung, sog. »wrinkling« oder »scallopping«. Meist ausgelöst durch Fixierung oberflächenstrukturierter Implantate an eine zu dünne Gewebeschicht darüber oder auch Stauchung von Implantaten im Randbereich.

Abhilfe: Bei subglandulärer Position des Implantats Verlagerung des Implantatlagers nach partiell subpektoral.

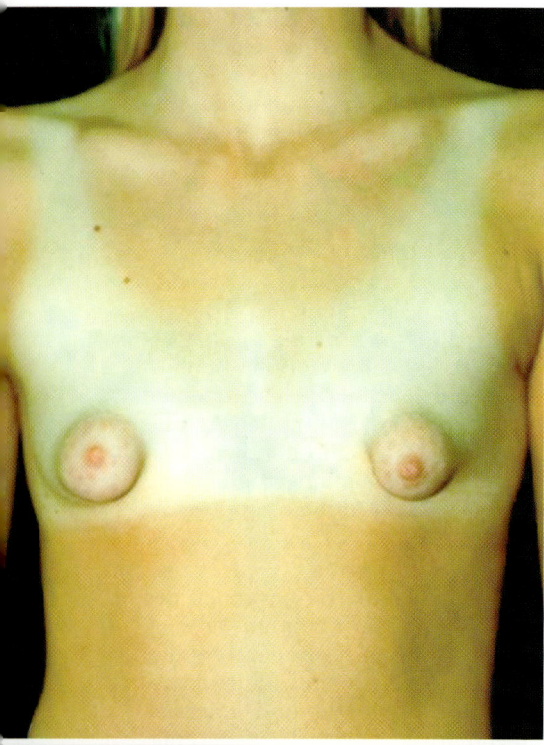

Abb. 34–40
18-jährige Patientin mit hypoplastischen tubulären Brüsten beidseits. Nach Gewebedehnung über 6 Monate mit Doppelkammerexpandern 220/250 ml erfolgte die Einlage von mit Polyurethan beschichteten runden anatomisch geformten Implantaten von 255 ml Volumen. Endergebnis nach 1 Jahr und 5 Jahren

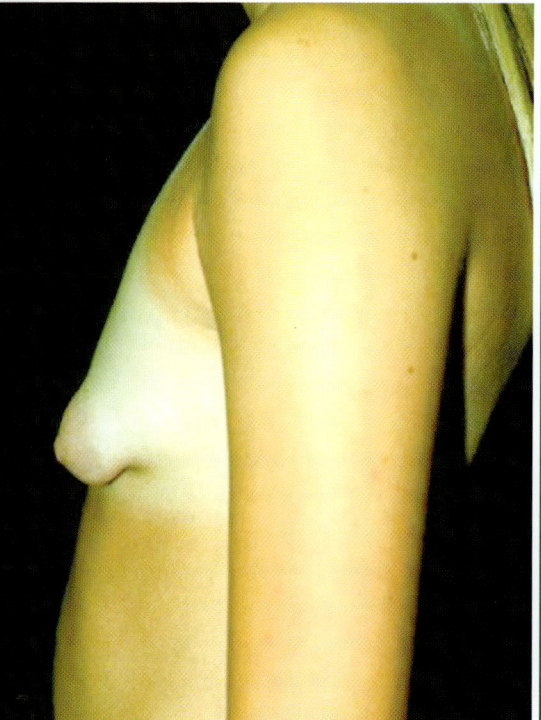

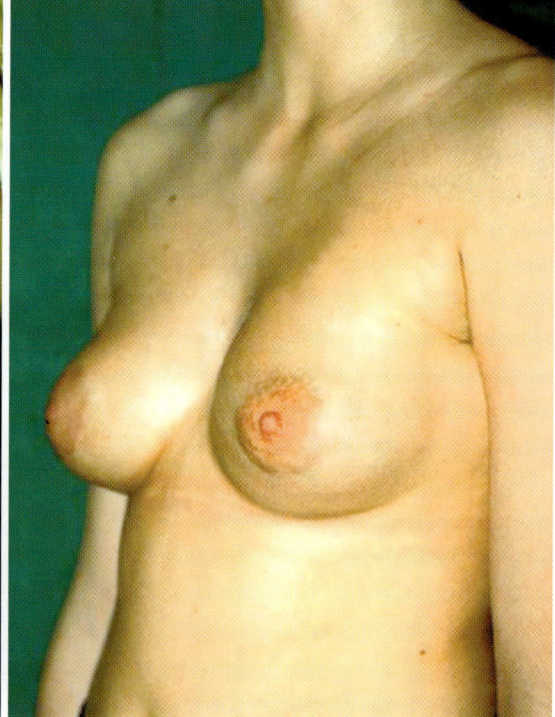

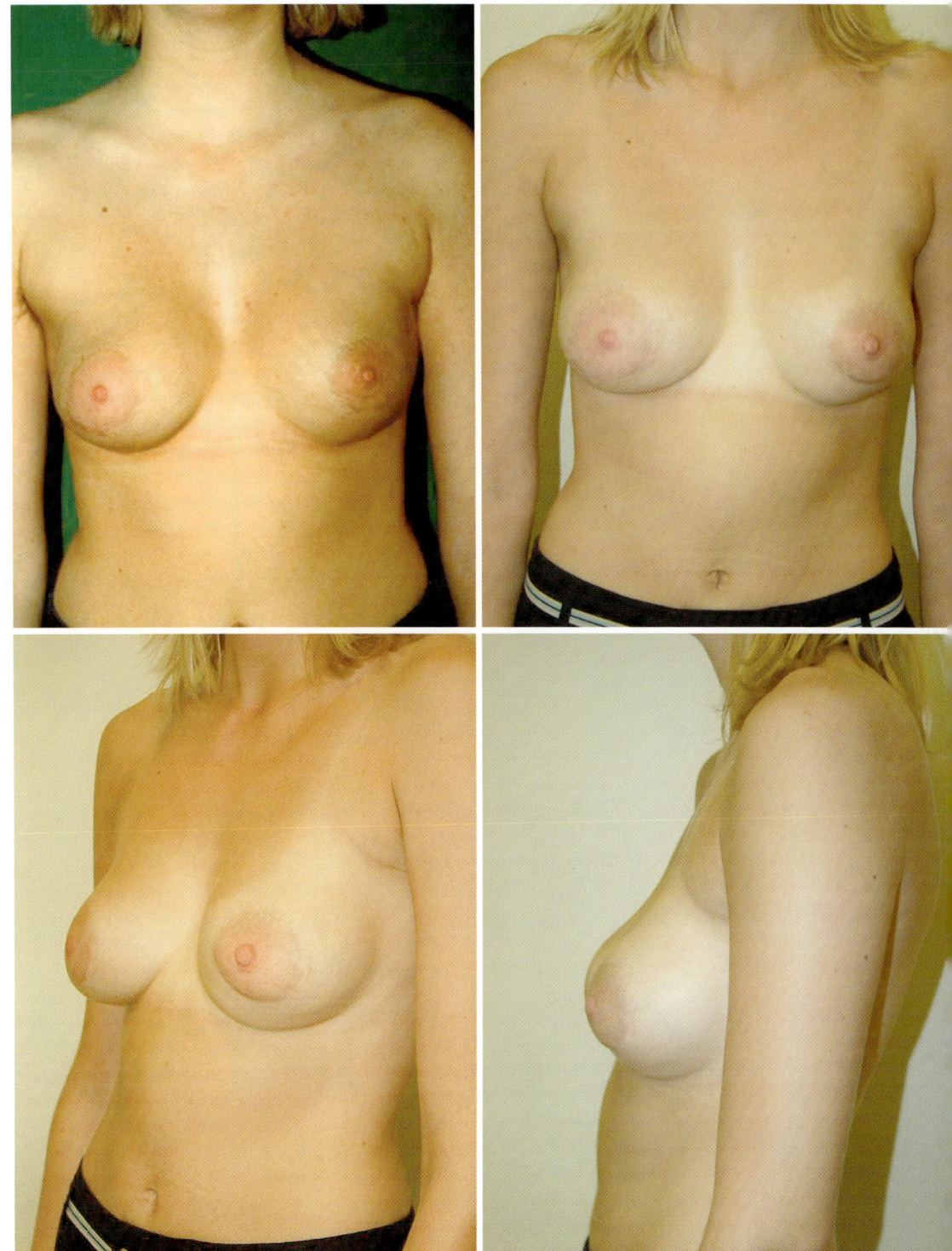

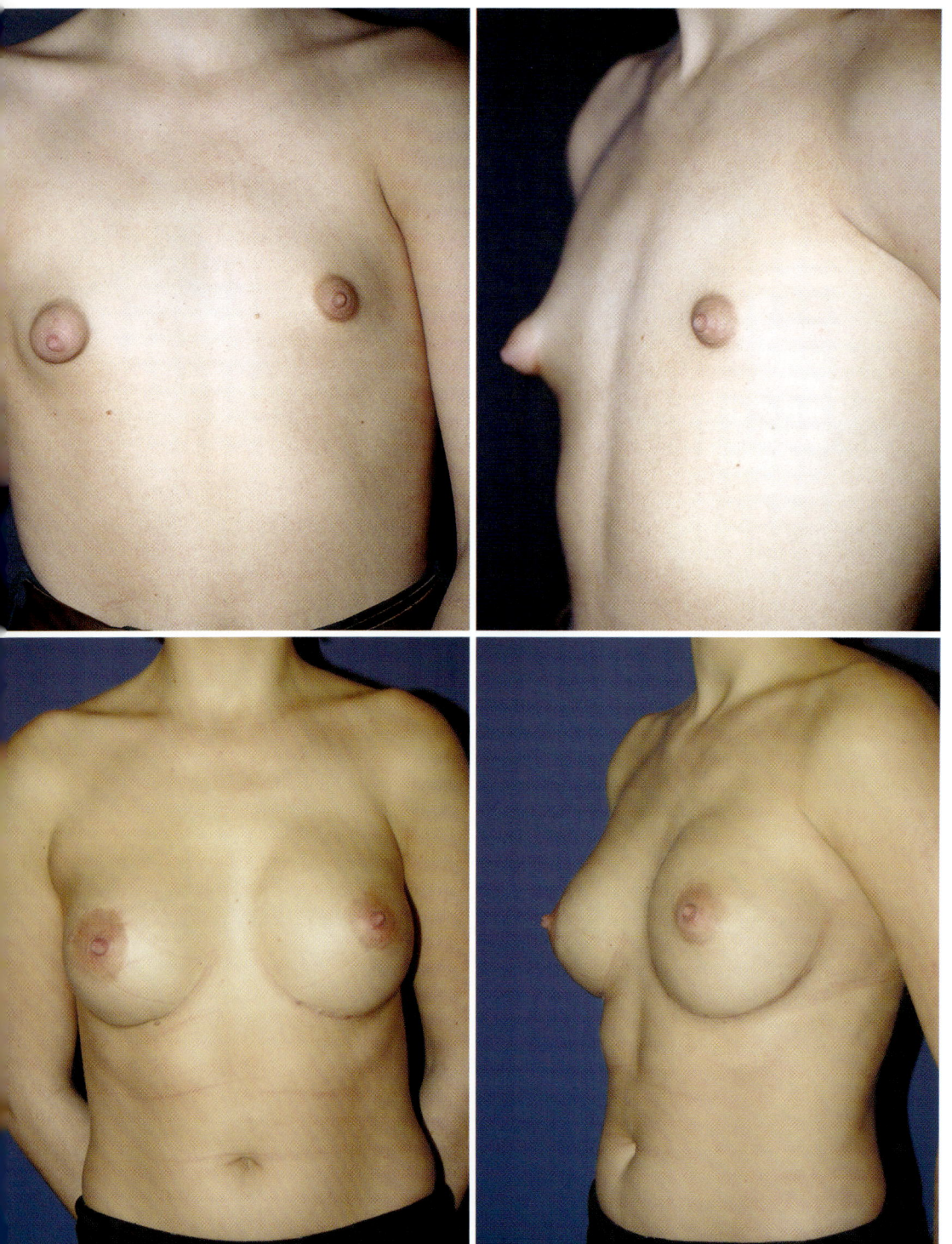

Cave: Die Brustmuskulatur kann nach kranial verrutschen. Deshalb ist eine zusätzliche Abdeckung des Implantats mit einem (z. B. titanbeschichteten) Netz in Ergänzung der Muskulatur oft sinnvoll. Alternativ kann zur Optimierung der Gewebeabdeckung z. B. ein Latissimus-dorsi-Lappen, entweder endoskopisch oder offen, mit einer Gewebeinsel eingeschwenkt werden.

Komplikationen

Kapselfibrose

Die häufigste und am meisten gefürchtete Komplikation nach einer Implantateinlage ist die konstriktive Kapselfibrose. Ihre Ursache ist nicht völlig geklärt, aber offensichtlich beeinflussbar durch eine Modifizierung der Implantatoberfläche und das perioperative Management.

Nach HANDEL et al. (26) weisen mit Polyurethan beschichtete Implantate zumindest in den ersten 10 Jahren eine drastisch reduzierte Fibroserate auf im Vergleich zu texturierten oder glattwandigen Implantaten. Außerdem war nach HANDEL et al. die Fibroserate durch perioperative Hämatombildung signifikant erhöht. Eine perioperative vermehrte Keimbesiedlung hat allerdings ähnliche Auswirkungen auf die Entwicklung einer Kapselfibrose.

Tritt eine Kapselfibrose auf, gilt die früher häufig praktizierte externe oder auch unblutig genannte Kapselsprengung heute als obsolet und eher schädlich. Cave: Rupturgefahr des Implantats und hohe Rezidivrate.

Therapie der Wahl ist eine Implantatentfernung bzw. ein Implantatwechsel in Verbindung mit einer totalen Kapsulektomie. Außerdem empfiehlt sich die Einlage eines mit Polyurethan beschichteten Implantats. Im Wiederholungsfall muss auch die autologe Konversion, das heißt der Austausch gegen Eigengewebe, in Erwägung gezogen werden (Abb. 45).

Implantatruptur

Die Rupturrate ist mit der Verbesserung der Implantattechnologie deutlich – auf unter 1% – gesunken. Kommt es dennoch zu einer Ruptur, ist die Entfernung des Implantats empfehlenswert, obwohl aufgrund der Kohäsivität der modernen Silikongele eine Silikonwanderung nicht zu erwarten ist. Anders ist dies bei Implantaten der 2. Generation; hier ist aufgrund der flüssigen Konsistenz der Füllsubstanzen eine umgehende Explantation notwendig. Das Gleiche gilt, wenn über die Kohäsivität des Gels nichts bekannt ist (Abb. 46–54).

Hämatome und Serome

Bei oberflächenstrukturierten Implantaten ist eine gute Gewebehaftung notwendig. Daher sollte auf jeden Fall die An-

◁

Abb. 41–44
17-jähriges Mädchen mit POLAND-Syndrom links und hypoplastischer tubulärer Brust rechts. Initiale Gewebeexpansion mit Biospanexpandern; später Austausch gegen mit Polyurethan beschichtete anatomische Implantate, rechts 245 ml, links 335 ml groß, mit Ersatz des fehlenden Brustmuskels links durch endoskopisch präparierten Latissimus-dorsi-Lappen. Präoperative Ansicht und Befund 12 Jahre später

sammlung von Hämatomen und Seromen vermieden werden. Zusammenfassend lauten die empfohlenen Maßnahmen:

○ Applikation von Tumeszenzlösung präoperativ.
○ Weitgehend stumpfe, digitale Präparation in den vorgegebenen Schichten.
○ Sorgfältige Blutstillung unter Sicht (Leuchtspatel oder Endoskop).
○ Kompressionsverband für 24 Stunden postoperativ. Unter diesen Umständen kann beim Primäreingriff auf eine Drainage verzichtet werden.
○ Ultraschallkontrollen und eventuell Punktion mehrfach postoperativ.
○ Frühzeitiges Absaugen bzw. Ausräumen von größeren Hämatomen.

Infektionen

Infektionen sind bei der erläuterten Prophylaxe mit staphylokokkenwirksamen Antibiotika äußerst selten. Sollte es dennoch zu einer Infektion des Implantatlagers kommen, ist eine operative Entfernung des Implantats mit Reinigung und Drainage des Implantatlagers notwendig. Mit einer Neueinlage sollte wenigstens 3 Monate gewartet werden.

Abgegrenzt werden muss der in den letzten Jahren ganz selten postoperativ nach Einlage von mit Polyurethan beschichteten Implantaten auftretende Rash, der meist mit einem Juckreiz verbunden ist und auch ohne Behandlung folgenlos wieder verschwindet. Bei stärkerer Belästigung der Patientin bietet eine einmalige systemische oder lokale Kortisongabe rasche Abhilfe (Abb. 55).

Mondor-Stränge

Diese strangartigen Verhärtungen in der Nachbarschaft von Operationsgebieten können nach allen Brustoperationen auftreten und sind nicht behandlungsbedürftig. Ursache sind begrenzte Thrombosen kleiner Venen.

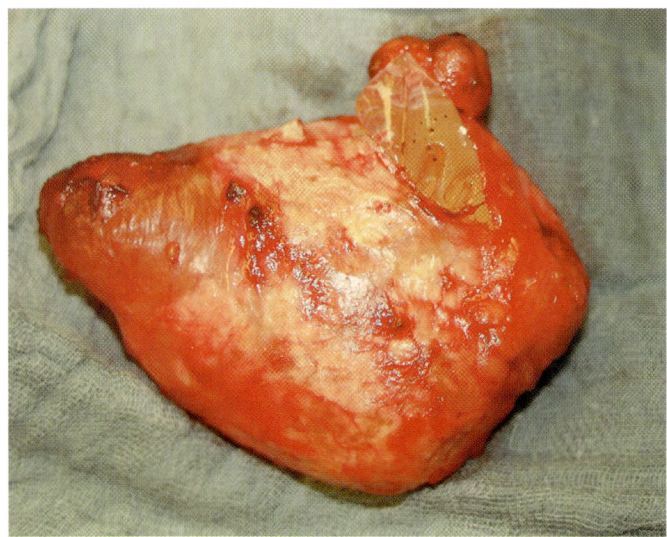

Abb. 45
Ansicht einer komplett mit Glattwandimplantat explantierten ausgeprägten Kapselfibrose mit ausgedehnten Verkalkungen

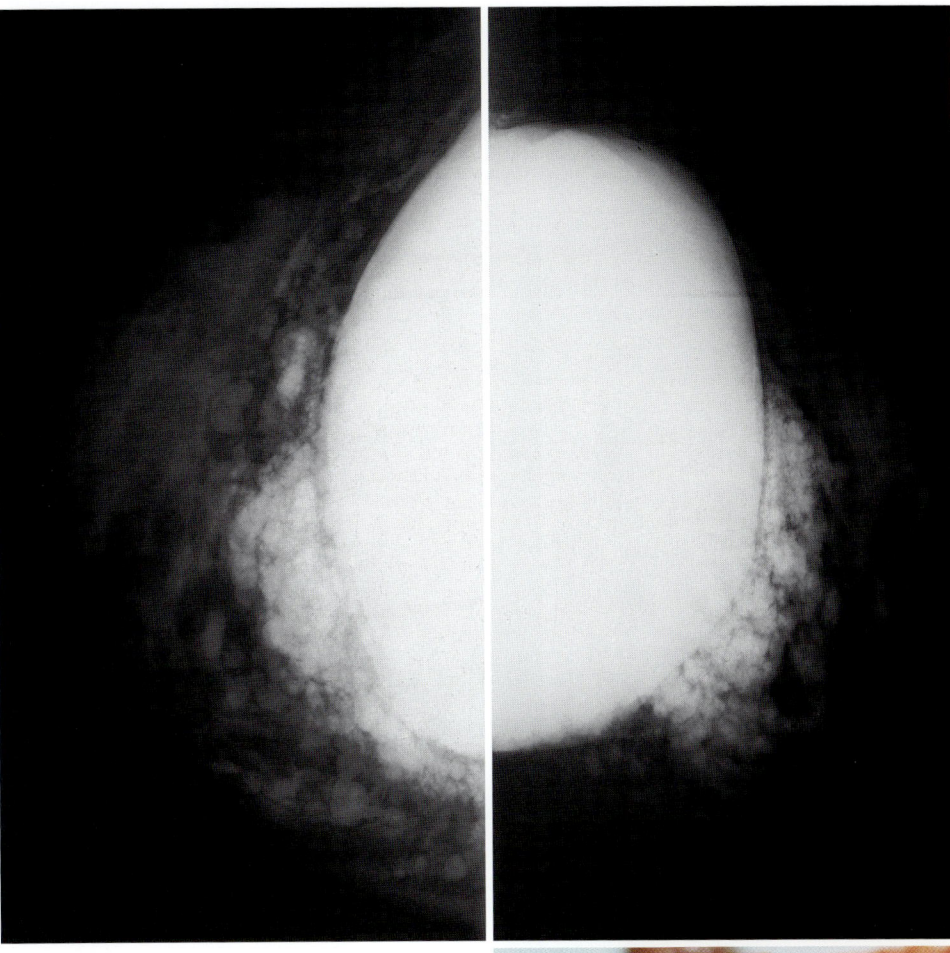

Abb. 46–54
Junge Augmentationspatientin mit
Kapselfibrose BAKER III, rupturierten
Implantaten und Silikonomen

Abb. 46 und 47
Mammogramme mit Darstellung
der rupturierten Silikongelimplantate der
2. Generation mit Bildung von Silikonomen
im umgebenden Drüsengewebe als Folge
einer wiederholten externen, unblutigen
Kapselsprengung

Abb. 48
Anschnitt eines Silikonoms

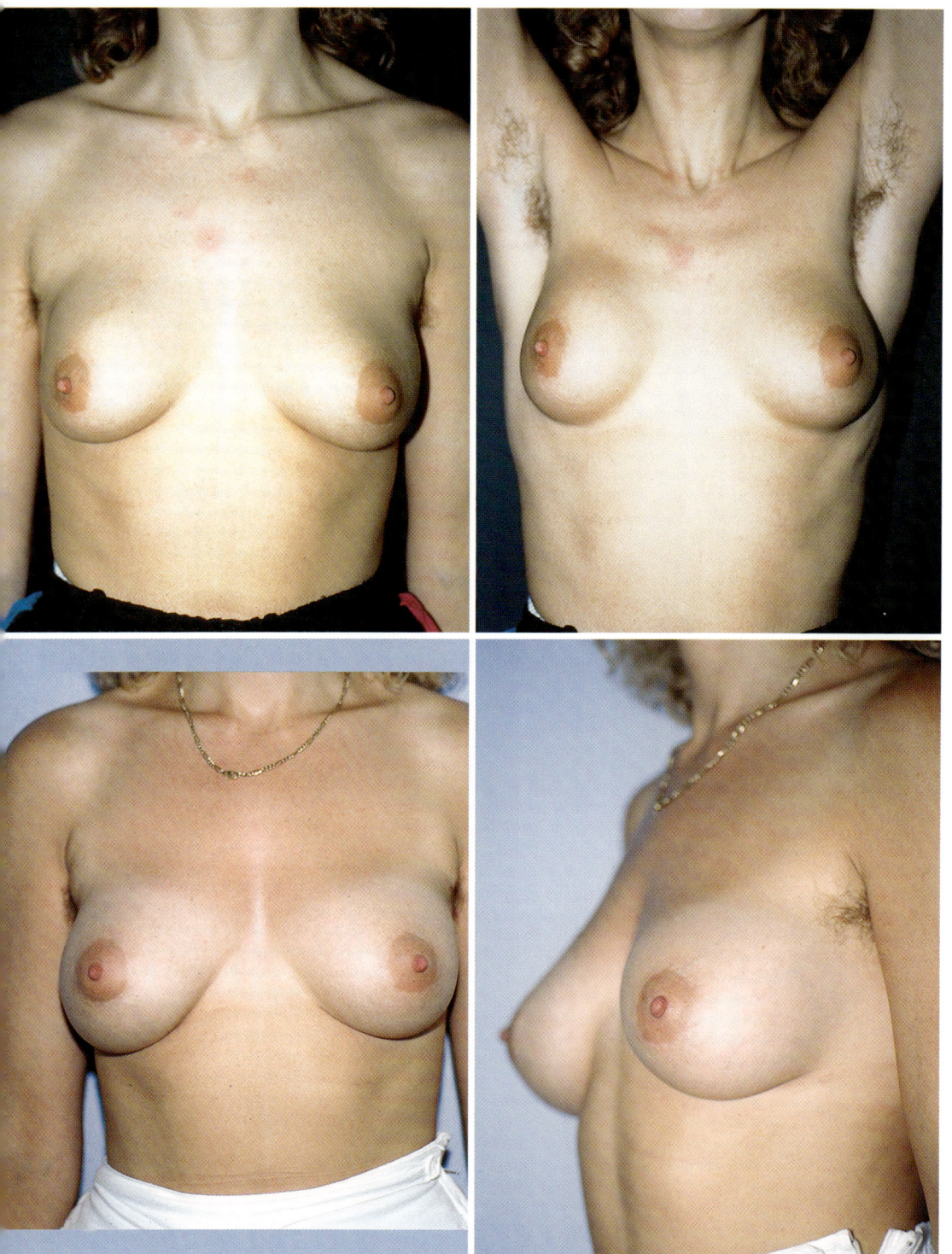

Abb. 49 und 50
Präoperative Ansicht der Patientin

Abb. 51 und 52
Postoperative Ansicht nach Prothesenwechsel, Exstirpation der Silikonome und präpektoraler Implantation von mit Polyurethan beschichteten Implantaten

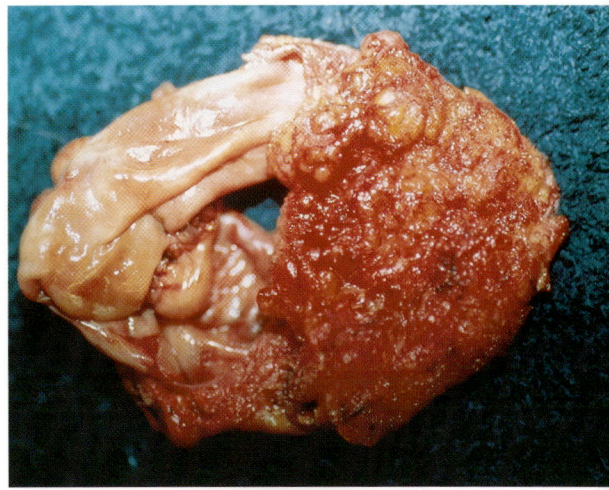

Abb. 53
Exstirpierte Prothesenkapsel

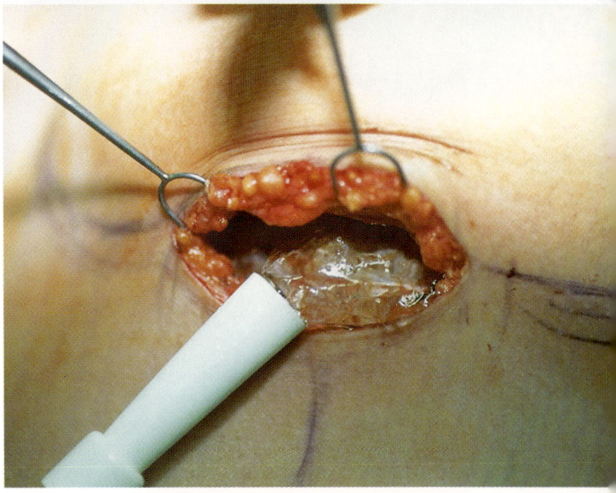

Abb. 54
Ausgetretenes Silikon wird über einen Submammarschnitt zum Teil abgesaugt

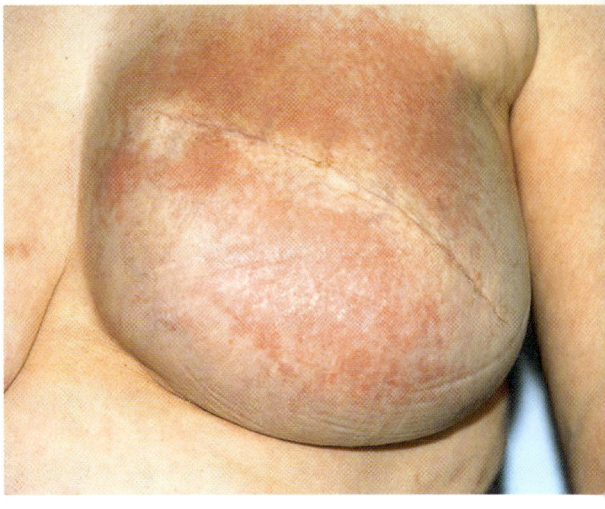

Abb. 55
Passagerer Rash nach subkutaner Einlage eines mit Polyurethan beschichteten Implantats im Zuge einer Sofortrekonstruktion

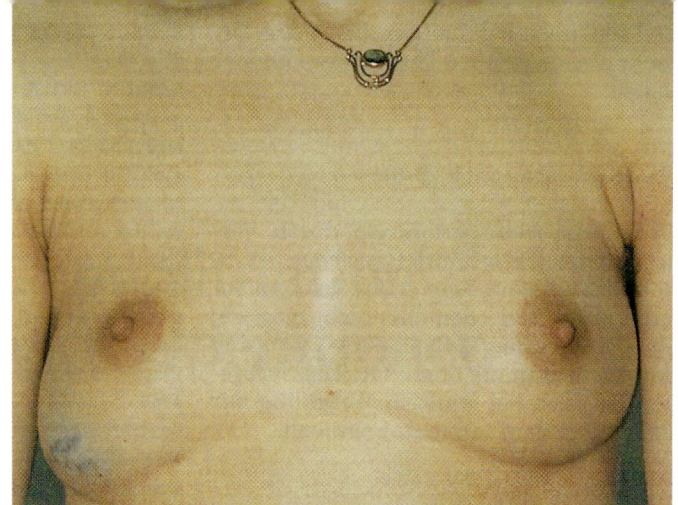

Abb. 56–58
Drohende Perforation nach Augmentation mit Glattwandimplantaten. Präoperative Ansicht (Abb. 56). Postoperative frontale und seitliche Perspektive. Korrektur durch submuskuläre Einlage von mit Polyurethan beschichteten Implantaten (Abb. 57 und 58)

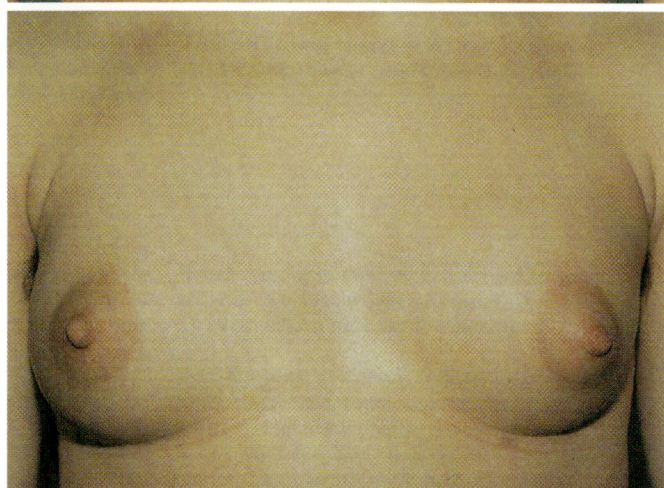

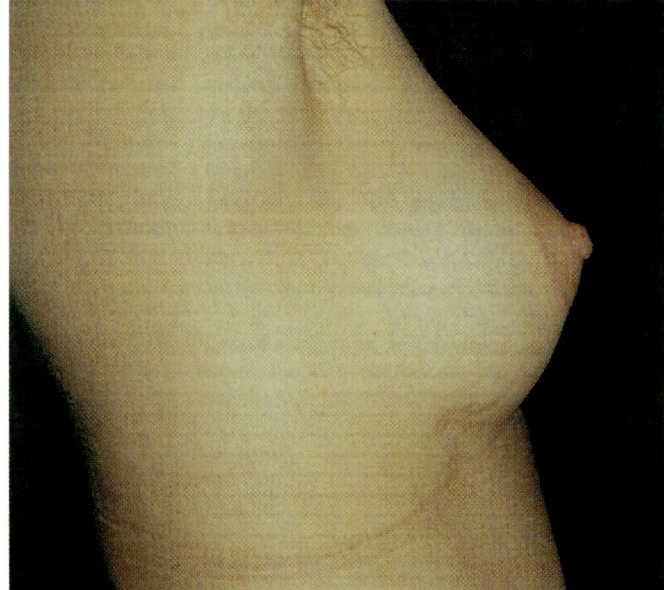

Hautperforationen

Hautperforationen sind ebenfalls – eine intakte subkutane Fettschicht vorausgesetzt – heute selten zu beobachten, zumal oberflächenstrukturierte Implantate infolge ihrer Gewebehaftung weniger Reibung verursachen. Ferner sind Kapselfibrosen seltener, die ebenfalls einen erheblichen Druck auf die Umgebung ausüben können. Zur Therapie steht ein Implantatwechsel an, mit Schaffung eines frischen Implantatlagers und einer suffizienten Abdeckung durch lokale Lappen oder durch einen sog. Fernlappen, beispielsweise einen Latissimus-dorsi-Lappen (Abb. 56–58).

Literatur

1. Independent Review Group. Silicone Gel Breast Implants. The report of the Independent Review Group. Cambridge; 1998.
2. Khouri RK, et al. Nonsurgical breast enlargement using an external soft-tissue expansion system. Plast Reconstr Surg 2000; 105: 2500.
3. Tebbets JB. Nonsurgical breast enlargement. Plast Reconstr Surg 2001; 107: 1320.
4. Allen M, Oberle K. Augmentation mammaplasty: a complex choice. Health Care Woman Int 1996; 17: 81–90.
5. Anderson RC. The augmentation mammaplasty patient. Psychological issues. In: Spear SL, editor. Surgery of the Breast. Principles and Art. Philadelphia-New York: Lippincott-Raven; 1998. p. 855.
6. Birtchnell S, Whitfield P, Lacey JH. Motivational factors in women requesting augmentation and reduction mammaplasty. J Psychosom Res 1990; 34: 509–514.
7. Schlebusch L. Negative body experience and prevalence of depression in patients who request augmentation mammaplasty. S Afr Med J 1989; 75: 323–326.
8. Goin JM, Goin MK. Changing the body: psychological effects of plastic surgery. Baltimore: Williams & Wilkins; 1981.
9. Kaslow S, Becker H. Breast augmentation: psychological and plastic surgery considerations. Psychotherapy 1992; 29: 467–473.
10. Anderson RC. Aesthetic surgery and psychosexual issues. Aesthetic Surg Q 1996; 16: 227–229.
11. Matarasso SL. Introduction to cosmetic surgery. Semin Dermatol 1994; 13: 60–63.
12. Schlebusch L, Mahrt I. Long term psychological sequelae of augmentation mammaplasty. S Afr Med J 1993; 83: 267–271.
13. Banbury J, et al. Prospective analysis of the outcome of subpectoral breast augmentation: sensory changes, muscle function, and body image. Plast Reconstr Surg 2004; 113: 701.
14. Cronin TD, Gerow F. Augmentation mammaplasty – a new »natural feel« prosthesis. Transactions of the Third International Congress of Plastic Surgeons. Amsterdam: Excerpta Medica; 1964.
15. Arion HG. Retromammary prosthesis. CR Soc Fr Gynecol 1965; 35: 427.
16. Hartley JH jr. Specific applications of the double-lumen prothesis. Clin Plast Surg 1976; 3: 247.
17. Ashley FL. New type of breast prosthesis. Preliminary report. Plast Reconstr Surg 1970; 45: 421.
18. Ashley FL. Further studies on the Natural-Y breast prosthesis. Plast Reconstr Surg 1972; 49: 414.
19. Hester TR jr, et al. A 5-year experience with polyurethane-covered mammary prostheses for treatment of capsular contracture, primary augmentation mammaplasty, and breast reconstruction. Clin Plast Surg 1988; 15: 569–585.
20. Hester TR jr, Tebbets JB, Maxwell GP. The polyurethane-covered mammary prosthesis: Facts and fiction. Clin Plast Surg 2001; 28: 579.
21. Handel N, et al. The fate of breast implants: A critical analysis of complications and outcomes. Plast Reconstr Surg 1995; 96: 1521–1533.
22. Ford NF, et al. Final report on the pilot study of urine and serum samples from women with MEME and REPLICON breast implants. Protocol OT114-001; Bristol-Myers Squibb Pharmaceutical Research Institute, Princeton NJ; 1995.
23. Heden P, et al. Breast augmentation with anatomical cohesive-gel implants. Clin Plast Surg 2001; 28: 531.
24. Danino AM, et al. Comparison of the capsular responce to the Biocell RTV and Mentor 1600 Siltex breast implant surface texturing: a scanning electron microscopic study. Plast Reconstr Surg 2001; 108: 2047.
25. Regnault P. Breast Ptosis: definition and treatment. Clin Plast Surg 1976; 3: 193.
26. Handel N, et al. A long-term study of outcomes, complications and patient satisfaction with breast implants. Plast Reconstr Surg 2006; 117: 757–772.

Autorenverzeichnis

Bauer, Dr. Lelia
Universitäts-Frauenklinik
Theodor-Kutzer-Ufer 1–3
68167 Mannheim
lelia.bauer@gyn.ma.uni-heidelberg.de

Blazek, Dr. J.
Frauenklinik und Brustzentrum
Rheinfelden
Therese-Herzog-Weg 2
79618 Rheinfelden/Baden

Brunnert, Dr. K.
Klinik für Senologie
und Plastische Chirurgie
Lürmannstraße 28
49076 Osnabrück
drbrunnert.senologie@t-online.de

Dieterich, Dr. H.
Frauenklinik und Brustzentrum
Rheinfelden
Therese-Herzog-Weg 2
79618 Rheinfelden/Baden
sekretariat@frauenklinik-rheinfelden.de

Faridi, Prof. Dr. A.
Frauenklinik
Krankenhaus Porz am Rhein gGmbH
Urbacher Weg 19
51149 Köln
afaridi@khporz.de

Granitzka, Prof. Dr. S.
Weinbietring 44
67227 Frankenthal
SGranitzka@aol.com

Heyl, Dr. V.
Frauenklinik
Asklepios Paulinen Klinik
Geisenheimer Straße 10
65197 Wiesbaden
v.heyl@asklepios.com

Hötzeldt, Dr. M.
Klinik für Frauenheilkunde
und Geburtshilfe
Asklepios Harzkliniken
Dr.-Herbert-Nieper-Krankenhaus
Kösliner Straße 12
38642 Goslar

Hüter, Prof. Dr. J.
Klinik für Gynäkologie
Klinikum Hildesheim
Weinberg 1
31134 Hildesheim

Hüter-Löliger, Dr. Sabina
Frauenklinik
St. Bernward-Krankenhaus
Treibestraße 9
31134 Hildesheim

Kaufmann, Prof. Dr. Dr. h.c. M.
Klinik für Gynäkologie und Geburtshilfe
Klinikum der
Johann-Wolfgang-Goethe-Universität
Theodor-Stern-Kai 7
60596 Frankfurt am Main
M.Kaufmann@em.uni-frankfurt.de

Klingemann, Dr. H.
Klinik für Frauenheilkunde
und Geburtshilfe
Asklepios Harzkliniken
Dr.-Herbert-Nieper-Krankenhaus
Kösliner Straße 12
38642 Goslar

Kühn, Prof. Dr. T.
Abteilung für Gynäkologie
und Geburtshilfe
Kreiskrankenhaus
Bergstraße 30
38518 Gifhorn
kuehn.thorsten@t-online.de

NESTLE-KRÄMLING, Dr. CAROLIN
Universitäts-Frauenklinik
Moorenstraße 5
40225 Düsseldorf
cnk@uni-duesseldorf.de

REZAI, Dr. M.
Abteilung Senologie
Luisenkrankenhaus
Degerstraße 8
40235 Düsseldorf
mahdi@rezai.org

RODY, Dr. A.
Klinik für Gynäkologie und Geburtshilfe
Klinikum der
Johann-Wolfgang-Goethe-Universität
Theodor-Stern-Kai 7
60596 Frankfurt am Main
achim.rody@em.uni-frankfurt.de

ROTERBERG, Dr. KATY
Abteilung für Gynäkologie
und Geburtshilfe
Kreiskrankenhaus
Bergstraße 30
38518 Gifhorn

SIEBERT, Dr. W.
Lichtenberg 66
84307 Eggenfelden
dr.wolfgang.siebert@gmx.de

WIESMANN, Dr. MARGRET
Frauenklinik
Asklepios Paulinen Klinik
Geisenheimer Straße 10
65197 Wiesbaden
wiesmann.nelemans@gmx.de

Sachverzeichnis

Abnäher 181
AGO-Richtlinien 30
Aktivitätsloch, Sentinel-Node-Biopsie 71, 72
Anästhesie, lokale 12
Anastomose 149
Anatomie, Bauchdecke 132
–, Latissimus dorsi 107
Anisomastie s. Rechts-Links-Asymmetrie 60
Antibiotikaprophylaxe 62, 301
Anzeichnung, präoperative 19, 24, 191, 204, 224, 232, 248–250, 273, 288, 293
Areola 92, 171, 178, 190, 197, 231, 239
–, kontralaterale 178
–, Rekonstruktion 178
–, Transplantat 178
Asymmetrie, Brust 284, 296
Atemgymnastik 137
Aufklärung, präoperative 11, 80
–, –, Brustreduktion 190, 202, 232
–, –, Brustrekonstruktion 80
Aufklärungsgespräch 80, 190, 202, 232
–, Erhebungsbogen 203
–, Erwartungshaltung 80, 202
–, Komplikationen 81, 190, 202
–, Möglichkeiten und Risiken 202
–, Narben 190, 202
–, Nebenwirkungen 190
–, Operationsablauf 203
–, Sicherheit 81
–, Wundheilungsstörungen 190
Augmentation, Brust 283
Augmentationsplastik 124, 281
–, Indikation 284
–, mit lebendem Gewebe 301
Augmentationswunsch 283
Austauschmastektomie 47
Axilla 10, 22, 35, 75, 76, 290
–, Dissektion 36–38, 76

Basisrisiko, invasives Karzinom 48
Bauchdecke, Anatomie 132
–, Gymnastik 137
–, Hernie 169
–, TRAM-Lappen 132
–, Verschluss 155

BECKER-Expander 85, 297, 300
Befund, unklarer oder verdächtiger 11
Bewegungseinschränkung 63, 108
Biopsie, offene 10, 11
–, operative 11
–, transkutane 10
Blutstillung 14, 15, 33, 50, 193, 215, 236, 306
Bolusverband 239, 241, 243
B-Plastik 43
BRAVA s. Brustvergrößerung mit dem Vakuumexpander 282
Brust, tubuläre 297
Brustangleichung 98
Brustaufklappung 54
Brustdrüsengewebe 225–228
Brustdrüsenkörper 18, 20
–, Entfernung 52
Brusterhaltung, Operationstechniken 39
Brusterkrankungen, Gewebsentnahme 9
Brustform, asymmetrische und normale 296
Brustformung 225, 228, 236, 238
Brustrekonstruktion 58, 79
–, autologe 105, 131
–, autolog-heterologe 123
–, TRAM-Lappen 157
–, Zeitpunkt 81
Brustvergrößerung mit dem Vakuumexpander 282
Brustwarzen-Areola-Komplex s. Mamillen-Areola-Komplex
Brustwarzen-Areola-Verlust 220
Brustwarzenlokalisation, Brustreduktion 203, 214
Brustwarzenrekonstruktion 92, 245
Brustwarzenstielung 201
Brustwarzentransplantation s. Mamillentransplantation
Büstenhalter, Brustruhigstellung 301
–, innerer 225

Carcinoma ductale in situ 48, 49
Carcinoma lobulare in situ 47–49
CDIS-Schweregrad 48, 49
Chirurgie, ästhetische versus resektive 267
Core-cut-Biopsie s. Stanzbiopsie

Deepithelisierung   55–57, 60, 114, 190, 192, 193, 207, 226, 249, 270
Defektdeckung   44
–, intramammäre, Verschiebelappentechnik   46
–, zentrale   45
Delay   136, 137
Deutsche Gesellschaft für Senologie   31
DIEP-Lappen   148
Disease Free Survival   49
Dissektion, axilläre   36, 67
Dog ear s. Abnäher
Doppellumenimplantat   286
Dopplerlokalisation, Gefäßverlauf, TRAM-Lappen   142
Double-bubble   301
Drainage   33, 168, 214, 256, 262, 305
Druckverband   301, 305
Drüsenformierung   256
Drüsenresektion   256
Dual plane Position   301
Dufour-Mantel   40, 41
Durchblutungsstörungen   61
–, Mamillen-Areola-Komplex   216

Eigenaufbau   47
Eigengewebe, Bauchdecke   131
–, Latissimus dorsi   105, 123
Einführungshilfe nach Dolsky   295
Elektrokoagulation   51, 56, 63
Empfängerregion, Lappentransfer   151
Eumastie   47
European Society of Mastology   9, 30
EUSOMA s. European Society of Mastology
EUSOMA-Richtlinien   30
Expander   82, 85, 95, 282
–, Implantation   85
–, Prothese   98
–, Technologie   82
Exzision   14
Exzisionsbiopsie   11, 30

Faltenbildung   301
Fehlbildungen, angeborene bzw. erworbene   284, 294
Feinnadelaspirationszytologie s. Punktionszytologie
Fettgewebsnekrose   169, 198
Fibroserate   305
Food and Drug Administration   282, 286
Fotodokumentation   190, 203, 206, 236, 248, 293
Frühkomplikationen, postoperative   63

Gefäße   56, 144, 145, 149, 193
Gefäßversorgung   132, 133, 137
Gel-bleeding   284
Generationen, Silikongelbrustimplantate   284
Gerinnungsstörung   50
Gewebeentnahme, Methoden   9
Gewebetransfer, ein- bzw. doppelstieliger, TRAM-Lappen   146, 147
–, freier, TRAM-Lappen   148
Gewichtsreduktion, Brust   185
Gigantomastie   229
Glattwandprothesen   61, 310
Gynäkomastie   47, 60

Halsted-Mastektomie   17, 29
Hämatom   108, 219, 262, 305
Hammond-Flap   177
Hämodilution   62
Hämostase   58
Hauterkrankungen, infektiöse   50
Hautexpander   82
Haut-Fett-Mantel   228
Haut-Fettgewebe-Brust   47, 54
Hautinsel   42, 44, 114
Hautinzisionen   13, 14
Hautmantelresektion   271
Hautmuskellappen, Latissimus dorsi   115
Hautnaht   168
Hautperforation   311
Hautresektion   256
Hauttransplantation   172, 174, 178, 179
Hautunterminierung   252
Hautveränderungen, suspekte   10
Hautverschluss   256
Hautweichteilmantel   97
Hemi-TRAM-Variante   147
Hochgeschwindigkeitsbiopsie   11
Hypermastie   232

Impingement   22
Implantat   295
–, Auswahl   293
–, Einlage   300, 305
–, Perforation   102
–, Ruptur   305
–, Tasche   85
–, Technologie, Brustvergrößerung   284
–, Wechsel   88
Indikationen, Augmentationsplastik   284
–, Brustreduktion   202
–, –, mit freier Transplantation von Brustwarze und Areola   232

Indikationen, Brustreduktion, mit innerem Büstenhalter 223
–, –, mit kaudaler und zentraler Stielung 202
–, –, mit vertikaler Narbe 247
–, Brustrekonstruktion 80
–, –, mit Eigengewebe der Bauchdecke 131
–, Mastektomie, subkutane 47
–, Sentinel-Node-Biopsie 32, 68, 69
Infektionen 63, 64, 100, 101
–, postoperative 102, 220, 305
–, Prophylaxe 301
Inferior pedicle s. Reduktionsmastektomie
Inframammarfalte 265, 271
Intervallrekonstruktion, TRAM-Lappen 151, 166
Inzisionsbiopsie 30

Kalzifikation 17
Kapselfibrose 63, 64, 98–100, 102, 285, 305–307
–, Einstufung nach BAKER 63, 64
Kapselruptur 285
Karzinom 47, 48
–, intra-duktales 48
Klassifikation 49
–, nach VAN NUYS 49
Knoten-Narben-Risiko-Brust 49
Kochsalzimplantat 129
Kombinationsimplantat 288, 296
Komplikationen, intraoperative, Reduktionsplastik nach STRÖMBECK 198
–, postoperative, Augmentationsplastiken 305
–, –, Brustimplantate 99
–, –, Brustrekonstruktion, autolog-heterologe 128
–, –, Gewebsentnahme 14
–, –, Latissimus-dorsi-Lappen 108
–, –, Management 168
–, –, Reduktionsplastik nach LEJOUR 260
–, –, Reduktionsplastik nach STRÖMBECK 198
Komplikationsvermeidung, perioperative 62
Konsensusempfehlungen, Sentinel-Node-Biopsie 32
Kontraindikationen, brusterhaltende Therapie 31
–, Brustreduktion 202
–, –, mit freier Transplantation von Brustwarze und Areola 232
–, –, mit innerem Büstenhalter 223
–, –, mit kaudaler und zentraler Stielung 202
–, Brustrekonstruktion 80
–, –, mit Eigengewebe der Bauchdecke 131
–, Mastektomie, subkutane 47
–, Sentinel-Node-Biopsie 32, 69

Konversion 152, 301, 305
Körperfettanteil 7
Körpergewicht 7
Körpergröße 7
Korrektur, operative, LEJOUR-Technik 264
Kostenübernahme 189

Lagerung, intraoperative 139
LANGENBECK-Haken 256
LANGER-Linien 33
Langzeitergebnis, Reduktionsplastik nach LEJOUR 264
Lappenaugmentation 284
Lappeneinpassung 161
Lappennekrose 168
Lappenplastik 84
Lappenpräparation, freier TRAM 148
Lappentransfer 152
Latenzzeit, Mammakarzinom 48
Latissimus-dorsi-Hautmuskelinsellappen 106, 115, 305, 311
–, deepithelialisierter 120
Latissimus-dorsi-Plastik s. Latissimus-dorsi-Hautmuskelinsellappen
LEJOUR-Technik 247, 260
Lernkurve 265
Loge 60, 61
Lokalanästhesie 12
Lokalrezidiv 108
L-Plastik 278
Lumpektomie 30
Lymphatic mapping 68, 76, 77
Lymphknoten, pathologische 10, 67
Lymphknotenentfernung 73, 74
Lymphonodektomie, axilläre 35, 48

Makromastie 47, 189, 231, 232
–, juvenile 273
–, mit Ptose 53
Mamille 54, 172
Mamillen-Areola-Komplex 23, 92, 167, 171, 181, 195, 245
Mamillenrekonstruktion 124, 167, 171
–, HAMMOND-Technik 178
–, Skatetechnik 173
–, Startechnik 173
Mamillenschiene 180
Mamillensekretion, pathologische 10
Mamillenteilung 172
Mamillentransplantation 201, 202, 218, 228, 231, 232, 241, 271
Mammachirurgie 30

317

Mammakarzinom   29, 47, 48, 67, 245
–, brusterhaltende Operationsverfahren   29, 79, 220
–, Inzidenz   275
Mammareduktionsplastiken   185, 189, 201, 223, 247, 267
Mammasonographie   248
Mammatumoren   11
Mammographie   248, 307
Management, Komplikationen   168
–, postoperatives   168, 262
Mastektomie   13, 17
–, hautsparende   22
–, modifizierte radikale   18
–, partielle   31, 121
–, subkutane   47, 61
Mastopathie   189
Mastopexie   47, 300
–, Naht   259
McKissock-Technik   201, 231
Metastasierung   108
Micro Dome   297
Mikrokalzifikation   10
Mikromastie   294
Mikropigmentierung   183
Modellierung, Brust   207, 212, 215, 216, 225
Mondor-Stränge   306
Monocryl-Faden   259, 260
Montgomery-Drüsen   171
Morbus Paget   10
Moscheekuppel   249, 252
Muskelstiel   145
M. latissimus dorsi   107
M. pectoralis major   35, 36, 86
M. pectoralis minor   35, 36

Nachblutung   63, 108, 262
Nachoperation, Kapselfibrose   102
Nachsorge, Mastektomie   21
Nahttechnik   61, 196
Narben   63, 64, 198, 264, 290
–, abdominale   136
–, keloid- und hypertrophe   64, 198, 203, 220
Narbenbildung   268
Narbengestaltung   268
Nekrose   62, 63, 198
–, Mamillen-Areola-Komplex   220, 245
Nodalstatus   68

Oberbauchverschiebeplastik   93
Oberflächenmodifikation, Silikongelbrustimplantate   286

Operation, onkoplastische   273
Operationsablauf   32, 50
Operationskosten   81
–, Latissimus-dorsi-Hautmuskelinsellappen   109
Operationsmethode   12
Operationsphasen, Reduktionsplastik, mit innerem Büstenhalter   223
–, –, mit kaudalem und zentralem Stiel   207
–, –, nach Strömbeck   189
Operationsplanung   32, 206, 224, 232, 248, 265, 273, 288
Operationstechnik, Augmentationsplastik   294
–, Brustwiederaufbau   81
–, Latissimus-dorsi-Hautmuskelinsellappen   111, 129
–, Mastektomie, hautsparende   25
–, –, modifizierte radikale   18
–, –, subkutane, einfache bilaterale   50
–, Reduktionsplastik, mit innerem Büstenhalter   223
–, –, mit kaudalem und zentralem Stiel   207
–, –, nach Strömbeck   189
–, Sentinel-Node-Biopsie   70
–, TRAM-Lappen   138
Operationsverfahren, brusterhaltende   29, 79
–, brustreduzierende   185, 189
Operationszeichnung   288, 293

Parästhesie   108
Patientenaufklärung   31
Perforation   310, 311
Physiotherapie   107, 137
Pinchgriff   110
Planung, präoperative   32, 206, 224, 232, 248, 265, 273, 288
Poland-Syndrom   284, 286, 300, 305
Polyurethan   286, 288, 305
–, Beschichtung   286, 287, 291, 301, 309
–, Prothese   59, 61, 286
Präparat   15
–, Radiographie   15, 33
Präparation, TRAM-Lappen   137, 138, 140
Primärrekonstruktion, Latissimus-dorsi-Lappen   117
Probeprothese   62, 290
Problembehebung   301
Prolene-Faden   216
Prothesenausstoßung   63, 65
Prothesendeflation   63, 65
Prothesenruptur   63, 65

Prothesentypen 60, 61
Prothesenwechsel 60
Psychologie, Augmentationswunsch 283
Ptose 88, 90, 189, 221, 223, 274
Punktionszytologie 10, 11
Purse-string Mastektomie 24, 25

Quadrantektomie 31, 39, 40

Radiatio 100
RADOVAN-Expander 85, 95
Randnekrose 168
Rash 64
Rechts-Links-Asymmetrie 60, 63, 64
REDON-Drainage 39, 53, 58, 59, 215
Reduktionsmastektomie, subkutane 53, 62
Reduktionsmastopexie 224
Reduktionsplastik 185
–, mit freier Transplantation von Brustwarze und Areola 231
–, mit kaudalem und zentralem Stiel 201
–, mit modifizierter inferiorer Technik 267
–, mit vertikaler Narbe 247
–, nach STRÖMBECK 189
Rekonstruktion, Bauchdecke 156
–, Brust 58, 79, 157
–, Mamillen-Areola-Komplex 167
Rektusmuskulatur, TRAM-Lappen 132, 133
Resektion 42, 56
–, Brustdrüsengewebe 208–210, 212, 225, 235
–, Fettgewebe 235, 236
–, Haut 235, 236
–, tumoradaptierte nach REGNAULT 42, 45
RINGER-Lösung 245
Risiko, Brustrekonstruktion, autolog-heterologe 128
ROUX-Haken 256
Rupturrate, Silikonimplantate 305

S3-Leitlinie 17
Scallopping 301
Schablone, Anzeichnung 224
Schenkelbeuge, Spenderregion 181
Schnellschnittdiagnostik 12, 52
Schnittfigur 50, 53
Schnittführung 13, 24, 109, 112
–, radiäre 41
Segmentektomie 31, 39, 40
Sekretzytologie 10, 11
Sekundärrekonstruktion, Latissimus-dorsi-Lappen 117

Sentinel-Node 67
–, Biopsie 32, 38, 67
–, Status 76
Serom 108, 305
Sexualität 282
Sicherheit, Latissimustechnik 107
Silasticprothesen, Blutung 63, 65
–, Ruptur 63, 65
Silica 281
Silikon 281
–, Austritt 309
–, Elastomere 282
–, Gel 282, 284
–, Implantate 81, 82, 88, 89, 94, 129, 281, 284
–, Krise 282
–, Öle 282
Sizer 290, 295
Skatetechnik, Mamillenrekonstruktion 172
Skinny type 61, 63
Skinsparing-Mastektomie 124, 125
Sofortrekonstruktion, TRAM-Lappen 152, 166
Sonderformen, Brust 60
Sonographiekontrolle 306
Spätkomplikationen, postoperative 63
Spenderareal, TRAM-Lappen 136, 140
Stacking-Verfahren 296
Staging, axilläres 69
Stanzbiopsie, stereotaktische 10, 11
Starflap nach SPEAR 176
Startechnik, Mamillenrekonstruktion 173
Stielpräparation, TRAM-Lappen 137, 138, 145
Stielung, kaudale 45
Strahlentherapie, postoperative 100
STRÖMBECK-Schablone 54, 55
STRÖMBECK-Technik 189, 231
Stuttgarter Gürtel 301

Taurolidin 295
Tennis-Racquet-Mastektomie 21
Texturierte Prothesen 61
Therapie, brusterhaltende 31, 220
Thermokoagulation 193
Tourniquet 234
TRAM 132, 135
–, doppelstieliger 135, 138, 147, 156
–, einstieliger 137, 146, 156
–, freier 148
–, Insel 138
–, Lappen 106, 132, 134–137, 139, 140, 144, 147, 148–152, 154–156, 158, 159, 162, 163, 166, 300
–, Turbo-TRAM 149

TRAM, vertikale Variante 149
Transfertunnel 152
Transplantation, Brustwarze 201, 202, 218, 228, 231, 245
Transverse-Rectus-Abdominis-Muscle s. TRAM
Triplediagnostik 11
T-Schnitt 272
Tuchband, turgeszierendes 190–192
Tumor 10, 12, 34
–, T1-Tumor 82, 278, 280
Tumorchirurgie 273
Tumorentfernung 12, 14, 34, 40
Tumorfindung 12
Tumorsitz 42
–, zentraler 41, 42
Turbo-TRAM 149

Ultraschallkontrolle 306
Umschneidungsfigur 54, 176, 203, 205, 232, 233, 236, 249

Vakuumexpander 282
Vakuumstanzbiopsie 11
Van Nuys-Klassifikation 49
Verschiebeplastik 41, 45
Vollnarkose 12
Volumenreduktion 271, 278
Vorbereitung, präoperative 11

Wächterlymphknoten 67, 77
–, Biopsie s. Sentinel-Node-Biopsie
Weiblichkeit 282
Wiederaufbau, Brust 80
Wrinkling 301
Wundheilungsstörung 64, 108, 198, 220, 262
Wundverband 181, 301

Zugang, Augmentationsplastik 289
–, –, axillärer 290
–, –, periareolärer 290
–, –, subsummärer 289
Zytologie, positive 11